Patientenedukation und Familienedukation in der Pflege

Patientenedukation und Familienedukation in der Pflege

Martin Schieron, Christa Büker, Angelika Zegelin (Hrsg.)

Martin Schieron
Christa Büker
Angelika Zegelin
(Hrsg.)

Patientenedukation und Familienedukation in der Pflege

Praxishandbuch zur Information, Schulung und Beratung

Unter Mitarbeit von

Sonja Beckmann
Kerstin Dengler
Stephanie Federhen
Jürgen Georg
Jörg große Schlarmann
Alexandra Knisch-Wesemann
Andreas Kocks
Patrizia Künzler-Heule
Margareta Leitner
Christina Lusebrink
Rebecca Mensah
Matthias Mertin
Gabriele Meyer
Sarah Plum
Kerstin Protz
Sonja Schiff
Franz Sitzmann
Nadine Sunder
Mareike Ouatedem Tolsdorf
Andrea Umschlag
Gabriele Ungethüm
Susanne Vollmer
Beate Wessel

hogrefe

Martin Schieron (Hrsg.). Krankenpfleger, Diplom-Pflegewissenschaftler (FH).
Wissenschaftlicher Mitarbeiter der Hochschule für Gesundheit Bochum.
E-Mail martin.schieron@hs-gesundheit.de

Christa Büker, Prof. Dr. (Hrsg.). Professorin für Pflegewissenschaft an der Fachhochschule Bielefeld.
E-Mail christa.bueker@fh-bielefeld.de

Angelika Zegelin, Hon.-Prof. Dr. (Hrsg.). Krankenschwester, Lehrerin für Pflegeberufe,
Mag. Erziehungswissenschaft, Pflegewissenschaftlerin, Dortmund.
E-Mail kontakt@angelika-zegelin.de

Bibliografische Information der Deutschen Nationalbibliothek
Die Deutsche Nationalbibliothek verzeichnet diese Publikation in der Deutschen Nationalbibliografie; detaillierte bibliografische Daten sind im Internet über http://www.dnb.de abrufbar.

Anregungen und Zuschriften bitte an:
Hogrefe AG
Lektorat Pflege
z. Hd. Jürgen Georg
Länggass-Strasse 76
3012 Bern
Schweiz
Tel. +41 31 300 45 00
info@hogrefe.ch
www.hogrefe.ch

Lektorat: Jürgen Georg
Bearbeitung: Martina Kasper
Herstellung: René Tschirren
Umschlagabbildung: Getty Images, sanjeri
Umschlag: Claude Borer, Riehen
Satz: Claudia Wild, Konstanz
Druck und buchbinderische Verarbeitung: Multiprint Ltd., Kostinbrod
Printed in Bulgaria

1. Auflage 2021

(E-Book-ISBN_PDF 978-3-456-96041-8)
(E-Book-ISBN_EPUB 978-3-456-76041-4)
ISBN 978-3-456-86041-1
http://doi.org/10.1024/86041-000

Inhaltsverzeichnis

Vorwort

Als eine der ersten Publikationen im deutschsprachigen Raum zu edukativen Aktivitäten in der Pflege erschien 2010 die Übersetzung von Fran London's Buch „Informieren, Schulen, Beraten" aus dem Amerikanischen. Trotz der Unterschiede zum US-amerikanischen Gesundheitssystem und zum Rollen- und Aufgabenverständnis der professionellen Pflege hier und dort, ist dieses Buch für viele Pflegende zu einem ‚Klassiker' der Patientenedukation geworden.

Inzwischen gibt es auch hierzulande eine Reihe von Veröffentlichungen zu diesem wichtigen pflegerischen Handlungsfeld. Jedoch ist kein Handbuch mehr erschienen, welches das Thema umfassend, praxisnah und wissenschaftsgestützt behandelt. Diese Lücke zu schließen, ist die Absicht der vorliegenden Publikation. Insofern freuen wir uns als Herausgebende, ein deutschsprachiges Handbuch auf aktuellem Stand vorlegen zu können. Dabei ist es uns wichtig festzustellen, dass ‚Edukation' im Sinne der Patienten- und Familienedukation nicht als ‚Erziehung', sondern umfassend als ‚Bildung' zu verstehen ist – weit über Wissensvermittlung hinaus.

So schwierig für viele Menschen der Umgang mit der Corona-Pandemie war und immer noch ist, für die Patienten- und Familienedukation scheint sie geradezu ein Motor zu sein. Selten wurde in den Medien über medizinische Themen so ausführlich berichtet. Begriffe wie Aerosol, Inzidenzwert, Vektorimpfstoff oder FFP2-Maske scheinen in den allgemeinen Sprachgebrauch übergegangen zu sein. Bildung geschieht häufig dann, wenn der Bedarf an ihr akut ist. Diese Chance sollte auch die Pflege nutzen.

Obwohl im Berufsgesetz als Aufgabe der Pflege verankert, kommt in der Arbeitswelt vieler Pflegender edukativen Aktivitäten hierzulande immer noch nicht der Stellenwert zu, der ihnen gebührt. Dabei kann ihre Bedeutung insbesondere für chronisch kranke und pflegebedürftige Menschen sowie deren Familien gar nicht hoch genug eingeschätzt werden. Informieren, Beraten, Schulen und auch Moderieren sind zentrale Interventionen zur Bewältigung des Lebens mit Krankheit und Pflegebedürftigkeit. Pflegefachpersonen sind aufgrund ihrer Nähe zu den Betroffenen im Alltag prädestiniert, diese Unterstützung zu leisten.

Das Handlungsfeld der Patienten- und Familienedukation zeichnet sich durch eine beeindruckende Vielfalt aus, was dieses Buch zeigen will. Nicht alle Bereiche pflegebezogener Edukation konnten dargestellt werden. Dass hier dennoch Beispiele aus vielen verschiedenen Bereichen vorgestellt werden können, ist insbesondere den vielen Mitautor:innen zu verdanken. Sie zeigen auf, was Patienten- und Familienedukation in den jeweiligen Arbeitsgebieten bedeuten kann und wie sie umgesetzt werden kann. Froh sind wir darüber, auch Beispiele aus Österreich und der Schweiz vorstellen zu können. Allen Mitautor:innen sprechen wir unseren tiefen Dank für ihre Unterstützung und für ihr Vertrauen uns gegenüber aus.

Uns Herausgebenden ist es ein Anliegen, Leser:innen auf dieses Handlungsfeld neugierig zu machen und ihnen Rüstzeug für die Durchführung edukativer Aktivitäten zu geben.

Das Buch richtet sich sowohl an Pflegefachpersonen, die bereits in der Patienten- und Familienedukation aktiv sind, aber auch an alle Praktiker:innen, die sich mit diesem Thema erstmals befassen wollen. Natürlich sollen sich auch Studierende und alle anderen am Thema Interessierte durch dieses Buch angesprochen fühlen.

Was finden Leser:innen in diesem Buch?

In **Kapitel 1** gibt Angelika Zegelin einen Rückblick auf ihre vielfältigen Aktivitäten zur Patienten- und Familienedukation im deutschsprachigen Raum.

In **Kapitel 2** werden die wichtigsten theoretischen Grundlagen angesprochen. Die weiteren Kapitel beschäftigten sich mit theoretischen Hintergründen zu den einzelnen Interventionen *Information* (**Kap. 3**), *Schulung* (**Kap. 4**), *Beratung* (**Kap. 5**) und *Moderation* (**Kap. 6**). Bereits in diesen Abschnitten sind Beispiele aus der Praxis zu finden sowie praxisnahe Handlungshilfen, Tipps, Checklisten etc.

Kapitel 7 greift viele – aber selbstverständlich nicht alle denkbaren – Handlungsfelder der Patienten- und Familienedukation auf. Einige werden nur kurz eher theoretisch beschrieben, den meisten sind zusätzlich Praxisbeispiele der Mitautor:innen angefügt.

Dem Umgang mit Informationen aus dem Internet ist **Kapitel 8** gewidmet. **Kapitel 9** schließt das Buch mit Betrachtungen zu Patientenedukation im Pflegeprozess ab.

In allen Kapiteln finden die Leser:innen Aufgaben, die sie dabei unterstützen sollen, sich mit verschiedenen Themen tiefer und zum Teil auch praxisnäher auseinandersetzen zu können als dies beim bloßen Lesen eines Buches möglich ist. So gibt es einerseits Rechercheaufgaben, um die Leser:innen anzuregen, inhaltlich vertieft in bestimmte Themen einzusteigen. Es finden sich auch Reflexionsaufgaben, die auf das eigene berufliche Erleben zielen. Wir ermutigen alle Leser:innen, diese Aufgaben (oder zumindest einige davon) zu bearbeiten.

Nun noch ein paar formelle Hinweise. Wir haben versucht, dieses Buch in gendergerechter Sprache zu verfassen. Bei einigen Begriffen (Patientenedukation, Patienten-Informations-Zentrum, Patientenschulungen nach § 45 SGB V) haben wir uns dazu entschlossen, die überall noch nicht gegendert genutzten Versionen dieser Begriffe zu verwenden, da sie beispielsweise in Gesetzen oder Bezeichnungen so vorkommen.

Was uns während der Arbeit am Buch noch klar geworden ist! – Persönliche Gedanken

Martin Schieron

„Aufgrund meiner beruflichen Schwerpunkte in den letzten Jahrzehnten habe ich meinen Blick verstärkt auf den ambulanten Bereich gelegt. Während meiner Zeit als Krankenpfleger in somatischen Krankenhäusern war mein Blick sehr auf die von mir betreuten Patient:innen gerichtet. Die Bedeutung der Angehörigen für die Patient:innen war mir zwar bewusst, ich betrachtete sie jedoch eher instrumentalisierend: Was können sie für die Patientin, den Patienten tun bzw. bewirken? Zwischenzeitlich ist mir die Bedeutung von Krankheit, Behinderung oder Pflegebedürftigkeit für das gesamte Familiensystem oder familienähnliche Gemeinschaften immer deutlicher geworden. Ebenso hat sich meine Aufmerksamkeit vom kurativen zum präventiven Handeln verlagert. Dies ist mir während des Schreibens noch mal deutlich geworden. Und hierbei geht es nicht nur um Prävention für pflegende Familien. Ich bin inzwischen überzeugt, dass Pflegefachpersonen durch gezielt ausgeübte edukative Tätigkeiten ihre Arbeitszufriedenheit deutlich vergrößern können. Dies habe ich selbst in verschiedenen Projekten beobachten können.“

Christa Büker

„Die Arbeit an diesem Buch hat mir wieder einmal vor Augen geführt, wie interessant und vielfältig das Handlungsfeld der Patienten- und Familienedukation ist. Die tägliche Praxis bietet unzählige Anknüpfungspunkte für edukative Aktivitäten! Eine zentrale Zielgruppe bilden die

pflegenden Angehörigen. Bereits während meiner früheren beruflichen Tätigkeit in der ambulanten Pflege spielten Information, Schulung und Beratung von Angehörigen eine bedeutende Rolle. Auch in meinen späteren Forschungsarbeiten über die Situation von Familien mit einem schwerkranken oder behinderten Kind wurde deutlich, dass im Kompetenzerwerb eine wesentliche Voraussetzung für eine gelingende Bewältigung des Alltags liegt. Mehr als alle anderen Berufsgruppen kann der professionellen Pflege eine Schlüsselrolle in der Unterstützung von pflegenden Angehörigen zukommen. Indem Pflegende sich dieser Aufgabe stellen, kann das Bild von Pflege in der Öffentlichkeit eine Modernisierung erfahren. Die Attraktivität des Berufs für junge Menschen wird gesteigert und Pflegende können selbstbewusst sagen: I am proud to be a nurse!"

Angelika Zegelin

„Im ersten Kapitel habe ich dargelegt, wie ich zum Thema Patientenedukation gekommen bin – vor fast dreißig Jahren. Nach wie vor bin ich überzeugt, dass die ‚sprechende Pflege' den bedürftigen Menschen hilft und den Beruf aufwertet. Nun möchte ich hier zwei Eindrücke aus der jüngsten Zeit wiedergeben. Zum einen habe ich mich etwas mit Wundexpert:innen beschäftigen müssen: Dies hat mir wieder gezeigt, wie breit die Begleitung der Patient:innen sein kann. Dies ist viel mehr als der regelmäßige Verbandwechsel. Natürlich geht es auch hier darum, dass die Patientin/der Patient zur Selbstpflege angehalten wird. Aber es kann auch um Sozialhilfe, Einsamkeit, Krankheitsgewinn gehen oder um die Wohnsituation (wenn nicht gar Obdachlosigkeit besteht). Patientenedukation kann auch ein umfassendes Versorgungsgeschehen umfassen. Ich erinnere mich an die Projektleitung ‚Carenap', hier bei Demenz – durch ein gutes Assessment, Ziele und Vernetzung sollte präventiv die familiäre Situation gestärkt werden. Es ging auch um die Aktivierung von Verwandten oder Nachbarn. Ich wünsche mir sehr, dass die professionelle Pflege aus einem engen Korsett herausfindet und mehr solche Aufgaben übernehmen kann – der Pflegeprozess bietet einen geeigneten Rahmen.

Zum anderen ist mir die Kleinteiligkeit der Handlungen wieder deutlich geworden: Allein die Schulung einer richtigen Händehygiene bedarf eines strukturierten Vorgehens. Gerade jetzt in Pandemiezeiten gibt es solche ‚Sternstunden der Patientenedukation'."

Wir als Herausgebende möchten uns an dieser Stelle nochmals bei allen Beteiligten sehr herzlich bedanken. Insbesondere gilt unser Dank Jörg große Schlarmann für das Kapitel zum Internet und Jürgen Georg für sein Kapitel und seine Unterstützung als Vertreter des Verlags. Auch allen anderen Personen – insbesondere Martina Kasper –, die uns von Verlagsseite unterstützt haben, gilt unser Dank. Für die finanzielle Unterstützung dieses Projekts danken die Herausgebenden und der Verlag dem Netzwerk Patienten- und Familienedukation in der Pflege e. V. sowie dem Verein Pflege e. V.

Wir wünschen nun allen Leser:innen nicht nur neue Erkenntnisse, sondern auch viel Vergnügen beim Lesen.

Martin Schieron, Christa Büker und Angelika Zegelin
März 2021

1 Nursing is teaching – Grundlagen und Entwicklungen

Angelika Zegelin

Dieses erste Kapitel ist sehr persönlich gefärbt und deswegen auch in Ich-Form geschrieben. Dies liegt daran, dass ich in viele Entwicklungen der „sprechenden Pflege“, mit dem Beginn meines Studiums der Erziehungswissenschaften an der Fernuniversität Hagen 1980, selbst involviert war. Das Kapitel beinhaltet zwei Themenschwerpunkte. Zunächst geht es um erste Grundlagen sowie die Aufgaben und Besonderheiten der Patientenedukation in der Pflege. Dabei werden auch Probleme, Bildungsangebote und die Professionalisierung in diesem Feld angesprochen sowie die Situation in der Vorlaufzeit bis Mitte der 1990er Jahre.

Der zweite Schwerpunkt zeigt den Aufschwung der pflegerischen Patientenedukation vor dem Hintergrund meines Arbeitsplatzes an der Universität Witten/Herdecke seit Mitte der 1990er Jahre. Dort konnte ich die Themen in die Lehre einbinden und zahlreiche Projekte, Gruppen und Abschlussarbeiten anstoßen. Eine Herausforderung stellte die wissenschaftliche Bearbeitung dieser neuen Aufgaben dar. Schließlich möchte ich dafür Beispiele geben und Wünsche an künftige Aufgaben vorstellen.

Pflege ist ein Kommunikationsberuf. Die stellvertretende Übernahme täglicher Aktivitäten und die Überwachung in Krankheitsphasen erfordern einen steten Austausch, Patient:innen müssen informiert, Angehörige ermutigt und Heimbewohner:innen unterstützt werden – kranke Menschen brauchen einen besonderen Zuspruch.

1.1 Erste Orientierungen

Die Interaktionsarbeit in der Pflege ist äußerst vielgestaltig. Sie reicht von nonverbalen Formen wie Lächeln, Nicken oder Berührung, über den Einsatz textlicher Informationen bis hin zu Gruppen-Informationsveranstaltungen. Im Mittelpunkt stehen jedoch Gespräche mit Klient:innen – Pflegearbeit ist in der Regel am Einzelfall, am Individuum ausgerichtet (Abt-Zegelin, 2009a). Bis heute fehlen Forschung und Theoriebildung zur Pflege-Kommunikation, sowohl über Formen oder Bildungskonzepte, besonders aber über die Auswirkungen hinsichtlich der Genesung oder Verbesserung von Lebenssituationen. Viele der jetzt folgenden Überlegungen sind erst nach der Etablierung des Schwerpunktes „Pflegerische Patientenedukation“ an der Universität Witten/Herdecke ab 1995 entstanden.

Patientenedukation – dieser internationale Oberbegriff wurde vor etlichen Jahren von uns gewählt und meint alle psycho-pädagogischen Interventionen in der Pflege, insbesondere aber Beratung, Schulung, Information und Moderation (**Kap. 3.6**). Mitunter wird die Beratung („Counseling“) extra benannt. Daneben gibt es definierte Gespräche im Pflegeprozess, etwa zur Aufnahme oder zur Entlassung, es gibt Alltagsgespräche, Befindlichkeitsorientierungen oder schweigendes Dabeisein, oft kommen Mischformen vor. In der direkten Pflegesituation kann aus einer Information oder Schulung ein Beratungsgespräch werden. Insgesamt sollten sich alle Interaktionen an Hoffnungsunterstützung und Ermutigung der Klient:innen orientieren. Heilsam wirkt v.a. die Beziehung zwischen Klient:innen und Pflegepersonen (Abt-Zegelin, 2009a).

Eine Einordnung der vielen Interaktionsformen steht noch aus. Es fehlt eine Theoriebildung zur „sprechenden Pflege" – ganz abgesehen von empirischen Arbeiten. Der hierzulande „sperrige" Begriff wurde gewählt, weil international „patient education" als Teil von „health education" längst bekannt und von anderen Berufsgruppen besetzt ist – es gibt dazu eigene Institute, Zeitschriften usw. Dabei sind nicht nur Patient:innen adressiert, sondern alle Nutzer:innen in Gesundheitsfragen, durchaus im Grenzbereich zur Prävention – also auch Angehörige oder Gebärende.

Auch geht es nicht um „Erziehung", wie im Deutschen leider fälschlich vermutet wird, es geht eher um einen umfassenden Bildungsbegriff. In der Psychiatrie firmiert die Information der Patient:innen schon lange unter dem Begriff „Psychoedukation", allerdings werden Schulungen selten von Pflegenden, sondern eher von Ärzt:innen und Sozialarbeiter:innen durchgeführt, meistens als Gruppenschulung. Konzepte wie „Recovery" oder das Gezeitenmodell in der Psychiatrie führen zu einer guten Begleitung der Patient:innen. Hier könnte sich die überwiegend körperorientierte Gesundheitsversorgung etwas abschauen.

In früheren Jahren wurde Pflege eher als Zuarbeit für die Ärzt:innen verstanden, den Patient:innen sollte „stumm gedient" werden. Erst mit der „Entdeckung der Pflegebedürftigkeit" und ersten Konzepten der Hilfe bei täglichen Aktivitäten wurde die Pflege zu einem eigenen Gegenstand mit selbstständigem Gesprächsmonopol. Inzwischen dominieren chronische Krankheiten das Spektrum in den westlichen Ländern und es gibt auch deswegen einen immensen Bedarf an Unterstützung.

Interessanterweise wird die „sprechende Pflege" von extern immer wieder an die Pflegenden zurückgespiegelt. Schon sehr früh – etwa in den Untersuchungen zur Gefühlsarbeit von Strauss – wurden Kategorien wie informieren, trösten, ermutigen, erinnern, helfen Sinn zu finden, lächeln lassen, wiedergutmachen, ablenken, miteinander in Kontakt bringen, vermitteln, dolmetschen, moderieren u.a. festgestellt (Strauss et al., 1980). Auch durch bekannte Linguist:innen wurde etwa auf der ersten Tagung zur Sprache und Pflege 1997 im Bildungszentrum Essen des Deutschen Berufsverbandes für Pflegeberufe (DBfK) festgestellt, dass die Pflegeberufe ihre umfängliche Interaktionsarbeit unbedingt deutlicher besetzen sollten (Brünner & Fiehler, 1997).

In Bereichen, in denen die Pharma- und Hilfsmittel-Branche aktiv ist, gibt es schon lange Konzepte zur Patientenedukation, z.B. zu Diabetes, Rheuma, Stoma. In den letzten Jahren haben Produktherstellende ausgefeilte Programme zur Begleitung von Patient:innen in Kliniken auf den Weg gebracht. So werden etwa beim Hüft- und Knie-Gelenkersatz Patient:innen präoperativ einbestellt, sie erhalten umfängliche Informationen und ihnen wird ein (Pflege-)Coach an die Seite gestellt. All dies ist gut evaluiert und bietet den Kliniken Finanzvorteile – wünschenswert wäre dieses Vorgehen für viele Krankheitssituationen, zumindest für weitere elektive Operationen.

Jenseits von Produkten gibt es aber viele Beeinträchtigungen, die der sprechenden Hilfe bedürfen. Neben Mediziner:innen sind auch viele andere Berufsgruppen beteiligt, z.B. Gesundheitswissenschaftler:innen, Pädagog:innen, Psycholog:innen oder Ernährungsexpert:innen. In der internationalen Zeitschrift „Patient Education and Counseling" finden sich bisher eher wenige Beiträge von Pflegenden. Das Problem dabei sind auch (wie immer in deutschsprachiger Pflege) unterschiedliche Begriffslegungen: So wird oft im Deutschen von Anleitung gesprochen, anstatt die etablierte Bezeichnung Schulung zu wählen. Auch Begriffe wie Training, Instruktion, Unterweisung werden verwendet. Patientenedukation sollte auch eine Domäne in Rehabilitations-Kliniken sein, allerdings erschöpft sich dies häufig in ärztlichen Vorträgen – ein besonderer Auftrag für die Pflege wird dort oft nicht gesehen.

1.2 Notwendigkeit der pflegerischen Patientenedukation

Patient:innen leben jahrzehntelang mit ihren Erkrankungen, müssen Medikamente nehmen, Prozeduren einhalten. Therapien sind heute aufwändiger. Bei ernsten Krankheiten ändert sich auch die Lebenseinstellung, hier suchen Betroffene Gesprächspartner:innen. Zunehmend müssen Menschen selbst gesundheitliche Entscheidungen treffen (shared decision making, informierte Zustimmung, **Kap. 7.11**), viele möchten auch mehr Selbstbeteiligung, suchen nach Alternativen oder sanften Methoden. Das Gesundheitswesen internationalisiert sich, Nutzer:innen finden sich kaum auf diesem unübersichtlichen Markt zurecht. Hinzukommt, dass Politik und Kostentragende mehr Eigeninitiative der Kranken fordern – ambulant vor stationär heißt es. Gleichzeitig verkürzen sich aber die Kontaktzeiten zu den professionell Tätigen drastisch. Auch die Patient:innenrechtsbewegung und der Verbraucher:innenschutz sehen die Betroffenen als „Ko-Produzent:innen" ihrer Situation.

Patientenedukation zielt auf vielmehr als Wissensvermittlung. Es geht um Handeln, besonders zur Selbst-Pflege. Damit ist verbunden: Hoffnung erlangen, Motivation, das eigene Schicksal in die Hand nehmen, Vertrauen ins System, Kontakt zu den professionell Tätigen, Lese- und Verstehenskompetenz, Fertigkeiten, Risiken abwägen, neue Informationen erlangen, Verantwortungsübernahme, Wahrnehmung des eigenen Körpers, Navigation im System u.a. Eine ernste Diagnose kann die gesamte Lebensplanung verändern – Begleitung „tut Not".

Lernen vollzieht sich nicht nur in der Kognition (Wissen). Es geht immer auch um Gefühle und Einstellungen, es geht um psychomotorische Fähigkeiten (Sehkraft, „Hand"habung). Vom Wissen zur Umsetzung und Beibehaltung ist es ein weiter Schritt. Dabei sind Drohungen oder Angsterzeugung ein schlechter Ratgeber. Ungünstig wirkt sich auch aus, wenn der Wille der Patient:innen keine Berücksichtigung findet.

Stufung von Wissen/Handeln

Manche Patient:innen sind nur an wenigen Fakten interessiert, eventuell können sie auch komplexe Dinge nicht verstehen, hier reichen kurze Verhaltenshinweise. Menschen können aber freiheitlicher handeln und Optionen entwickeln, wenn sie zugrundeliegende Prinzipien verstehen, dies ist eine nächste Stufe. So kann etwa bei einer Diät ein einmaliges Ausscheren wieder „ausgebügelt" werden. Mit weiterer Erfahrung können Patient:innen zu Expert:innen ihrer eigenen Situation werden, sie interpretieren auch kleine Veränderungen, sie können mit Komplikationen umgehen und auch unter schwierigen Bedingungen, etwa in einem fremden Land, wichtige Aspekte berücksichtigen. Das (gute) Weitergeben eigener Erfahrungen, z.B. in Selbsthilfegruppen, ist eine weitere reife Form. Im Konzept Gesundheitskompetenz (**Kap. 2.3**) ist eine hohe Stufe erreicht, wenn Patient:innen die Versorgungslandschaft kennen und kritisch nutzen oder gar ihre Anliegen in die Öffentlichkeit und Politik transportieren können.

Abgesehen davon, dass Patient:innen kaum Informationen von Pflegenden erwarten, ergeben sich Fragen meistens erst dann, wenn Probleme auftauchen. Das kann von einfachen Fragen wie „Wie kann ich aus dem Bett aufstehen?" reichen bis hin zu „Wie ist die Stomaversorgung in Asien?". In der Regel nimmt das Wissen im Laufe der Zeit zu, leider oft durch schlechte Erfahrungen. Für die Patientenedukation zeigen sich die Stufen in unterschiedlichem Einsatz und Zeitumfang – wenn durch eine dauerhafte Behinderung eine neue Lebenslage resultiert, sind viele Vorkehrungen nötig. Ein Beispiel hierzu aus dem Bereich Paraplegie zeigt **Abbildung 1-1**.

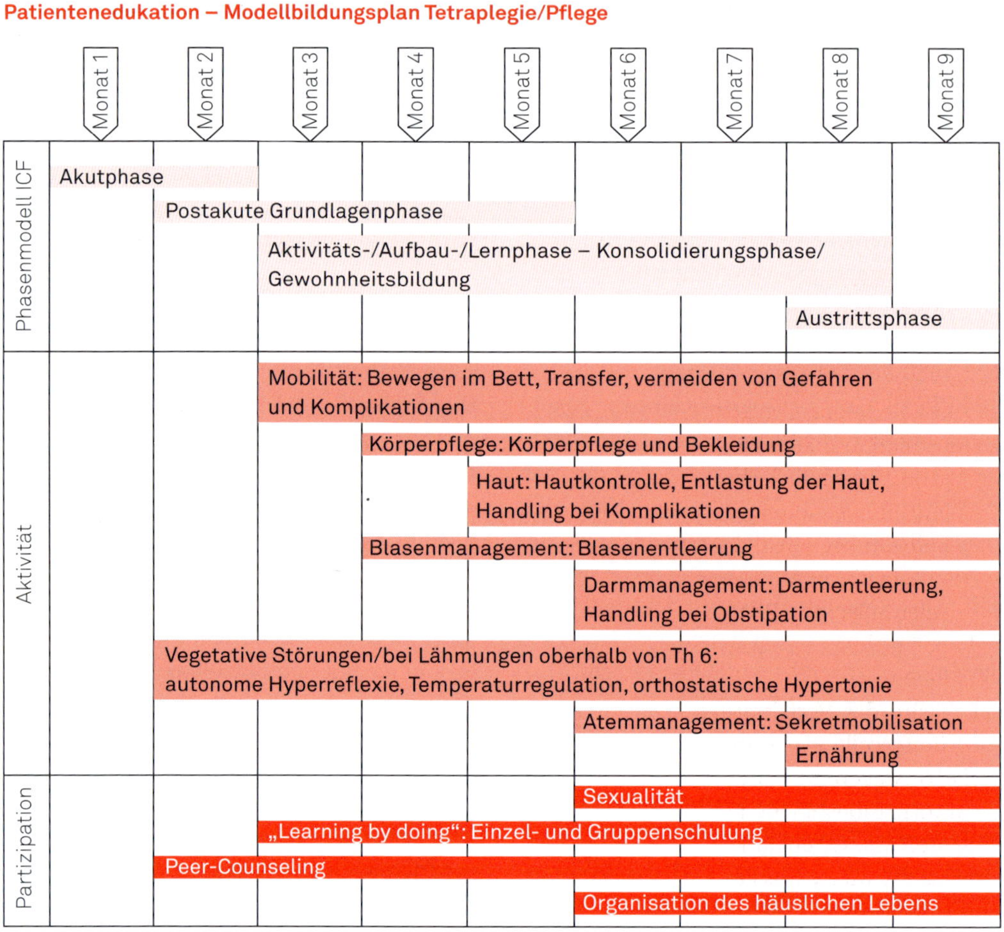

Abbildung 1-1: Modellbildungsplan Paraplegie, aufgebaut anhand des Phasenmodells der ICF, Konzept Patientenedukation (Quelle: Schweizer Paraplegie-Zentrum Nottwil, Haas, 2021, S. 447)

Eigentlich benötigen mehr Gruppen von Patient:innen eine bessere pädagogisch-psychologische Unterstützung durch die Pflegenden. Expert:innen vermuten, dass über die Hälfte der Klinikpatient:innen tiefergehende Unterstützung benötigt, um mit ihrer Krankheit fertigzuwerden. Das Spektrum der pflegerischen Patientenedukation reicht von Sicherheit in einfachen Tätigkeiten, über das Managen von Situationen (Inkontinenz, Dekubitus, Sturz) bis hin zur Bewältigung komplexer Problemlagen wie bei Parkinson, Schlaganfall, Demenz, Herzinsuffizienz, Diabetes.

Aufgabe

Überlegen Sie: Bei welchen Nutzer:innengruppen in Ihrem Arbeitsbereich könnten Patientenedukations-Aktivitäten helfen?

Rechtliche Aspekte

In der Regel wird bei Aktivitäten der pflegerischen Patientenedukation an das Weiterleben mit chronischer Krankheit gedacht. Aber auch rechtliche Pflichten in der Akutphase begründen die Notwendigkeit der Information der Patient:innen. Jüngst fragten Patient:innen an, ob es im Krankenhaus ein Recht auf Information vor pflegerischen Interventionen gibt. Der Medizinrechtler Großkopf bejaht dies eindeutig und meint, dass diese vorherige Information sogar dokumentiert werden sollte, um das Einverständnis der Patient:innen einzuholen (Zegelin, 2020b). Möglicherweise helfen auch schriftliche Kurzinfos. Zwar wird immer wieder betont „Patient:innen informieren". Dies geschieht in den Ausbildungen jedoch oft formelhaft und ohne Konzepte. Oft unterbleibt aber aus Zeitmangel in den Krankenhäusern die Information vor dem Einlauf, vor der Mobilisation oder vor dem Verbandwechsel oder sie geschieht erst handlungsbegleitend. Manche Pflegende denken auch, dass diese standardisierten Abläufe nicht mitgeteilt werden müssen – allerdings sind Pflegemaßnahmen zum Teil auch gefahrengeneigt. Wenn es zu Komplikationen mit rechtlichen Folgen kommen sollte, wird das Verfahren zu Ungunsten der Pflege aufgerollt. Insgesamt weisen auch zahlreiche Aussagen zu Patient:innenrechten auf die Informationspflicht aller Gesundheitsarbeitenden hin. Offenbar hat auch die Corona-Krise dazu geführt, dass Patient:innen und Bürger:innen sich mehr für gesundheitsbezogene Informationen interessieren.

1.3 Rolle der Pflegeberufe

Berufspflegende stellen die größte Gruppe der Gesundheitsarbeitenden in fast allen Settings. Durch den Pflegeprozess haben sie ohnehin Informationen über die Patient:innen/Bewohner:innen und deren Familien. Sie sind stets präsent als erste Ansprechpartner:innen und genießen Vertrauen – Vertrauen ist eine große und tragende Kraft.

Pflege ist immer auch mit Prävention verbunden, der früher übliche Gegensatz („bei Pflege geht nichts mehr") ist überholt. Pflegende arbeiten rehabilitativ und sie verhüten Schlimmeres.

In allen Pflegetheorien wird die sprechende Pflege besonders betont. Kompetenzmodelle zeigen die Interaktionsarbeit auf, in Berufsbildern nimmt sie eine deutliche Stellung ein. Als besonders wirksam erweist sich aus der Sicht der Patient:innen „ein echtes Interesse" an ihrem Wohlergehen, das Bemühen der Pflegenden, auf das Individuum einzugehen.

In den letzten Jahren ist das Informieren, Schulen und Beraten der Klient:innen auch durch die Expertenstandards gefördert worden. Auch in klinischen Pfaden sind stets Tätigkeiten aus diesem Feld aufgeführt.

Wenn die Pflegeberufe deutlicher die Patientenedukation wahrnehmen könnten, würde unser Gesundheitswesen einen großen Schub nach vorne machen. Dies betonen u.a. auch immer wieder Gutachten, z.B. des Sachverständigenrates zur Begutachtung der Entwicklung im Gesundheitswesen (2007, 2012).

Im Feld Patientenedukation engagieren sich durchaus viele einzelne Fachpflegende. Selten erreichen die Aktivitäten allerdings einen „Programmstatus" mit dauerhaften Angeboten, Dokumentation, Evaluation – und deswegen noch seltener mit wissenschaftlicher Bearbeitung. Aus diesem Grund ist es hier wichtig, zahlreiche Beispiele zu geben und zu Entwicklungen anzuregen.

Viele Widerstände

Pflege wird vielfach als nur „handliche" Arbeit gesehen, als Aneinanderreihung von Tätigkeiten, die eigentlich jeder machen kann.

Pflegende scheuen sich, das Wort zu ergreifen. Deswegen findet Patientenedukation eher zufällig und nicht systematisch statt. Die sprechende Pflege gilt nicht als „richtige Arbeit", engagierte Kolleg:innen haben oft ein schlechtes Gewissen und leiden unter den Zuständen (die Arbeit bleibt liegen). Vielen Pflegenden ist der Sinn von weitergehenden Interaktionen nicht klar. Sie erleben die Patient:innen während eines kurzen Zeitraums und denken nicht daran, dass viele Menschen später selbstständig werden müssen. Wenn es dann doch mal Anleitungen gibt, sind diese eher klinikzentriert und adressieren Patient:innen in den Krankenhäusern. Wie bereits erwähnt, wurde immer schon „Patient:innen informieren" formelhaft gesagt. Damit war gemeint, dass unmittelbar zu Beginn der Maßnahme z.B. angesagt wurde: „Ich gebe ihnen jetzt eine Spritze". Vor der Klinik-Entlassung kommt es vor, dass festgestellt wird, dass mal eben etwas gezeigt werden muss (z.T. auch aufwändige Interventionen, Verbandwechsel, Katheterspülung, Sondenkostgabe).

Manche Pflegende haben Angst vor Gesprächen, sie fühlen sich überfordert, haben Sorge nicht „genug zu wissen", rufen nach den Ärzt:innen. „Das darf ich Ihnen nicht sagen, fragen Sie die Ärzt:innen!", heißt es falschverstanden immer noch (Köpke & Meyer, 2010, 2011) – obwohl es um pflegerische Belange geht.

Vermeintliche rechtliche Unsicherheiten vermischen sich in der Patientenedukation mit der ärztlichen Aufklärung, „Ich stehe da mit einem Bein im Gefängnis", sagen Pflegende und scheuen die Verantwortung. Dabei geht es nicht um medizinische Belange, sondern um Alltagswissen. Die Pflegenden könnten stets fragen: „Was haben Ihnen denn die Ärzt:innen gesagt?". Damit können sie eine Vermittlerrolle einnehmen.

Andere Pflegende lassen sich nicht ein, weil sie Sorge haben, „im Leid zu ertrinken" und ihre „Arbeit nicht zu schaffen" – sie haben nicht gelernt, empathisch zu sein und sich trotzdem abzugrenzen. Viele bleiben im Patient:innenkontakt stumm, erledigen handliche Arbeiten – sie nutzen die Zeit für Interaktionen nicht, auch weil sie Bedenken haben, „aufgehalten" zu werden.

Kranke kommen heute nicht mit Banalitäten in die Klinik. Viele fühlen sich existenziell bedroht und haben Angst. In der Maslowschen Bedürfnispyramide (Maslow, 1981) sind sozusagen alle Ebenen betroffen und Patient:innen sind hungrig nach Gesprächspartner:innen. Viele Pflegende spüren das und schützen sich.

Ein Hemmnis in Deutschland ist auch die starke Segmentierung der Zuständigkeiten. Das Bemühen der Krankenhäuser endet an der Kliniktür. Ein Entlassungsmanagement greift sehr kurz, im Grund geht es darum, dass alles zunächst „geräuschlos" verläuft und die Kliniken keine Probleme bekommen. Erst in der letzten Zeit gibt es eine Sicherstellung, dass wichtige Medikamente bei der Entlassung vor dem Wochenende verfügbar sind.

Ein genereller Widerstand bei der Einführung von Patientenedukation zeigt sich in der Äußerung: „Das machen wir doch schon". Bei genauem Hinsehen wird dann klar, dass die Interventionen von einem systematischen und qualitätsvollen Vorgehen weit entfernt sind, etwa kurze Informationen bei Visiten, beendet mit: „Haben Sie noch Fragen?"

Überhaupt können sich die Professionellen kaum vorstellen, welche Probleme später bei Patient:innen auftreten könnten, etwa bei dem banalen Rat, ein Sitzbad zu nehmen (Wie? In der Badewanne? Wohin mit den Füßen?).

Ganz ungünstig ist der Tipp: „Kommen Sie wieder, wenn etwas nicht stimmt". Dies können Patient:innen oft nicht beurteilen, sie achten auf kleinste Zeichen (Nocebo-Effekt). In einem Fall wurde einer Patientin nach einer ambulanten Netzhaut-Operation gesagt. „Wenn Sie Blitze sehen, kommen Sie wieder rein." Natürlich hat die Frau dauernd Blitze gesehen und fuhr täglich mit dem Taxi in die 30 km entfernte Augen-Ambulanz. Stets war alles in Ordnung. Ein anderer Patient hatte aufgeschnappt, dass sein Gips nun trocknen sollte. Zuhause angekommen hat er den Unterarm in den Backofen gehalten, er musste mit schwersten Verbrennungen zurück in die Klinik.

Andererseits gelten Patient:innen, die aufpassen und nachfragen, oft als „nervend" oder schwierig.

Eine gut aufgestellte Patientenedukation zeigt sich in den Ergebnissen vielfach erst nach längerer Zeit. Forschungsvorhaben in diesem Feld verstehen sich durchweg als „komplexe Interventionen" und sind daher eher aufwändig und teuer.

Aufgabe

Welche Probleme sehen Sie bei Einführung von Interventionen der Patientenedukation in Ihrem Tätigkeitsfeld?

Keine Zeit und engere Rahmenbedingungen

Pflege ist, besonders in Deutschland, immer weiter gekürzt worden, zigtausend Pflegestellen wurden abgebaut. Das „Keine Zeit“-Argument ist ernst zu nehmen. Auch für vieles andere Wichtige ist kein Raum mehr. Dies liegt auch daran, dass Pflegende Patientenedukation nicht als notwendige Aufgabe reklamieren und deutlich dafür eintreten. Die Körperwaschung scheint sich dagegen tief eingegraben zu haben – obwohl eine mangelnde Information oder Bewegungsförderung viel gravierendere Auswirkungen hat. Würde die Bedeutung von Informieren, Schulen und Beraten klarer und die späteren Wirkungen beforscht, käme es auch zu einer deutlichen Aufwertung von Pflegearbeit. Die Minutenpflege, ohne Zeit für Gespräche mit Patient:innen, macht Pflegende unzufrieden und sorgt dafür, dass engagierte Menschen den Beruf verlassen. Pflegende „spüren“ die Bedürfnisse der Kranken.

Überspitzt gesagt brauchen viele Patient:innen mit chronischen Krankheiten „drei Mikroschulungen, zwei Beratungsgespräche, drei (auch textgestützte) Informationseinheiten, ein Partner:innen- oder Familiengespräch und ein Peer-Treffen mit ebenfalls betroffenen Patient:innen“ – alles eingebettet in das Klima einer förderlichen Beziehung. Dieses findet nicht statt. Immerhin wird häufig der Sozialdienst eingeschaltet und bei produktgeneigten Interventionen wird eine HomeCare-Firma eingebunden, um die Patient:innen zu orientieren. Dabei kann natürlich ein besonderes Verkaufsinteresse bestehen.

Hier in diesem Buch geht es darum, die psycho-pädagogischen Aspekte der Pflege in das gewöhnliche Tun zu integrieren, anders gesagt, alle Pflegeinterventionen aufzuwerten durch Gespräche. Ein förderliches Klima für Gespräche mit Patient:innen und Angehörigen braucht nicht immer viel mehr Zeit – aber mehr Aufmerksamkeit.

Wichtig ist dabei allerdings, die Informationen zu konturieren und den Patient:innen deutlich zu machen. Möglicherweise denken Patient:innen und Angehörige, es handelt sich um Konversation. Tatsächlich wird viel informiert und beraten, oft nebenbei. Hier wäre wichtig, dass Pflegende darauf achten, Wichtiges nochmal zusammenzufassen – ansonsten führt die Patientenedukation weiter ein informelles Schattendasein. Entscheidend ist auch die Thematisierung im Team und die Dokumentation. Kliniken könnten umdenken und nicht einfach Patient:innen alles wortlos hinstellen. Um Selbstwirksamkeit zu unterstützen, müssten vielmehr Begründungen abgegeben werden.

Problembereich: Medikamente

Ein gutes Beispiel für Versäumnisse ist das Medikamentenregime im Krankenhaus. Zwar verordnen die Mediziner:innen die Medikamente, die tägliche Verabreichung obliegt aber der Pflege. Die Anleitung zur Selbstmedikation ist ein wichtiger Auftrag für die Pflegeberufe. Viele Studien zeigen, dass niemand richtig zuständig ist und die Patient:innen nicht Bescheid wissen, Beipackzettel gibt es in der Klinik nicht. Zuhause gelesen sind sie oft unverständlich und angsterzeugend. Der Begriff „Nocebo“ zeigt, dass Patient:innen sich oft Nebenwirkungen einbilden, ähnlich wie die heilende Wirkung von „Placebos“, also von „Scheinmedikamenten“ ohne Wirkstoff. Bei beiden wirkt die psychopädagogische Überzeugung der Überreichung – in diesem Sinne sollte dem Kontakt vielmehr Bedeutung beigemessen werden.

Aufgabe

Recherchieren Sie zu den Begriffen Placebo und Nocebo.

Die bekannte Psychologin und Krankenschwester Christine Sowinski sagte 2012 einmal zu mir, im Grunde müsste Patientenedukation wie „eine barocke Oper“ inszeniert werden, mit Überzeugungskraft, bei Herzpatient:innen etwa mit vielen Symbolen und Texten zum Thema Herz. Offenbar werden viele Medikamente überhaupt nicht oder falsch eingenommen, mit unübersehbaren Folgen und wirtschaftlichen Verlusten – auch aus der kritischen Pharmaszene liegen dazu viele Studien vor. Im Rahmen pflegewissenschaftlicher Projekte und Abschlussarbeiten sind in den letzten zehn Jahren die Erkenntnisse dazu gewachsen, insbesondere durch die Rolle der „erweiterten Pflegepraxis (APN)“ sind etliche Publikationen zur Unterstützung des Medikamentenselbstmanagements der Patient:innen entstanden (**Kap. 7.2**).

Aufgabe

Wer ist in Ihrem Arbeitsbereich zuständig für die genaue Information der Kranken über Medikamenteneinnahme – auch im Hinblick auf die häusliche Situation? Wie geschieht dies in der Praxis? Oft werden die zuhause bekannten Medikamente in den Kliniken umgestellt. Und: Recherchieren Sie über die Verständlichkeit von Beipackzetteln.

Patientenedukation in den Pflegeausbildungen

In den letzten Reformen sind die Stundenanteile im theoretischen Unterricht etwas ausgeweitet worden. Es wird immer klarer, dass psychologisches und pädagogisches Wissen in der Pflege einen ebenso großen Raum benötigt wie medizinische Tatsachen. Auch in Pflegestudiengängen nimmt das Thema Platz ein, allerdings findet man in der Pflegepraxis kaum Entsprechungen. Das neue deutsche Pflegeberufegesetz mit seiner generalistischen Ausrichtung wird auf diesen Bereich überprüft werden müssen. In einer Artikelserie in der Zeitschrift PADUA wurden unlängst Vorschläge gemacht, um den Bereich abzudecken (Zegelin et al., 2018). In den bisherigen Ausbildungsvorschriften herrschte ein Begriffswirrwarr, Information (der Klient:innen) fehlte ganz, vielfach war von Anleitung die Rede. Außerdem ist die Vorbildung der Lehrer:innen hier sehr unterschiedlich, es werden verschiedene Konzepte aus Pädagogik und Psychologie beliebig übertragen. Früher wurden derartige Themen oft unabhängig vom Pflegeunterricht von berufsfremden Dozent:innen vorgestellt.

Wichtig wären Prüfungen in diesem Bereich, auch Abschlussprüfungen bzw. Abschlussarbeiten, damit könnten die unerträglichen „Waschprüfungen“ zum praktischen Examen abgelöst werden.

Aufgabe

Sondieren Sie das neue deutsche Pflegeberufegesetz, besonders die Ausbildungs- und Prüfungsverordnung, zu Aussagen zum Thema Patientenedukation. Suchen Sie auch in den Rahmenverordnungen in Österreich und der Schweiz.

Eine besondere Verantwortung kommt hier den Praxisanleiter:innen zu. Sie sollten vermehrt dafür sorgen, dass auch psycho-pädagogische Inhalte vermittelt werden. Die Orte mit einem Patienten- Informations-Zentrum (PIZ) (**Kap. 3.8**) sind in einer guten Situation, um Auszubildenden und Studierenden einen Einsatz zu ermöglichen. Schon früh hat etwa das PIZ Lüdenscheid vierwöchige Einsätze in der Ausbildung ermöglicht, ein Beispiel dazu ist in einem Buch publiziert (Rusch, 2009). Andere PIZ haben nachgezogen, ermöglichen auch Schnuppereinsätze für Studierende. Aber es gibt auch außerhalb viele Ideen, um dem Nachwuchs diese Seite von Pflegearbeit zu zeigen, sei es im Gesundheitsamt, in der Pflegeberatung, einer Demenz- oder Mütterberatung, im Sanitätsfachhandel oder auch in der Begleitung von Pflegeexpert:innen.

In der letzten Zeit ist in Deutschland ein Curriculum zur Kommunikation in der onkologischen Pflege entwickelt worden, hier sind wichtige Impulse zu entnehmen (Darmann-Finck, 2017).

Die Bedeutung der Pflegeorientierung für uns

Pflegende übernehmen auch Verantwortung für die seelische Befindlichkeit der Patient:innen. Pflege adressiert tägliche Aktivitäten, das Leben mit der Krankheit. Betroffene sollen wieder selbstständig leben können und zurück in ihren eigenen Alltag kommen. Kommunikative Arbeit ist ein Wesenszug der Pflege, anzustreben ist die Selbstständigkeit im Alltag.

Übergeordnet sind verschiedene Modelle entstanden, etwa das „Chronic Care Model" der Weltgesundheitsorganisation – WHO (2002). Während das Modell für die Medizin relativ neu war, ist es für Pflegezusammenhänge immer schon präsent gewesen – längerfristige Pflegebedürftigkeit entsteht aus dauerhaftem Kranksein.

Der medizinische Begriff Compliance ist keine Zielgröße pflegerischer Patientenedukation – hier geht es nicht um die Befolgung ärztlicher Vorschriften. Dies gelingt ohnehin kaum, deswegen sind die Non-Compliance-Raten immer hoch. Ohne Anerkennung der persönlichen Lebenswelt ist es kaum möglich, Einfluss zu nehmen. Da Compliance von einer veralteten paternalistischen Vorstellung ausgeht, ist dieses Konzept erweitert worden in Richtung Adhärenz und Konkordanz. Richtigerweise werden darin Vereinbarungen mit den einzelnen Patient:innen getroffen. Unter pflegerischen Aspekten reicht aber auch dies nicht aus für einen positiven individuellen Lebensentwurf.

Aufgabe

Recherchieren Sie die Begriffe Compliance und Adhärenz. Überlegen Sie, was diese für die Pflegearbeit bedeuten.

Ähnlich ist auch Verhaltensänderung kein Konzept aus Pflegezusammenhängen. Verhaltensänderung ist zwar manchmal notwendig, aber nicht hinreichend für einen befriedigenden Alltag. Verhalten ist meist verfestigt und es bedarf großer Anstrengungen und starker Motivation, um es zu verändern. Ein paar Info-Veranstaltungen reichen dazu nicht aus – leider sind die Vorstellungen zur Erreichung über die Veränderungen oft naiv.

Symptomkontrolle ist wichtig, dieser Begriff ist durch die interdisziplinäre Palliativbewegung verbreitet worden – ebenfalls eine notwendige, aber keine hinreichende Bedingung und schon gar kein Ersatz für Qualität im persönlichen Alltag.

Selbstmanagement bezieht sich auf den Umgang mit der Krankheit, ein Begriff aus Medizin und Gesundheitswissenschaft und ein gutes Vorhaben. Das Pflege-Korrelat würde Selbstpflege heißen, auch hier geht es um vielfältige Aktivitäten im individuellen Alltag.

Insgesamt lassen sich aber viele dieser Konzepte für die Pflege „umarbeiten", die Domäne dabei ist ja die Individualisierung.

Interessanterweise stellen Patient:innen den Pflegenden auch andere Fragen als etwa den Ärzt:innen, z.B. „Darf ich trotzdem Alkohol trinken?", „Kann ich meinen Papagei behalten?", „Kann ich damit ins Wasser?", „Wie ist die Versorgung in Spanien?", „Sieht man das?", „Riecht das?". Allein die Frage „Soll ich das meinen Arbeitskollegen sagen?" kann längere Überlegungen bedeuten.

Als Vorteil zeigt sich auch, dass Pflegende die gleiche Sprache sprechen wie die Nutzer:innen, sie sind oft besser zu verstehen als im Fachlatein verharrende Mediziner:innen.

Der wichtigste Grund für pflegebezogene Patientenedukation liegt in den Themen selbst, hier einige Beispiele: Wie verabreiche ich Sondenkost? Wie ziehe ich die Kompressionsstrümpfe an? Wie komme ich mit meiner Angst vor Atemnot zurecht? Wie schaffe ich meinen Mann aus der Badewanne? Wie erneuere ich den Verband? Wie lagere ich nach dem Bobath-

Konzept? Wie werde ich mit den Schmerzen fertig? Welche Hilfe kann ich nach der Entlassung bekommen? Welches Inkontinenzmaterial eignet sich? In diese Richtung sind hunderte von Fragen denkbar.

Interessanterweise wird bei diesen Aufzählungen auch etwa Ärzt:innen klar, wie wichtig hier der Beitrag der Pflege ist. Immer wieder wird anfänglich Skepsis geäußert („Ist das eine Konkurrenz zur ärztlichen Aufklärung?“). Dann wird aber klar, dass es sich um eine notwendige Ergänzung handelt. Nicht selten werden Mediziner:innen zu wichtigen Promotor:innen der Patientenedukation in der Pflege.

Eine Besonderheit ist auch, dass pflegebezogene Patientenedukation v.a. handlungsleitend ist („Was kann ich tun?“) und weniger dem medizinischen Vorgehen in Ätiologie, Diagnose, Therapie usw. folgt. Dennoch fungieren Pflegende auch oft als Dolmetscher:innen für ärztliche Mitteilungen.

Hier vertretene Grundannahmen

Jede Gesundheitsstörung ist auch eine Lernaufgabe, langfristige Prozesse erfordern eine dauerhafte Auseinandersetzung.
Menschen wünschen mehr Beteiligung, sie möchten einen aktiven Beitrag leisten.
Kontrolle über die eigene Lebenssituation zu haben, ist ein elementares menschliches Bedürfnis. Das Gefühl, keinen Einfluss nehmen zu können, ist schwer erträglich. Die Menschen suchen nach Sinn.

Der Gedanke, dass Patient:innen zunächst passiv sein wollen, ist nicht unumstritten. Oft wird behauptet, die „Patient:innen wollen ja gar nichts wissen“, etwa weil sie im Krankenhaus keine Fragen stellen. Dies kann viele Ursachen haben, sie trauen sich nicht, der Augenblick ist ungeeignet – oft ist auch die Tragweite von Veränderungen noch nicht bewusst. Die Fragen stellen sich erst später ein. Zudem möchten Patient:innen zunächst etwas Ruhe haben, das „Nicht-wissen-Wollen“ schiebt sich wie ein Puffer vor die Verarbeitung einer ernsten Diagnose. Patient:innen wollen passiv umsorgt werden, sie delegieren an die „Expert:innen“. Im weiteren Verlauf jedoch möchten die meisten Menschen beteiligt sein, viele werden selbst zu Expert:innen ihres Alltags – deswegen lehnen wir den Laien-Expert:innen-Gegensatz ab.

Aufgabe

Überlegen Sie, ob wenig Interesse an Informationen vonseiten der Patient:innen besteht? Wie schätzen Sie das ein?

Insgesamt ist festzustellen, dass Patient:innen von den Professionellen Expert:innentum erwarten und manchmal zunächst gar nichts Genaues wissen wollen. Selbst intelligente Menschen sprechen von „ich habe Rücken, er hat Magen-Darm, das geht auf die Augen“ usw. Studien zeigen immer wieder, dass Patient:innen nichts verstehen (wollen?). Selbst von „klugen“ Menschen gibt es erstaunliche Fragen, z. B. „Warum denn Plastik? Ich möchte keinen Kunststoff!“. Oder von einer Patientin bei Achselrasur vor einem Brusteingriff: „Bitte nehmen Sie den Arm nicht ab“.

Erst jüngst bescheinigte eine große Studie in Deutschland den Menschen eine mangelnde Gesundheitskompetenz, dies wird in weiteren Kapiteln aufgegriffen. Auch aus Unsicherheit werden die Notaufnahmen der Kliniken bevölkert. Neben zu wenig Information gibt es auch ein Zuviel oder Unverständlichkeit, häufig erhalten Patient:innen auch widersprüchliche Mitteilungen. Der Wunsch nach „mündigen Patient:innen“ ist eben eine vielfache Wunschvorstellung, die Realität sieht anders aus. Vielfach werden Patient:innen nicht gut informiert oder gar bevormundet.

Blunters und Monitors

Internationale Studien zeigen, dass sich Klient:innen im Gesundheitswesen unterscheiden. Manche werden als „Blunters“ bezeichnet, Menschen die eher den „Kopf in den Sand stecken“. Andere werden als „Monitors“ bezeichnet, sie suchen eher Informationen (manchmal auch übermäßig) – vermutlich gibt es diese Reinformen nicht, sondern es hängt von der Situation ab. Viel häufiger scheint die Tatsache zuzutreffen, dass Patient:innen nicht zum Selbsthandeln motiviert, sondern eher passiv gewünscht werden.

Erlernte Hilflosigkeit

Dieses Phänomen wurde vor Jahrzehnten bei depressiven Menschen erstmalig beschrieben (Seligman, 1979). Es ist aber inzwischen für chronisch Kranke und besonders für pflegeabhängige Menschen immer wieder untersucht und bestätigt worden. Es wird nichts mehr erwartet, Bewohner:innen und Patient:innen werden „überversorgt“ und verlieren dadurch ihre letzten Fähigkeiten. Besonders in der Altenpflege scheint die erlernte Hilflosigkeit verbreitet zu sein. Durch die Institutionalisierung und den Service wird alten Menschen jegliche Tätigkeit und Verantwortung abgenommen – kein Wunder, dass die Unterstützung bei der Selbstpflege oft unterbleibt.

Aufgabe

Recherchieren Sie die Konzepte „Blunters und Monitors“ und die Theorie der „Erlernten Hilflosigkeit“.

Eine positive Besonderheit der Pflegeberufe im Feld der Patientenedukation ist jedoch, dass sie stets präsent sind, keine festen Zeiten/Verabredungen brauchen. Sie können „teachable moments“ nutzen.

Pädagogisch günstige Momente

Diese eher „informelle Patientenedukation“ nutzt Gelegenheiten im täglichen Pflegeablauf (**Kap. 5.1**), trotzdem sollten sie dokumentiert und weitergegeben werden. Günstig etwa sind Augenblicke, in denen Klient:innen ohnehin fragen oder sich provokant äußern: „Wie war das mit der Thrombose?“ Oder: „Das hat doch alles keinen Sinn“. Dabei ist wichtig, die Aufmerksamkeit auf diesen Moment zu fokussieren „Ich nehme mir jetzt Zeit, um das zu erklären“. In günstigen Momenten sind Patient:innen beschwerdearm – ein Mensch, der unter Schmerzen oder Atemnot leidet, ist nicht empfänglich für Informationen. Wissen kann hier „portioniert“ vermittelt werden. Allerdings sollte auch diese Form der Patientenedukation akzentuiert werden, sonst gilt die Veranstaltung als „belangloser Schwatz“, obwohl die Wirkung viel besser sein kann als die Teilnahme an einem aufwändigen medizinorientierten Kurs.

Die Erfahrung zeigt, dass *ein* gutes Gespräch mit Patient:innen oder Angehörigen dazu führt, dass Klient:innen sich immer wieder an diese Pflegeperson wenden und nach ihr fragen.

Aufgabe

Erinnern Sie sich an solch einen guten Moment in den letzten Wochen?

Pflegeprozess – Primary Nursing

Im Pflegeprozess sind psychologisch-pädagogische Maßnahmen immer schon angelegt, Patient:innen- und Angehörigenedukation gehört dazu. Alles beginnt bei der Aufnahme. Viele der in den deutschsprachigen Ländern mühsam angedachten Entwicklungen, etwa Familienorientierung, Palliative Pflege u. a. werden schon früh in der Pflegeprozess-Literatur erwähnt. Nach einer „Hoch“zeit in den 1980er Jahren ist der Pflegeprozess in Deutschland fast verschwunden (ähnlich wie die Pflegetheorien) bzw. bis zur Unkenntlichkeit verkürzt worden. In den Kliniken herrscht das ökonomische Diktat der „Falschpauschalen“ (!), in der Langzeitpflege entscheiden die Vorgaben der Kostentragenden (etwa durch die Strukturierte Informationssammlung). Der Pflegeprozess wird lediglich als Software-Orientierung für die Dokumentation begriffen, nicht als professionelles Instrument. In der Umsetzung des Pflegeprozesses, als Grundlage einer Eigenständigkeit, sind viele Fehler gemacht worden – die Machtlosigkeit der Pflege hat die Entsorgung beschleunigt. Durch das Konzept des „Primary Nursing" sollte eine Hauptverantwortlichkeit für die Steuerung zur Verfügung stehen, auch dies hat kaum funktioniert, es gibt in Deutschland nur noch wenige vereinzelte Diskussionen und Umsetzungen dazu.

Im Kreismodell des Pflegeprozesses mit Anamnese, Zielen, Planung, Ausführung, Auswertung sind immer wieder Rückmeldeschleifen vorgesehen. Pflegende können einschätzen: Was bedeutet diese Krankheit für diesen Menschen? Gibt es evtl. auch Vorteile durch die Krankheit (Krankheitsgewinn)? Welche Probleme könnte es im Alltag geben? Wie ist das familiäre und berufliche Umfeld? Wie ist die Wohnsituation? Eine Stärke der Pflegeberufe ist ja die Individualisierung des Vorgehens, des Lernens. Dieselbe Diagnose kann für einen älteren Busfahrer etwas anderes bedeuten als für eine junge Sportlehrerin.

Für edukative Maßnahmen liegen viele Konzepte einer erweiterte Pflege-Anamnese vor, u.a. auch nach Lerngeschichte/-typen. Für viele Krankheiten gibt es spezielle Lern- oder Bewältigungs-Assessments, zahlreiche Fragebögen und Skalen. Manche werden nur in Forschungen eingesetzt, als Anfangsanamnese und Outcome-Messung. Andere sind gebräuchlich in Rehabilitations-Kliniken, nicht aber in der Pflegepraxis. Viele existieren nur in englischer Sprache und sind teilweise nicht vorschriftsmäßig übersetzt. Besser geeignet (aber manchmal zu normativ oder zu grob) sind Assessmentkonzepte innerhalb bekannter Theorien, etwa des Selbstpflege-Ansatzes von Orem (**Kap. 2.4**), der Salutogenese-Orientierung nach Antonovsky (**Kap. 2.6**) oder des Konzeptes „Selbstmanagement" (**Kap. 2.7**).

Literatur zum Thema Einschätzungsinstrumente

Es gibt zahlreiche Bücher mit verschiedenen Einschätzungsinstrumenten zur Patientenedukation, z. B.

B. Klug Redmann (2008). Selbstmanagement chronischer Kranker. Bern: Huber.

B. Klug Redman (2009). Patientenedukation. Bern: Huber.

F. London (2010). Informieren, Beraten, Schulen. Bern: Huber [vgr.].

Auf jeden Fall sollte für eine edukativ orientierte Anamnese das Vorwissen erfragt werden („Hatten Sie schon einmal eine Koloskopie?"), aber auch die Erwartungen, subjektive Krankheitsvorstellungen und mögliche Alltagsveränderungen (Ausgleich). Weiter wird auf manuelle/kognitive Fähigkeiten geachtet, Lerninteresse, Krankheitsverarbeitung, Hilfen durch weitere Personen – oft sollten die Angehörigen zugegen sein. Manchmal ist eine deutliche (schriftliche) Auftragsklärung nötig, evtl. ein Lernvertrag bei größeren Paketen, wie in **Tabelle 1-1** dargestellt. In der psychiatrischen Pflege ist dies bekannt unter Contract-Learning.

Der Vertrag erhöht Klarheit und Verbindlichkeit, er wird als Schriftstück aufgesetzt und von beiden Seiten unterschrieben.

Im Hintergrund jeglichen langfristigen Krankheitsgeschehens sind Überlegungen wichtig, ob es evtl. für alle Betroffenen einen „Krankheitsgewinn", also Vorteile durch die Situation geben könnte. Im Laufe einer gemeinsamen Arbeit sollten diese Vorteile abgebaut werden – zugunsten einer unabhängigen Situation.

Aufgabe

Recherchieren Sie den Begriff „Krankheitsgewinn".

Tabelle 1-1: Beispiel für einen Lernvertrag zwischen einer Pflegefachperson und einer Angehörigen (Ehefrau eines Patienten) (Quelle: Eigendarstellung)

Sachverhalt	
Der Patient wird bald aus dem Krankenhaus in die häusliche Versorgung entlassen. Die Ehefrau will sich von einem ambulanten Pflegedienst helfen lassen, wird die weitere Versorgung (z. B. Insulingabe per Pen) jedoch allein übernehmen. Dazu könnte es einen Lernvertrag mit mehreren Aspekten geben. Beispielhaft wird hier das Thema „Insulininjektion" betrachtet. (Aspekte wie BZ-Messung, Wechsel einer Insulinampulle oder der Injektionsnadel werden dabei zur Vereinfachung der Darstellung außer Acht gelassen.)	
Elemente des Lernvertrags	**Inhalte anhand des Beispiels**
Lernziel (Was möchte ich erreichen? Was soll erreicht werden?)	Das Verabreichen der notwendigen Insulindosis beherrschen.
Handlungsschritte (Wie kann das Ziel mit Hilfe der Pflegefachperson erreicht werden?)	Demonstration und Erläuterung der Insulingabe per Pen durch die Pflegefachperson. Durchführung einzelner Schritte (z. B. Einstellen der Einheiten) durch die Ehefrau unter Anleitung. Durchführung der Injektion durch die Ehefrau unter Beobachtung (z. B. 3 Insulingaben).
Indikator für Zielerreichung (Woran ist erkennbar, dass das Ziel erreicht wurde?)	Wenn die Insulingabe unter Beobachtung 3-mal selbstständig ohne Nachfragen oder notwendiges Eingreifen funktioniert hat.
Terminierung (Bis wann soll dieses Ziel erreicht werden? Wie oft finden Treffen statt? Zu welcher Uhrzeit?	Bis 2 Tage vor der geplanten Entlassung des Patienten.
Vertragsaktualisierung (Wann und warum?)	Falls das Ziel früher oder später als geplant erreicht wird oder sich die Situation ändert.

1.4 Professionalisierung der pflegerischen Patientenedukation

Die Akzeptanz und Verbreitung der „sprechenden Pflege" ist ein Gradmesser für die Professionalisierung der Pflegeberufe. Information, Schulung, Beratung, Moderation ist inzwischen in vielen Pflege-Berufsrollen integriert. Am deutlichsten vielleicht in der Aufgabe einer „Primary Nurse", welche die gesamte Steuerung individueller Patient:innenverläufe advokatorisch übernimmt – stets im Einvernehmen mit Patient:innen und Angehörigen. Aber auch das allmählich aufkommende Bild einer „Advanced Practice Nurse – APN" (**Kap. 7.2**) zeigt eine Erweiterung im Sinne einer sprechenden Pflege und gleichzeitiger fach-wissenschaftlicher Orientierung.

> **Aufgabe**
>
> Zu Advocacy und Advanced Practice Nursing bzw. Advanced Nursing Practice gibt es viele Hinweise, informieren Sie sich.

Aber auch „traditionelle" Weiterbildungen und Tätigkeiten wie Stomatherapie, Pain-Nurse, Wundexpert:in, Kinästhetik-Trainer:in beinhalten einen großen Anteil an Patientenedukation – auch die Expertenstandards sehen entsprechende Aktivitäten vor.

Qualifikationen

Eine Grundqualifikation zur Patientenedukation sollte jede Fachpflegeperson haben. In überwiegenden Beratungstätigkeiten ist die psycho-pädagogische Bildung wichtig, etwa auch im Rollenzuschnitt der APNs. Darüber hinaus werden zur Konzeptentwicklung und Implementierung andere Fähigkeiten gebraucht – insbesondere dann, wenn eine wissenschaftliche Stützung gefordert wird. Zahlreiche Weiterbildungen können genutzt werden, heutzutage auch Studiengänge. Es ist nicht verkehrt, Bildungsgänge anderer Bereiche zu belegen, etwa eine psycho-onkologische Weiterbildung oder eine Ausbildung zum Suchtexperten – besonders nützlich sind auch Kenntnisse im Sozialbereich, etwa für Antragstellungen und Hilfegesuche. Wichtig scheint, dass die Profis sich in „ihrem" Bereich auskennen, etwa über Demenz Bescheid wissen, über Inkontinenzhilfsmittel, Krebs-Selbsthilfegruppen, Fachärzt:innen und v. a. lokale Anlaufstellen.

Materialien und Umfeld

Das Umfeld kann Patientenedukation fördern, etwa durch Unterstützung der Leitung oder des Teams und durch die stete Bereithaltung von Materialien. Bedarfe sollten erkannt werden und in jedem Arbeitsgebiet sollte „Anschauungsmaterial" vorhanden sein: wenigstens ein kleines Regal mit Broschüren, Drahtkörbe mit Übungsobjekten für Mikroschulungen usw. Empfehlenswert sind Fotosammlungen und Zeichnungen. Oft müssen Materialien selbst hergestellt bzw. umgearbeitet werden, zum Teil werden auch ausgediente Geräte noch als Anschauungsmaterial gebraucht (**Kap. 3.7**). Kerstin Dengler richtete vor Jahren ein Lernzimmer auf einer Station zu neurologischen Frührehabilitation ein (**Kap. 7.3**). „Rezepte" für Maßnahmen sollten verschrieben und Konsiliareinsätze von Expert:innen vorgesehen werden.

Wichtig scheint auch die laufende Dokumentation der edukativen Maßnahmen, entweder in der üblichen Pflegedokumentation (auch digital) oder in Sonderformaten. Auf jeden Fall sollte die erforderliche Zeit abgebildet werden.

Tatsächlich sind auch „Übungsstationen" vorstellbar. Die Klinik für Stoffwechselkrankheiten der Universitätsklinik Düsseldorf hat schon vor vielen Jahren Konzepte entwickelt, Patient:innen und Angehörige nur zu „Trainings" stationär aufzunehmen – die bekannten medizinorientierten Patientenschulungen im Sinne des deutschen Krankenversicherungsgesetzes (§ 43 SGB V) MEDIAS (Diabetes Typ II) oder ABUS (Asthma) wurden hier unterrichtet. Dies wäre für viele Krankheitslagen sinnvoll, um Betroffenen ein selbstbestimmteres Leben zu ermöglichen. Allerdings werden Programme v. a. von Firmen entwickelt, die damit ein Verkaufsinteresse verbinden.

Bei der Einführung von Patientenedukation steht oft am Anfang, alle möglichen Aktivitäten etwa in einem Krankenhaus zu sammeln. Es war immer wieder erstaunlich, welche Angebote es schon gibt – von der Schwangerenberatung über Venensprechstunden bis hin zu Selbsthilfegruppentreffen. Meistens stehen die Aktivitäten unverbunden nebeneinander. Medizinorientierte Patientenschulungen wurden 2004 in einem Auftragsprojekt des AOK-Bundesverbands umfangreich untersucht (Küver et al., 2004) mit sehr schlechten Ergebnissen: lehrer:innen-/ärzt:innenzentriert, methodenarm, didaktisch veraltet, klinik- und complianceorientiert, kaum Evaluation, kaum Train-the-trainer-Programme. Eine Erinnerung an langweilige Ärzt:innen-Vorträge in Rehabilitationsmaßnahmen.

Patient:innen brauchen kein „verkleinertes Expert:innenwissen". Sie haben oft ganz andere Fragen, als sich Mediziner:innen vorstellen. In einem kleinen studentischen Projekt haben wir die Aufklärungsbögen vor Eingriffen angesehen – sie dienen ja eher der rechtlichen Absicherung und weniger der Information der Patient:innen. Diese wollten eher wissen, wie lange das dauert, was sie anziehen sollen, ob es mit Blutungen und Schmerzen einhergeht, wie lange danach noch Einschränkungen vorhanden sind usw. In einem anderen Projekt haben wir Patient:innen-Poster eines großen Equipment-Herstellers im Bereich Endoskopie bewerten lassen: „Hurra – eine Coloskopie“ war die Botschaft der Strichmännchen, Null-Information, die Patient:innen fühlten sich „veräppelt“.

Insgesamt lohnt es sich, medizinorientierte Programme umzuarbeiten in Richtung Patient:innen- und Pflege-Orientierung. So wurde etwa das bekannte Programm „Hilfe beim Helfen“ der Alzheimer-Gesellschaft schon ganz früh bei der Entstehung so verändert, dass auf Röntgen-Bilder, Laborwerte und Fachtexte verzichtet werden konnte und die Fragen der Angehörigen berücksichtigt wurden.

Patientenedukation in der Pflege 1960 bis 1990

Bis in die 1980er Jahre wiesen Pflegelehrbücher kaum Inhalte zum Schulen und Beraten durch die Pflege auf. Lapidar hieß es stets „Patient:innen informieren“, damit war aber die unmittelbar anstehende Pflegemaßnahme im Krankenhaus gemeint („Ich wasche Sie jetzt.“). In der Pflegeausbildung wurde diese Art der Information wie ein „Mantra“ vermittelt. Alle weiteren Gesprächsmonopole lagen bei den Ärzt:innen – die Ausbildung war medizinisch ausgerichtet, viele Lehrbücher wurden von Mediziner:innen geschrieben.

Erst durch die Entdeckung der Pflege und die Zunahme chronischer Krankheiten wurde ein eigener Auftrag deutlich, hinzukamen die vorher genannten Notwendigkeiten.

Während meiner eigenen Pflegeausbildung Ende der 1960er Jahre kamen fast keine psycho-pädagogischen oder sozialen Inhalte vor. In allen Ausbildungsreformen wurde seitdem das Feld „Kommunikation“ langsam ausgeweitet. Allerdings wurden diese Inhalte früher von berufsfremden Dozent:innen unterrichtet – oft als Externe beauftragt. Losgelöst vom Pflegeunterricht lehrten Psycholog:innen, Pädagog:innen oder Seelsorger:innen „Gesprächsführung“ und ähnliche Themen in kurzen Sequenzen. Ich habe selbst an mehreren Seminaren teilgenommen, die zum Unterricht in diesen „fremden“ Themen befähigen sollten. Psycholog:innen und Pädagog:innen trugen oft einfach die Ideengeschichte des jeweiligen Faches vor.

Ende der 70er Jahre absolvierte ich eine halbjährige Weiterbildung zur „Unterrichtsschwester“, immerhin hörte ich dort erstmalig etwas über den Pflegeprozess. Durch mein berufsbegleitendes und deshalb langes Studium der Erziehungswissenschaften (Pädagogik, Psychologie, Soziologie) ab 1980 wurde mir selbst klar, dass diese Anteile in der Pflegearbeit eigentlich genauso groß sein sollten wie medizinische Aspekte. Als Lehrerin an einer Krankenpflegeschule habe ich dann versucht, alle Pflegethemen in diese Richtung weiterzuentwickeln und habe alle psycho-pädagogischen Themen selbst gelehrt. Der Pflegeunterricht wurde sehr viel „reicher“ durch meine gerade selbst erworbenen Kenntnisse, die ehemaligen „Schüler:innen“ bezeugen dies bis heute.

Aufgabe

Schlagen Sie Themen in einem beliebigen Pflege-Lehrbuch nach und überlegen Sie, wie diese Inhalte im Sinne von Informieren, Schulen und Beraten der Patient:innen und Angehörigen erweitert werden müssten.

Bis heute gibt es kein verbindliches Gerüst, um psycho-pädagogische Inhalte in der Pflege-Lehre zu unterrichten. Die Ansätze sind vielfältig, leider auch beliebig – je nach Interesse und Vorbildung der Lehrenden. Bücher zeigen oft nur kursorisch alle möglichen Inhalte auf – häufig Konzepte anderer Berufsgruppen, die nicht an das Pflegesetting adaptiert sind. Förderlich ist sicher die Vorstellung von Grundlagen der Kommunikation (Watzlawick et al., 2017) oder das Thematisieren des 4-Ohren-Modells (Schulz von Thun, 2010). Ferner zahlreiche Konzepte, ob es die Transaktionsanalyse ist, die motivierende Gesprächsführung oder die themenzentrierte Interaktion (Cohn, 2009) (**Kap. 5.11**).

Schon früh fiel mir auf, dass Pflegenden auch Begriffe für psychosoziale Tatsachen fehlen und ich begann mich mit dem Thema „Sprache und Pflege" zu beschäftigen – auch die aufkommende Pflicht zur Pflegedokumentation regte dieses Feld an. Diese Pflicht entstand aus juristischen Gründen – nicht etwa aus dem Wunsch der Pflegenden, ihre wichtige Arbeit schriftlich mitzuteilen und damit auch einen Nachweis des Aufwandes zu liefern. Die Praktiker:innen lehnten die Schreibarbeit ab. Bisher wurden nur wenige Stichworte in „Nachtwachenbüchern" aufgeführt – mündlich wurde in „Übergaben" drei Mal so viel über die Arbeit berichtet. Das Thema Sprache und Pflege hat viele Aktivitäten hervorgebracht, mehrere Bücher, Tagungen, Arbeitsgruppen.

Ein Aha-Erlebnis stellte für mich das Buch „Patientenschulung und -beratung" von Klug Redman (1996) dar, es wurde bei Ullstein-Mosby ins Deutsche übersetzt. Ich war erstaunt über die elaborierte Patientenedukation in der US-Pflege, mit zahlreichen Einschätzungsinstrumenten, Lehr-/Lernverfahren und anderen Themen.

1.5 Entwicklung an der Universität Witten/Herdecke (UWH)

Mitte der 90er Jahre reiste ich dann, inzwischen in der Weiterbildung Pflegender am Bildungszentrum Essen (DBfK) tätig, für eine Woche mit dem Pflegefachseminar zum Abschluss der zweijährigen Schulung in die USA. Ziel war u.a. das Beth-Israel-Hospital in Boston, zu dieser Zeit das führende Magnet-Spital in Pflegeentwicklung in Nordamerika (Zegelin, 1997). Es ging uns v.a. um das Primary-NursingSystem dort. Zufällig besuchten wir das gerade eröffnete „Patient-Learning-Center" (PLC), eine Medio-Bibliothek im Eingangsbereich dieser bekannten Klinik. Es war für mich wie eine Offenbarung. Die Einrichtung war damals auch für die USA entwicklungsweisend, heute sind PLC dort Standard für Zertifizierungen. Das PLC in Boston „brummte", zahlreiche Patient:innen besuchten die Bibliothek, Einzelberatungen und Kurse wurden durchgeführt, Filme konzipiert. Niedergelassene Ärzt:innen überwiesen Kranke „konsiliarisch" dort hin – Bildung auf Rezept sozusagen.

Im PLC wurden Dossiers entwickelt, entstanden Filme und auf den Stationen wurden Programme etabliert. Dafür stand im PLC eine große Gruppe von Mitarbeitenden zur Verfügung.

Nach der Rückkehr aus den USA begann meine Tätigkeit im Institut für Pflegewissenschaft an der Universität Witten/Herdecke – 1996 starteten wir mit dem ersten Studiengang, gewannen Kooperationspartner:innen aus der Praxis. Schon in dieser Zeit startete ich einen Aufruf, um Mitstreiter:innen zum Aufbau einer ähnlichen Einrichtung wie in Boston zu finden, von 40 Kooperationspartner:innen meldeten sich zehn. Zwei Einrichtungen wählte ich aus (auch wegen örtlicher Nähe), das Lüdenscheider Krankenhaus und den Pflegedienst Sprenger, ein ambulanter Pflegedienst in Lippstadt.

1.5.1 Erste Patienten-Informations-Zentren

Eine studentische Arbeitsgruppe begleitete die Entwicklungen, andere Einrichtungen im Ausland wurden besucht und dienten als Vorbild (z. B. Utrecht/NL) – für Deutschland wurde der Name „Patienten-Informations-Zentrum" (PIZ) gewählt. Innerhalb weniger Jahre Vorbereitung gingen die ersten PIZ an den Start und erfuhren viel Aufmerksamkeit (Abt-Zegelin et al., 2007).

Patientenedukation nahm ein größeres Modul in den Bachelorstudiengängen ein, zahlreiche studentische Abschlussarbeiten widmeten sich diesem Thema. Darüber hinaus existierte universitätsintern über 20 Jahre eine Arbeitsgruppe mit wechselnden Mitgliedern, mit vielen Inhalten und Projekten, u.a. fand ein Projekt zur Gesundheitsberatung beim Friseurbesuch statt. Später wurde auch der Beratungs-/Kommunikationsansatz „Wittener Werkzeuge" (**Kap. 5.12.4**) hier entwickelt.

Viele der Projekte und Ergebnisse stellen bis heute Pioniertaten dar. Die meisten wurden publiziert und sollen deshalb hier noch einmal dargestellt werden.

Nach der ersten PIZ-Eröffnung in Lüdenscheid gründete sich das „Netzwerk Patienten- und Familienedukation" 2001. Es sammelte alle Interessierten in diesem Feld, führt bis heute die PIZ zusammen und entwickelt auch andere Felder. Das Netzwerk hat inzwischen über 60 Mitglieder. Besonders bekannt geworden ist es in den letzten Jahren durch den regelmäßigen „Broschürenwettbewerb", die Arbeit mit Broschüren (**Kap. 3.7.2**) ist ein wichtiger Schwerpunkt geworden. Davon abgesehen bietet die Homepage eine Fundgrube für Interessierte, allein die Literaturhinweise helfen vielen Akteur:innen (www.patientenedukation.de).

Innerhalb der Deutschen Gesellschaft für Pflegewissenschaft (DG Pflegewissenschaft) ging die Sektion „Beraten, Informieren, Schulen" (BIS) an den Start. Hier sind die eher wissenschaftlich am Thema Interessierten tätig. Auch die Sektion hat in den letzten 15 Jahren viele Aktivitäten zu verzeichnen: Publikationen, Stellungnahmen, Tagungen (www.dg-pflegewissenschaft.de).

Die Entwicklung der Patienten-Informations-Zentren gestaltete sich unterschiedlich. Mittlerweile gibt es 10–15 PIZ, überwiegend an Kliniken (**Kap. 3.8**).

Aufgabe

Recherchieren Sie die Patienten-Informations-Zentren im Netzwerk (www.patientenedukation.de).

Damals war die Idee, dass es alle 20 km ein Patienten-Informations-Zentrum geben sollte, angedockt an verschiedene Träger, auch Bibliotheken, medizinische Versorgungszentren, Gesundheitsämter, ambulante Netze. Manche PIZ entstanden aus „kleinen" Initiativen, nur zweimal pro Woche zwei Stunden geöffnet, ohne Biblio-Mediothek und Ähnliches. Klar war immer die Ansicht, dass es sich um eine Unternehmung der Pflegeberufe handeln sollte – immer gab es eine Gratwanderung zwischen Ansprüchen, Möglichkeiten und Unterstützung. Im Netzwerk herrschte die Ansicht vor, jedwede Initiative in diese Richtung zu fördern – manchmal wuchs ein Engagement, aus manchen Vorhaben wurde auch nichts – zu neu war diese Entwicklung. Durchaus gab es auch Ideen, einen Markenschutz zu beantragen oder die PIZ nach strengen Qualitätsvorgaben durch das Netzwerk zu zertifizieren. Dann wären nur wenige Akteur:innen übriggeblieben, zumal sich auch Patienten-Informations-Zentren in den letzten Jahren (zurück-)entwickelt haben, v.a. durch ökonomische Bedingungen. Ein PIZ im Krankenhaus soll eigentlich die Entwicklung der pflegerischen Patientenedukation auf den Stationen fördern, als Teil des individuellen Pflegeprozesses und auch als Entwickler:in von Programmen. Zum Teil konnte aber festgestellt werden, dass Angehörige und Patient:innen lediglich an das PIZ verwiesen wurden und Pflegende auf den Klinikstationen sich nicht mehr zuständig fühlten.

Ein leidiger Umstand war auch die Namensgebung. Die Zentren firmierten lokal unter verschiedenen Abkürzungen wie BZ (Beratungszentrum) – je nach örtlichen Interessen. Schwierig war auch die Vermischung mit Vorgängen des Entlassungsmanagements (früher Pflegeüberleitung), heute verbunden mit Case-Management. Eigentlich haben all diese Bereiche eigene Aufgaben und müssten mit den PIZ eng zusammenarbeiten. Vor 25 Jahren habe ich einmal ein PIZ in einer Münchener Klinik mit „großem Bahnhof" eröffnet: ein winziges Büro mit Schreibtisch und Telefon. Die Ausgestaltung beginnt verschieden, trotzdem sind alle Anfänge zu begrüßen, in denen Fachpflegende steuernde und interaktive Funktionen erfüllen – auch über die Grenzen der eigenen Institution hinaus. Im Netzwerk Patienten- und Familienedukation sammelten sich viele Interessent:innen. Manche traten wieder aus, weil die Vorhaben nicht weitergingen, andere fühlten sich ständig bedroht durch Streichungen – insgesamt zeigte sich, dass diese Aktivitäten in unserem Gesundheits-Pflegewesen nicht verankert sind. Wie in vielen Bereichen hängt alles ab von engagierten Menschen vor Ort.

Ab 2005 wurde der Fernlehrgang zur Patientenedukation vom Institut für Pflegewissenschaft auf den Weg gebracht. Er bestand aus Studienbriefen und der Teilnahme an drei Präsenzwochenenden und einer Abschlussarbeit. Über 120 Teilnehmer:innen haben den Fernlehrgang absolviert. Die Organisation wurde später an ein Universitätsinstitut abgegeben, dann an ein privates Bildungsinstitut in Nordrhein-Westfalen (NRW). Dabei wurden Module vermischt mit der Weiterbildung zur Praxisanleitung und der Weiterbildung zur Pflegeberatung im Rahmen der Pflegeversicherung. Dadurch ging das Profil verloren und die Texte veralteten.

In den zwei Jahrzehnten der Entwicklung pflegerischer Patientenedukation wurden zahlreiche Vorträge gehalten, Publikationen erstellt und Beratungen durchgeführt – das Buch „Informieren, Schulen und Beraten“ von London (2010) wurde bearbeitet, quasi die Vorläuferin unseres Buches. Mehrere Tagungen widmeten sich dem Thema, insgesamt hat in der Pflege die Berichterstattung zu Patientenedukation zugenommen. In allen grundlegenden Pflege-Lehrbüchern sind Kapitel aufgenommen, meistens stammen die Autor:innen aus dem Umfeld des Netzwerkes. Innerhalb der Pflegewissenschaft stellte ich das Feld „Patienten- und Familienedukation“ vor (Abt-Zegelin, 2003), mit großer Resonanz.

Als Mitglied einer medizinischen Fakultät (heute: Gesundheitsfakultät) war es interessant zu erleben, dass auch in der ärztlichen Ausbildung nach besseren Kommunikationswegen gesucht wurde. So entstanden Trainings für Mediziner:innen, um den Patient:innen ungünstige Ergebnisse schonender zu übermitteln („bringing bad news“). Ein anderes Konzept ist die „Motivierende Gesprächsführung“ (Miller & Rollnick, 2015), ein verhaltensorientiertes und direktives Vorgehen, zuerst bei Suchtkrankheiten eingesetzt.

Dabei wurde entdeckt, dass es günstig ist, Patient:innen mehr einzubeziehen, zu Zielen und Selbstverpflichtungen zu bringen – also ein Abrücken von „autoritären Ärzt:innen“. Abgesehen von der Unmöglichkeit, von außen „Motivation zu erzeugen“, ist in Pflegezusammenhängen immer schon klar, dass es um das individuelle Selbstpflegegeschehen geht.

Förderlich war der Kontakt zu Sprachwissenschaftler:innen, insbesondere auch zur „Gesellschaft für angewandte Linguistik (GAL e.V.)“, hier werden Kommunikationsprozesse in Alltags- und Berufssituationen fokussiert. Die Sprachwissenschaft erhält Unterstützung von zahlreichen Forschungsinstitutionen (z.B. der Deutschen Forschungsgemeinschaft – DFG). Erstaunlich breit ist die Forschungslage zur Ärzt:in-Patient:in-Kommunikation, Pflege wurde kaum als Kommunikationsberuf wahrgenommen. Jahrelange Kontakte zum Arbeitskreis „Gesprächsforschung“ zeigten immerhin verschiedene empirische Zugangswege auf. Patientenedukation ist Teil einer „sprechenden Pflege“, allerdings fehlen auch grundlegende Arbeiten zu den zahlreichen Interaktionen in der Pflegearbeit.

Testung und Entwicklung von Broschüren

Broschüren oder einseitige Flyer wurden von Anbeginn in der pflegerischen Edukation zur Information eingesetzt. Zunächst wurden Broschüren verschiedener Akteur:innen (Industrie, Interessengruppen u.a.) geordert und ausgegeben. Aus den ersten Sichtungen entstand dann Ende der 90er Jahre die „Wittener Liste“ mit zehn Beurteilungsaspekten, danach wurden die schriftlichen Informationen bewertet. Mitunter teilten wir unsere Bewertung auch den Herstellenden mit. Im Laufe der Zeit entwickelten die Mitglieder auch selbst Broschüren und Handzettel und orientierten sich ebenfalls an Bewertungsinstrumenten. Dabei wurde darauf Wert gelegt, dass die Produkte zunächst einem Pretest bei der Zielgruppe unterzogen wurden und möglichst mit Expertise und wissenschaftlicher Grundlage zustande kamen. Regelmäßige Überprüfung und ein gemeinsames Layout pro Einrichtung wurden selbstverständlich. Bei einem Auftrag sollten einmal die Broschüren einer Großklinik zusammengestellt und gesichtet werden: Über 100 verschiedene Schriften kamen zusammen, jede in einer anderen Aufmachung.

1.5.2 Mikroschulungen und komplexe Anleitungen

Abgesehen von der Unterstützung weiterer Patienten-Informations-Zentren wurden viele Formate der Patientenedukation entwickelt. Sehr bekannt geworden ist das Konzept der Mikroschulung. Dabei handelt es sich um kurze Vermittlungseinheiten für Selbstpflegeinterventionen (**Kap 4.2.3**) als individuelles Vorgehen. Bis dahin wurden unter Patientenschulungen nur längere medizinorientierte Gruppen-Programme verstanden. Aus diesem Grund wählte ich den neuen Begriff Mikroschulungen (Abt-Zegelin, 2006; Zegelin, 2012). Eine erste Mikroschulung wurde durch Anfragen des Patienten-Informations-Zentrums Lüdenscheid intendiert: Es ging um subkutane Injektionen, eine häufige Selbstpflegetätigkeit. Zunächst sollte das Konzept sehr rasch erstellt werden, es dauerte dann doch ein Jahr, bis das umfängliche Dossier verabschiedet werden konnte. Durch das Netzwerk selbst wurde eine zweite Mikroschulung erstellt, Sturzvorbeugung, auch um den entsprechenden Expertenstandard zu stützen. Diese Mikroschulung ist schon grenzwertig umfangreich. Sturz ist ein komplexes Phänomen mit vielen Ursachen. Insbesondere im Krankenhaus der Barmherzigen Brüder in Trier sind viele Mikroschulungen (ausgehend vom PIZ) entwickelt und auf den Stationen selbst implementiert worden, dazu ist eine Abschlussarbeit entstanden. Hier ist es auch gelungen, mehrere Mikroschulungen beim selben Patienten zu dokumentieren und abrechnungsrelevant im Rahmen der DRGs (Diagnosis Related Groups) zu machen. Inzwischen sind sehr viele Mikroschulungskonzepte auch außerhalb des Netzwerkes entstanden – nach vielen Jahren wurde vom Netzwerk eine Fragebogenaktion durchgeführt. Es zeigte sich, dass insbesondere Pflegelehrer:innen Interesse daran hatten. Bis heute gibt es keine wissenschaftliche Auswertung, auch die Idee, eine „Tausch"- Plattform für Mikroschulungen einzurichten, setzte sich nicht durch, zu unterschiedliche Standards wurden gesetzt.

2011 erging an mich der Auftrag, für die Firma Nutricia ein Mikroschulungskonzept „Sondenkostgabe" zu entwickeln. Dieses Dossier diente vielen als Beispiel, die schulenden Mitarbeiter:innen wurden angehalten, diese Mikroschulung einzusetzen. Davor vermittelten die Außendienstler:innen die Handhabung nach eigenem Gusto.

Für eine weitergehende Evaluation oder auch ein „Train-the Trainer"-Programm gab es aber keine Mittel. Die Weiterverbreitung eines Mikroschulungskonzeptes bedarf eines Abgleichs mit anderen Akteur:innen, möglichst sogar einer Evidenzbasierung – hauseigenes Vorgehen reicht nicht aus. Die Mikroschulung ist ein erfolgreiches und verbreitetes Konzept, der Aufbau hat sich bewährt. Einige Modernisierungen im Mikroschulungskonzept wären nötig, etwa die Orientierung an Kompetenzen statt an Lernzielen. Insgesamt scheint dieses Vorgehen aber geeignet für eine zahlreiche Übertragung von Pflegeinterventionen, etwa auch für häusliche Einzelschulungen im Rahmen der Pflegeversicherung.

Komplexe Anleitungen

Ebenfalls aus der Lüdenscheider Klinik mit dem ersten PIZ kam die Anfrage der HNO-Station, eine Mikroschulung zum trachealen Absaugen bei Kehlkopfoperierten zu entwickeln. Nach ersten Gesprächen wurde klar, dass hier mehrere Mikroschulungen vorgesehen werden müssen, daneben aber auch Beratungen, Informationen, Angehörigengespräche und Evaluationsbögen. Eine Arbeitsgruppe, an der auch Studierende beteiligt waren, hat sich dann über zwei Jahre mit dem Gesamtkonzept beschäftigt (Abt-Zegelin & Gossens, 2006). Entstanden ist ein individuelles und komplexes Anleitungsprogramm für auf Dauer tracheotomierte Personen. Es wurde von der Firma Fahl in einem Heft zusammengefasst (**Abb. 1-2**) und ist dort weiter verfügbar. Sämtliche Vorhaben einer wissenschaftlichen Bearbeitung scheiterten aber, immerhin wurde es noch im Unispital Zürich implementiert.

Insgesamt zeigt dieses komplexe Anleitungsprogramm aber ein Beispiel für viele andere Situationen und Krankheitsbilder. Überhaupt wurden durch die Aktivitäten an der Universität Witten/Herdecke Pionierarbeiten geleistet.

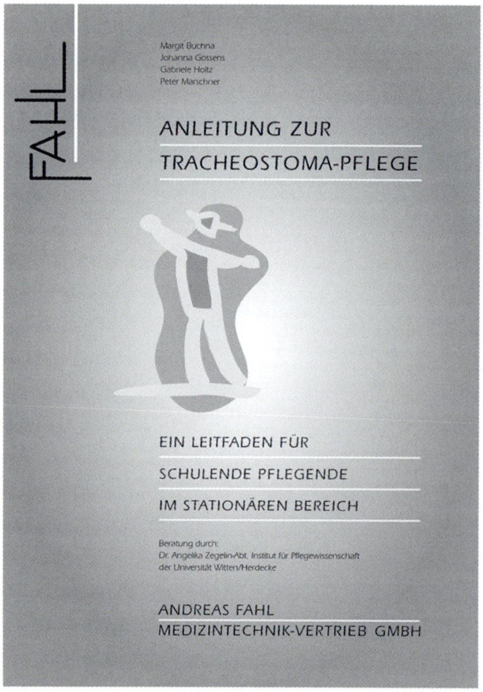

Abbildung 1-2: Anleitung zur Tracheostoma-Pflege (Quelle: Andreas-Fahl-Medizintechnik-Vertrieb GmbH, mit freundlicher Genehmigung)

Gesprächsleitfäden

Auch in einem studentischen Projekt wurde ein Gesprächsleitfaden entwickelt. Dabei ging es um Informationen zur Einnahme von Antibiotika für Patient:innen (anknüpfend an das bereits beschriebene Medikamentenselbstmanagement). Ausgangspunkt waren Erfahrungen zu unpassender Einnahme von Antibiotika. Nach Recherche und Befragung von Expert:innen wurde dann eine Abhakliste (**Abb. 1-3**) mit den wichtigsten Kurzinfos erarbeitet und getestet. Dabei zeigte sich, dass drei Zeit-Minuten ausreichend sind zu einer ersten Orientierung. Der Vorteil gegenüber Pocketcards liegt in der gleichzeitigen Dokumentation. Dieser Gesprächsleitfaden ist in Gänze im Archiv des Netzwerkes hinterlegt (www.patientenedukation.de).

Aufgabe

Für welche Patient:innengruppen bei Ihnen würden sich Mikroschulungen, komplexe Anleitungen oder Gesprächsleitfäden eignen?

1.5.3 Breast-Care-Nurse und Herzinsuffizienz-Expert:innen

In die 2000er Jahre fielen auch folgende Entwicklungen. Es zeigte sich der Bedarf an spezialisierten Pflegenden im direkten Patient:innenkontakt und Pflegenden, die besonders Aufgaben der Patientenedukation wahrnahmen. So entstand die erste Weiterbildung zur „Breast-Care-Nurse“ in Deutschland, hervorgegangen aus dem nachstehend beschriebenen „Brustkrebsprojekt“. Beraten wurden wir damals von Amanda Wood, einer Pflegeexpertin (CNS) für Brustkrebs. Sie hatte ein Masterstudium in Großbritannien (GB) absolviert und arbeitete in Zürich als niedergelassene Pflegende für die-

6. Leitfaden

- Erfragen Sie das **Vorwissen** der Patientin ☐
- Erklären Sie mit einfachen Worten, was **Antibiotika** sind und wie sie wirken ☐
- Erläutern Sie kurz die Bedeutung und Folgen einer **Resistenzbildung** gegen Antibiotika ☐
- Nennen Sie den **Namen** und die **Indikation** des verordneten Antibiotikums ☐
- Weisen Sie darauf hin, die vorgeschriebene **Dosierung** und **Therapiedauer** unbedingt einzuhalten ☐
- Erläutern Sie die **Einnahmevorschriften** ☐
  - viel trinken bei der Einnahme
  - zeitliche Abstände einhalten
  - je nach Medikament nüchtern oder zum Essen einnehmen
  - je nach Medikament Nahrungsmittel vermeiden (Milch, Säfte, Alkohol, koffeeinhaltige Getränke)
- Erfragen Sie, ob **weitere Medikamente** eingenommen werden ☐
- Besprechen Sie ggf. **Wechselwirkungen** (Marcumar, Digoxin, Diuretika, Aminoglykoside, Aktivkohle, orale Kontrazeptiva) ☐
- Informieren Sie über die in Frage kommenden **Nebenwirkungen** (s. Tabelle und Beipackzettel) ☐
- Beschreiben Sie Anzeichen von **Allergien** (Hautausschlag, Juckreiz, Lippen-Gesichtsschwellung, Atemnot) und entsprechendes Verhalten bei Auftreten ☐
- Begründen Sie, warum es häufig zu **Magen-Darm-Beschwerden** kommt (Übelkeit, Erbrechen, Durchfälle) ☐
- Geben Ratschläge zur Ernährung bei **Diarrhoen**: ☐
  - Reichlich trinken, am besten täglich zwei bis drei Liter stilles Mineralwasser (eher leicht angewärmt als eiskalt), lauwarmen Tee (z. B. Kamillen- oder Fencheltee) oder nicht zu heiße, klare Brühe weil sie Natrium und Kalium ersetzt. Schwarzer Tee, fünf Minuten gezogen, wirkt günstig
  - Evtl. Elektrolytlösungen aus der Apotheke oder isotonische Getränke für Sportler enthalten Natrium und Kalium
  - Statt drei Hauptmahlzeiten fünf kleinere Mahlzeiten pro Tag einplanen

EBNP Modul Patientenedukation: Lex, K.; Meyer, E.; Skodowski, U. 2004

Abbildung 1-3: Ausschnitt Gesprächsleitfaden (Quelle: Netzwerk Patienten- und Familienedukation. e.V., 2004, S. 11)

sen Bereich. Sie war es auch, die den Besuch von Sylvia Denton an der Universität Witten/Herdecke ermöglichte. Denton war damals Präsidentin des Royal College of Nursing in GB und hatte schon in den 1980er Jahren die Bildung von Breast-Care-Nurses gefördert. Bei diesem Besuch wurde uns der Unterschied in der Pflegeentwicklung zwischen beiden Ländern besonders deutlich: „Auf der Insel“ gab es überall Breast-Care-Nurses, die Ausbildung erfolgte auf verschiedenen Niveaus, es gab Arbeitsgruppen und Forschungsaktivitäten.

Denton riet dazu, die Breast-Care-Nurse auf Masterniveau anzubieten – zu dieser Zeit gab es in Deutschland aber kaum Masterabsolvent:innen, schon gar keine, die auch im direkten Kontakt mit Patient:innen arbeiteten.

Auch heute, 2021, ist dies noch eine Seltenheit. Die wenigen Masterabsolvent:innen arbeiten nicht in der Pflegepraxis. Dort gibt es kaum Stellen – sie wandern ab in andere Arbeitsfelder. Ich entschloss mich damals, eine kurze Weiterbildung auf den Weg zu bringen: drei Präsenzwochenenden und die Bearbeitung von Studienbriefen/Hausaufgaben und eine kleine Abschlussarbeit. Es schien mir wichtig, dass neues Wissen in die Praxis kommt, Wissen durch Masterabsolvent:innen bzw. Doktorand:innen in der Leitung dieser Maßnahmen. Ein Bildungsinstitut in unserer Nähe führte ab 2006 die Lehrgänge durch. Förderlich war auch die Bestrebung der Kliniken, als „Brustkrebs-Zentrum" anerkannt zu werden, bis dato spielte die Pflege dabei keine Rolle, Psycho-Onkolog:innen sollten vorgehalten werden usw. Inzwischen hat sich dies erfreulich entwickelt, an vielen Stellen werden (kurze) Bildungsgänge zur Breast-Care-Nurse angeboten. Zunächst waren die Gespräche mit der Deutschen Krebsgesellschaft und der Konferenz Onkologischer Kranken- und Kinderkrankenpflege (KOK) schwierig. Immerhin sollte die allgemeine zweijährige Weiterbildung zur onkologischen Fachpflege nicht beschädigt werden. Schließlich gab es aber Unterstützung und ich bin überzeugt, dass viele Fachthemen auch weitere Spezialisierung brauchen (wenn möglich auf Masterniveau). Als nächstes wurde dieses Konzept auf die überaus häufige Krankheit Herzinsuffizienz übertragen und eine Weiterbildung in gleichem Format angeboten, ebenfalls mit dem Schwerpunkt Patientenedukation. Auch dieses Konzept verbreitete sich gut, weniger gestützt durch Zertifizierungsbemühungen, sondern eher durch einen später gegründeten Verein für Pflegeexpert:innen der Herzinsuffizienz. Da noch kaum klinische Masterabsolvent:innen tätig waren, bewährte sich auch hier das Vorgehen, dass Studierte als Kursleiter:innen ihr Wissen in einer flächigen „Kurzfortbildung" weitergaben.

Ich habe damals alle Vorsitzenden der Zertifizierungskommissionen für Zentrenbildung – unabhängig von dem Thema – angeschrieben und auf pflegerische Expertise aufmerksam gemacht.

Etwa in dieser Zeit kam auch das Thema „Kollegiale Beratung" im Bereich Patientenedukation auf – es diente der Qualitätssicherung der „sprechenden Pflege", mangels anderer Möglichkeiten. Es entstanden Kontakte zu Kim Oliver Tietze (2008), Tagungen wurden durchgeführt und Publikationen auf den Weg gebracht, ein Großteil davon durch die Sektionsarbeit im Rahmen der Deutschen Gesellschaft für Pflegewissenschaft (Kocks & Segmüller, 2019).

Aufgabe

Recherchieren Sie zum Thema „Kollegiale Beratung in der Pflege".

Journal-Club

Während der gesamten Universitätszeit zur Entwicklung der pflegerischen Patientenedukation wurde von den wechselnden Mitgliedern der AG Patientenedukation die Zeitschrift „Patient Education and Counseling" gelesen. Diese Zeitschrift des Elsevier-Verlags ist das einzige internationale und wissenschaftsorientierte Journal zum Thema auf dem Markt. Allerdings finden sich dort kaum pflegeorientierte Beiträge, es geht eher um andere Bereiche wie Zahnmedizin, Ernährungswissenschaft oder Public Health – manche Artikel wurden von uns kurz besprochen und in Deutsch publiziert.

Wittener Werkzeuge

Nach der Entwicklung von Informations- und Schulungskonzepten stand die Bearbeitung des Feldes „Beratung in der Pflege" noch aus. Dazu wurden ab etwa 2005 viele Gespräche mit bekannten Vertreter:innen der Beratung geführt. Schließlich erklärte sich der bekannte Psychologe Günter G. Bamberger (Lösungsorientierte Beratung) bereit, eine Arbeitsgruppe im Pflegedepartment an der Universität Witten-Herdecke zu begleiten. Rasch wurde klar, dass nicht einfach Konzepte aus der psycho-pädagogischen-Beratung auf das Pflegesetting übertragen werden können. In jahrelanger Zusammenarbeit wurde ein spezifisches Konzept entwickelt und umgesetzt (www.wittener-werkzeuge.de) (**Kap. 5.12.4**).

1.5.4 Besuche in Österreich und in der Schweiz

Viele der Aktivitäten zur Entwicklung pflegeorientierter Patientenedukation in Deutschland wurden auch in Österreich wahrgenommen. Ab 2007 wurde ich eingeladen, für zwei Jahre eine Gastprofessur für Patientenedukation an der Universität Wien anzunehmen und habe dort regelmäßig gelehrt. Einige Studierende haben Abschlussarbeiten in diesem Feld vorgelegt. Hinzukamen gelegentliche Lehraufträge zur Patientenedukation an der UMIT (private Universität Standorte: Wien und Linz) sowie Veröffentlichungen in Österreich und Tagungen. So hielten wir mehrmals Vorträge in der Rudolfinerhaus Privatklinik GmbH in Wien, ab 2015 entstand dort ein Patienten-Informations-Zentrum. In den letzten Jahren gastierten wir bei Tagungen in Wien, Jurkowitsch und Schröder (2016) sowie Plessl-Schorn (2013) veröffentlichten Bücher für die österreichische Pflege.

Schon ab 2002 wurde ich nach Aarau in die Schweiz eingeladen. Am damaligen Weiterbildungsinstitut (WEG) habe ich jährliche Seminare, v.a. auch für Lehrpersonen/Multiplikator:innen, zum Thema Patientenedukation in der Pflege durchgeführt. Mehrmals war ich im Inselspital Bern und habe zum Aufbau von Patientenedukation beraten, dort ging es weniger um ein PIZ, sondern um die Entwicklung von Aktivitäten auf den Stationen. Hinzukamen verschiedene Vorträge in der gesamten Schweiz sowie mehrtägige Seminare, z.B. beim Berner Bildungsinstitut zum Thema Mikroschulung.

Im Unispital Zürich gab es eine Zusammenarbeit wegen unseres Tracheostoma-Projektes mit der dortigen ORL-Station. Vermittelt wurde dies durch Silvia Käppeli und eine Pflegexpertin aus Zürich nahm an unseren Programm-Sitzungen in Witten teil. Das Konzept wurde mit leichten Veränderungen in Zürich implementiert. Hier zeigte sich, dass die Bedingungen in der Schweiz viel besser als in Deutschland waren, es gab z.B. freigestellte Pflegeexpert:innen und ein Budget für Evaluation. Mein Resümee ist: In der Schweiz ist die pflegerische Patientenedukation viel mehr verbreitet als in Deutschland. Bei Besuchen dort fallen mir z.B. neue Mikroschulungen oder Sprechstundenkonzepte auf.

1.5.5 Praxisbeispiel: Patientenedukation in der praktischen Ausbildung

Margareta Leitner

1882 wurde die erste Krankenpflegeschule Österreichs am Rudolfinerhaus gegründet. Seit damals zeichnet sich dieser Ausbildungsstandort dadurch aus, Schrittmacher in der Weiterentwicklung des Pflegeberufs bzw. in der pflegerischen Ausbildung zu sein. Seit 1975 wurde die Akademisierung des Pflegeberufs vorbereitet, indem nur mehr Maturant:innen zur Ausbildung aufgenommen wurden und Pflegeforschung in den Lehrplan integriert wurde. 2008 gelang in Kooperation mit der Paracelsus Privatuniversität Salzburg die Errichtung des ersten grundständigen Pflegestudiengangs am Campus Rudolfinerhaus. Aktuell wird der Bachelorstudiengang Gesundheits- und Krankenpflege in Zusammenarbeit mit der FH Wiener Neustadt angeboten (Campus Rudolfinerhaus, 2016).

Studierende des Bachelorstudiums Gesundheits- und Krankenpflege Campus Rudolfinerhaus absolvieren einen Teil der praktischen Ausbildung auf den Stationen der Rudolfinerhaus Privatklinik GmbH und werden dabei von

Praxisanleiter:innen begleitet. Im Rahmen dieser Praktika wurde die vertiefte Auseinandersetzung mit dem Thema Patientenedukation nicht nur direkt auf Patient:innen und Angehörige bezogen umgesetzt. Die Bedeutsamkeit dieses Themas direkt in der Bildung zukünftiger Gesundheits- und Krankenpflegefachpersonen zu vermitteln, wird als elementar betrachtet. Deshalb zeigte der Arbeitskreis Praktische Ausbildung (AKP) mit verschiedenen Initiativen Engagement für das Thema Patientenedukation. Exemplarisch wird im Folgenden eine spezielle Anleitungsmethode für Studierende dargestellt.

Arbeitskreis Praktische Ausbildung (AKP) – „Integrierte Praxisanleitung (IPA) Patientenedukation"

Seit 2011 setzen die Praxisanleiter:innen im stationären Bereich eine selbsterstellte Methode in der praktischen Ausbildung ein – die „Integrierte Praxisanleitung" (IPA). Diese Methode wurde in Anlehnung an das Verständnis von „integrierter Anleitung" (Völkel, 2005) bzw. „preceptorship" (Canadian Nurse Association, 2004) entwickelt und auf Basis von Erfahrungen bei der Umsetzung mit den Studierenden im AKP laufend weiterentwickelt. IPAs finden zu ausgewählten Themen statt, die in Verbindung mit den Praktikumszielen stehen. Termine und Themenschwerpunkte legen die Praxisanleiter:innen gemeinsam mit den Studierenden zu Praktikumsbeginn fest. Somit können Studierende bereits im Vorfeld theoretisches Wissen zum ausgewählten Thema auffrischen. Reflexion und Lernzielorientierung der IPAs ermöglichen einen optimalen Wissenstransfer zwischen Theorie und Praxis.

Konkret verfolgt die „IPA Patientenedukation" folgende Lernziele:

- Die Studierenden kennen die verfügbaren Informationsunterlagen, die Informationsinseln, im Intranet veröffentlichte Dokumente zum Thema Patientenedukation, Angebote des Patienteninformations- und -beratungszentrums (PIZ) und der pflegerischen Spezialist:innen.
- Sie erkennen in der Patient:innenbetreuung geeignete Situationen zur Anwendung der Patientenedukation.
- Sie können Informations- und Schulungsmaßnahmen im Sinne der Richtlinien zur Patientenedukation bei Patient:innen und Angehörigen umsetzen.
- Sie können die Maßnahmen der Patientenedukation korrekt dokumentieren und evaluieren.

Die Umsetzung der „IPA-Patientenedukation" erfolgt in mehreren Schritten: Zu Beginn steht die gemeinsame Themenauswahl passend zum Ausbildungsstand und den Praktikumszielen. Für die Vorbereitungsphase erhalten die Studierenden Hinweise zu themenspezifischen Literaturquellen, die durch Recherche und Inhalte aus dem theoretischen Unterricht ergänzt werden sollen.

Die Reflexion im Vorfeld stellt eine wesentliche Komponente dar, um einen gelungenen Wissenstransfer zu ermöglichen und am Wissensstand der Studierenden anzuknüpfen. Anhand von Reflexionsfragen sollen die Studierenden überlegen, welche Lerninhalte vom theoretischen Unterricht „Patientenedukation" als besonders wichtig in Erinnerung geblieben sind, was in der Praxissituation der „IPA-Patientenedukation" erlebt und umgesetzt werden soll, welche Fragen geklärt werden sollen und in welchen Situationen edukative Maßnahmen eingesetzt werden können.

In der Durchführung werden Fragen beantwortet, hausinterne Dokumente besprochen und theoretisches Wissen vertieft. Anschließend finden Überlegungen zur Umsetzung der Patientenedukation bei den zu betreuenden Patient:innen statt. Bevor es zu den Patient:innen geht, wird die geplante edukative Maßnahme gemeinsam geübt. Danach werden die Studierenden bei der konkreten Umsetzung begleitet.

Im Anschluss wird die ausgewählte Lernsituation gemeinsam möglichst genau beschrieben und reflektiert. Vonseiten der Praxisanleiter:innen steht im Vordergrund, Rückmeldungen zur Vorbereitung auf die IPA, zu Möglichkeiten der Wissensvermittlung, Lernzielerreichung, offenen Themenbereiche und beobachteten Unsicherheiten sowie Engagement und Eigeninitiative der Studierenden zu geben. Neu entdeckte Lernziele im Rahmen der IPA werden gemeinsam formuliert, als Praktikumsziele aufgenommen und weiterverfolgt.

Die Praxisanleiter:innen erleben die „IPA-Patientenedukation" als positiv. Da die Umsetzung außerhalb des Stationsalltags stattfindet, gibt es ausreichend Zeit und Ruhe, sich mit den Inhalten vertieft auseinanderzusetzen und auf Fragen der Studierenden eingehen zu können. Der Blick für die Thematik Patientenedukation wird anhand der aktuell zu betreuenden Patient:innen geschärft und sofort in die Praxis umgesetzt. Aufgrund des Nutzens für Studierende und Patient:innen wurde die IPA mittlerweile als fixe Anleitungssequenz für alle Studierenden des letzten Ausbildungsjahres etabliert.

Zusammenfassung und Ausblick

Damit Absolvent:innen des Studiums für Gesundheits- und Krankenpflege Patientenedukation als selbstverständlichen Part ihrer beruflichen Tätigkeit sicher und gezielt umsetzen können, müssen verschiedene Strategien zur Vermittlung und Reflexion pflegeedukativer Tätigkeiten sowohl in die praktische als auch theoretische Ausbildung des Studiums integriert sein.

1.6 Fortschritte: Patientenedukation und Pflege ab 1995

Insgesamt hat ein Bewusstsein für die „sprechende Pflege" zugenommen. In Deutschland vernichtete der Pflegenotstand allerdings alle Ansätze – obwohl gerade die mangelnde Kommunikation, der Zeitmangel, eine Ursache dafür ist, dass Pflegende den Beruf verlassen und eine Minutenpflege auch nicht attraktiv für die Berufswahl ist. Immerhin sind jetzt in der neuen Ausbildungs- und Prüfungsverordnung 2018 endlich die „richtigen", international gebräuchlichen, Begriffe aufgenommen worden: Information, Schulung und Beratung. Bisher war Information vergessen worden (die häufigste Form!), statt Schulung wurde der unklare Begriff „Anleitung" verwendet.

Wünschenswert ist ein weiterer Ausbau der „sprechenden Pflege", v. a. im Praxisfeld. Auch eine Neuauflage des Fernlehrgangs Patientenedukation (früher an der Universität Witten/Herdecke) ist empfehlenswert und weiter sollten auch bald Masterstudiengänge in diesem Feld möglich sein, gern auch interdisziplinär.

Wichtige Impulse für eine pflegerische Information, Schulung und Beratung sind durch die Pflegeversicherung (SGB XI) in Deutschland entstanden (**Kap. 7.13**) Es geht um Beratungen, Pflegekurse, individuelle häusliche Schulungen, generell um Unterstützung pflegender Angehöriger und pflegefreundliche „Quartiere". Allerdings zeigt sich, dass die „Pflegeberatung" durch die Kassen v. a. sozialrechtliche Schwerpunkte aufweist, in Call-Centern zur Pflegeversicherung treten in Deutschland besonders Jurist:innen und Sozialversicherungsfachangestellte auf. Auch in den „Pflegestützpunkten" verschiedener Bundesländer arbeiten v. a. Angestellte der Kommunen und der Kranken- und Pflegekassen. Selten ist dort direkte Pflegeexpertise anzutreffen – Beratung in der Pflege umfasst sehr viel mehr Inhalte. In NRW ist das Projekt der „Demenz-Servicezentren" viele Jahre erfolgreich gewesen und inzwischen ausgeweitet worden für alle chronischen Situationen tatsächlich ist eine Orientierung an speziellen Diagnosen unsinnig. So benötigen z. B. auch Schlaganfallbetroffene, Parkinsonkranke, Familien mit schwerbehinderten Kindern oder Angehörige von Krebskranken Hilfe. Wünschenswert ist nun noch, dass diese Hilfe viel größer aufgestellt wird im Sinne von Pflegerischen Versorgungszentren mit umfassender Expertise (Abt-Zegelin, 2009c).

Pflegekurse

Mit Einführung der Pflegeversicherung 1995 wurden auch Bildungsmaßnahmen für pflegende Angehörige vorgesehen, bekannt wurden Pflegekurse in mehreren thematischen Sitzungen.

1999 erhielt ich einen Auftrag der Firma Janssen (Pharmahersteller), einen speziellen Pflegekurs in sechs bis sieben Treffen für die Angehörigen dementer Menschen zu entwickeln. Es stand nur wenig Zeit zur Verfügung, Monate waren vergangen, weil zunächst Mediziner:innen gefragt worden waren, diese hatten v.a. Hirnschnittbilder usw. eingereicht. Mit Hilfe des Demenzexperten Christian Müller-Hergl konnte ich dann in sechs Monaten ein ganz neues umfängliches Konzept unter dem Titel „Hilfe beim Helfen" abliefern, dies wurde später von Janssen an die Alzheimer-Gesellschaft übergeben. Der Kurs ist vielerorts angeboten worden, wurde in mehrere Sprachen übersetzt, hat Preise bekommen und ist evaluiert worden. Inzwischen hat ihn die Alzheimer Gesellschaft selbst mehrfach verändert und an neuere Aspekte des SGB XI angepasst.

Ein Problem zu dieser Zeit war noch, dass es kaum gute Konzepte für Pflegekurse gab. Der einzige Lehrgang (Diakonie/Caritas) zielte darauf, bestimmte Pflegetechniken „laiengerecht" zu vermitteln. Psychosoziale Aspekte oder gar die Situation der pflegenden Angehörigen selbst kamen nicht vor. In diesem Sinne stellte der Kurs „Hilfe beim Helfen" eine Besonderheit dar, er leitete an zur Reflexion der Situation und bot viele nützliche Hilfen an.

Nach kurzer Zeit meldete sich das Deutsche Rote Kreuz (DRK) und bat um die Entwicklung eines allgemeinen Pflegekurses, auch mit Einbeziehung der Angehörigen. Daraus entstand 2006 das Konzept „Pflege in der Familie – ein Begleitprogramm für pflegende Angehörige", ein umfänglicher Ordner, erstmals auch mit Einbeziehung der Expertenstandards in der Pflege und zahlreichen Internetadressen.

Als drittes „großes" Programm wurde von mir das Konzept „Kurs für pflegende Angehörige" im Auftrag des Bayerischen Sozialministeriums entwickelt, es ist weiterhin verfügbar als Buch im Ernst-Reinhardt-Verlag (Abt-Zegelin et al., 2010). Alle Kurse entsprachen zur Zeit ihrer Entstehung neuzeitlichen Kriterien. Es versteht sich aber von selbst, dass eine periodische Überarbeitung nötig wäre, es gibt stets neue Erkenntnisse und aktuelle Bestimmungen. Inzwischen scheint allerdings diese Gruppenschulungsform überholt, gefragt sind Online-Formate und individuelles Management.

Aufgabe

Gibt es in Ihrer Umgebung Pflegekurse? Recherchieren Sie zu den Online-Formaten.

Broschüre „Rückkehr aus dem Krankenhaus"

Begleitend zum Expertenstandard für Entlassungsmanagement wurde im Auftrag des Pflege e.V. die umfangreiche Broschüre „Rückkehr aus dem Krankenhaus" (**Abb. 1-4**) entwickelt. Dabei geht es um die Organisation der Pflege zuhause nach einem Klinikaufenthalt. Die Broschüre unterscheidet sich in ihrem Anspruch sehr von den kostenlosen Info-Heftchen der verschiedenen Pflegekassen/Ministerien.

Über viele Jahre wurde die Broschüre immer wieder überarbeitet und von Kliniken bestellt, um die Überleitung zu ergänzen. Wegen des guten Layouts und des ermutigenden Ansatzes wurde die Broschüre mit einem Preis ausgezeichnet. 2019 wurde das Heft textlich angepasst und wird inzwischen vom Mabuse-Verlag vertrieben.

Aufgabe

Sichten Sie Texte zu Pflegebedürftigkeit, etwa Broschüren der Ministerien oder der Pflegekassen.

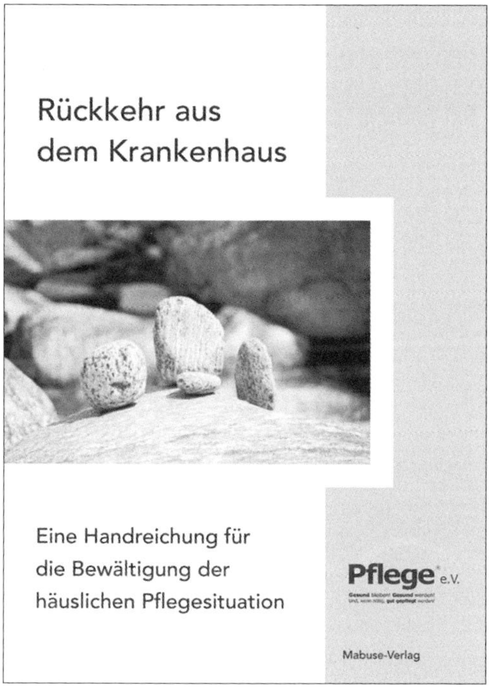

Abbildung 1-4: Broschüre Rückkehr aus dem Krankenhaus (Quelle: Pflege e.V. (Hrsg.) (2019) Mabuse Verlag GmbH, mit freundlicher Genehmigung).

Kommunale Orientierung, Quartier und neuere Tätigkeitsfelder

Immerhin ist durch den demografischen Wandel deutlich geworden, dass Pflege nicht nur dem Markt überlassen werden kann, sondern dass eine kommunale Verantwortung besteht. In verschiedenen Forschungen wurden Handlungsbedarf und Lösungen aufgezeigt, etwa durch das Projekt „Neuheit für Pflege" der Unfallkasse NRW (2014), später auch durch die Studie „Quartiersnahe Unterstützung pflegender Angehöriger" (Zegelin et al., 2017). Immer wieder zeigt sich, dass Pflegebedarf komplex ist, an der Grenze zwischen direkten Hilfen (Lifter, Wundverband, Medikamente usw.), sozialen Fragen (Anträge, Geld) und der Vermittlung örtlicher Hilfeangebote (Zegelin, 2020a). Besonders sinnvoll scheinen präventive Hausbesuche zu sein, sie können Bedürftigkeit hinauszögern.

Das Deutsche Institut für angewandte Pflegeforschung e.V. (www.dip.de) hat über zehn Projekte zu präventiven Hausbesuchen auf den Weg gebracht, zuletzt „Gemeindeschwester plus", alle mit guten Ergebnissen (**Kap. 7.7**). Bis heute gibt es nur Modelle (z.B. Bielefelder Modell), vereinzelt auch Aktionen von Wohnungsbaugesellschaften – eine flächige Verankerung in den kommunalen Aufgaben ist nicht erreicht. Zahlreiche niederschwellige Projekte der „Nachbarschaftsbegleitung" versuchen eine zugehende Hilfe für ältere Menschen. Auch im Bereich Demenz ist einiges in Gang gekommen. Durch Hilfe von außen sind Konzepte einer demenzfreundlichen Kommune entwickelt worden, auch durch Unterstützung der Robert-Bosch-Stiftung. Netzwerke engagierter Personen sind entstanden. Alle diese Felder bedürfen auch der Mitwirkung von Pflegefachpersonen.

In anderen Bereichen der Patientenedukation werden durchaus Pflegende eingestellt – etwa in Call-Centern insbesondere zu Disease-Management-Programmen der Sozialversicherungen. Dies ergibt zwar neue Arbeitsplätze, ein pflegerischer Akzent in Richtung individueller Alltagsorientierung fehlt aber. Auch andere Berufsgruppen können diese Aufgaben übernehmen: Es gibt enge Gesprächskorridore, Evidenz-Basierte-Medizin(EBM)-Gesprächsleitfäden, Algorithmen, Kontrolle von Verhaltensänderungen oder Körperwerten, Einhaltung von Therapieplänen – dies entspricht nicht der hier vertretenen Auffassung von pflegeorientierter Patientenedukation. Auch in der Unabhängigen Patientenberatung Deutschland (UPD) geht es eher um rechtliche Fragen und weniger um Pflegeinhalte, auch hier arbeiten Pflegende mit ebenso wie in der Verbraucherberatung. Eine gewisse Ausgestaltung ist Pflegenden in der Suchtberatung möglich. So existieren seit vielen Jahren Programme, um Pflegende an Rauch-Stopp-Initiativen zu beteiligen (Deutsches Netzwerk rauchfreier Krankenhäuser). Auch im Sanitätsfachhandel sind Fachpflegende unterwegs, dies sind interessante Arbeitsplätze für Patientenedukation (sofern sie unabhängig und frei sind von Prämien der Produkthersteller).

1.7 Implementierung von pflegerischer Patientenedukation

Während der Entwicklungszeit an der Universität Witten/Herdecke gab es zahlreiche Anfragen zur Beratung darüber, wie Elemente pflegerischer Patientenedukation in verschiedene Zusammenhänge implementiert werden können. Die Beteiligung von Fachpflegenden ist für uns essenziell. Viele Kliniken haben inzwischen medizinische Gruppenveranstaltungen vorgesehen, z. B. ärztliche Vorträge, Patient:innen-Foren oder Patient:innen-Universitäten, es gibt auch Sozialberatungen. Hier geht es aber um den pflegerischen Fokus der Alltagsgestaltung trotz Krankheit, vielfach trauen sich Patient:innen in Gruppenveranstaltungen nicht, Fragen zu stellen oder persönliche Probleme anzusprechen.

Etabliert sind Maßnahmen der Patientenedukation dann, wenn sie nicht zufällig, sondern regelhaft angeboten werden, d.h. jede:r Patient:in mit einer bestimmten Diagnose erhält die Intervention – unabhängig vom Engagement Einzelner.

Wir empfehlen deshalb, jede noch so kleine Intervention als „Programm" zu beschreiben (und öffentlich zu machen). Es gibt also ein kurzes schriftliches Konzept, idealerweise mit einer vorherigen Recherche, eine Evaluation, eine Kurzdokumentation, alle Beteiligten sind dann informiert.

Programme können auch kurz sein: etwa das Überreichen einer Broschüre mit Kurzgespräch (5 Minuten). Für umfangreiche Probleme der Patient:innen in der späteren Selbstpflege sind Kombinationen aus Schulung, Beratung und Information denkbar. Zur Bewältigung komplexer chronischer Krankheiten bedarf es weiterer Vorkehrungen.

Merkmale guter Programme

Gute und umfangreichere Programme gehen von den Bedürfnissen der Patient:innen aus (Vorstudien), sie geben Ziele an (auch längerfristige Ziele) und sehen eine Evaluation vor (Klug Redman, 2009). Eine Anpassung an individuelle und ausgehandelte Ergebnisse ist möglich (hohe Partizipation). Es geht um alltagsorientierte Inhalte, anerkannte Grundlagen aus Psychologie/Pädagogik (u.a. Erwachsenenorientierung) und überhaupt eine theoretische Verortung. Gute Programme sind multimodal (Kognition, Emotion, Verhalten), Familienorientierung und Methodenreichtum sind vorgesehen, auch die Nutzung anderer Medien wie Telefon, Internet. Ebenso ist eine Kombination von Einzel- und Gruppenveranstaltungen möglich, auch Treffen mit Betroffenen, die unter gleichen Gesundheitsproblemen leiden. Jederzeit sollte ein Neueinstieg möglich sein (reflexiv) – auch wenn zwischendurch „Hänger" auftreten.

Aspekte der Evaluation

Evaluationen sind wichtig, um die Effektivität von Programmen festzustellen, allerdings gibt es kaum pflegeorientierte Ersteinschätzungen und Ergebnisdarstellungen. Leider „messen" viele Angebote nur Outcomes nach einer kurzen Periode, vielfach auch nur Wissensinhalte, ähnlich einer schriftlichen Prüfung. In medizinorientierten Programmen sind bestimmte Körperwerte, etwa der Blutzucker oder der Blutdruck, die wichtigsten Zielkriterien – manchmal auch Lebensqualität, Wiedereinweisungen, Besuche in der ärztlichen Praxis, Lebenszeit, Berentungen. Wichtig zur Auswertung ist die Begleitung über einen mittelfristigen Zeitraum mit Veränderungen (Transitionen), z.B. Arbeitseinstieg, erster Urlaub und spätere Evaluationen. In theoriegestützten Konzepten wie Selbstmanagement, Selbstpflege (Orem) oder Salutogenese existieren durchaus Evaluationskonzepte, sie sind aber oft nicht differenziert genug für Einzelinterventionen. Oft müssen eigene Kriterien entwickelt werden – diese sind dann nicht wissenschaftlich anerkannt. Zu den Evaluationsmethoden gehören Fragebögen (z. B. bei Mikroschulungen), Interviews, Tagebücher oder Tests. Bei Assessmentinstrumenten ergeben sich die üblichen Fragen der Erstentwicklung, Verbreitung, Kultur- und Genderspezifität, Verständlichkeit, des Zeitaufwandes, der EDV-Gängigkeit. Fragen nach Validität und Reliabilität ergeben sich. Die Verfahren lassen sich nach Selbst- und Fremdeinschätzung unterteilen, auch nach den Phasen im Edukationsprozess. International gibt es jede Menge Evaluationsmaterial für Patientenedukation, oft nicht regelhaft ins Deutsche übersetzt, viele sind auch nicht praxistauglich, werden nur in Studien eingesetzt. Neben Wissensüberprüfungen sind auch Einstellungen, Motivationen, Gefühle, Wahrnehmungen wichtig, daneben auch kognitive Prozesse wie Beurteilen und Entscheiden. Erschwerend kommt hinzu, dass Pflege meistens *Handeln* bedeutet.

Bei aufwändigeren Programmen ist es wünschenswert, dass die Patient:innen einen Abschlussbericht erhalten und weitere Versorgende informiert werden. Für „ordentliche" Programme sollten Anwenderschulungen Pflicht sein („Train the trainer"), ebenso regelmäßige Anpassungen – je nach Wissensstand. Für einen Einstieg in pflegerische Patientenedukation sollte der Ausgangspunkt die Problemlage der Patient:innen und Angehörigen sein – also eine Orientierung an den häufigen Patient:innengruppen im Fachgebiet.

Beispiele für gelungene Entwicklungen sind die nachfolgend dargestellten zwei Projekte aus der Zeit an der Universität Witten/Herdecke (UWH) (**Kap. 1.7.1, 1.7.2**).

Tipps zum Aufbau von Patientenedukation

Richten Sie eine Arbeitsgruppe mit interessierten Fachpflegenden und Ärzt:innen ein. Informieren Sie Ihre Vorgesetzten. Zunächst sind Recherchen und eine Umschau wichtig: Was läuft schon wo? Knüpfen Sie Kontakte – auch zu Fachgesellschaften und Selbsthilfegruppen. Suchen Sie finanzielle Hilfe in der Industrie (über Bestellwesen/Apotheke). Können Sie Studierende fragen (Abschlussarbeit)? Suchen Sie den Kontakt zu einer Hochschule! Besorgen Sie sich ähnliche Programme. Prüfen Sie eine Übernahme – nicht jedes Rad muss neu erfunden werden. Wenn Sie ein Programm entwickeln, sehen Sie einen Vorlauf vor (Pretest).

1.7.1 Brustkrebs-Projekt

Ähnlich wie der Besuch in Boston war ein studentisches Projekt im pflegewissenschaftlichen Studiengang an der UWH prägend für mich. Es ging darum, pflegerische Begleitungsanteile in der Pflege von Brustkrebspatientinnen zu identifizieren. Die gynäkologische Station in einer Essener Klinik (Kooperationspartnerin) stand vor einer Zertifizierung zu einem Therapiezentrum.

Zu Beginn sagten die Krankenpflegerinnen auf der Station aus, dass sie mit der Zertifizierung nichts zu tun haben. Im Projektverlauf über ein Jahr stellte sich dann aber heraus, dass die Pflegenden den „Löwenanteil" der psychologisch-pädagogischen Unterstützung der Frauen leisteten. Dies war ihnen nicht bewusst, diese Arbeit wurde nicht dokumentiert oder berichtet. In monatlichen Treffen wurden dann diese „Schätze gehoben", mindestens zehn wichtige Situationen wurden ermittelt. Schon vor der Aufnahme (Terminfindung) gingen die Pflegenden telefonisch auf die Ängste und Bedürfnisse der Frauen ein. Zum Teil dauerten die Telefonate länger, ungeplant gingen die Pflegenden während der Stationsarbeit ans Telefon.

Bei der Begrüßung auf der Station musste Vertrauen hergestellt und die Patientinnen und ihre Angehörigen mussten beruhigt werden, in der Pflegeanamnese wurde auf Spezielles eingegangen. Besonders interessant war, dass die (dauerhafte) Nachtdienst-Kollegin angab, mit jeder Frau präoperativ ein ermutigendes Gespräch am Vorabend zu führen, dies war dem Team nicht bekannt (und auch nicht dokumentiert). Ähnlich drückten sich die Pflegenden aus, die Patientinnen in den Operationssaal brachten. Auch nach der Narkose und bei ersten Fragen der Frauen im Aufwachraum waren Krankenpflegerinnen beruhigend zur Stelle. Aufreibend waren für die Patientinnen dann das Warten auf den Befund, die Ergebnisse der Suche nach Metastasen, der Vergleich mit dem Verlauf bei anderen Frauen – auch nach jeder Besuchszeit führten die Pflegenden klärende Gespräche. Als schwierige Situationen wurden Verbandwechsel beschrieben, zum Teil konnten nahe Angehörige dazu eingeladen werden. Alle Pflegenden vermittelten auch zu anderen Berufsgruppen, etwa wenn es um Themen wie Prothetik, Haarersatz oder Soziales ging. Zwar waren auch Psycho-Onkologinnen eingestellt worden (Anforderung zur Zertifizierung), diese hatten aber praktisch kaum Kontakt zu den Patientinnen und beklagten ihre mangelnde Inanspruchnahme. Die Stationsleitung berichtete von zahlreichen sinnsuchenden Gesprächen mit Patientinnen, z. B. wenn Frauen ihr Leben ändern wollten oder überlegten, in welcher Reha-Klinik die Nachsorge stattfinden soll. Anspruchsvoll war die Begleitung von Patientinnen nach einem Rezidiv.

Dieses Projekt hat mir gezeigt, dass die Pflegenden angesprochen wurden, weil sie stets „da" waren und Vertrauen genossen haben, allerdings waren alle Interaktionen zersplittert und nicht deutlich bewusst. Im Vergleich wurde diese Interaktionsarbeit erstaunlich gut durchgeführt, auch ohne dass es darüber Vereinbarungen gegeben hätte. Im Projekt wurde diese Arbeit besser fundiert und angereichert, so wussten die Pflegenden nichts über Körperbildstörungen oder Angst-Assessments. Diese Elemente wurden gemeinsam erarbeitet und so entstand ein sehr gutes Begleitprogramm, z. B. mit präoperativer Entspannungseinheit (Atemmeditation per CD), gemeinsamem Visitenaustausch mit den Ärzt:innen, Angehörigen-Einbeziehung und Entlassungsgespräch. Dieses Programm wurde detailliert beschrieben und hinterlegt. Auch wurde überlegt, sich den „stilleren" Patientinnen zugehend zu widmen. Patientinnen mit anderen Diagnosen fiel auf, dass sie nicht so fokussiert wahrgenommen wurden.

Nach Projektabschluss traten die Pflegenden stolz an die Öffentlichkeit und wurden von den eigenen Mediziner:innen bewusster wahrgenommen. Vermutlich zeigt dieses Projekt viele Seiten der nach außen „stummen Begleitungsarbeit" der Pflegenden – in anderen Bereichen wird es ähnlich sein. Abgesehen von den vielen Erfahrungen hat dieses Projekt auch zu anderen Ergebnissen geführt: Es war der Ausgangspunkt für die erste Fortbildung zur „Breast-Care-Nurse".

Aufgabe

„Breast-Care-Nurse": Informieren Sie sich über das Profil und die Bildungsmöglichkeiten.

Nach Abschluss wurde versucht, über das Institut für Pflegewissenschaft weitere Krankenhaus-Stationen zu finden, die auch ein strukturiertes Programm übernehmen oder entwickeln wollten. Dieser Versuch misslang aus verschiedenen Gründen wie Zeit- oder Geldmangel (Abt-Zegelin, 2007).

1.7.2 Epilepsie-Projekt

Auch dieses studentische Projekt fand auf einer Krankenstation einer kooperierenden Klinik statt. Es ging darum, auf einer neurologischen Station strukturierte Informations- und Beratungsgespräche mit Patient:innen und Angehörigen im Rahmen einer neu diagnostizierten Anfallskrankheit zu führen. Nach einer Recherche wurden dann die wesentlichen Inhalte zusammengetragen – typisch war dabei der Ruf nach „Fortbildungen" durch die Ärzt:innen. Diese fanden dann auch statt. Es ging klassisch um die Einteilungen der Anfälle, Diagnostik und Therapie, anschließend meinten die Pflegenden, dass das für sie nichts Neues war. Dabei wurde klar, dass die Patient:innen anderes Wissen benötigten, eben Wissen zum alltäglichen Umgang mit der Krankheit, dieses Wissen stand kaum zur Verfügung. Die Ist-Analyse ergab, dass die Patient:innen nur kurz, innerhalb der Visiten informiert wurden. Letztlich entstanden Wissensportionen für Kurzgespräche auf „Kitteltaschen-Karten" (**Tab. 1-2**). Dieser Ansatz der „Pocket-Cards" ist viel verbreitet in der Patientenedukation – allerdings stellt er eine Mischform zwischen Information und Beratung dar. Erfreut zeigte sich der Klinik-Sozialarbeiter für seinen Einbezug. Bisher verirrten sich nur wenige Betroffene zu ihm, obwohl viele Patient:innen auch sozialberufliche Fragen haben. Einige der Patient:innen-Gespräche sollten ohnehin

Tabelle 1-2: Beispiel für eine Epilepsie-Taschenkittelkarte (Eigendarstellung in Anlehnung an Abt-Zegelin, 2004, S. 100)

Pflegegespräch 1
Dieses Gespräch dient der Ermittlung des weiteren Informationsbedarfs der betroffenen Person. Weitere Aktivitäten (z. B. Einschalten des Sozialdienstes) bauen darauf auf.
Inhalte: • Kennenlernen der speziellen Ängste, Sorgen, Fragen der Person • Bewältigung und Normalität (Einstieg) Hier kann es wichtig sein, dass Vertrauenspersonen der betroffenen Person anwesend sind, dies ist abzuklären.
Vorgehen: • Klären: Fand im Vorfeld ärztliche Aufklärung statt, wurden die Informationen behalten und verstanden? • Informationsbroschüren aushändigen
Im Gespräch (Formulierungsvorschläge): • Wir möchten Ihnen helfen, mit ihrer Situation befriedigend umzugehen. • Sollen wir weitere Angehörige einbeziehen? • Gibt es spezielle Sorgen oder Ängste bezüglich Ihrer Erkrankung? • Wie ist Ihr Wissen über die Erkrankung? • Welche Aspekte sind Ihnen besonders wichtig?

mit Ärzt:innen und Pflegenden gemeinsam stattfinden – dies blieb bis zum Schluss ein Problem, da beide Bereiche zeitlich unterschiedlich getaktet waren.

Ein Problem war auch, dass die älteren Pflegenden sich scheuten, mit den Patient:innen fachlich zu sprechen – es war auffällig, dass immer die gleichen Pflegenden diese Gespräche führten und dokumentierten. Da war wieder die Scheu, dass diese keine Pflegeaufgabe sind, Angst vor Nichtwissen oder rechtlichen Unschärfen usw. Schließlich traute sich eine Krankenpflegerin ein Gespräch zu und war danach überaus motiviert, es zeigte sich, dass dieser Patient sich nun in allen Belangen an eben diese Pflegende wandte. In der Arbeitsgruppe wurde diskutiert, ob auch Patient:innen, die schon länger anfallskrank waren, dieses Angebot gemacht werden sollte. Dabei gab es erstaunliche Erfahrungen, manche Patient:innen bedankten sich umfänglich, sie wären ja schon mehrmals hier gewesen, aber so „ordentlich" hätte noch nie jemand mit ihnen gesprochen. Nach solchen Projekten muss viel Energie aufgewendet werden, um einmal Erreichtes zu erhalten, Verantwortliche sollten immer wieder anknüpfen können. Auch nach diesem Projekt wurden weitere Stationen mit ähnlich erkrankten Patient:innen zur Implementierung gesucht, ohne Erfolg. Nach wenigen Jahren „erledigte" sich das Vorgehen, weil erstdiagnostizierte Anfallskranke heute nicht mehr im Krankenhaus aufgenommen, sondern sofort ambulant behandelt werden (Abt-Zegelin, 2004).

1.7.3 Theoretische Orientierung: Caring, Hoffnung und Evidenz

Caring

Fast alle Pflegetheorien stellen die „sprechende Pflege" als Kern heraus. Vor der Implementierung des ersten Patienten-Informations-Zentrums in Lüdenscheid wurde von Student:innen ein umfangreiches Dossiers zur theoretischen Orientierungen zusammengestellt. Diese Informationen gelten bis heute und werden später dargestellt (**Kap. 2**). Es kamen aber auch neuere Konzepte hinzu, so wird etwa seit Jahren das „Kümmern, sich Sorgen" (Caring) betont. Dies entspricht auch den Wünschen der Patient:innen. In sämtlichen Befragungen erwarten Patient:innen gute Gespräche, Information, Zuwendung, Trost, Ermutigung – sie möchten persönlich wahrgenommen werden.

Es gibt inzwischen viel Literatur zu Caring und Comforting in der Pflege (Kolcaba, 2014). Comforting betont dabei noch den Aspekt der körperlichen Linderung durch Umlagern, Zudecken oder Erfrischen. Dieser Aspekt ist exklusiv für die Pflege möglich. Caring-Elemente treffen für viele andere dienstleistende Berufe auch zu. Wirksam an diesen Ansätzen ist wahrscheinlich die Beziehung – ähnlich wie es auch die Psychotherapieforschung zeigt. Ein echtes Interesse, am Ball bleiben, Rückschläge besprechen, Respekt und Mitgefühl (Compassion). Auch der Einsatz von Humor erleichtert das Lernen.

Ermutigung und Hoffnungsunterstützung sind Bestandteil der Caring-Orientierung. Jegliche Aktivitäten der pflegerischen Patientenedukation sollten mit Stärkung der Klient:innen einhergehen. Es geht darum, dass sie ihr Leben wieder selbst in die Hand nehmen.

Hoffnung

Ermutigung zielt darauf ab, Hoffnung zu unterstützen (Frick, 2018). Hoffnung ist ein Gefühl, welches Denken, Haltung und Verhalten beeinflusst. Ein Fünkchen Hoffnung oder ein Silberstreif am Horizont – beides reicht oft aus für einen Einstieg. Hoffnung ist in allen Lebenskrisen wichtig, bei bedrohlichen Situationen, etwa auf der Intensivstation. Sowohl Patient:innen als auch Angehörige werden von Hoffnung getragen (Blonski, 2018). Hoffnung ist eine große Ressource, sie kann Berge versetzen und hat tatsächlich Heilungspotenziale. Hoffnung ist eines der zentralen menschlichen Motive, sie ist

Bestandteil aller Religionen, lässt Menschen durchhalten und setzt seit Jahrhunderten Migrationsströme in Bewegung.

Also: Wir sollten als Pflegende Zuversicht als Verbündete im Umgang mit Patient:innen und Angehörigen stets dazunehmen. Sie ist vielschichtig. Die Hirnforschung zeigt, dass neuronale Kreisläufe und hormonelle Dispositionen mit dieser Erwartungshaltung einhergehen und dadurch auch Folgen bestimmen können. Ähnliches geschieht beim Placebo-Effekt oder der selbsterfüllenden Prophezeiung. Das Besondere ist nun, dass echte Hoffnung dynamisch ist. Sie passt sich an die Realität an, ist auch offen für schmerzliche Erfahrungen – in diesem Fall richtet sich der Mensch neu aus und wieder auf, mit anderen Zielen (Plan B). Hoffnung ist also ein guter „Schwebezustand“, ein günstiger Ausgang wird erwartet, aber die Unsicherheit bleibt. Dies unterscheidet Hoffnung von Wunschdenken, Optimismus und Schönreden. Diese Menschen ziehen sich an unrealistischen Ergebnissen hoch, wenn die Erwartungen platzen sind sie verzweifelt. Hoffnung ist hingegen eine Grundhaltung, die lebenslang bleibt – sie speist sich aus Erfahrungen, dass alles gut werden könnte und auf jeden Fall Sinn hat. Die Ziele von Hoffnung verändern sich, selbst im Sterbeprozess ist Hoffnung wichtig – etwa auf ein erfülltes Leben, eine gute Versorgung der Lieben, einen erträglichen Tod, ein Wiedersehen im Jenseits oder einfach auch darauf, in Erinnerung zu bleiben (Abt-Zegelin, 2009b).

Wirkungen und Quellen von Hoffnung

Forschungen zeigen, dass zuversichtliche und hoffende Menschen mehr Energie haben, selbst einen Beitrag leisten möchten. Sie ertragen Unangenehmes leichter. Insgesamt entwickeln sie mehr Optionen und bewältigen ihr Dasein besser – auch in schwerster Krankheit oder im Sterben. Ehrlichkeit ist ein Fundament für Hoffnung, Patient:innen und Angehörige sollten spüren, dass aufrichtig mit ihnen umgegangen wird – trotzdem ist dies kein Gegenspiel zur Hoffnung. Ein Fünkchen muss bleiben, manchmal wird auch mehr daraus (Maio, 2015). Billiger Trost ist hier falsch, es geht also nicht um „wird schon wieder werden“. Gutes Schmerzmanagement erleichtert Hoffnung, nichts ist schlimmer als Pein (Pain) und dumpfes Brüten. Jüngste Forschungen zeigen, dass Menschen mit einer optimistischen Einstellung länger leben.

Hoffnung speist sich aus vielen Quellen, v.a. aus dem bisherigen Leben und aus Beziehungen. Geliebt und gebraucht zu werden kann Menschen ermutigen, aber auch Aufgaben und Pflichten lassen Menschen weiterleben. Für Andere spielt der Glaube eine Rolle, Hobbys, Tiere, der Blick in eine mögliche Zukunft. „Grün ist die Hoffnung“ heißt es, Naturerleben ist immer eine Wurzel von Hoffnung, wohl wegen dem Werden und Vergehen. Manchmal sind diese Quellen verschüttet, können aber in guten Gesprächen gemeinsam wiederentdeckt werden.

Aufgabe

Recherchieren Sie das Konzept der Hoffnung.

Hoffnungsunterstützung ist für mich eine der wichtigsten Aufgaben von Pflegenden und Ärzt:innen, von Seelsorger:innen sowieso. Ich rege an, in Fallbesprechungen und Visiten, in Übergaben, ja auch in der Pflegedokumentation Hoffnung zu thematisieren. Vor vielen Jahren habe ich die deutsche Version eines US-Buches „Hoffnung und Hoffnungslosigkeit“ (Farran Herth & Popovich, 1999) herausgegeben. Ich war selbst erstaunt, wie elaboriert das Thema in der Pflegewissenschaft dort war, u.a. mit Assessmentverfahren. Hoffnung zu unterstützen ist ein Kernkonzept im Ansatz „Caring/Comforting“, dort geht es um eine wohltuende, sich kümmernde und lindernde Pflegearbeit. Vor einigen Jahren habe ich für den Pflege e.V. (www.stiftung-pflege.de) einen

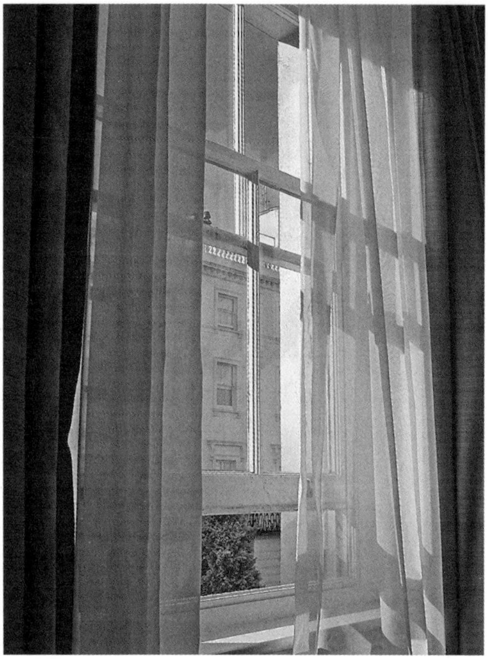

Abbildung 1-5: Beispielbild aus dem Hoffnungsspaziergang (Quelle: Angelika Zegelin)

Hoffnungsspaziergang in Posterform auf den Weg gebracht, er wird inzwischen in etlichen Institutionen angeboten. Das Bild (**Abb. 1-5**) zeigt ein Symbol der Hoffnung.

Pflegende können durch ihr Verhalten selbst zu Hoffnungsträgern werden: kleine Wohltaten, Erinnerungen, Freude spenden, Berührungen. Gute, ehrliche Information und das Eröffnen von Wahlmöglichkeiten sind Elemente der Hoffnungsunterstützung. Immer wieder ist auch verbale Ermutigung wichtig („Das schaffen Sie."), kleine Komplimente wirken Wunder. Falls Gespräche möglich sind, gibt es viele Anknüpfungen, auch eine freundliche Umgebung unterstützt. Optionen eröffnen, Wünsche erfragen – auch im Kontakt mit den Angehörigen ist dies wichtig.

Insgesamt gibt es hier viele Gemeinsamkeiten mit dem Ansatz „Kognitive Verhaltenstherapie". Ich empfehle entsprechende Lektüre (McKay et al., 2009).

Evidenzbasierung als wissenschaftliche Basis

Als hohe Stufe der Qualität und Gesundheitskompetenz wird seit etwa 20 Jahren die Forderung nach Evidenzbasierung gesehen. Evidenzbasierte Informationen für Patient:innen sind wichtig und richtig – sie liegen eher für körperorientierte Themen vor. Allerdings tritt auch in der Medizin seit Jahren das Anliegen einer „personalisierten Medizin" hinzu. Gemeint sind damit durchaus individualisierte Entscheidungen, ein Vorgang, der in der Pflegeübernahme immer schon galt. In der Zeit der Entwicklung der pflegerischen Patientenedukation an der UWH haben die Begriffe „Evidenzbasierung" und „Personalisierung" in der Fakultät immer wieder zu Diskussionen geführt.

Pflege hat es überwiegend mit Fragen der individuellen täglichen Aktivitäten zu tun. Eine Evidenz im klassischen Sinn, auf der Grundlage kontrollierter Studien, kommt kaum in Frage – zu vielfältig sind die beteiligten Faktoren. Insgesamt ist auch die Pflegeforschung noch jung und kaum finanziert, belastbare Ergebnisse stehen meistens aus. Speziell die Patientenedukation ist eine pädagogisch- psychologische Veranstaltung und würde in Evidenz-Zusammenhängen als „komplexe Intervention" gelten.

Trotzdem sollten Pflegende über medizinische Fragen, bei denen Evidenz vorliegt, informiert sein und evtl. auch Leitlinienhinweise weitergeben können – recherchieren können die Patient:innen selbst. Allerdings ist Vorsicht geboten, wenn Pflegende sich etwa gegen die Ansichten der ärztlichen Kolleg:innen und der Arbeitgebenden stellen, um kritische und mündige Patient:innen zu fördern. Nur wenige Stellen für Pflegende widmen sich ausdrücklich diesem Feld, etwa zur Vorbereitung von informierten medizinischen Entscheidungen. Überwiegend werden Pflegende in der Patientenedukation mit Alltagsfragen konfrontiert, hier gibt es nur selten wissenschaftliche Evidenz im klassischen Sinn. Hilfreich sind die

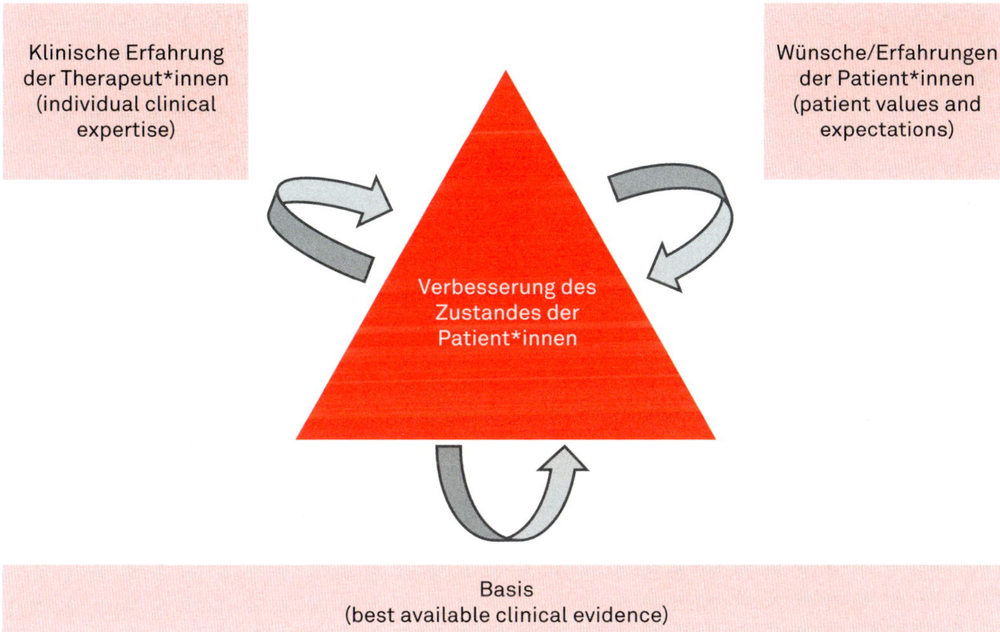

Abbildung 1-6: Dreieck (Eigendarstellung nach Sackett et al. (1997, S. 645)

Vorschläge von Sackett et al. (1997). Neben der wissenschaftlichen Evidenz spielen auch die klinische Erfahrung der Fachperson, Umgebungsfaktoren und v. a. die Patientenpräferenz eine Rolle (**Abb. 1-6**) – Letzteres ist für die Umsetzung sogar entscheidend in Pflegezusammenhängen.

1.8 Besondere Zielgruppen in der Patientenedukation

In Pflegezusammenhängen geht es häufig um Menschen mit kognitiven Einschränkungen, vergessliche, rasch ermüdbare oder unter Schmerzen leidende Kranke. Auch Nebenwirkungen von Medikamenten schränken die Aufmerksamkeit ein. In der Entwicklungszeit der Patientenedukation an der UWH gab es schon früh Anfragen nach entsprechenden Konzepten für alte oder schwerkranke Menschen. Durch Genehmigung eine Rotationsstelle für Programmentwicklungen im Bereich Herzinsuffizienz konnten Aktivitäten entwickelt werden (Kolbe & Abt-Zegelin, 2011).

Hier geht es darum, Informationen zu reduzieren und das Lernen leichter zu machen. Eventuell werden Erinnerungshilfen benötigt (z. B. Wecker), ein Tagebuch oder Merkzettel. Menschen muss bei der Umsetzung und Beibehaltung geholfen werden. Manchmal hilft es, Dinge zu ritualisieren, etwa bei Flüssigkeitseinschränkungen ein Glas zu „zelebrieren“, Alternativen zu suchen, auch Rückschläge zu thematisieren. Durch die Behindertenrechtsbewegung ist in den letzten Jahren das Format „Leichte Sprache“ populär geworden, auch bezüglich der Informationen für Patient:innen finden sich inzwischen viele Projekte und Publikationen.

Leichte Sprache und Angebote für fremdsprachige Nutzer

Große Zielgruppen werden von normalen textlichen Gesundheitsinformationen nicht erreicht, es fehlen Lese- und Verstehensfertig-

Liebe Bürgerinnen!
Liebe Bürger!

Gehen Sie gerne in die Sonne?
Lassen Sie Ihre Haut gern braun werden?
Dann lesen Sie diese Broschüre bitte gut durch.
Denn die Sonne kann auch
sehr gefährlich sein für die Haut.
In dieser Broschüre stehen viele Informationen:

- Warum zuviel Sonne schlecht für die Haut ist.
- Wie Sie sich schützen können.

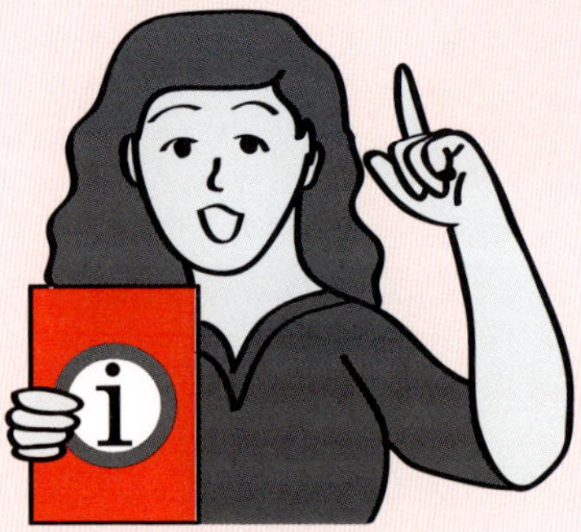

Die Sonne bringt uns das Licht auf die Erde.
Ohne die Sonne kann es auf der Erde
kein Leben geben.

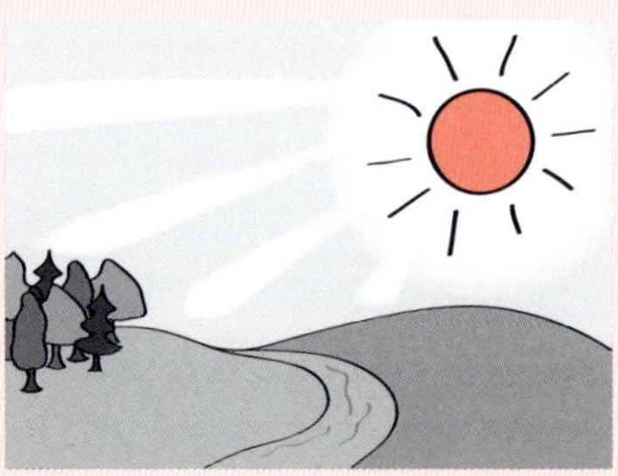

Aber in den Sonnen-Strahlen sind
auch noch andere Strahlen:
Zum Beispiel die **UV-Strahlen**.
UV ist die Abkürzung für: **U**ltra-**V**iolett.
Die UV-Strahlen sind Licht-Strahlen.
Aber der Mensch kann diese Licht-Strahlen
nicht sehen.
UV-Strahlen sind gefährlich für:

- die Haut
- die Augen
- das Immun-System.

Abbildung 1-7: Ausschnitt aus: Sonne(n) mit Verstand (Quelle: Bayerisches Staatsministerium für Gesundheit und Pflege, 2019; mit freundlicher Genehmigung)

keiten, z.B. bei Menschen mit geistigen Behinderungen. Studien zeigen auch immer wieder den hohen Anteil von Analphabeten. Das Konzept Leichte Sprache entstammt der US-Behindertenrechtsbewegung und verbreitet sich seit etwa 50 Jahren überall. Auch in Deutschland wird es vermehrt beachtet, u.a. auch wegen Teilhabe- und Partizipationsanstrengungen. Leichte Sprache richtet sich auch an demente Menschen, an Menschen mit Hör-, Seh- und Sprechstörungen, aber auch an Menschen mit geringen Deutschkenntnissen oder Analphabeten.

Vereinzelt sind etwa Informationsbroschüren für häufig auftretende Krankheiten „übersetzt“ worden. Verschiedene Akteur:innen haben Regelwerke vorgelegt, etwa das Netzwerk Leichte Sprache (o.J.). Es geht um kurze Sätze und um leichte Verständlichkeit, die Handreichungen enthalten umfängliche Hinweise. Auf Wunsch kann ein Prüfsiegel erlangt werden.

Boll (2017) fand bei einer Recherche elf Broschüren mit Gesundheitsinformationen in Leichter Sprache. Sie stellte drei Broschüren näher vor: Gewalt, Alkohol, Sonnenschutz. Die Autorin verglich zwei Broschüren zum Thema Brustkrebs (eine davon in Leichter Sprache). Inzwischen gibt es davon viel mehr (**Abb. 1-7**).

Auch Migrant:innen profitieren von der Bewegung, Informationen in „Leichte Sprache“ zu bringen. Allerdings reicht etwa eine Übersetzung von Texten in eine andere Sprache nicht aus. Viele Kliniken halten inzwischen Broschüren in mehreren Sprachen vor. Wichtig ist eine kultursensible Übersetzung, geleistet von Menschen, die den Hintergrund kennen. Vielversprechend ist der Ansatz, Patientenedukation in Bildersprache vorzulegen, als „Comic“ oder „Graphic Novel“. Zwar stammt dieses Beispiel (**Abb. 1-8**) aus einem psychologischen Kinderbuch, trotzdem sind solche „Graphic Novels“ auch für Erwachsene erfolgreich. Ohne viel Text zeigen sie Emotionen und Handlungsabfolgen.

Von dieser Aufbereitung könnten auch Kinder profitieren. Eine kindgerechte Form unter-

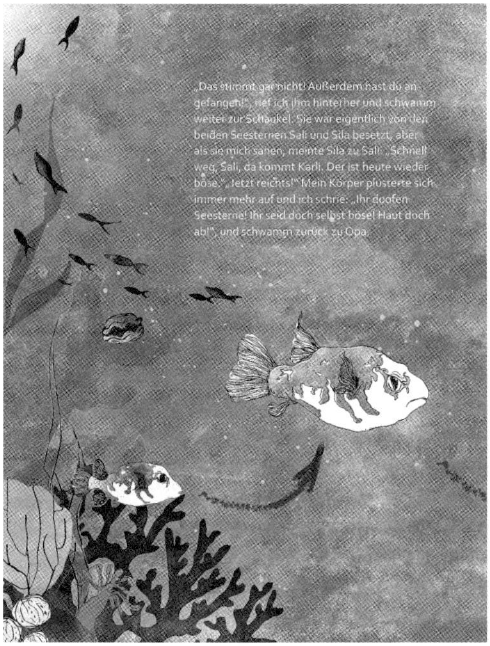
„Das stimmt gar nicht! Außerdem hast du angefangen!", rief ich ihm hinterher und schwamm weiter zur Schaukel. Sie war eigentlich von den beiden Seesternen Sali und Sila besetzt, aber als sie mich sahen, meinte Sila zu Sali: „Schnell weg, Sali, da kommt Karli. Der ist heute wieder böse." „Jetzt reichts!" Mein Körper plusterte sich immer mehr auf und ich schrie: „Ihr doofen Seesterne! Ihr seid doch selbst böse! Haut doch ab!", und schwamm zurück zu Opa.

Abbildung 1-8:
Graphik aus „Karli, der kribbelige Kugelfisch. Eine Geschichte für ausgeprägte Trotzköpfe" (Schaaf, J. et al., 2020, Bern: Hogrefe, S. 24)

scheidet sich je nach Entwicklungsalter, hier liegen schon zahlreiche Formate vor. Immerhin leben wir mit vielen Kindern, die unter chronischen Krankheiten leiden.

1.9 Wissenschaftliche Bearbeitung pflegerischer Patientenedukation

Pflegeforschung steckt in den deutschsprachigen Ländern noch in den Kinderschuhen. Aus diesem Grund wird auch die pflegerische Patientenedukation nicht beforscht. Pflegeforschung wird nicht deutlich öffentlich finanziert, sie besteht überwiegend aus Abschlussarbeiten und interessensgeleiteten Auftragsprojekten – oft Reaktionen auf einen aktuellen Missstand. Vertieftes Wissen kann kaum aufgebaut und verstetigt werden, von Umsetzungsprojekten ganz zu schweigen. Kapazitäten gehen an den Fachhochschulen in die Lehre, es sind kaum Universitäten und Forschungszentren beteiligt, die großen Forschungsinstitutionen haben Pflege noch nicht entdeckt. Für Pflegewissenschaftler:innen gibt es kaum Möglichkeiten, sich thematisch/methodisch zu vertiefen – sie müssen sich in befristeten Stellen mit ganz unterschiedlichen Themen beschäftigen, je nach Auftrag und Finanzierung.

Es fehlen v. a. Lehrstühle an Universitätskliniken. Die wenigen Ergebnisse (oft Qualifikationsarbeiten) gehen nicht in die Breite, sind in der Praxis kaum bekannt. Nur wenige werden in wissenschaftlichen Publikationen vorgestellt. Eine breite Infrastruktur der Nachwuchs- und Forschungsförderung in der deutschen Pflegewissenschaft fehlt bis heute.

Das Fachgebiet der pflegerischen Patientenedukation ist auch in der Praxis nicht sehr verbreitet, abgesehen davon, dass einzelne Engagierte (immer noch) Aufbauarbeit leisten. Sie treffen sich in Deutschland etwa in folgenden Gruppen: Netzwerk Patienten- und Familienedukation e. V. und Sektion BIS (Beraten-Informieren-Schulen) der DGP (Deutsche Gesellschaft für Pflegewissenschaft e. V.). Beide Gruppen haben übrigens jüngst eine Stellungnahme zum letzten Patientenrechte-Gesetz verfasst, dieses Gesetz ist rückständig. Es ignoriert alle Gesundheitsberufe und stützt sich nur auf die ärztliche Hoheit.

Es gibt kaum eine wissenschaftliche Bearbeitung des Feldes Patientenedukation durch Pflegende, wenige geförderte Projekte zielen überhaupt auf eine erste Implementierung. Hingegen ist die Ärzt:innen-Patient:innen-Kommunikation sehr gut erforscht (allerdings ohne große Wirkungen) – hier existieren Sonderforschungsbereiche mit öffentlicher Finanzierung.

In meiner Uni-Zeit wurden vier umfangreiche Forschungs-Anträge von mir auf den Weg gebracht:

- Gespräche in der Pflege (zus. m. Linguisten des Bereiches Angewandte Gesprächsforschung)

- Implementierung und Evaluation von Patienten-Informations-Zentren
- Implementierung und Evaluation eines individuellen Schulungsprogrammes für Kehlkopfoperierte
- Selbstmanagement bei Herzinsuffizienz-Patient:innen (zusammen mit Kardiolog:innen).

All diese Anträge gingen an verschiedene Institutionen wie Stiftungen, Ministerien, Fachgesellschaften. Neben verschiedenen Gründen wurde in den Ablehnungen immer wieder gesagt: Es wäre unklar, welche Rolle die Pflegeberufe in der Kommunikation haben (Machen das nicht die Ärzt:innen?) und es gäbe keine Grundlagen, auf die zurückgegriffen werden könnte. In den Bewilligungsgremien sitzen überwiegend Mediziner:innen.

Programme der Industrie richten sich meistens an Ärzt:innen, diese sollen Gruppenschulungen durchführen – dies findet selten statt. Ein Beispiel kann das MOSES-Konzept sein, ein modulares Schulungskonzept für (junge) Epilepsiekranke. Es wurde von uns zur Kenntnis genommen im bereits beschriebenen Epilepsie-Projekt. Eine Nachfrage beim Hersteller Sanofi ergab, dass diese umfangreichen und gut gemachten Mappen nur acht Mal im ersten Jahr bestellt wurden, von Epilepsie-Zentren, kaum von niedergelassenen Neurolog:innen. Auf meine Frage, ob wir die Inhalte in ein Kitteltaschen-Programm (Pocketcard), vermittelt über Pflegende, umarbeiten könnten, kam eine Absage („Damit haben die Schwestern nichts zu tun."). Insgesamt herrscht immer noch die Meinung vor, dass die Pflegeberufe nichts mitzuteilen haben.

Eine dringende Aufgabe scheint es, Outcomes für Pflegeinterventionen zu formulieren – dies gilt nicht nur für den Bereich Patientenedukation. Weltweit existieren eher Einsichten über negative Ergebnisse bei schlechter Pflege. Da eine pflegebezogene Edukation in den deutschsprachigen Ländern kaum strukturiert verbreitet ist (und trotzdem stattfindet) und gleichzeitig die Pflegeforschung unterfinanziert ist, bleibt die Ergebnisbeschreibung vage. Übergeordnete Verfahren wie DISCERN oder der HON-Code werden in **Kapitel 8** dargestellt. Ihnen sind für Pflegeinterventionen nur Anregungen zu entnehmen, sie sind zu oberflächlich und aus anderen Zusammenhängen entstanden.

Pflege ist einerseits ein großes gesellschaftliches Feld, viele reden mit, viele Berufsgruppen sind beteiligt (z. B. Jurist:innen, Ökonom:innen). Wenn in Deutschland von Pflegereformen gesprochen wird, geht es meistens um Finanzierung der Langzeitpflege. In Wirklichkeit ist Pflege sehr kleinteilig: Für Menschen kann es wichtig sein, zwei Meter zum WC-Gang allein zu schaffen, ein Glas Wasser einzugießen und zu trinken, sich die Hose hochzuziehen und zu schließen. Übergeordnete Theoriegebäude sind für eine Beschreibung zu global. Typisch für Pflege ist auch, dass beginnend mit körperlichen Problemen eine ganze Kaskade an seelischen und sozialen Problemen folgen kann, ähnlich wie es Maslow in seiner Bedürfnispyramide beschreibt. Alles hängt mit allem zusammen. Eine erste Beschreibung von Pflege lieferten die Modelle der täglichen Aktivitäten, wahrscheinlich gehören aber viele weitere menschliche Alltagsbedürfnisse dazu. Interessanterweise existiert in der Rehabilitationspsychologie ein bekannter Assessmentfragebogen „Alltagserleben" – aber (wie der Name sagt), es geht hier um Erleben und nicht um das praktische Tun.

Möglicherweise helfen in Schulungen der Patientenedukation Überprüfungen wie das Format „Objective structural clinical examination (OSCE)". Dies sind kleine, zielorientierte und schrittweise praktische Prüfungen. Sie werden im Medizinstudium und in Pflegeausbildungen eingesetzt, die nach dem Ansatz des „Problemorientierten Lernens" vorgehen. Erste Überlegungen zur Übertragung auf die Patientenedukation existieren schon, besonders für Mikroschulungen scheint dies geeignet.

Aufgabe

Sammeln Sie Informationen zu dem Begriff „OSCE".

Insgesamt erscheinen zur Evaluation „kleingearbeitete" und individuell mit dem Patient:innen ausgehandelte Kriterien erfolgreicher zu sein als übergeordnete Dimensionen. Die Ansätze mit Zielerreichungsskalen (Goal Attainment) zeigen hier Richtungen auf. Überhaupt nehmen in der wissenschaftlichen Literatur „Patient Related Outcomes (PRO)" oder durch Patient:innen reportierte Erfolge zu.

Aufgabe

Recherchieren Sie zu den Themen Goal Attainment und Patient Related Outcomes.

In den zwanzig Jahren meiner Tätigkeit an der UWH sind viele Abschlussarbeiten und Projekte zur Entwicklung von pflegerischer Patientenedukation entstanden. Aus zwei weiteren studentischen Projekten in einem Akutkrankenhaus (Kooperationspartner der UWH) möchte ich noch kurz berichten. Die Darstellung hier scheint mir wichtig, weil es kaum Mitteilungen über solche Aktivitäten gibt und gleichzeitig klar wird, wie schwierig diese wissenschaftlichen Unternehmungen sind. Publikationen existieren nicht. Beide Projekte wurden von bekannten Linguistinnen begleitet. Es wurde versucht, Vorgehensweisen aus der Gesprächsforschung auf das Krankenhaus-Setting zu übertragen.

Studentisches Projekt zur Erfassung von Gesprächssituationen

In einem aufwändigen Projekt bei einer Kooperationsklinik wurde über einen längeren Zeitraum auf zwei Stationen versucht, die pflegerische Interaktionsarbeit zu erfassen. Zuvor wurde eine Literaturrecherche zur Gesprächsforschung und speziell zur Situation in der Pflege durchgeführt. Das Projekt innerhalb des Moduls „Forschungswerkstatt" im Masterstudienganges Pflegewissenschaft an der Universität Witten/Herdecke fand 2011/12 statt, es ergab wichtige Erkenntnisse, wurde aber nicht publiziert.

Zunächst wurde auf einer chirurgischen Station ein empirischer Teil durchgeführt. Zwei Linguistik-Professorinnen mit dem Schwerpunkt Gesprächsforschung begleiteten das Projekt. An zwei Tagen wurde versucht, möglichst viele Interaktionen zwischen Pflegenden und Patient:innen und Angehörigen auf Tonträgern aufzuzeichnen. Video-Aufzeichnungen wurden im Vorfeld diskutiert, schienen aber ausgeschlossen. Immerhin verfälschten die Ton-Aufnahmen die Situation kaum, nach kurzer Eingewöhnung verlief alles „normal". Vier Studierende waren auf der Station im Früh- und Spätdienst an den zwei Erhebungstagen anwesend – um einen Gewöhnungseffekt zu erzielen, liefen sie schon an den Vortagen in der Schicht mit. Um die Gespräche vielfältig zu erfassen, gab es ein Tagesprofil für bestimmte Patient:innenzimmer, dort wurde erhoben, sobald eine Pflegende eintrat. Daneben gab es ein Tagesprofil von zwei Pflegenden je Schicht.

In vorherigen Sichtungen der Pflegedokumentation fanden sich keine Hinweise auf Gespräche – dies ist die übliche Situation in der Pflegepraxis. Dieses kleine Projekt hat viel Zeit gekostet, z. B. mit dem Einholen des Einverständnisses der Patient:innen. Nicht alle wollten teilnehmen, es gab Einschluss- und Ausschlusskriterien, bei Besuchen wurde das Zimmer verlassen. Ein Ethik-Antrag wurde auf den Weg gebracht, Gespräche mit Chefärzt:innen, mit Pflegeleitungen, Personalvertretungen und schließlich mit den Pflegenden auf der Station fanden statt. Dabei wurde unser Anliegen deutlich gemacht, diesen „stummen" Anteil der Pflege abzubilden – es wurde definiert, dass auch ultrakurze Interaktionen erfasst werden sollten. Ein Gespräch könne sich auch nur über drei gegenseitige Sätze erstrecken und handlungsbegleitend sein. Auch nonverbale Interaktionen sollten vor Ort nachgetragen werden, immerhin kommunizieren Pflegende auch über Blickkontakt, Nicken, Lächeln. Die Pflegenden standen im Mittelpunkt, darüber hinaus betraten aber auch viele Menschen anderer Berufsgruppen die Zimmer, von Seelsorger:innen über Physiotherapeut:innen. Insgesamt bestätigten die Ergebnisse den Eindruck, dass die Tür zu den Patient:innenzimmern zigmal am Tag aufgeht, jeweils für Personen mit unterschiedlichen Anliegen – ohne eine gemeinsame Absprache.

Ein Ziel des Projektes sollte auch sein herauszufinden, ob diese Aufzeichnungen für das Pflege-Team nützlich sind und evtl. sogar ein gemeinsames Vorgehen besprochen werden kann. Weiter sollte später eine Einteilung der Gespräche erfolgen und eine Matrix erstellt werden, um die Dokumentation zu erleichtern. Besonders schwierig waren die Vorbereitungen hinsichtlich des Datenschutzes (Anonymisierung usw.).

Es tauchten viele Probleme auf, die zeigten, wie anspruchsvoll diese Projekte eigentlich sind. Allen voran meinten die Pflegenden, dass sie keine Gespräche mit Patient:innen führen – obwohl viele Schwerkranke z.B. mit Krebsleiden auf dieser Station waren. Es fehlte die Zeit, Interaktionen zu dokumentieren, viele fanden dies überflüssig, oft fehlten auch Begriffe, um die Gespräche zu bezeichnen. Tatsächlich zeigte sich die Interaktionsbereitschaft der Pflegenden sehr unterschiedlich, es gab durchaus Kolleg:innen, die körperliche Maßnahmen „an" Patient:innen durchführten, ohne ein Wort zu wechseln.

Interaktionen waren zersplittert, ständig unterbrochen, wurden nicht fortgesetzt – oft intendierten die Patient:innen Gespräche, dieses wurde aber nicht wahrgenommen. Insgesamt zeigte sich ein „armseliges" Gesprächsklima, tiefere oder längere Interaktionen kamen nicht vor. „Die Patient:innen machen Angst und Sorgen mit sich selbst aus", sagten die Pflegenden.

Häufig ging es „funktional" zu in den Interaktionen um das „direkte Pflegegeschäft", etwa Medikamentengabe oder Blutdruckmessung. Eigenständige „Gesprächsarbeit", ohne Erledigung einer anderen Aufgabe, kam so gut wie gar nicht vor. Interessanterweise zeigte sich die Interaktionsdichte im Spätdienst als doppelt so groß wie im Frühdienst, besonders wären noch Interaktionen im Nachtdienst gewesen, dies zu erforschen war jedoch nicht möglich.

Am Ende gab es viele Stunden Gesprächsaufzeichnungen, zum Teil auch mit wenigen sinnvollen Ergebnissen über Zeitverbrauch, Einschaltungen Dritter usw. Die Gespräche wurden teilweise transkribiert, sortiert, nach diskursanalytischen Aspekten ausgewertet. So entstanden etwa Gesprächsinventare während der Mobilisation oder der Blutentnahme (**Abb. 1-9**).

Projekt zur Dokumentation von Gesprächen in der Pflege

In einem zweiten Schritt wurde auf einer anderen Station ein neu entwickelter „Erfassungsbogen Interaktion" (**Abb. 1-10**) mehrere Wochen getestet. Hierzu wurde eine Palliativstation gewählt, weil klar war, dass dort eine hohe Gesprächsdichte besteht. Aber auch hier verwechselten die Pflegenden die Gesprächsdokumentation mit dem üblichen Bericht über Maßnahmen, besonders schwer fiel es, die ungefähre Zeitdauer der Interaktion einzuschätzen. Fortgesetzte Gespräche kamen kaum vor.

Aufgabe

Sehen Sie die Pflegedokumentation in Ihrem Praxisbereich durch, etwa für drei pflegeintensive Patient:innen, aus den letzten fünf Tagen. Sind Gespräche (auch mit den Angehörigen) dokumentiert?

Als erste zu testende Einteilung wurden Kategorien der Gefühlsarbeit nach Strauss et al. vorgegeben: informieren, trösten, Angst reduzieren, Ablenken, Wiedergutmachungsarbeit, Ermutigung usw., es konnten auch eigene Be-

Gesprächsinventar Tag 2
Begleitung eines Pflegenden und einer Auszubildenden im Frühdienst mit Stationsleitung (StL.w1) und einer Pflegenden und einer Auszubildenden im Spätdienst

Frühdienst, männliche Pflegefachkraft (PPm1) und weibliche Auszubildende (Aw1)
Spätdienst, weibliche Pflegefachkraft (PPw2) und weibliche Auszubildende (Aw2)

Code	Zeit	Dauer	Wer	Gesprächsinhalt	Non-verbale Kommunikation	Besonderheiten
LS100044	7:09 Uhr	0:26	Auszubildende (Aw1) und Patientin (Pat.w1)	Pat. ist etwas verärgert, weil sie geschellt hatte, da sie dringend zur Toilette muss und länger warten musste.	Kaum Augenkontakt, Auszubildende guckt nicht freundlich.	Pat. hatte bereits ca. 7 Minuten vorher geschellt
			Auszubildende (Aw1) und Patientin (Pat.w2)	Auszubildende erklärt ihr, dass Übergabe war.	Auszubildende steht am Bett der andren Patientin (Pat.w1) und redet mit Patientin (Pat.w2)	Gespräch während Pflegeintervention (Auszubildende hilft Pat.w1 auf den Toilettenstuhl)
				Gespräch über Schmerzen der Patientin, sie möchte ihre Schmerzmedikation. Auszubildende soll Info weitergeben.		Auszubildende darf noch keine Medikamente verabreichen, muss das weitergeben.
LS100045	7:10 Uhr	0:38	Auszubildende (Aw1) und Patientin (Pat.w2)	Pat.w2 fragt nach ihrer Schmerzmedikation, klingt etwas vorwurfsvoll. Auszubildende vertröstet sie.	Auszubildende steht am Nachbarbett, kein Blickkontakt.	Gespräch während Pflegeintervention
			Auszubildende (Aw1) und Patientin (Pat.w2)			

Abbildung 1-9: Transkript eines Gesprächsinventars (Quelle: A. Zegelin))

zeichnungen genommen werden. Strauss et al. (1980) haben Ende der 70er Jahre aus arbeitssoziologischer Sicht erstmalig Kategorien von Stimmungsarbeit in einem Pflege-Forschungsprojekt ermittelt – dieser Bericht ist auch heute noch hoch zu bewerten. Inzwischen gibt es aus verschiedenen Richtungen Weiterentwicklungen, heute würde man vielleicht von „situativer Resonanz" sprechen. Strauss et al. sprechen auch hier schon von Verlaufskurven der Krankheitsbewältigung, von Arbeitslinien z. B. der biografischen Einordnung des Geschehens. Später wurden diese Befunde zum „Trajekt-Modell" (**Kap. 2.10**) verdichtet.

In Pflegetheorien sind diese Arbeiten sehr grob unter Kommunikation oder Sinn zusammengefasst. In der Gesprächsdokumentation sollte außerdem der Inhalt in Stichworten genannt werden, der Anlass, die Zufriedenheit (der Pflegeperson) mit einem Smiley und die Konsequenz des Gespräches, auch ein Handzeichen sollte gemacht werden, neben Datum/Uhrzeit.

Insgesamt waren die Bögen dürftig ausgefüllt, Konsequenzen oder Planungen wurden nicht sichtbar, alles schien fragmentiert, zum Teil schwer lesbar. In zahlreichen Gesprächen zwischen den Praktiker:innen und dem Projektteam wurden Verbesserungen versucht. Zum Projektende wurden die Aufzeichnungen wieder aufgegeben und zu den üblichen Pflegeberichten zurückgekehrt.

Die Ergebnisse bestätigten die Unsichtbarkeit pflegerischer Leistungen und die Einschätzung von Brünner und Fiehler (1997), dass Gespräche in der Praxis vermeintlich keiner besonderer Aufmerksamkeit bedürfen, naturwüchsig ablaufen und nicht extra gelehrt werden müssen. Dabei zeigt die Gesprächsforschung die (therapeutische) Wirkung bis in die Wortwahl hinein.

Ganz anders sind auch die punktuellen Erfahrungen der Patient:innen/Klient:innen, sie wünschen sich, ernst genommen zu werden, suchen gute Gespräche und fordern Beziehungen, seelische Unterstützung.

Wichtig: Kosten-Nutzen-Fragen langfristig auswerten

Kosten-Nutzen-Fragen wären besonders interessant für Pflegeforschungsprojekte zur Information, Schulung und Beratung von Klient:innen.

Hier könnte der seltene Fall vorkommen, dass menschliche Anliegen mit Effizienz belegbar einhergehen. Allerdings sind derartige Untersuchungen aufwändig und müssten viele Faktoren kontrollieren. Eine alte US-Untersuchung (Bartelett, 1995) wird immer zitiert, nachdem jeder investierte Dollar sich in vier Dollar auszahlt. Diese Untersuchungen stützen sich auf gut messbare, aber trotzdem fragwürdige Outcomes wie Re-Einweisungen, Berentungen usw. Wichtig wären Indices für die Selbstständigkeit, Alltagstauglichkeit und Zufriedenheit der Klient:innen.

1.10 Künftiges und Wünsche

Um pflegerische Patientenedukation weiterzuentwickeln, ist der erste Schritt die Bewusstwerdung in der Pflegepraxis, in allen Settings. Pflegefachpersonen sollten mehr Wert auf die sprechende Pflege legen und diese Anteile deutlicher einfordern. In der Altenpflege kommt dies kaum vor, in der normalen ambulanten Versorgung werden diese Tätigkeiten nicht finanziert, in den Kliniken existieren kaum Konzepte, das Vorgehen ist zufällig. Wir brauchen mehr pflegegeleitete Patienten-Informations-Zentren (PIZ) und die Erweiterung der Pflegeberatung, weit über organisatorisch-rechtliche Aspekte hinaus. Bei der Etablierung der ersten PIZ habe ich mir vorgestellt, dass alle 30 km eine entsprechende Anlaufstelle vorhanden sein sollte, etwa in Pflegeversorgungszentren (Abt-Zegelin, 2009c).

Sinnvoll ist auch eine Vernetzung zum Wohle der Nutzer:innen, etwa dass eine Wundtherapeutin oder ein Kinästhetik-Experte aus der Klinik auch Leute im Quartier versorgen kann.

Erfassungsbogen Interaktion

Patientendaten/ -aufkleber —1.—	**Datum** **Zeitraum:** z.B. 14:10-14:30 Uhr **Thema des Gesprächs:** z.B. Inhalte wie Schmerz, Angst, Besuch, Perücke, Übelkeit usw. Typ: Beratend, Alltag, Info, stille Begleitung, Mischtyp Richtung: Hoffnung unterstützen, Wiedergutmachung, Ermutigung/Zuspruch, Trost, Ablenkung	**Anlass:** z.B. vom Patienten gewünscht, vom Arzt angeregt, Eigeninitiative etc. **Gesamteinschätzung des Gesprächs:** ☺ = gut, 😐 = zufriedenstellend, ☹ = unbefriedigend **Weitere geplante Schritte/Fazit:** z.B. Ausführungen der eigenen Einschätzung, Empfehlungen für weitere Gespräche, ausführliche Beschreibung: siehe Pflegebericht vom ..., etc.

Datum/ Zeitraum:	Anwesende:	Thema des Gesprächs:	Anlass:	Gesamteinschätzung des Gesprächs:	Weitere geplante Schritte/Fazit:	Handzeichen:
Datum: 19.4. Zeitraum: 10:30-10:40	☒ Patient ☐ Angehörige/ Betreuer	Pat. soll am Donnerstag zum OP vorgestellt werden, VAC-Anlage und Mesh ist geplant. Pat. ist aber von den Ärzten noch nicht aufgeklärt worden. Pat. schreibt Tagebuch Pat. freut sich auf Besuch des Mitpatienten, sind auf einer Ebene, können sich gut unterhalten.	Info	☒ ☺ ☐ 😐 ☐ ☹	Arztaufklärung über weiteres Vorgehen	A.N.
Datum: 19.4. Zeitraum: 17:00-17:15	☒ Patient ☐ Angehörige/ Betreuer	Pat. erzählt, dass das Gespräch mit dem Therapeuten (Psychosomatik) sehr hilfreich gewesen sei, da ihn die Situation mit der Ex-Frau sehr belaste → es tat ihm gut sich «auszuquatschen», auch die Situation seines 16-jährigen Sohns, der cannabisabhängig ist, belaste ihn sehr	Nachmittagsrunde auf Frage wie Gespräch verlaufen sei	☒ ☺ ☐ 😐 ☐ ☹	weiterhin Gespräche mit Psychologen gewünscht	S.Z.
Datum: 20.4. Zeitraum: 8:00-8:15	☒ Patient ☐ Angehörige/ Betreuer	Pat. ist mit Madentherapie sehr zufrieden		☒ ☺ ☐ 😐 ☐ ☹	Morgen OP geplant VAC-Anlage, evtl. Meshgraft	I.N.

Entwurf AG Patientenedukation, Oktober 2009, Universität Witten/Herdecke, Testlauf Märkisches Klinikum Lüdenscheid

Abbildung 1-10: Ein ausgefüllter Interaktionsbogen (Quelle: A. Zegelin, Seminarunterlagen)

Wünschenswert ist auch eine Betonung dieses Feldes in Ausbildung und Studium, eigene Curricula, Einsatzgebiete, Prüfungen/ Abschlussarbeiten usw. – bis hin zu spezialisierten Masterprogrammen, eigenen Lehrstühlen. Auch die Neuauflage einer Weiterbildung ist sinnvoll. Pflegende sollten mit ihrer Expertise in anderen Bereichen etwas einbringen, in Call-Centern, Verbraucher:innenberatung, Nutzung neuer Medien.

Aufgabe

Agenda Pflegeforschung – Recherchieren Sie nach Aufgaben der Patientenedukation. https://www.medizin.uni-halle.de/fileadmin/Einrichtungsordner/Institute/GesundheitsUndPflegewissenschaften/Sonstige_Downloads/AgendaPflegeforschung2012.pdf

Forschungsanliegen werden folgen – wenn die Pflege-Praxis mehr informiert, berät und schult. Dann könnten Konzepte entwickelt und geprüft werden, passende Outcomes gefunden und eine Infrastruktur aufgebaut werden. Öffentlichkeitsarbeit, Tagungen, internationale Verbindungen könnten aufzeigen, dass die Pflegeberufe hier etwas mitzuteilen haben.

1.11 Literatur

Abt-Zegelin, A. (2007). Bustkrebspatientinnen – rundum gut betreut. *Die Schwester/Der Pfleger, 46*(1), 2–5.

Abt-Zegelin, A. (2003). Patienten- und Familienedukation in der Pflege. In Deutscher Verein für Pflegewissenschaft (Hrsg.), *Das Originäre der Pflege entdecken* (S. 103–115). Frankfurt am Main: Mabuse.

Abt-Zegelin, A. (2004). Epilepsie – Beratung und Information durch die Pflege. *Die Schwester/Der Pfleger, 43*(2), 98–101.

Abt-Zegelin, A. (2006). Mikroschulungen. *Die Schwester/Der Pfleger, 45*(1), 62–65.

Abt-Zegelin, A. (2009a). Gespräche sind Pflegehandlungen. *Die Schwester/Der Pfleger, 48*(4), 221–224.

Abt-Zegelin, A. (2009b). Hoffnung – Energiequelle in schwierigen Zeiten. *Die Schwester/Der Pfleger, 48*(3), 290–294.

Abt-Zegelin, A. (2009c). Pflegestützpunkte Vision 2015. *Die Schwester/Der Pfleger, 48*(1), Sonderdruck. https://doi.org/10.1055/s-0033-1348906

Abt-Zegelin, A. & Gossens, J. (2006). Strukturiertes Anleitungsprogramm für langzeittracheotomierte Patienten. *Die Schwester/Der Pfleger, 45*(2), 142–145.

Abt-Zegelin, A., Gossens, J. & Büker, C. (Hrsg.). (2007). *Patienteninformationszentren als pflegerisches Handlungsfeld*. Hannover: Schlütersche.

Abt-Zegelin, A., Tolsdorf, M., Schönberger, C. & Tschainer, S. (2010). *Kurs für pflegende Angehörige. Manual zur Kursgestaltung*. München: Ernst Reinhardt.

Bartelett, E.E. (1995). Cost-benefit analysis of patient education. *Patient Education and Counseling, 26*(1–3), 87–91. https://doi.org/10.1016/0738-3991(95)00723-D

Bayerisches Staatsministerium für Gesundheit und Pflege. (2019). *Sonne(n) mit Verstand*. München: Eigenverlag.

Blonski, H. (Hrsg.). (2018). *Hoffnung im Alter*. Frankfurt am Main: Mabuse.

Boll, A. (2017). Patienteninformations-Broschüren in Leichter Sprache. Für Menschen mit Leseschwierigkeiten und Problemen beim Verstehen. *PADUA, 12*(2), 133–140. https://doi.org/10.1024/1861-6186/a000368

Brünner, G. & Fiehler, R. (1997). Thesen zur Entwicklung des Pflegeberufes. In A. Zegelin (Hrsg.), *Sprache und Pflege* (S. 49). Berlin: Ullstein Mosby.

Campus Rudolfinerhaus. (2016). *Unsere Geschichte*. Verfügbar unter https://www.campus-rudolfinerhaus.ac.at/wir-ueber-uns/geschichte/#link-7

Canadian Nurse Association (CNA). (2004). *Achieving excellence in professional practice – a guide to preceptorship and mentoring*. Verfügbar unter https://saskpreceptors.ca/documents/CNA%20Preceptor%20guide.pdf

Cohn, R. (2009). *Von der Psychoanalyse zur Themenzentrierten Interaktion* (16. Aufl.). Stuttgart: Klett-Cotta. https://doi.org/10.14361/9783839412947-009

Darmann-Finck, I. (2017). Entwicklung eines Nationalen Mustercurriculums „Kommunikative Kompetenz in der Pflege". *PADUA, 12*(4), 265–274. https://doi.org/10.1024/1861-6186/a000390

Farran, C.J., Herth, K.A. & Popovich, J.M. (1999). *Hoffnung und Hoffnungslosigkeit*. Berlin: Ullstein Mosby.

Frick, J. (2018). *Die Kraft der Ermutigung* (3. Aufl.). Bern: Hogrefe. https://doi.org/10.1024/85747-000

Haas, U. (Hrsg.) (2021). *Pflege von Menschen mit Querschnittlähmung*. Bern: Hogrefe.

Jurkowitsch, R.E. & Schröder, G. (Hrsg.). (2016). *Edukation und Kommunikation im Gesundheitswesen*. Wien: Facultas.

Klug Redman, B. (1996). *Patientenschulung und -beratung*. Berlin: Ullstein Mosby.

Klug Redman, B. (2009). *Patientenedukation. Kurzlehrbuch für Pflege- und Gesundheitsberufe* (2. Aufl.). Bern: Huber.

Kolbe, N. & Abt-Zegelin, A. (2011). Passende Lernangebote finden. *Die Schwester/Der Pfleger, 50*(4), 340–343.

Kolcaba, K. (2014). *Pflegekonzept Comfort*. Bern: Huber.

Köpke, S. & Meyer, G. (2010). Evidenzbasierte Patienteninformation und informierte, geteilte Entscheidungsfindung. Eine Aufgabe für die Pflege? *Pflegezeitschrift, 63*(1), 12–15.

Köpke, S. & Meyer, G. (2011). Vom „Schweigegelübde" in der Pflege. „Das darf ich Ihnen nicht sagen, fragen Sie den Arzt!". *Pflegezeitschrift, 64*(5), 307.

Küver, C., Beyer, M., Gensichen, J., Ludt, S., Schmitz, A., Szecsenyi, J. & Gerlach, F.M. (2004). *Recherche und Bewertung von Schulungsprogrammen, Ergebnisbericht, AOK Bundesverband*. Verfügbar unter http://www.allgemeinmedizin.uni-frankfurt.de/lit/zaeFQ_dmp_lang.pdf

London, F. (2010). *Informieren, Schulen, Beraten. Praxishandbuch zur pflegebezogenen Patientenedukation* (2. Aufl.). Bern: Huber.

Maio, G. (Hrsg.). (2015). *Die Kunst des Hoffens*. Freiburg: Herder.

Maslow, A. (1981). *Motivation und Persönlichkeit*. Reinbek bei Hamburg: Rowohlt Taschenbuch.

McKay, M., Davis, M. & Fanning, P. (2009). *Gedanken und Gefühle – ein Arbeitsbuch*. Paderborn: Junfermann.

Miller, W. & Rollnick, S. (2015). *Motivierende Gesprächsführung* (3. Aufl.). Freiburg: Lambertus.

Netzwerk Leichte Sprache (o.J.). *Das ist Leichte Sprache*. Verfügbar unter https://www.leichte-sprache.org/das-ist-leichte-sprache/

Netzwerk Patienten- und Familienedukation (2004). *Gesprächleitfaden orale Antibiotikatherapie*. Verfügbar unter http://patientenedukation.de/sites/default/sites/downloads/informationsleitfaden_beratung1.pdf

Pflege e.V. (2019). *Rückkehr aus dem Krankenhaus*. Frankfurt am Main: Mabuse.

Plessl-Schorn, B. (Hrsg.). (2013). *Patienten- und Angehörigenedukation*. Wien: Facultas.

Rusch, S. (2009). Schülereinsätze in einem Patienten-Informationszentrum. In J. Gossens (Hrsg.), *Wie Pflegekräfte Patienten und ihre Familien unterstützen können* (S. 110–120). Hannover: Schlütersche.

Sachverständigenrat zur Begutachtung der Entwicklung im Gesundheitswesen. (2007). *Kooperation und Verantwortung – Voraussetzung einer zielorientierten Gesundheitsversorgung*. Verfügbar unter http://dipbt.bundestag.de/dip21/btd/16/063/1606339.pdf

Sachverständigenrat zur Begutachtung der Entwicklung im Gesundheitswesen. (2012). *Sondergutachten. Wettbewerb an der Schnittstelle zwischen ambulanter und stationärer Gesundheitsversorgung*. Verfügbar unter http://dip21.bundestag.de/dip21/btd/17/103/1710323.pdf

Sackett, D.L., Rosenberg, W.M.C., Gray, J.A.M., Haynes, R.R. & Richardson, W.S. (1997). Evidence based medicine: what it is and what it isn't. *Münchener medizinische Wochenschrift, 139*(645), 644–645.

Schaaf, J., Eitenmüller, P., Schultz, M. & Stefcheva, A.E. (2020). *Karli, der kribbelige Kugelfisch. Eine Geschichte für ausgeprägte Trotzköpfe*. Bern: Hogrefe. https://doi.org/10.1024/86106-000

Schulz von Thun, F. (2010). *Miteinander reden, 1. Störungen und Klärungen* (48. Aufl.). Reinbek bei Hamburg: Rowohlt Taschenbuch.

Seligman, M.E.P. (1979). *Erlernte Hilflosigkeit*. München: Urban & Schwarzenberg.

Strauss, A., Fagerhaug, S., Suczek, B. & Wiener, C. (1980). Gefühlsarbeit. *Kölner Zeitschrift für Soziologie und Sozialpsychologie, 32*(4), 629–651.

Tietze, K.O. (2008). *Kollegiale Beratung* (3. Aufl.). Reinbek bei Hamburg: Rowohlt TB.

Unfallkasse NRW (Hrsg.). (2014). *Aufbau von Netzwerken zum Gesundheitsschutz von pflegenden Angehörigen*. Düsseldorf: Eigenverlag.

Völkel, I. (2005). *Praxisanleitung in der stationären und ambulanten Altenpflege mit CD*. München: Elsevier.

Watzlawick, P., Beavin, J. H. & Jackson, D. D. (2017). *Menschliche Kommunikation* (13. Aufl.). Bern: Hogrefe. https://doi.org/10.1024/85745-000

WHO. (2002). *Innovative care for chronic conditions: building blocks for action: global report.* Verfügbar unter https://www.who.int/chp/knowledge/publications/icccglobalreport.pdf?ua=1

Zegelin, A. (1997). Besuch im Beth-Israel-Deaconess-Medical-Center in Boston. *Die Schwester/Der Pfleger, 40*(9), 76–78.

Zegelin, A. (2012). Mikroschulungen – ein pflegegeeignetes, praxisnahes Format. *PADUA, 7*(2), 6–9. https://doi.org/10.1024/1861-6186/a000043

Zegelin, A. (2020a). Pflege breiter aufstellen. *Die Schwester/Der Pfleger, 59*(5), 52–55.

Zegelin, A. (2020b) Gibt es ein recht auf pflegerische Information? Interview mit Prof. Dr. V. Grosskopf. *Pflegezeitschrift, 73*(11), 28–29. https://doi.org/10.1007/s41906-020-0916-3

Zegelin, A., Segmüller, T. & Bohnet-Joschko, S. (2017). *Quartiersnahe Unterstützung pflegender Angehöriger.* Hannover: Schlütersche.

Zegelin, A., Sunder, N. & Segmüller, T. (2018). Patientenedukation in der Pflege – Themensammlung und Unterrichtsvorschläge. *PADUA, 13*(5), 369–376. https://doi.org/10.1024/1861-6186/a000464

Weiterführende Literatur

Klug Redman, B. (2008). *Selbstmanagement chronisch kranker.* Bern: Huber.

Kocks, A. & Segmüller, T. (2019). *Kollegiale Beratung im Pflegeteam.* Berlin: Springer. https://doi.org/10.1007/978-3-662-57789-9

2 Theoretische Ansätze

Martin Schieron

Pflegebezogene Edukation orientiert sich immer an den Lebenswelten der Menschen. Diese sind vielschichtig und variabel. Viele theoretische Modelle und Ansätze beziehen sich jedoch nur auf einzelne, klar umgrenzte Felder der Gesundheitsversorgung. Daher nimmt die pflegebezogene Edukation Bezug auf verschiedene theoretische Ansätze unterschiedlicher Disziplinen (z. B. Psychologie, Gesundheitswissenschaft, Pädagogik, Pflegetheorie). Alle bieten wertvolle Impulse. Dabei schließen diese Positionen einander in der Regel nicht aus, sondern ergänzen sich vielerorts. Das theoretische Fundament der Patientenedukation basiert somit auf einem Theorien-Pluralismus. Die Darstellung der wichtigsten theoretischen Bezugspunkte erfolgt hier in alphabetischer Reihenfolge. Andere werden nur benannt. Selbstverständlich wäre auch eine Auflistung entsprechend kontextbezogener Prioritäten möglich. So ist beispielsweise das Konzept der Salutogenese der wichtigste Bezugspunkt für die gesamte pflegebezogene Edukation. Das Trajekt-Modell dagegen hat seine größte Relevanz für pflegebezogene Interventionen bei chronisch erkrankten Menschen. Eine solcherart gestaltete Darstellung wäre zwar sehr differenziert, aber auch eher unübersichtlich.

2.1 Empowerment

Menschen zu ermutigen,

- ihre eigenen Stärken zu entdecken,
- selbstbestimmt benachteiligende Lebensumstände wie Armut, Arbeitslosigkeit oder Behinderung zu überwinden,
- die eigenen Interessen selbstverantwortlich zu vertreten.

Für all dies und noch mehr steht der Begriff Empowerment (Selbstbemächtigung). Im deutschsprachigen Raum wird hierfür jedoch eher der Begriff Selbstbefähigung verwendet.

Die Wurzeln des Empowerments als Handlungskonzept sozialer Arbeit sind insbesondere in der Bürgerrechts-, der Independent-Living-Bewegung sowie der gemeindenahen Sozialarbeit in den USA zu sehen (Rappaport, 1985). Aber auch die kritische Sozialarbeit Südamerikas wird als eine Quelle des modernen Empowerments betrachtet. Hier wird dieser Begriff insbesondere der „Pädagogik der Unterdrückten" von Paulo Freire zugeschrieben (Gossens, 2016).

Empowerment bezeichnet einerseits Strategien und Maßnahmen, die Menschen oder Gemeinschaften (mehr) Autonomie, Selbstbestimmung oder Teilhabe ermöglichen sollen. Gleichzeitig meint der Begriff jedoch auch den gesamten Prozess der Selbstbemächtigung – inklusive der professionellen Unterstützung von Menschen im Rahmen dieses Prozesses. Der Empowerment-Prozess dient dazu, eigene Gestaltungsräume und Ressourcen zu entdecken und zu nutzen, um (gefühlte) Macht- und Einflusslosigkeit zu überwinden. Und auch ein erreichter Zustand der Selbstverantwortung und Selbstbestimmung wird als Empowerment bezeichnet (Gesundheit Berlin-Brandenburg, 2014; Nationales Zentrum Frühe Hilfen, 2016)

Empowerment ist somit ein ressourcenorientiertes Konzept, das die Stärkung vorhandener Möglichkeiten und deren Ausbau in den

Mittelpunkt stellt. Auf diese Art und Weise sollen Menschen befähigt werden, ihr Leben und ihre Lebensumstände mit Hilfe eigener Ressourcen und Potenziale selbstbestimmt zu gestalten. Hierbei kann es u.a. darum gehen,

- sich belastenden Lebenssituationen aktiv zu stellen,
- sich für eigene Bedürfnisse und Interessen aktiv einzusetzen,
- sich aktiv Zugang zu Informationen oder Unterstützungsmöglichkeiten zu verschaffen,
- das Recht auf Rechthabe und Mitwirkung einzufordern.

Erfahrungen von Selbstwirksamkeit und somit auch von Selbstwert machen es möglich, dass Menschen sich ihrer Umwelt nicht wehrlos ausgesetzt fühlen und in die Lage versetzt werden, selbstbemächtigt aktiv für sich einzustehen (Herringer, 2014).

Im deutschsprachigen Raum wurde das Empowerment-Konzept anfangs insbesondere in die Sozialpädagogik/-arbeit, in die Arbeit mit Menschen mit Behinderung und in die psychotherapeutische Arbeit übernommen und hat auch in die Gesundheitsförderung Einzug gehalten. Heutzutage steht Empowerment für nahezu alle Handlungsansätze, die Menschen zur Entdeckung und Stärkung ihrer eigenen Fähigkeiten ermutigen und Hilfestellung bei der Erlangung von Autonomie und Selbstbestimmung vermitteln wollen.

Im Bereich der Gesundheitsversorgung ist der Anspruch nach Befähigung der Nutzer:innen ein wichtiges Gut. In letzter Konsequenz gedacht geht es darum, die Nutzer:innen von den professionell Tätigen unabhängig zu machen. Daraus erwächst u.a. die Zielvorstellung der ‚mündigen Patient:innen'. Für einen Großteil der Patient:innen ist dies wichtig und möglich – aber leider nicht für alle (z.B. Personen mit kognitiven Einschränkungen). Persönlicher Leidensdruck oder Abhängigkeit aufgrund akuter Erkrankungen oder Pflegebedürftigkeit können sich hierbei als Hemmnisse erweisen. Dies gilt ebenso für einen Erwartungsanspruch auf Hilfe durch die Beschäftigten des Gesundheitswesens und die Tatsache, dass Selbstbefähigungsprozesse eine gewisse Zeit benötigen.

Gerade Pflegende können jedoch in ihren alltäglichen Handlungen großen Einfluss auf die Selbstbefähigung der von ihnen zu versorgenden Menschen nehmen. Aktivierende Pflege als pflegerische Grundhaltung beinhaltet die Kerngedanken des Empowerments. Patient:innen für ihre eigenen Ressourcen und Potenziale zu sensibilisieren, diese dann auch zu nutzen und so autark handlungsfähig zu werden und zu bleiben, ist hierbei zentraler Punkt pflegerischer Tätigkeit. Dies muss von den Pflegenden verstanden und umgesetzt werden. Deutliche Übertragungen des Empowerment-Konzeptes auf die Pflegearbeit sind hierbei hilfreich und erforderlich (Nau, 2005; Indefrey & Hasseler 2010; Reichardt & Gastmeier, 2013).

2.2 Familienorientierung

Auch wenn verkürzt oft von Patientenedukation oder pflegebezogener Edukation gesprochen wird, ist immer Patienten- und Familienedukation gemeint. Dies bedeutet, sowohl erkrankte, pflegebedürftige oder anderweitig hilfebedürftige Personen als auch ihre Familien als Zielgruppen pflegebezogener Edukation zu betrachten (Abt-Zegelin, 2003).

Daher sind familienorientierte Ansätze für die pflegebezogene Edukation von großer Bedeutung. Eine solche Betonung findet sich beispielsweise in der Familiengesundheitspflege (Family Health Nursing). Es handelt sich hierbei um einen Ansatz, der von der Weltgesundheitsorganisation (WHO) zur Stärkung der Gesundheit der Bevölkerung entwickelt wurde (WHO, 1998). Dies soll u.a. durch die Qualifikation von Pflegefachpersonen und Hebammen für gemeindenahe familien- und gesundheitsorientierte Dienste erreicht werden (**Kap. 7.7**). Familiengesundheitspflegende und

-hebammen sind primär in der Häuslichkeit tätig und nehmen die gesamte Familie in den Blick. Das entsprechende Curriculum der WHO (2000) sieht die wissenschaftliche Fundierung der Familiengesundheitspflege vor, bevorzugt hierbei jedoch keinen spezifischen Theorieansatz.

Familien sind Gruppen und entsprechend finden dort Gruppenprozesse statt (Gröning, 2016). Das konzeptuelle Modell der familien- und umweltorientierten Pflege, das von der schweizerischen Pflegewissenschaftlerin Marie-Luise Friedmann entwickelt wurde und sich auf die Theorie des systemischen Gleichgewichts stützt, nimmt solche Prozesse in den Blick. Pflegewissenschaft, Familien- und Systemtheorie werden in diesem Modell zusammengeführt.

In der familien- und umweltbezogenen Pflege steht die erkrankte oder pflegebedürftige Person mit ihrer Familie im Zentrum der Pflege und Betreuung. Nicht die Erkrankung oder die Behinderung des Familienmitglieds bilden den Ausgangspunkt für pflegerische Interventionen, sondern die von der Einschränkung betroffene Person in ihren familiären Beziehungen. Die Familie, die auch weit über verwandtschaftliche Beziehungen hinaus definiert sein kann, wird als primärer Bezugspunkt für die Menschen und somit als sehr einflussreicher Umweltfaktor betrachtet. Ebenso wird davon ausgegangen, dass z. B. nicht nur die erkrankte Person von ihrer Krankheit betroffen ist, sondern auch alle mit dem erkrankten Menschen in enger Beziehung stehenden Personen. Friedmann beschreibt familienorientierte Pflege dabei als gesundheitsorientiert, holistisch, interaktionsbetont sowie die Familien stärkend und fördernd. Vorhandene und potenzielle Fähigkeiten und Ressourcen der Familie insgesamt, aber auch ihrer einzelnen Mitglieder sollen Ansatzpunkt pflegerischen Handelns sein und nicht vorhandene Defizite (Friedmann & Köhlen, 2018).

Hierbei darf sich die handelnde Pflegefachperson nicht von ihren eigenen Idealvorstellungen von Familie und dort stattfinden Prozessen leiten lassen. Die Unterstützung der Familie muss unabhängig von eigenen Wertvorstellungen der Pflegefachperson betrachtet und evaluiert werden. Eine Familie wird als ‚gesund' betrachtet, „wenn sie die systemischen Ziele (Stabilität, Wachstum, Regulation/Kontrolle, Spiritualität) zu ihrer eigenen Zufriedenheit erreicht" (Köhlen & Friedmann, 2016, S. 92). Dabei ist es egal, ob die Pflegefachperson mit den Zielen und der Zufriedenheit der Familie übereinstimmt.

Die der pflegebezogenen Edukation inhärente Lebensweltorientierung spiegelt sich entsprechend auch im Modell der familien- und umweltorientierten Pflege. Die dort beschriebene Haltung der Pflegefachpersonen unterstützt den Ansatz, edukative Tätigkeiten wie Information, Schulung, Beratung und Moderation an der Lebenswirklichkeit der Familien auszurichten und somit auch z. B. kultursensibel zu agieren.

2.3 Gesundheitskompetenz

Kerngedanke der Gesundheitskompetenz (Health Literacy) ist, dass jede Person die notwendige Kompetenz hat, ihre eigene Gesundheit zu steuern.

Es handelt sich hierbei um ein aus dem angloamerikanischen Raum stammendes Konzept, das ursprünglich die Literalität (die Fähigkeit zu Lesen und zu Schreiben sowie Gelesenes zu verstehen) mit der Fähigkeit, sich um die eigene Gesundheit kümmern zu können, in Verbindung brachte.

Von diesem sehr konkreten, aber auch begrenzten Zusammenhang hat sich das Konzept der Gesundheitskompetenz zu einem weitergefassten Ansatz weiterentwickelt. „Gesundheitsförderung zielt auf einen Prozess, allen Menschen ein höheres Maß an Selbstbestimmung über ihre Gesundheit zu ermöglichen und sie damit zur Stärkung ihrer Gesundheit zu befähigen." So beginnt die Ottawa-Charta zur

Gesundheitsförderung der Weltgesundheitsorganisation (WHO) von 1986 und beschreibt so einen umfassenden Anspruch an Gesundheitskompetenz, bei dem Menschen in der Lage sein sollen, sich im Feld der Gesundheit zu orientieren und zu kritischen und wohlüberlegten Entscheidungen fähig sind.

Um diesen Anspruch zu erfüllen, gibt es in den verschiedenen Regionen der Welt unterschiedliche Schwerpunkte. Sie werden beispielsweise erheblich durch die Unterschiede zwischen reichen und ärmeren Staaten bestimmt. So gibt es noch viele Länder, die sich auf die Umsetzung von Grundlagen wie den Aufbau einer Gesundheitsinfrastruktur und auf die Förderung von Lesefähigkeit und Hygienewissen konzentrieren müssen. Hierbei werden die Konzepte der Gesundheitskompetenz, der Erwachsenenbildung und des Empowerments für Entwicklungsmaßnahmen oft zusammen gedacht (Naidoo & Willis, 2019).

Rein auf medizinische Versorgungssysteme bezogen, handelt es sich bei Gesundheitskompetenz eher um einen personen- bzw. individuenbezogenen Ansatz. Viele Studien zeigen, dass beispielsweise auch in westeuropäischen Industrienationen mit guter Gesundheitsinfrastruktur nicht alle Menschen über ausreichend Gesundheitskompetenz verfügen (Schaeffer et al., 2017; Kickbusch et al., 2016; Sørensen et al., 2015). Hier steht dann die Entwicklung individueller Kompetenzen wie alltagspraktisches Wissen im Umgang mit Gesundheit und Krankheit, die Orientierung im Gesundheits- und Pflegemarkt, die Bewertung von Anbietenden, Angeboten sowie Preisen von Gesundheitsleistungen, aber auch Wissen über Maßnahmen zur Verbesserung gesundheitsrelevanter Lebensbedingungen im Zentrum der Maßnahmen.

Übergreifend gilt für alle Maßnahmen zur Förderung der Gesundheitskompetenz: Sie müssen in den Lebenskontext sowie das kulturelle und soziale Eingebundensein der Menschen passen. Dies bedeutet, dass die Maßnahmen an den jeweiligen Bedürfnissen, Lebensweisen und auch Vorstellungen der Menschen ansetzen müssen.

Es werden bezüglich ihrer Wirkweise drei Formen bzw. Dimensionen von Gesundheitskompetenz unterschieden:

1. *Funktionale Gesundheitskompetenz*: Hier geht es um grundlegende Kompetenzen wie Grundfertigkeiten im Lesen und Schreiben, die es Menschen z. B. überhaupt erst ermöglichen, relevante Informationen zur Gesundheit zu verstehen.
2. *Interaktive Gesundheitskompetenz*: Sie bezieht sich auf kognitive und soziale Fertigkeiten, die es ermöglichen, dass Menschen sich z. B. Informationen beschaffen, sich austauschen können und die erhaltenen Informationen in ihr alltägliches Leben integrieren können.
3. *Kritische Gesundheitskompetenz*: Sie fokussiert auf die Möglichkeit, optional zu handeln. Dies bedeutet, Menschen sollen in die Lage versetzt werden, Informationen und Angebote kritisch zu analysieren und aus verschiedenen Möglichkeiten zu wählen, um ihre eigene Gesundheitssituation zu verbessern (Zegelin, 2015).

In der pflegebezogenen Edukation werden ebenfalls verschiedene „Dimensionen" betrachtet und aufgegriffen. Einige Menschen benötigen reines Fachwissen, um eigenständig Entscheidungen treffen zu können. Andere benötigen weitergehende Hinweise, Hintergrundinformationen oder Einblick in verschiedene Prinzipien, um autark handeln zu können. Wieder andere benötigen Unterstützung bei der Gestaltung ihres Tagesablaufs oder beim Erlernen manueller Fertigkeiten, um vom „Wissen" zum eigenständigen „Handeln" zu kommen. Pflegebezogene Edukation trifft auf diese unterschiedlichen Bedarfe und bietet die Chance, diese bearbeiten zu können.

Im Reigen der Gesundheitsprofessionen wird der Pflege eine besondere Bedeutung bezüglich der Förderung von Gesundheitskompetenz zugesprochen, weil sie „eine wichtige

Kommunikations- und Informationsvermittlungsinstanz für alle Patient:innen und Angehörigen ist (...) Oft ist sie zudem in Versorgungssituationen präsent, in denen der Bedarf an kommunikativer und edukativer Unterstützung und auch an Stärkung der Gesundheitskompetenz direkt zutage tritt." (Kolpatzik et al., 2018, S. 86).

Aufgabe

Gesundheitskompetenz wird in den letzten Jahren vielfältig bearbeitet, zahlreiche Informationen stehen im Netz zur Verfügung. Recherchieren und überlegen Sie, welche Elemente für Pflegearbeit besonders interessant sind.

2.4 Pflegetheorien

Selbstverständlich bezieht sich die pflegebezogene Edukation auch auf pflegetheoretische Ansätze. Auch wenn insbesondere die ersten theoretischen Ansätze, die ab den 1950er Jahren in den USA entwickelt wurden, inzwischen oft als zu praxisfern betrachtet werden (Stemmer, 2003), erfüllten sie dennoch eine wichtige Funktion: Sie klärten zentrale Annahmen und schafften so die Grundlagen, Pflege als eigenständige Disziplin von Nachbardisziplinen abzugrenzen.

Beispielhaft werden an dieser Stelle einige für die pflegebezogene Edukation bedeutsame Pflegetheorien aufgeführt. Dabei finden sich ältere und neuere Ansätze genauso wie Ansätze aus dem angloamerikanischen und dem deutschsprachigen Raum.

Virginia Henderson – Modell der Grundbedürfnisse

Henderson betrachtet den Menschen als Individuum mit untrennbar verbundenem Geist und Körper. Daher kann nicht selektiv eine Krankheit, eine Behinderung oder ein Gebrechen in den Blick genommen werden, sondern immer nur die gesamte Person. Bei dieser Betrachtungsweise sind immer auch die Familie und Freunde der Person, ihr soziales Umfeld und selbstverständlich ihre Bedürfnisse einzubeziehen.

Henderson schreibt jedem Menschen Grundbedürfnisse zu, nach deren Erfüllung gestrebt wird. Den Schwerpunkt der Bedürfnisse legt jede einzelne Person in Abhängigkeit zu ihrem soziokulturellen Hintergrund, ihren physischen und psychischen Ressourcen, ihrer Motivation und ihrem Alter fest. Pflege hat dann im Bedarfsfall zunächst die Aufgabe, herauszufinden, welche Bedürfnisse die Patient:innen nicht mehr selbstständig erfüllen können. Anschließend soll sie – je nach vorliegender Situation – diese Bedürfnisse erfüllen, bei der Erfüllung helfen oder unterstützend zur Seite stehen. Hierbei handelt Pflege so, wie die Person es selbst tun würde. Grundlage bildet dabei ein gemeinsam erstellter Pflegeplan. Ziel der Pflege ist es, dass Patient:innen so schnell wie möglich wieder selbstständig für die Erfüllung ihrer Bedürfnisse sorgen können und von der Pflege unabhängig sind (Roth-Langhorst, 1996).

Dorothea Orem – Die Pflegetheorie des Selbstpflegedefizits

Orem betrachtet den Menschen als bewusst und zielgerichtet handelndes Subjekt, das aus freiem Willen Entscheidungen trifft. Hierbei betrachtet jede einzelne Person nicht nur sich selbst, sondern auch das Wohlergehen einzelner Personen oder Gruppen, da sie weiß, dass sie auf Hilfe und Zuwendung angewiesen ist. Gesunde Personen pflegen sich in der Regel selbst und wissen, wann und in welcher Form sie Hilfe benötigen. Sie bemühen sich um Informationen und deren Verständnis und können dann autark handeln. Dies bezeichnet Orem als Selbstpflegekompetenz.

Ist eine Person verletzt, erkrankt oder behindert, kann es zu einem Selbstpflegedefizit kommen. Die Aufgabe der Pflege ist es dann, diesen Personen zu helfen, ihren Selbsthilfebedarf sowie den Pflegebedarf der von ihnen abhängigen Personen zu erfüllen. Hierbei kann es notwendig sein, dass Pflege Handlungen für die Person übernimmt. Im Vordergrund steht jedoch die Unterstützung der Person bei der (Weiter-)Entwicklung von Handlungskompetenzen, um wieder unabhängig und autark zu werden. Angehörige oder andere Bezugspersonen der zu unterstützenden Person werden dabei einbezogen. Hier liegt der Fokus der Pflege darauf, bei der Entwicklung von Kompetenzen zur Betreuung der zu versorgenden Person zu unterstützen (Taylor & Renpenning, 2013).

Aufgabe

Sowohl Henderson als auch Orem stellen das Wissen der Patient:innen heraus, informieren Sie sich darüber!

Nancy Roper, Winifred Logan, Alison Tierney – Pflegemodell der Lebensaktivitäten

In diesem Modell wird der Mensch als ein selbstständiges und aktives Individuum betrachtet, das in einem Kontinuum zwischen den Polen ‚Abhängigkeit' und ‚Unabhängigkeit' steht. Dies wird auf die sogenannten Aktivitäten des Lebens bezogen, die u.a. dazu dienen, der Person Wohlbefinden zu verschaffen und Schaden jeglicher Art zu verhüten. Dazu vollzieht jede Person tagtäglich und zeitlebens Handlungen, die auf einen Zustand maximaler Unabhängigkeit zielen. Diese Handlungen werden zwölf Aktivitätsbereichen zugeordnet – den Lebensaktivitäten.

Aufgabe der Pflege ist es, durch Unfall oder Krankheit beeinträchtigte Menschen bei der Anpassung an die neue Situation oder die Überwindung dieses Zustandes zu unterstützen. Hierbei kann sich Pflege trotz ihrer individuellen Ausrichtung an den zwölf Aktivitäten orientieren. Dies ist notwendig, damit Pflege etwas über Verhaltensmuster, Gewohnheiten, das Zurechtfinden im Alltag der zu unterstützenden Person erfahren kann. Nur so lässt sich individuelle Pflege gestalten. Das Pflegeziel ist, den Menschen beim Erwerb weitmöglichster Unabhängigkeit individuell zu unterstützen. Diese Unterstützung ist dabei immer gekennzeichnet durch die Würde der beeinträchtigten Person und das Prinzip der ‚Hilfe zur Selbsthilfe' (Roper et al., 2016).

Patricia Benner – Stufenmodell zur Pflegekompetenz

Benner geht davon aus, dass Erkrankungen Menschen in ihrer körperlichen und seelischen Integrität bedrohen oder verändern. Daher sind Autonomie oder Unabhängigkeit keine Zustände, die erkrankte Menschen als Lebenswirklichkeit erleben. Dies führt zu einer veränderten Identität und einem andersartigen Selbstempfinden der erkrankten Person. Menschen sind in verschiedenen Phasen ihres Lebens – z.B. während einer Erkrankung – auf die Hilfe und Unterstützung anderer angewiesen (Benner, 2012).

Professionelle Pflege trifft somit auf Menschen in Phasen höchster Verletzlichkeit und muss daher schützend und ethisch handeln. Dabei muss sich Pflege immer fragen, was Pflege für den einzelnen und individuell zu betrachtenden Menschen wertvoll macht. Um dies leisten zu können, setzt sich professionelle Pflege mit dem Erleben der Menschen auseinander. Ziel der Pflege muss es dann sein, für erkrankte Menschen ein Mindestmaß an Selbstintegrität und Selbstkohärenz sicherzustellen und bei der Wiederherstellung der körperlichen und seelischen Integrität zu helfen. Für Benner ist wichtig, was Pflegende tatsächlich tun und nicht, wofür Pflegende theoretisch die Kompetenz hätten (Staudacher, 2012).

Schwester Liliane Juchli – Pflegemodell der Aktivitäten des täglichen Lebens (ATL)

Für Juchli bilden Körper, Geist und Seele eine Einheit und müssen dementsprechend immer gemeinsam betrachtet werden. Menschen sind darüber hinaus durch kulturelle, gesellschaftliche und individuelle Faktoren geprägt. Sie streben immer danach, sich als ‚ganz' zu erleben, Körper, Geist und Seele in Einklang zu bringen.

Dies bezeichnet Juchli als ein Streben nach gesunder Lebensführung.

Juchli leitet daraus zwölf Aktivitäten des täglichen Lebens (ATL) ab, die die körperliche, persönlich-soziale und geistige Ebene abbilden. Pflege hat nicht nur die Aufgabe der Unterstützung bei Krankheitsbewältigung. Vielmehr soll sie Menschen individuell darin unterstützen, ‚Gesundes' zu erhalten, zu fördern und Krankheiten vorzubeugen. Dies tut sie, indem sie zur Selbsthilfe anleitet, zur Gesundheitsbildung berät, in Krisensituationen begleitet und bei Bedarf bei den ATL bis hin zur vollständigen Übernahme unterstützt. Dies alles findet ressourcenorientiert und unter unbedingter Wahrung der menschlichen Würde statt (Juchli, 1997).

Monika Krohwinkel – Modell der fördernden Prozesspflege, Pflegemodell der Aktivitäten, Beziehungen und existentiellen Erfahrungen des Lebens (ABEDL)
Menschen sind mehr als die Summe ihrer Teile und verfügen sowohl über die Möglichkeiten als auch die Fähigkeiten zu Entwicklung, Wachstum und Selbstverwirklichung. Krohwinkel (2013) orientiert sich bei ihrer Weiterentwicklung des Modells von Juchli an Orem, Roper et al. und Martha Rogers (Pflegeergebnismodell).

Aufgabe der Pflege ist der Erhalt der Fähigkeiten der unterstützungsbedürftigen Person und/oder ihrer Angehörigen oder auch die Förderung der Wiedererlangung dieser Fähigkeiten. Ziel ist dabei die Unabhängigkeit und das Wohlbefinden der zu unterstützenden Menschen. Dies ist nur auf Basis der systematischen Erfassung der Fähigkeiten der zu unterstützenden Person und ihrer Bezugspersonen möglich. Hierbei kann Pflege sich an den 12 Aktivitäten, Beziehungen und existentiellen Erfahrungen des Lebens (ABEDL) orientieren (Roth-Langhorst, 2000).

Marie-Luise Friedemann – Die Theorie des systemischen Gleichgewichts
Menschen sind bestrebt, ein angstfreies und sinnerfülltes Leben zu führen. Dabei definieren sie ihre eigene Identität, aber auch ihre Umwelt durch Beziehungen, die sie mit Mitmenschen und ihrer Umwelt haben. Dabei sind sie jedoch z. B. durch ihre Körperlichkeit abhängig und beschränkt, erkennen dies jedoch und sind daher bemüht, sich über Anpassung abzusichern und Kongruenz zwischen sich und der Umwelt zu erzeugen.

Pflege betrachtet die systemische Einheit von Mensch, Familie und Umwelt. Dabei versteht sie sich als Dienstleistung für alle diese Ebenen. Ziel ist es, das individuelle Streben nach Kongruenz ressourcenorientiert zu unterstützen. Hierbei wird die Familie als wichtigstes Bezugssystem der einzelnen Person betrachtet. Daher geht es auch immer um die Förderung, das Beibehalten und die Wiederherstellung der Gesundheit der Familien, nicht nur der einzelnen Person. Hier wird Pflege jedoch nicht vonseiten der professionell Pflegenden durchgeführt, sondern in ihren konkreten Interventionen mit den zu unterstützenden Personen und ihren Familien besprochen und ausgehandelt (Friedemann & Köhlen, 2018).

Aufgabe

Hildegard Peplau entwickelte die Theorie der interpersonalen Beziehung, auf der das Pflegemodell der psychodynamischen Pflege basiert. Sie stellt in ihren theoretischen Überlegungen besonders die Interaktions- und Beziehungsaspekte in der Pflege in den Mittelpunkt. Informieren Sie sich!

2.5 Ressourcenorientierung

Der Begriff Ressource wird in verschiedenen Disziplinen verwendet und ist daher unterschiedlich belegt. So versteht beispielsweise die Betriebswirtschaftslehre darunter primär materielle, aber auch immaterielle benötigte Werte und Güter, die Unternehmen, Teams oder Arbeitsgruppen handlungsfähig machen.

Im Bereich sozialer, pädagogischer oder auch pflegerischer Arbeit werden darunter materielle oder immaterielle Werte und Güter von Personen oder Familien und zwischenmenschliche Beziehungen verstanden, die einer Person als Stärken oder Kraftquellen zur Verfügung stehen. Ressourcen bilden die Grundlage der Handlungsfähigkeit jedes Menschen. Entsprechend beschreibt die Ressourcenorientierung bezogen auf das jeweilige Setting Vorgehensweisen, Methoden und Haltungen.

So stellt ressourcenorientierte Beratung die Unterstützung zum Ausgleich fehlender oder die Verbesserung vorhandener Ressourcen in den Mittelpunkt. Dabei versteht sie alle Aspekte, die zu einer eigenständigen Lebensgestaltung und -bewältigung beitragen, als Ressourcen (Zentrum für Qualität in der Pflege, 2016). Dies können externe Ressourcen (alle natürlichen, sozialen, technischen Hilfsmittel oder Umweltaspekte wie Einkommen, Netzwerke, Wohnraum), interpersonelle Ressourcen (z. B. Formen sozialer Bindungen, Beziehungsmuster und -merkmale) oder intrapersonelle Ressourcen (Persönlichkeitseigenschaften, Selbstwertgefühl, Fähigkeiten und Fertigkeiten) sein (Wilz et al., 2017).

Entsprechend der vielfältigen Verwendung des Ressourcenbegriffes in unterschiedlichen Disziplinen gibt es verschiedene theoretische Ansätze der Ressourcenorientierung. Beispielhaft wird an dieser Stelle der sozialarbeiterische Ansatz betrachtet. Die Sozialarbeit sieht Ressourcenorientierung als ein pragmatisches Konzept, das Mitte der 1970er Jahre aus dem amerikanischen Raum nach Europa gelangte. Es wurde übernommen und stellte sich einer analytisch-defizitorientierten Tradition in Europa entgegen, indem es alternative Betrachtungsweisen zulässt. Als Konzept beschreibt es eine methodisch strukturierte Vorgehensweise vor dem Hintergrund einer professionellen Perspektiveinnahme (in Richtung auf die Ressourcen der hilfesuchenden Menschen) und somit auch einen beruflichen Wertestandard. Die Orientierung an den Ressourcen der einzelnen Person wird als Wirkfaktor für das Gelingen von Hilfen betrachtet (Dettmann, 2016). Das Züricher Ressourcen Modell (ZMR®) von Storch und Krause (2017) zur Entwicklung von Handlungskompetenzen beschreibt, dass deren Entdeckung dann als angenehm empfunden wird, wenn sie sich konsequent an den persönlichen Ressourcen der Menschen orientiert.

Auch viele Pflegetheoretikerinnen wie Henderson, Orem, Krohwinkel, Friedemann oder Juchli betonen die ressourcenorientierte Herangehensweise pflegerischer Interventionen. Insofern ist dieser Ansatz von hoher Bedeutung für die pflegebezogene Edukation, da er die zu unterstützende Person und ihre Fähigkeiten, Fertigkeiten, Netzwerke etc. – kurz: ihre Ressourcen – ins Zentrum stellt.

Eine oft nicht genug wertgeschätzte Ressource ist die Hoffnung (**Kap. 1.7.3**). Auf Schicksalsschläge reagieren hoffende Menschen häufig ohne eine lähmende Verzweiflung. Sie richten ihre Hoffnung auf einen für sich selbst zu erreichenden Zustand und arbeiten aktiv daran, diesen zu erreichen (Zegelin, 2015).

Aufgabe

Informieren Sie sich über das Züricher Ressourcen Modell.

2.6 Salutogenese

Das Konzept der Salutogenese kann – obwohl es nicht der Pflegewissenschaft entstammt – als eine der tragenden Säulen jeglicher professionellen Pflege und somit auch der pflegebezogenen Edukation betrachtet werden.

Es geht zurück auf den amerikanisch-israelischen Stressforscher und Medizinsoziologen Aaron Antonovsky. Er beschäftigte sich in den 1960er und 1970er Jahren wissenschaftlich mit der Suche nach möglicherweise krankmachenden psychosozialen Stressoren. Dabei wurde deutlich, dass diese im Leben allgegenwärtig sind. Darüber hinaus spielt die subjektive Be-

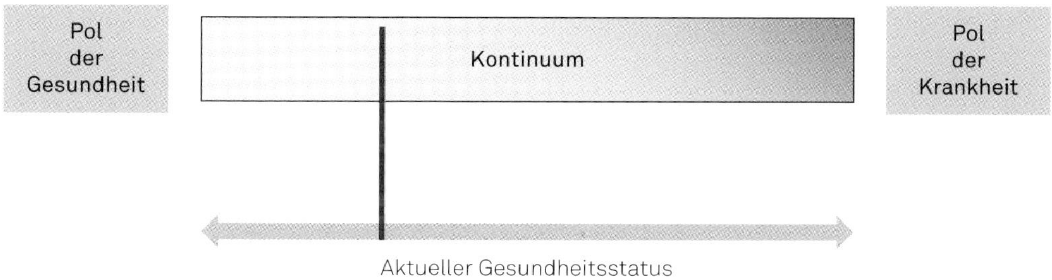

Abbildung 2-1: Kontinuum von Gesundheit und Krankheit (Quelle: Eigendarstellung)

wertung einzelner Ereignisse in der Belastungsforschung eine bedeutsame Rolle. Eine bestimmte Situation kann eine Person schwer belasten, während eine andere Person diese Situation als positiv bewertete Herausforderung erlebt. Antonovsky folgerte daraus, dass Stressoren wie Probleme oder Risiken nicht potenziell krankmachende Ausnahmen darstellen. Von Bedeutung sind vielmehr die alltägliche Beschäftigung und Auseinandersetzung der Menschen mit ihrer Umwelt. Diese wird individuell unterschiedlich bewältigt (Antonovsky, 1997).

Mit Forschung zu chronischen Anspannungszuständen, die durch schwer belastende Ereignisse wie Armut oder Heimatverlust ausgelöst wurden, beschäftigte Antonovsky sich ebenfalls. Dazu untersuchte er auch Personen, die als junge Menschen in Konzentrationslagern inhaftiert waren. Dabei konnte er einerseits Zusammenhänge zwischen chronischen Belastungen und bestimmten Erkrankungen feststellen. Andererseits traf er auch auf Personen, die trotz dieser Vergangenheit ein ausgeglichenes und gesundes Leben führten. Antonovskys Forschungsinteresse fokussierte sich daraufhin auf die Frage, wie es einigen Menschen gelingt, mit belastenden Ereignissen so umzugehen, dass sie gesund bleiben (Reinshagen, 2008).

Pathogenetische Ansätze, denen Antonovsky selbst zuvor folgte, beschäftigen sich primär mit der Entstehung von Erkrankungen und dem Verständnis krankmachender Prozesse. Das Konzept der Salutogenese konzentriert sich auf die Erforschung der Prozesse und Umstände, die Menschen gesund erhalten. Dabei gehen beide Ansätze von unterschiedlichen Annahmen über das Verhältnis von Gesundheit und Krankheit zueinander aus. Pathogenetisch betrachtet stellt Gesundheit den Normalzustand, Krankheit die Abweichung davon dar. Ein Mensch ist demnach entweder gesund oder krank. Aus salutogenetischer Sicht bilden Gesundheit und Krankheit jedoch zwei Pole eines Kontinuums (**Abb. 2-1**), sodass Menschen als ‚eher gesund' oder ‚eher krank' betrachtet werden müssen. Wo sich eine Person gerade zwischen den Polen befindet, wird von vielen Faktoren beeinflusst. Das Zusammentreffen gleicher Faktoren bei zwei Personen (z.B. gleiches Alter, gleiches Geschlecht, gleiche Erkrankung) bedeutet in der Regel nicht, dass sich beide an der gleichen Stelle des Kontinuums befinden müssen, da noch viele weitere Faktoren hier Einfluss nehmen können (Franke, 2015).

Als zentrale Faktoren dafür, ob ein Mensch sich eher zum ‚gesunden' Pol hinbewegen kann, nennt Antonovsky individuelle Widerstandsressourcen, z.B. eine gute körperliche Konstitution, kognitive Fähigkeiten, Optimus, Gesundheitskompetenz und materielle Ressourcen. Als gesellschaftliche Widerstandsressourcen bezeichnet er z.B. Frieden, sichere Sozialsysteme, soziale Einbindung.

Antonovsky geht davon aus, dass je mehr solcher Ressourcen bei einer Person vorhanden sind, desto stärker kann sich bei dieser Person eine stabile Grundüberzeugung entwickeln, dass das Leben schön und trotz mancher Schwierigkeiten gut zu meistern ist. Diese Grundüberzeugung wird von Antonovsky als Kohärenz-Gefühl (sense of coherence) bezeichnet. Es besteht aus den drei Komponenten (**Abb. 2-2**)

- Handhabbarkeit (manageability)
- Sinnhaftigkeit (meaningfulness)
- Verstehbarkeit (comprehensibility).

Aktivierende Pflege dient dazu, Patient:innen und Angehörige darin zu unterstützen, ihren Alltag bewältigen zu können. Für die Pflegenden bietet sich über das Gesundheits-Krankheits-Kontinuum ein Orientierungsrahmen, in dem sich die vielschichtige Realität der zu unterstützenden Menschen betrachtet werden kann (Brieskorn-Zinke, 2010) Es muss kein *absolutes* Gesundsein geben, um sich sicher und wohl zu fühlen. Und es braucht auch kein *absolutes* Kranksein, um sich unsicher und nicht handlungsfähig zu fühlen.

In der Pflege und insbesondere in der pflegebezogenen Edukation steht die Stärkung des Kohärenzgefühls an erster Stelle. Dabei geht es oftmals nicht nur darum, akute Pflegesituationen zu bewältigen, sondern auch das Leben nach dem stationären Aufenthalt. Sowohl die

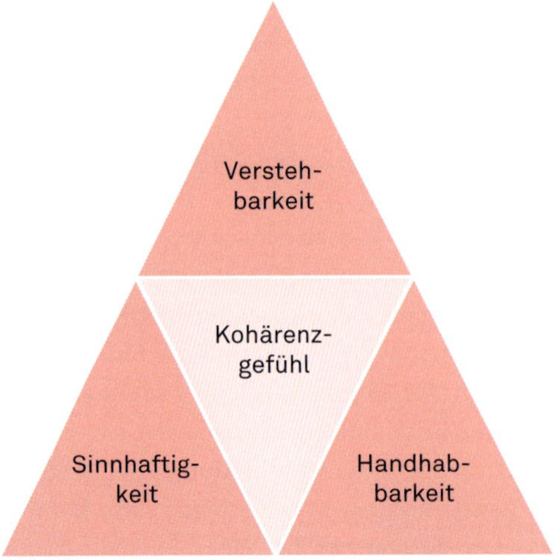

Abbildung 2-2: Kohärenz-Gefühl (Eigendarstellung, angelehnt an Antonovsky, 1997)

Handhabbarkeit, z.B. bezüglich bestimmter körperlicher Einschränkungen, die Verstehbarkeit, z.B. bestimmter therapiebedingter Notwendigkeiten und auch die Motivation, z.B. einen Zeitraum mit Einschränkungen bewältigen zu wollen (Sinnhaftigkeit), kann hier Thema sein (Zegelin et al., 2018).

Pflege und pflegebezogene Edukation aus einer salutogenetischen Perspektive zu gestalten bedeutet, individuell und lebensweltorientiert zu pflegen und dabei die Person in den Mittelpunkt des pflegerischen Handelns zu stellen und nicht die Erkrankung oder Einschränkung.

Aufgabe

Was glauben Sie: Wie verändert sich die konkrete Arbeit in der Pflege durch „salutogenetisches“ Denken und Handeln?

2.7 Selbstmanagement und Selbstwirksamkeit

Der Selbstmanagement-Ansatz zielt im Bereich des Gesundheitswesens auf die Stärkung der Autonomie der Patient:innen ab. Durch Kompetenz- und Wissensvermittlung sollen diese zu einem bewussten Umgang mit ihrer Erkrankung bzw. deren individuellen Folgen befähigt werden. So soll die Abhängigkeit der Patient:innen von medizinischen Versorgungssystemen verringert werden. Insofern finden sich Parallelen zu Ansätzen wie dem ‚Shared Decision Making‘ (**Kap. 7.11**), wo es durch die – von den behandelnden Ärzt:innen geförderte – Partizipation der Patient:innen um deren aktive Beteiligung am medizinischen Entscheidungsprozess geht (Loh et al., 2007).

Der Begriff ‚Selbstmanagement‘ entstammt primär medizinischen und psychologischen Forschungen aus dem angloamerikanischen Raum und wird dort schon einige Jahrzehnte im Zusammenhang mit chronischer Erkrankung und

Krankheitsselbstmanagement diskutiert. Allerdings zeigen sich gerade im Gesundheitswesen viele unterschiedliche Auffassungen und Auslegungen zu diesem Ansatz (Haslbeck & Schaeffer, 2007). Oftmals stehen dabei insbesondere Schulungen im Rahmen diagnoseorientierter Kurzprogramme – vielfach mit verhaltensorientierter Ausrichtung – im Zentrum der Maßnahmen zur Erreichung von Selbstmanagementkompetenzen (Zegelin, 2015).

Als theoretische Grundlage des Selbstmanagement-Ansatzes ist das Konzept der Selbstwirksamkeit (self-efficacy oder self-efficacy beliefs) des kanadischen Psychologen Albert Bandura zu betrachten. Bandura entwickelte dieses Konzept im Rahmen seiner sozial-kognitiven Lerntheorie. Dort beschreibt er, dass die Motivation einer Person, zu handeln, in hohem Maße von der Selbstwirksamkeits-Erwartung abhängt. Als weitere Einflussfaktoren werden gesetzte Ziele, Ergebniserwartung sowie unterstützende oder behindernde Umweltfaktoren aufgeführt (Dlugosch & Dahl, 2012). Die im Laufe des Lebens erlernte und veränderbare Überzeugung, erfolgreich handeln zu können, bezeichnet Bandura als Selbstwirksamkeits-Überzeugung. Es kommt hierbei prinzipiell nicht darauf an, ob die Person tatsächlich in der Lage ist, die Handlung auszuführen oder nicht. Er betont vielmehr, dass Menschen ohne das Vorhandsein der Selbstwirksamkeits-Überzeugung in der Regel gar nicht erst versuchen, Probleme oder Herausforderungen anzugehen.

Bandura beschreibt vier Einflussfaktoren, die zur Entwicklung, aber auch zur Reduzierung von Selbstwirksamkeits-Überzeugungen beitragen (Bandura, 1997):

- *Erfolgserlebnisse*
  Erfolgserlebnisse stärken die Selbstwirksamkeits-Überzeugung, wiederholte Misserfolge schwächen sie eher.
- *Erfolgreiche Modellpersonen*
  Der Erfolg von Personen, die einem wichtig oder ähnlich sind, stärkt die Selbstwirksamkeit.
- *Einfluss sozialer Gruppen*
  Soziale Gruppen können Menschen bestärken oder schwächen. Wenn man z. B. immer wieder durch andere hört, dass man versagt hat, wird dies die Selbstwirksamkeits-Überzeugung schwächen.
- *Interpretation von Emotionen und Empfindungen*
  Das eigene Erleben z. B. zitternder Hände in Stresssituationen kann als Zeichen für ein mögliches Scheitern betrachtet werden und so die Selbstwirksamkeits-Überzeugung schwächen.

Für die pflegebezogene Edukation ist der Selbstmanagement-Ansatz grundsätzlich wichtig. Aufgrund seiner Krankheitszentrierung und trotz seiner inhaltlichen Überschneidungen z. B. mit dem Empowerment-Ansatz ist er jedoch nur begrenzt nutzbar. Kompetenzgewinn oder -erweiterung ist zentraler Ansatzpunkt pflegebezogener Edukation. Dies jedoch nur auf den Bereich des „Krankheitsselbstmanagements" zu beziehen, würde die lebensweltliche Ausrichtung der Edukation negieren. Für den beschriebenen, klar benannten Ausschnitt ist er jedoch nutzbar, wie z. B. das Selbstmanagement-Modell der australischen Flinders-Universität zeigt (Battersby, 2007). Das Konzept der Selbstwirksamkeits-Überzeugung mit seiner inhaltlichen Nähe zum Kohärenzgefühl nach Antonovsky beschreibt wichtige psychologische Grundlagen, die in der pflegebezogenen Edukation von großer Bedeutung sind. Es weist zudem große Überschneidungen zum gesundheitspsychologischen Health-Belief-Modell (Modell der Gesundheitsüberzeugungen) auf (Naidoo & Wills, 2019).

Aufgabe

Informieren Sie sich über das Health-Belief-Modell.

2.8 Soziale Unterstützung

Soziale Unterstützung (Social Support) als Verstehens- und Handlungskonzept wurde im Zuge zahlreicher empirischer Studien verschiedener Fachrichtungen (insbesondere Psychologie und Soziologie) entwickelt. Grob zusammengefasst kommen alle Studien zu der Erkenntnis, dass gelungene soziale Unterstützung gesundheitsförderlich, fehlende soziale Unterstützung krankheitsförderlich wirkt (Borgmann et al., 2017).

Menschen sind soziale Wesen. Bereits als ‚Jäger und Sammler' lebten sie in Gruppen, um sich gemeinsam vor Gefahren zu schützen, im Alltag zu unterstützen und emotional eingebunden zu sein. Soziale Unterstützung wird heute als Ressource betrachtet, mit der Bedürfnisse u.a. nach Zuneigung, Anerkennung, Zugehörigkeit, Sicherheit, Informationen oder materieller Unterstützung befriedigt werden können (Brieskorn-Zinke, 2006).

Gesundheits-, Klinische und Sozialpsychologie widmeten sich in den 1980er und 1990er Jahren verstärkt der Unterstützungsforschung. Dies wird im Zusammenhang mit der Erosion sozialstaatlicher Programme, der begrenzten Finanzierung staatlicher Unterstützungsleistungen und daran anschließender Aktivierung bürgerschaftlichen Engagements gesehen (Wilz, 2017).

Die Untersuchungsforschung unterscheidet Soziale Integration und Soziale Unterstützung:

- *Soziale Integration* meint die Einbettung in soziale Netze und betrachtet z.B. die Größe, Erreichbarkeit oder Zusammensetzung von Netzwerken und somit einen quantitativ-strukturellen Aspekt.
- *Soziale Unterstützung* beinhaltet dagegen Aspekte der praktischen Unterstützung, betrachtet aber auch die Art und Weise der Unterstützung (z.B. emotional oder finanziell) und somit eher qualitativ-funktionale Aspekte.

Soziale Unterstützung wird zudem weiter differenziert in:

- *Wahrgenommene (erwartete) Unterstützung*: prospektive Erwartung von Unterstützung („Meine Kinder werden sich schon kümmern.")
- *Erhaltene Unterstützung*: Begriff für die retrospektive Bewertung bereits stattgefundener Unterstützung.

Ein vermehrtes Wohlbefinden sowie eine bessere körperliche und seelische Gesundheit werden von Menschen beschrieben, die für sich selbst eine hohe soziale Unterstützung wahrnehmen und erhalten. Menschen mit weniger wahrgenommener oder erhaltener Unterstützung berichten dies nicht. Es konnte zudem nachgewiesen werden, dass insbesondere die *wahrgenommene* soziale Unterstützung Einfluss auf die Gesundheit haben kann und somit eine bedeutende psychosoziale Ressource darstellt. Im Gegensatz dazu leiden Menschen, die sich nicht ausreichend sozial unterstützt fühlen, häufiger unter körperlichen Beschwerden und Krankheiten und fühlen sich chronisch gestresst (Badura, 1981).

Die Bedeutung des Konzepts der Sozialen Unterstützung für die Pflege generell und Pflegeedukation im Besonderen zeigt sich u.a. in der Erkenntnis, dass Menschen sich in Krisensituationen gegenseitig unterstützen oder dies zumindest oftmals gegenseitig von sich erwarten. Das Wissen um diese Zusammenhänge erleichtert so z.B. auch das Verständnis dafür, dass

- in einigen Kulturen in Krisensituationen die gesamte Familie zusammenkommt,
- nicht erfüllte Erwartungen Krisen in sozialen Konstellationen auslösen können,
- manche Menschen durch an sie gerichtete Erwartungen sehr belastet sein können,
- Angehörige und Freund:innen als Mithelfende ‚genutzt' werden können.

Daher ist nicht nur die erkrankte oder zu pflegende Person vonseiten der Pflegenden in den

Blick zu nehmen. Das Konzept begründet vielmehr die Familienorientierung und die Angehörigenarbeit in der Pflege. Es stützt zudem die Bedeutung der Selbsthilfe (Zegelin, 2015).

2.9 Subjektive Gesundheits- und Krankheitstheorien

Menschen haben eigene Ideen und Vorstellungen darüber, warum sie gesund oder krank sind. Subjektive Erklärungsversuche sind zumeist das Resultat individueller Lebenserfahrungen, sozialer und gesellschaftlicher Wertvorstellungen und Rahmenbedingungen sowie der Einordnung der eigenen Gesundheit und Krankheit in diese Zusammenhänge (Faßl, 2017; Faltermaier, 2015).

Subjektive Gesundheits- und Krankheitstheorien sind in das Konzept der subjektiven Theorien einzuordnen. Objektive bzw. wissenschaftliche Theorien entstehen in der Regel durch systematische Forschung sowie standardisierte und professionelle Überprüfungen. Dagegen basieren subjektive Theorien – auch Laienkonzepte genannt – auf individuellen Erfahrungen und bleiben dem Individuum verhaftet. Sie sind daher immer auch veränderbar – u.a. durch neue Erfahrungen und neues Wissen. Disziplinen wie Soziologie, Psychologie, Gesundheitswissenschaft und Medizin wenden sich diesen Theorien mit alltags- und subjektorientierten Fragestellungen seit den 1970er Jahren verstärkt zu, um individuelle Sichtweisen und Erklärungsmodelle einzelner Menschen oder Gruppen zu erforschen (Birkner, 2006; Faller, 1990). Dies liegt insbesondere an der Erkenntnis, dass Gesundheit und Krankheit nicht nur von Fachleuten definiert und bearbeitet werden, sondern auch durch das Alltagserleben jedes Menschen. Auch die Definition von Gesundheit als „Zustand des völligen körperlichen, geistigen und sozialen Wohlbefindens und nicht nur als die Abwesenheit von Krankheit" der Weltgesundheitsorganisation (WHO) beinhaltet bereits diese Subjektivität.

Bezogen auf Gesundheit und Krankheit kann davon ausgegangen werden, dass subjektive Gesundheits- und Krankheitstheorien das individuelle Wissen einer Person über Gesundheit und Krankheit zusammenfassen. Sie entstehen durch das Erleben von Gesundheit und Krankheit und ermöglichen dem Individuum, insbesondere Krankheit in das eigene Leben zu integrieren und als Teil des Lebens zu akzeptieren. Somit dienen solche Konzepte oftmals der Sinnfindung bezogen auf das eigene Leben.

Aufgabe

Fragen Sie Patient:innen, z.B. in einer Pflegeanamnese, wie sie sich die Entstehung der Krankheit erklären und auch, was sie selbst zur Verbesserung tun können.

Ein individuelles Konzept von Gesundheit und Krankheit ist jedoch nicht ohne den Einbezug sozialer, gesellschaftlicher und kultureller Komponenten denkbar. Normen, Werte und Traditionen der Gesellschaft, in welcher Menschen leben, haben großen Einfluss auf das individuelle Erleben und Denken (Faltermaier, 2015). Zugleich unterliegen sie auch einem Wandel, der sich jedoch eher langsam vollzieht. All dies beeinflusst selbstverständlich auch die Hilfeleistungen, z.B. der Pflegenden.

Pflegebezogene Edukation kann ohne Beachtung solch subjektiver Theorien kaum wirksam werden. Die Vorstellungen und Erklärungsmuster von Menschen über ihre Erkrankung, Behandlung oder Pflegebedürftigkeit müssen in edukative Maßnahmen integriert werden, da diese sonst an den Menschen vorbeigehen. Pflegende müssen die unterstützungssuchenden Menschen dort abholen, ‚wo sie stehen'. Dies bedeutet auch, dass sie sich mit deren individuellen Deutungsmustern auseinandersetzen müssen, um sinnvolle Interventionen anbieten zu können (Zegelin, 2005).

2.10 Trajekt-Modell

Der Verlauf chronischer Krankheiten ist nicht vorhersehbar. Zu viele Faktoren wirken auf die erkrankte Person ein. Dennoch lassen sich verschiedene Phasen des Verlaufs beschreiben.

Bereits in den 1960er Jahren beschrieben die Soziologen Barney Glaser und Anselm Strauss in einer Arbeit über den Sterbeprozess das Konzept der sogenannten „Sterbebahn" (dying trajectory). Der zeitliche Verlauf sowie die Geschwindigkeit des Sterbeprozesses, aber auch die daraus resultierenden Auswirkungen auf professionelles (z. B. ärztliches) und nichtprofessionelles (z. B. familiäres) Handeln der sterbenden Person gegenüber wurden dabei transparent gemacht. Jahre später spezifizierte Strauss gemeinsam mit der Pflegewissenschaftlerin Juliet Corbin diesen Ansatz für den Verlauf chronischer Krankheiten. Das Modell eignet sich jedoch ebenso, um z. B. die vielfältigen Aufgaben und Bewältigungsphasen bei Pflegebedürftigkeit zu beschreiben (Unfallkasse NRW, 2014).

Es beschreibt Phasen bei der Bewältigung chronischer Erkrankungen. Akute, stabile und instabile Phasen, Höhen, Tiefen, Unsicherheit und Remissionen wechseln sich hierbei ab. Dabei zählen jedoch nicht nur die Stadien eines objektiv beschreibbaren Krankheitsverlaufs. Bedeutsam ist auch das subjektive Krankheitsempfinden und -erleben der betroffenen Person (Zegelin, 2013). „Der Begriff Verlaufskurve (Trajectory) verweist auf die aktive Rolle, die Menschen bei der Gestaltung des Verlaufs einer Krankheit spielen" (Corbin & Strauss, 2004, S. 50).

Diese Sichtweise macht deutlich, dass Krankheit nicht als rein medizinische Erscheinung betrachtet wird, sondern auch Auswirkungen auf das soziale (Er-)Leben der erkrankten Person und ihres sozialen Umfelds hat. In der Regel wollen chronisch erkrankte Personen ‚ganz normal' am Leben teilnehmen und auch entsprechend als Mensch und nicht nur als erkrankte Person wahrgenommen werden. Dies gilt auch für akute und instabile Phasen der Erkrankung (Kohröde-Warnken, 2018). Für die professionell mit der Gesundheit von Menschen befassten Berufsgruppen bedeutete (und bedeutet) dies ein notwendiges Umdenken. Die Orientierung an der Krankheit muss einer Orientierung am Kranksein der betroffenen Person, ihrem Erleben und ihren Erfahrungen weichen.

Dies bedeutet jedoch auch, dass alle Beteiligten (erkrankte Person, Angehörige, professionell im Gesundheitswesen arbeitende Menschen) gleichermaßen wichtig sind, dass es keine Vorherrschaft und somit Entscheidungsmacht der Professionellen mehr gibt. Dies negiert jedoch nicht, dass es im Krankheitserleben dennoch Phasen gibt, in denen die erkrankte Person verstärkt auf die Unterstützung professionell Helfender angewiesen ist. Die vielfältigen im Krankheitsverlauf zu erledigenden Aufgaben (Sicherung der Berufstätigkeit, des Haushalts, des Familienlebens, Anpassung an Einschränkungen, Erhaltung eines medizinisch bestmöglichen Zustandes etc.) erfordern an unterschiedlicher Stelle unterschiedliche lebensnahe Unterstützungsangebote.

Hier zeigt sich, warum dieser Ansatz für die pflegebezogene Edukation so bedeutsam ist. Es handelt sich um einen Ansatz mit selbstbestimmtem Menschenbild und Lebensweltorientierung, der das Erleben der betroffenen Menschen in den Mittelpunkt rückt. In bestimmten Phasen ihres Lebens benötigen sie Unterstützung, um handlungsfähig zu bleiben. Die Kenntnis des Verlaufskurvenmodells und seiner Phasen ermöglicht, phasenangepasste edukative Angebote machen zu können.

Höhmann (2003) schlug vor, das Trajekt-Modell als gemeinsamen Handlungsrahmen für alle Gesundheitsberufe zu nehmen, ihre Untersuchung zeigte damals viele Lücken und Versorgungsbrüche im Ablauf einer Patient:innenenkarriere. Die Ausbildungen, Zielsetzungen oder die Sprache sind unterschiedlich. Physiotherapeuten gehen anders vor als Pflegende,

Ärzt:innen oder Logopäd:innen – es gibt nur wenig konkrete Zusammenarbeit.

Aufgabe

Wissen Sie genug über die Handlungslogiken der anderen Gesundheitsberufe, mit denen Sie zusammenarbeiten? Auskunftsfähig wären die Dokumentationen: z.B. Arztberichte oder Arbeitsberichte der Ergotherapie.

2.11 Transtheoretisches Modell

Menschen ändern ihr Verhalten in der Regel nicht ‚von heute auf morgen'. Vielmehr laufen Veränderungsprozesse in Stufen oder Phasen ab. Dies ist eine zentrale Annahme des Transtheoretischen Modells (TTM).

Das TTM wurde von den Psychologen James O. Prochaska und Carlo DiClemente entwickelt. Es handelt sich hierbei um einen Ansatz zur Beschreibung und Erklärung, zur Vorhersage und Beeinflussung von Verhaltensänderungen. Hierbei bezogen Prochaska und DiClemente Aspekte verschiedener psychotherapeutischer Ansätze (z.B. Psychoanalyse nach Freud, Operante Konditionierung nach Skinner, Klientenzentrierte Psychotherapie nach Rogers) in ihr Modell ein. Auf diese Verknüpfung von Aspekten der Tiefenpsychologie, des Behaviorismus, der Humanistischen Psychologie und anderen geht auch der Name des Modells zurück. Später wurden weitere Konzepte in das TTM eingegliedert, z.B. Banduras Konzept der Selbstwirksamkeit (Maurischat, 2001).

Das TMM wird auch als Stufenmodell (**Abb. 2-3**) der Verhaltensänderung („stages of change") bezeichnet, da die dort dargestellten Stadien den Kern des TMM bilden:

1. Precontemplation (Stadium der Sorglosigkeit oder Absichtslosigkeit: Personen haben keine Absicht, ein als problematisch empfundenes Verhalten – z.B. Rauchen – zu ändern.),
2. Contemplation (Stadium der Bewusstwerdung oder Absichtsbildung: Personen entwickeln ein Problembewusstsein und erwägen eine Verhaltensänderung.),
3. Preparation (Stadium der Vorbereitung: Personen planen konkret, ihr Verhalten zu ändern und unternehmen erste vorbereitende Schritte dahingehend.),
4. Action (Stadium der Handlung: Personen verändern ihr Verhalten.),
5. Maintenance (Stadium der Aufrechterhaltung: Personen erhalten die Verhaltensänderung aufrecht und stabilisieren sie.),
6. Termination (Stadium des Abschlusses oder der dauernden Aufrechterhaltung: Personen haben das ursprüngliche Verhalten dauerhaft abgelegt.).

Das sechste Stadium wurde ursprünglich nicht von Prochaska und DiClemente beschrieben. Es wurde dem Konzept in weiteren Ausarbeitungen von anderen Autor:innen vereinzelt hinzugefügt (Maurischat, 2001).

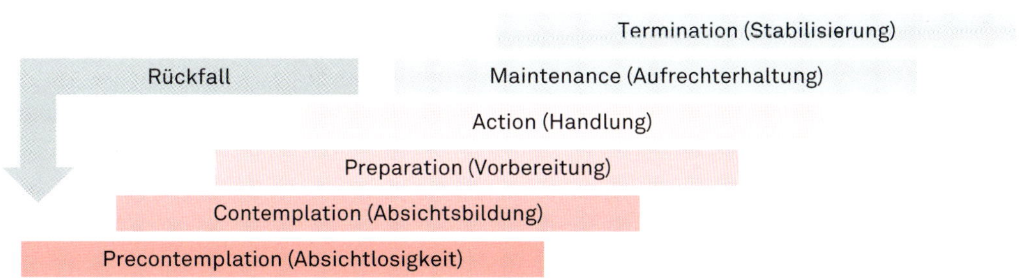

Abbildung 2-3: Transtheoretisches Modell als Stufenmodell (Quelle: Eigendarstellung)

Es handelt sich trotz der Bezeichnung als Stufenmodell um ein Spiralmodell. Die Stadien werden zwar aufeinander aufbauend durchlaufen, dennoch sind jederzeit Regressionen in vorhergehende Stadien möglich, sodass spiralförmige Verläufe die Regel sind.

Das TTM beinhaltet des Weiteren noch Beschreibungen von Veränderungsprozessen („processes of change"), die jeweils entweder als auf das Erleben bezogene oder verhaltensorientierte Prozesse beschrieben werden sowie andere Aspekte wie die bereits erwähnte Selbstwirksamkeitserwartung (Keller, 1999).

Die Bedeutung des TTM für die Patientenedukation liegt primär in dessen Sichtbarmachung der Phasen der Veränderung. Einerseits ist die reine Kenntnis solcher Phasen für die in der Patientenedukation Beschäftigten hilfreich, um Reaktionen der zu unterstützenden Personen einordnen zu können. Anderseits können Interventionen auch nur dann wirksam werden, wenn sie auf die gerade von der zu unterstützenden Person erlebte Phase abgestimmt sind.

2.12 Es gibt noch mehr ...

Es gibt noch weitere Konzepte und Modelle, die pflegebezogene Edukation für sich nutzen kann. Da es zwischen einigen Modellen Überschneidungen mit anderen, bereits erwähnten Modellen gibt, werden z. B. das Precede-Modell oder das transaktionale Stressmodell nach Lazarus an dieser Stelle nur erwähnt, aber nicht weiter erläutert.

Aufgabe

Cognitive–Apprenticeship, ein Modell des situierten Lernens, ist ein weltweit bekanntes und einfaches Lernmodell. Informieren Sie sich.

Grundlagen zu Kommunikationsmodellen werden in diesem Kapitel ebenfalls nicht explizit aufgeführt. Näheres dazu beinhaltet das **Kapitel 5** zum Thema Beratung.

2.13 Literatur

Abt-Zegelin, A. (2003). Patienten- und Familienedukation in der Pflege. In Deutscher Verein für Pflegewissenschaft (Hrsg.), *Das Originäre der Pflege entdecken* (S. 103–115). Frankfurt am Main: Mabuse.

Antonovsky, A. (1997). *Salutogenese – Zur Entmystifizierung der Gesundheit*. Tübingen: DGVT.

Bandura, A. (1997). *Self-efficacy: The exercise of control*. New York: W. H. Freeman/Times Books/Henry Holt & Co.

Badura, B. (Hrsg.). (1981). *Soziale Unterstützung und chronische Krankheit. Zum Stand sozialepidemiologischer Forschung*. Frankfurt am Main: Suhrkamp.

Battersby, M. (2007). Das Selbstmanagement-Modell der Flinders University. *Managed Care, 2*, 23–26.

Benner, P. (2012). *Stufen zur Pflegekompetenz* (2. Aufl.). Bern: Huber.

Birkner, K. (2006). *Subjektive Krankheitstheorien im Gespräch*. Verfügbar unter http://www.gespraechsforschung-ozs.de/heft2006/ga-birkner.pdf

Borgmann, L. S., Rattay, P. & Lampert, T. (2017). Soziale Unterstützung als Ressource für Gesundheit in Deutschland. *Journal of Health Monitoring, 2*(4), 117–123.

Brieskorn-Zinke, M. (2006). *Gesundheitsförderung in der Pflege*. Stuttgart: Kohlhammer.

Brieskorn-Zinke, M. (2010). Salutogenese in der Pflege – zur Integration des Konzepts in pflegerische Handlungsfelder. In H. Wydler, P. Kolpi & T. Abel (Hrsg.), *Salutogenese und Kohärenzgefühl* (S. 174–184). Weinheim und München: Juventa.

Corbin, J. & Strauss, A. (2004). *Weiterleben lernen* (2. Aufl.). Bern: Huber.

Dettmann, M. A. (2016). *Partizipation und Ressourcenorientierung in der Sozialen Arbeit*. Verfügbar unter http://ediss.sub.uni-hamburg.de/volltexte/2017/8290/pdf/Dissertation.pdf

Dlugosch, G. E. & Dahl, C. (2012). *Die Rolle der Selbstwirksamkeit und Achtsamkeit bei der Gesundheitsförderung von sozial benachteiligten Menschen – eine Projektdokumentation*. Köln: Eigenverlag.

Faller, H. (1990). Subjektive Krankheitstheorie, Coping und Abwehr – Konzeptuelle Überlegungen und empirische Befunde. In F. Muthny (Hrsg.), *Krankheitsverarbeitung – Hintergrundtheorien, klinische Erfassung und empirische Ergebnisse* (S. 131–142). Berlin: Springer. https://doi.org/10.1007/978-3-642-75345-9_10

Faltermaier, T. (2015). *Subjektive Gesundheit: Alltagskonzepte von Gesundheit.* Verfügbar unter https://www.leitbegriffe.bzga.de/alphabetisches-verzeichnis/subjektive-gesundheit-alltagskonzepte-von-gesundheit/

Faßl, S. (2017). Audience Design von Subjektiven Krankheitstheorien – Ein Vergleich von Arzt-Patienten-Gesprächen und Laien-Patienten-Gesprächen. *Wiener Linguistische Gazette, 80*, 108–138.

Franke, A. (2015). *Salutogenese, Leitbegriffe der Gesundheitsförderung.* Verfügbar unter https://www.leitbegriffe.bzga.de/alphabetisches-verzeichnis/salutogenetische-perspektive

Friedmann, M. L. & Köhlen, C. (2018). *Familien- und umweltbezogene Pflege* (4. Aufl.). Bern: Hogrefe. https://doi.org/10.1024/85848-000

Gesundheit Berlin-Brandenburg (Hrsg.). (2014). *Aktiv werden für Gesundheit – Arbeitshilfen für kommunale Prävention und Gesundheitsförderung* (4. Aufl.). Berlin: Connyne Wolff.

Gossens, J. (2016). Empowerment – Wie können Pflegende die Patienten in der Entwicklung von Gesundheitskompetenz unterstützen. In R. E. Jurkowitsch & G. Schröder (Hrsg.), *Edukation und Kommunikation im Gesundheitswesen* (S. 87–98). Wien: facultas.

Gröning, K. (2016). *Familienberatung in der pflegenden Familie.* Verfügbar unter https://www.uni-bielefeld.de/erziehungswissenschaft/ag7/familiale_pflege/materialien/studienbriefe/StB_Familienberatung-2016.pdf

Haslbeck, J. W. & Schaeffer, D. (2007). Selbstmanagementförderung bei chronischer Krankheit: Geschichte, Konzept und Herausforderungen. *Pflege, 20*(2), 82–92. https://doi.org/10.1024/1012-5302.20.2.82

Herringer, N. (2014). *Grundlagentext Empowerment.* Verfügbar unter https://www.empowerment.de/grundlagen/

Höhmann, U. (2003). *Versorgungskontinuität durch Kooperative Qualitätsentwicklung und abgestimmtes Trajektmanagement.* Verfügbar unter https://www.medizin.uni-halle.de/fileadmin/Einrichtungsordner/Institute/GesundheitsUndPflegewissenschaften/Hallesche_Beitr%C3%A4ge/Halle-PfleGe-03-04.pdf

Indefrey, S. & Hasseler, M. (2010). Empowerment als theoretische Grundlage für ein berufsübergreifendes und wohnortnahes Diabetesmanagement. *Pflege & Gesellschaft, 15*(3), 255–265.

Juchli, L. (1997). *Pflege – Praxis und Theorie der Gesundheits- und Krankenpflege* (8. Aufl.). Stuttgart: Thieme.

Keller, S. (Hrsg.). (1999). *Motivation zur Verhaltensänderung: Das Transtheoretische Modell in Forschung und Praxis.* Freiburg: Lambertus.

Kickbusch, I., Pelikan, J., Haslbeck, J., Apfel, F. & Tsouros, A. D. (Hrsg.). (2016). *Gesundheitskompetenz.* Verfügbar unter https://aok-bv.de/imperia/md/aokbv/gesundheitskompetenz/who_health_literacy_fakten_deutsch.pdf

Köhlen, C. & Friedmann, M. L. (2016). *Pflege von Familien- Die familien- und umweltbezogene Pflege in der Praxis.* Haan-Gruiten: Verlag Europa-Lehrmittel.

Kohröde-Warnken, C. (2018). Ein Leben mit der Erkrankung. *Die Schwester/Der Pfleger, 57*(1), 44–47.

Kolpatzik, K., Schaeffer, D. & Vogt, D. (2018). Förderung der Gesundheitskompetenz. Eine Aufgabe der Pflege. In N. M. Szepan & F. Wagner (Hrsg.), *Agenda Pflege 2021 – Grundlagen für den fachpolitischen Diskurs* (S. 75–91). Berlin: Kompart.

Krohwinkel, M. (2013). *Fördernde Prozesspflege mit integrierten ABEDLs.* Bern: Huber.

Loh, A., Simon, D., Kriston, L. & Härter, M. (2007). Patientenbeteiligung bei medizinischen Entscheidungen. *Deutsches Ärzteblatt, 104*(21), 1483–1488.

Maurischat, C. (2001). *Erfassung der „Stages of Change" im Transtheoretischen Modell Prochaska's – eine Bestandsaufnahme.* Verfügbar unter https://www.psychologie.uni-freiburg.de/forschung/fobe-files/154.pdf

Naidoo, J. & Wills, J. (2019). *Lehrbuch Gesundheitsförderung* (3. Aufl.). Bern: Hogrefe. https://doi.org/10.1024/85744-000

Nationales Zentrum Frühe Hilfen. (2016). *Ressourcenorientiert mit Familien arbeiten. Qualifizierungsmodul für Familienhebammen und Familien-Gesundheits- und Kinderkrankenpflegerinnen und -pfleger.* Verfügbar unter https://www.fruehehilfen.de/serviceangebote-des-nzfh/materialien/publikationen/qualifizierungsmodule/

Nau, J. (2005). Empowerment als Konzept für die Pflege. *Pflegepädagogik/PrInterNet, 7*(3), 152–158.

Rappaport, J. (1985). Ein Plädoyer für die Widersprüchlichkeit: Ein sozialpolitisches Konzept des „empowerments" anstelle präventiver Ansätze. *Verhaltenstherapie und psychosoziale Praxis, 2*(17), 257–278.

Reichardt, C. & Gastmeier, P. (2013). „Patient Empowerment" – Wie können Patienten zu einer verbesserten Compliance des Personals beitragen? *Krankenhaushygiene up2date, 8*(3), 157–164. https://doi.org/10.1055/s-0033-1344688

Reinshagen, R. (2008). Antonovsky – Theorie und Praxis der Salutogenese. *Pflege & Gesellschaft, 13*(2), 142–158.

Roper, N., Logan, W.W. & Tierney, A.J. (2016). *Das Roper-Logan-Tierney-Modell* (3. Aufl.). Bern: Hogrefe.

Roth-Langhorst, H. (1996). Von Partnern und Helfern. *Altenpflege, 11*, 719–722.

Roth-Langhorst, H. (2000). Aus dem Rahmen gefallen. *Altenpflege, 3*, 44–49.

Schaeffer, D., Berens, E.M. & Vogt, D. (2017). Gesundheitskompetenz der Bevölkerung in Deutschland. *Deutsches Ärzteblatt, 114*(4), 53–60.

Sørensen, K., Pelikan, J.M., Röthlin, F., Ganahl, K., lonska, Z., Doyle, G., Fullam, J., Kondilis, B., Agrafiotis, D., Uiters, E., Falcon, M., Mensing, M., Tchamov, K., van den Broucke, S. & Brand, H. (2015). Health literacy in Europe: comparative results of the European health literacy survey (HLS-EU). *European Journal of Public Health, 25*(6), 1058–1064. https://doi.org/10.1093/eurpub/ckv043

Staudacher, D. (2012). Exzellente Pflege im 21. Jahrhundert. In P. Benner (Hrsg.), *Stufen zur Pflegekompetenz* (2. Aufl.) (S. 23–42). Bern: Huber.

Stemmer, R. (2003). Pflegetheorien und Pflegeklassifikationen. *Pflege & Gesellschaft, 8*(2), 51–58.

Storch, M. & Krause, F. (2017). *Selbstmanagement – ressourcenorientiert* (6. Aufl.). Bern: Hogrefe.

Taylor, S.G. & Renpenning, K. (2013). *Selbstpflege.* Bern: Huber.

Unfallkasse NRW (Hrsg.). (2014). *Aufbau von Netzwerken zum Gesundheitsschutz von pflegenden Angehörigen.* Düsseldorf: Eigenverlag.

WHO. (1986). *Ottawa-Charta zur Gesundheitsförderung.* Verfügbar unter http://www.euro.who.int/__data/assets/pdf_file/0006/129534/Ottawa_Charter_G.pdf?ua=1

WHO. (1998). *Gesundheit 21 – Gesundheit für alle im 21. Jahrhundert.* Verfügbar unter http://www.euro.who.int/__data/assets/pdf_file/0006/109761/EHFA5-G.pdf

WHO. (2000). *Nurses and midwifes for health – A WHO European strategy for nursing an midwifery education.* Retrieved from http://www.euro.who.int/__data/assets/pdf_file/0012/240321/E88137.pdf

Wilz, G., Risch, A.K. & Töpfer, N.F. (2017). Positive Psychologie und Ressourcenorientierung. In G. Wilz, A.K. Risch & N.F. Töpfer (Hrsg.), *Das Ressourcentagebuch* (S. 50–20). Berlin: Springer.

Zegelin, A. (2005). Was Patienten über ihre Erkrankung denken. *Die Schwester/Der Pfleger, 44*(1), 52–55.

Zegelin, A. (2013). *Festgenagelt sein – Der Prozess des Bettlägerigwerdens.* (2. Aufl.). Bern: Huber.

Zegelin, A. (2015). Alltag leben trotz Krankheit. In T. Segmüller (Hrsg.), *Beraten, Informieren, Schulen in der Pflege* (S. 14–48). Frankfurt am Main: Mabuse.

Zegelin, A., Sunder, N. & Segmüller, T. (2018). Patientenedukation in der Pflege – Themensammlung und Unterrichtsvorschläge. *PADUA, 13*(5), 369–376. https://doi.org/10.1024/1861-6186/a000464

Zentrum für Qualität in der Pflege – ZQP. (2016). *Qualitätsrahmen für Beratung in der Pflege.* Berlin: Eigenverlag.

3 Grundlagen der Informationsvermittlung

Christa Büker

Im Mittelpunkt dieses Kapitels steht die häufigste Aktivität pflegebezogener Edukation, die Informationsvermittlung. Als bedeutsame Intervention im pflegerischen Berufsalltag findet sie häufig mehr oder weniger spontan und punktuell als Einzelintervention, aber auch im Zusammenhang mit Anleitung, Schulung oder Beratung statt. Im Folgenden geht es um die Verständlichkeit und Evidenzbasierung von Gesundheitsinformationen, die Beurteilung der Qualität von Online-Informationen, den Umgang mit Falschinformationen („Fake News") sowie um die Nutzung diverser Materialien zur Information von Patient:innen. Breiten Raum nehmen abschließend die Ausführungen zu Patienten-Informations-Zentren ein, die sich seit 1999 aufgrund einer Initiative der Pflegewissenschaft in Deutschland etabliert haben und ein interessantes und anspruchsvolles pflegerisches Handlungsfeld bieten.

3.1 Informationsbegriff

Information bedeutet die Bereitstellung und Vermittlung von Daten, Fakten, Wissen und Kenntnissen (Wingenfeld, 2011; Schaeffer & Dewe, 2006). Anlass für eine Informationsvermittlung ist ein Wissensdefizit einer Person. Ziel ist es, die Wissenslücke zu schließen, zur Erweiterung des Wissens beizutragen oder einen kognitiven Lernprozess anzustoßen. Mit der Weitergabe einer Information wird noch keine Handlungskompetenz erreicht, es können jedoch persönliche Handlungsvoraussetzungen verbessert und Handlungssicherheit kann hergestellt werden (Sunder & Segmüller, 2017; Müller-Mundt, 2011).

Die Weitergabe von Informationen wird als ergebnisoffenes Angebot verstanden, von dem die einzelnen Nutzer:innen entsprechend der jeweiligen Bedürfnisse Gebrauch machen können. Wie die Informationen aufgenommen, verarbeitet und umgesetzt werden, kann oftmals nicht festgestellt werden.

Informationen können in vielfältiger Form bereitgestellt werden, mündlich, schriftlich, face-to-face, telefonisch, im Internet, als Broschüre, Buch, Film oder Poster. Wichtig ist eine adressatengerechte, d.h. für die Person verständliche und nachvollziehbare Informationsvermittlung. Informationen sollen ferner nur dann gegeben werden, wenn die Person aufnahmebereit ist und Interesse am Thema signalisiert.

3.2 Bedeutung der Informationsvermittlung

Informationen bilden einen zentralen Grundpfeiler für einen selbstbestimmten Umgang mit Gesundheit, Krankheit und Pflegebedürftigkeit. Insbesondere die Konfrontation mit einer (möglicherweise chronischen) Erkrankung geht mit zahlreichen Herausforderungen einher, für deren Bewältigung Informationen unabdingbar sind. Oftmals sind Entscheidungen zu fällen, z.B. in Bezug auf die Durchführung diagnostischer, therapeutischer oder pflegerischer Maßnahmen. Um jedoch zum Beispiel bei alternativen Möglichkeiten einer Therapie das

Pro und Contra abwägen zu können, bedarf es einer Wissensgrundlage. Während die professionellen Akteur:innen „qua Amt" über einen Wissensvorsprung verfügen, fehlen Patient:innen insbesondere zu Beginn einer Erkrankung entsprechende Kenntnisse, um selbstbestimmt und selbstbewusst Entscheidungen treffen zu können. Im Verhältnis zu den Gesundheitsdienstleister:innen besteht bei ihnen nicht nur eine „Informationsasymmetrie", sondern häufig auch eine „Angstasymmetrie" (Behrens & Langer, 2016, S. 93), die sich mit zunehmender gesundheitlicher Verschlechterung verstärken kann. „Je weiter sich der Nutzer [...] auf dem Kontinuum zwischen Gesundheit und Krankheit in Richtung Krankheit oder Pflegebedürftigkeit bewegt, desto eher tritt die Fähigkeit zu rationalen Entscheidungen in den Hintergrund und wird überlagert durch Unsicherheit, Ängste, den Wunsch nach Hilfe, Fürsorge und Betreuung" (Dierks et al., 2001, S. 71). Eine kompetente Unterstützung bei der Bewältigung eines Informationsdefizits sollte daher immer auch die Unterstützung bei der Bewältigung von Angst und Unsicherheit einschließen.

Die meisten Menschen wollen heutzutage an gesundheitsbezogenen Entscheidungen beteiligt werden und sie auf Augenhöhe mit den Akteuren im Gesundheitswesen treffen (von Reibnitz et al., 2001). Seit 2013 gibt es ein *Recht* auf Information und Aufklärung, welches seine gesetzliche Verankerung im sogenannten „Patientenrechtegesetz" im Bürgerlichen Gesetzbuch findet (BGBL, 2013). Von besonderer Bedeutung ist der § 630e BGB (Aufklärungspflichten). Mit dem Gesetz wird die Rolle von Patient:innen gestärkt, wenngleich das Gesetz aufgrund seiner Ärzt:innenzentriertheit kritisiert wird (Sektion BIS, 2019).

Patient:innen haben auch ein *ethisch verbrieftes Recht* auf Information und Aufklärung (Müller-Mundt, 2011; Mühlhauser & Lenz, 2008). Das Recht auf Information ist in der europäischen und deutschen Charta der Patient:enrechte sowie im ICN-Ethikkodex für Pflegende verankert.

Bürgerliches Gesetzbuch § 630e

Aufklärungspflichten

(1) Der Behandelnde ist verpflichtet, den Patienten über sämtliche für die Einwilligung wesentlichen Umstände aufzuklären. Dazu gehören insbesondere Art, Umfang, Durchführung, zu erwartende Folgen und Risiken der Maßnahme sowie ihre Notwendigkeit, Dringlichkeit, Eignung und Erfolgsaussichten im Hinblick auf die Diagnose oder die Therapie. Bei der Aufklärung ist auch auf Alternativen zur Maßnahme hinzuweisen, wenn mehrere medizinisch gleichermaßen indizierte und übliche Methoden zu wesentlich unterschiedlichen Belastungen, Risiken oder Heilungschancen führen können.

(2) Die Aufklärung muss

1. mündlich durch den Behandelnden oder eine Person erfolgen, die über die zur Durchführung der Maßnahme notwendige Ausbildung verfügt; ergänzend kann auch auf Unterlagen Bezug genommen werden, die der Patient in Textform erhält,
2. so rechtzeitig erfolgen, dass der Patient seine Entscheidung über die Einwilligung wohlüberlegt treffen kann,
3. für den Patienten verständlich sein.

Ein *Recht* auf Informationen zu haben, reicht allein nicht. Um gesundheitsbezogene Entscheidungen treffen zu können, bedarf es der *Fähigkeit*, passende Gesundheitsinformationen ausfindig zu machen, sie zu verstehen, zu beurteilen und anzuwenden. Hierfür hat sich der Begriff der „Gesundheitskompetenz" oder „Health Literacy" etabliert (Schaeffer & Pelikan, 2017).

„Gesundheitskompetenz basiert auf allgemeiner Literalität und umfasst das Wissen, die Motivation und die Fähigkeiten von Menschen, relevante Gesundheitsinformationen in unterschiedlicher Form zu finden, zu verstehen, zu beurteilen und anzuwenden, um im Alltag in den Bereichen der Krankheitsbewältigung,

Verankerung des Rechts auf Information

European Charter of Patients' Rights (Active Citizenship Network, 2002)
„Every individual has the right to access to all information regarding their state of health, the health services and how to use them, and all that scientific research and technological innovation makes available."

Charta der Patientenrechte (BMG/BMJ, 2007)
„Der Patient hat Anspruch auf eine angemessene Aufklärung und Beratung sowie auf eine sorgfältige und qualifizierte Behandlung."

ICN-Ethikkodex für Pflegende (ICN, 2012)
„Die Pflegende gewährleistet, dass die pflegebedürftige Person zeitgerecht die richtige und ausreichende Information auf eine kulturell angemessene Weise erhält, auf die sie ihre Zustimmung zu ihrer pflegerischen Versorgung und Behandlung gründen kann."

Krankheitsprävention und Gesundheitsförderung Urteile fällen und Entscheidungen treffen zu können, die ihre Lebensqualität während des gesamten Lebensverlaufs erhalten oder verbessern" (Sørensen et al. 2012, S. 3). Es geht also im Kern um das Finden, Verstehen, Beurteilen und Anwenden von Informationen (**Abb. 3-1**).

Eine hohe Gesundheitskompetenz trägt dazu bei, gesund zu leben, im Krankheitsfall die notwendige Unterstützung durch das Gesundheitssystem finden und richtige Entscheidungen treffen zu können. Eine große Studie der Universität Bielefeld hat jedoch ergeben, dass es um die Gesundheitskompetenz in Deutschland nicht zum Besten bestellt ist (Schaeffer et al., 2016). Mehr als die Hälfte der Bevölkerung (54,3 %) verfügt den Erkenntnissen zufolge nur über eine eingeschränkte Gesundheitskompetenz (**Abb. 3-2**).

Dabei gehen bestimmte soziodemografische Merkmale häufig mit einer geringen Ge-

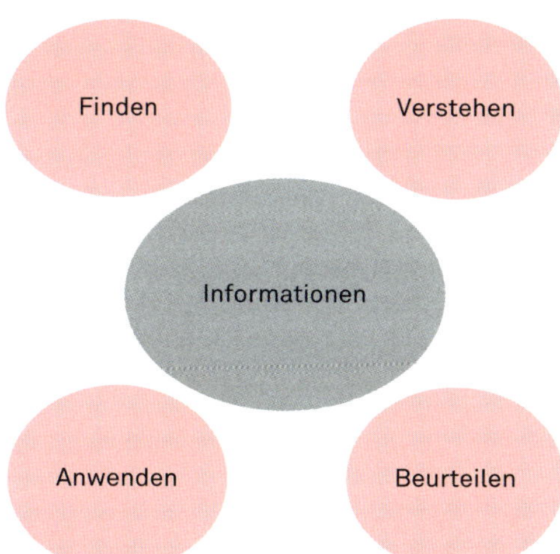

Abbildung 3-1: Was ist Gesundheitskompetenz? (Eigendarstellung in Anlehnung an Schaeffer et al., 2018, S. 12)

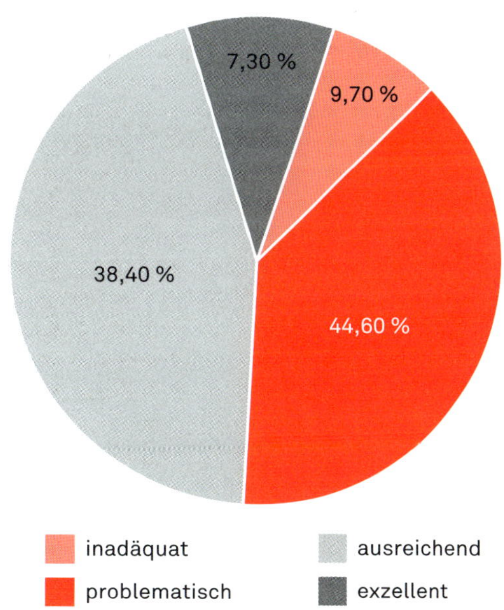

Abbildung 3-2: Die Ausprägung der Gesundheitskompetenz in Deutschland (in Prozent der Bevölkerung) (Eigendarstellung in Anlehnung an Schaeffer et al., 2018, S. 22)

sundheitskompetenz einher. Dazu gehören ein geringer Bildungsgrad, ein niedriger sozialer Status, das Vorhandensein eines Migrationshintergrunds, ein höheres Lebensalter und das Vorliegen chronischer Erkrankungen (Schaeffer et al., 2018). Zwecks Förderung der Gesundheitskompetenz entwickelte eine Gruppe von Personen aus Wissenschaft und Praxis den „Nationalen Aktionsplan Gesundheitskompetenz" (ebd.). Darin werden fünfzehn Empfehlungen ausgesprochen, um die Gesundheitskompetenz der Bevölkerung in Deutschland zu fördern und zu stärken.

Die Förderung von Gesundheitskompetenz ist auch als Auftrag für die professionelle Pflege zu verstehen. In allen Handlungsfeldern (Krankenhaus, Pflegeheim, ambulante Pflege etc.) können Pflegende Einfluss auf die Gesundheitskompetenz von kranken und pflegebedürftigen Menschen sowie deren Angehörigen nehmen (Schaeffer et al., 2018). Dazu müssen sie sensibel sein für die Wahrnehmung einer eingeschränkten Gesundheitskompetenz. Schmidt-Kaehler et al., (2017) verweisen auf bestimmte Signale („red flags"), die auf Schwierigkeiten beim Lesen und Schreiben hindeuten, beispielsweise wenn Patient:innen es unter einem Vorwand vermeiden, Informationen zu lesen („Ich habe meine Brille vergessen.", „Ich lese das zu Hause.") oder wenn Angehörige das Lesen und Ausfüllen von Formularen übernehmen. Eine Stärkung der Gesundheitskompetenz kann dadurch erfolgen, indem eine leichte und einfache Sprache verwendet wird (**Kap. 3.4.1**), qualitätsgesicherte und nutzerfreundliche Informationsmaterialien vorgehalten werden (**Kap. 3.5, Kap. 3.6**) und unterstützendes visuelles Material zur Verfügung steht (**Kap. 3.8.3**).

Im Anschluss an eine Informationsvermittlung sollte man sich vergewissern, ob die informierte Person die Information verstanden hat. Dafür eignet sich die sogenannte „Teach-Back-Methode" (engl. teach back = zurückerklären). Dabei wird die Person gebeten, die gegebenen Informationen mit eigenen Worten wiederzugeben.

Anwendung der Teach-Back-Methode

Informationsvermittlung zur Fußselbstkontrolle bei Diabetes

„Wir haben heute über die Pflege der Füße bei einer Diabetes-Erkrankung gesprochen. Ich möchte sicherstellen, dass ich alles gut erklärt habe. Daher möchte ich noch einmal die wichtigsten Punkte mit Ihnen durchgehen. Können Sie mir mit Ihren eigenen Worten sagen, worauf Sie bei der Kontrolle Ihrer Füße achten werden?"

Bei der Anwendung der Methode ist darauf zu achten, dass keine Testsituation für die Person entsteht. Es geht darum zu erkennen, ob eine Information verständlich vermittelt worden ist. Falls nicht alles richtig oder vollständig behalten und verstanden worden ist, wird die Information erneut gegeben, bis die Person sie richtig wiedergeben kann.

Aufgabe

Immer wieder wird eine mangelnde Gesundheitskompetenz von Patient:innen in Studien festgestellt. Entspricht dies Ihrer beruflichen Erfahrung?

3.3 Informationsvermittlung im Pflegealltag

Im Arbeitsalltag von Pflegenden werden in unzähligen Begegnungen mit Patient:innen sowie deren Angehörigen Informationen weitergegeben. Pflegende beantworten Fragen, geben Hinweise und Empfehlungen, erläutern notwendige pflegerische Interventionen oder verteilen Aufklärungs- und Informationsmaterialien. Häufig finden diese Aktivitäten begleitend zu anderen pflegerischen Maßnahmen statt, quasi „nebenbei" und stehen nicht im Mittelpunkt der Begegnung. Dabei geht die Interaktion mit Patient:innen fast immer mit Informationen einher:

- Bei der Körperpflege erhält eine Patientin die Information, dass sie jetzt täglich eine Spritze zur Thromboseprophylaxe erhalten wird.
- Beim Austeilen der Medikamente wird den Patient:innen erklärt, wie und zu welchem Zeitpunkt sie die Mittel einnehmen sollten.
- Bei der Begleitung zu einer diagnostischen Maßnahme erläutert die Pflegende, wie diese durchgeführt wird und was den Patienten erwartet.
- Vor einem geplanten operativen Eingriff wird eine Patientin darüber informiert, wie lange sie noch etwas trinken darf.
- Beim Anhängen einer Infusion wird darauf hingewiesen, wozu die Flüssigkeit notwendig ist.
- usw.

Typische Situationen im Pflegealltag sind Momente, in denen ein Patient oder eine Patientin Fragen stellt. London (2003) bezeichnet dies als „pädagogisch günstige Momente", denn die Person zeigt damit an, dass sie Wissen aufnehmen möchte. Solche Momente können jederzeit auftreten, z. B. bei einem Verbandswechsel, beim Warten auf den Aufzug oder beim Abräumen des Frühstücktabletts. Pflegenden ist oftmals nicht bewusst, dass es sich bei der Beantwortung einer Frage um eine edukative Aktivität handelt. Gleichwohl bieten sich hier einmalige Gelegenheiten zur Förderung der Gesundheitskompetenz von Patient:innen.

Allerdings gibt es häufig folgendes Problem: Während Patient:innen durch eine Frage eine hohe Bereitschaft zum Wissenserwerb signalisieren, haben Pflegende möglicherweise gerade überhaupt keine Zeit, adäquat auf das Bedürfnis ihres Gegenübers eingehen zu können. Unter einem hohen Arbeits- und Zeitdruck stehend, besteht zudem die Sorge, einem Gespräch kein Ende setzen zu können oder den dabei auftauchenden Problemen nicht gewachsen zu sein. Möglicherweise geht es bei solchen Fragen um ganz andere Belange als zunächst erkennbar. Nicht selten dienen sie als Türöffner, um ins Gespräch zu kommen, um anschließend existentielle Nöte und Ängste ansprechen zu können (Schieron et al., 2020). Selbst wenn ein längeres Gespräch nicht möglich sein sollte, gilt es, dem berechtigten Wunsch der Patient:innen nach Information nachzukommen. Häufig genügen eine erste, kurze Antwort und die Versicherung, zu einem späteren Zeitpunkt auf die Frage zurückzukommen. Dieses Versprechen muss dann jedoch auch eingehalten werden.

Andere Patient:innen wiederum trauen sich erst gar nicht, Fragen zu stellen. Im hektischen Arbeitsalltag möchten sie die Pflegenden mit ihrem Informationswunsch nicht noch zusätzlich belasten. Sie nehmen die – oft unbewussten – Strategien von Pflegenden wahr, um ein tieferes Gespräch zu vermeiden: Ablenkung, Bagatellisierung, häufige Betonung der hohen Arbeitslast, nonverbale Signalisierung von Eile durch Vermeidung von Blickkontakt oder die Hand an der Türklinke (Roessler & Lindemann, 2014). Indem Pflegende Offenheit und Zugewandtheit signalisieren, ermuntern sie Patient:innen zu Fragen. Dabei hilft es, in Ausbildung, Studium und Weiterbildung das nötige Rüstzeug für eine professionelle Kommunikation zu erwerben und immer wieder das eigene Berufsverständnis zu reflektieren.

Bei der Informationsvermittlung im pflegerischen Alltag gibt es einiges zu bedenken (Büker, 2015, S. 37):

- Worauf zielt eine Frage? Was genau möchte eine Person wissen? Manche Menschen haben Schwierigkeiten, sich auszudrücken. Dann sind gegebenenfalls Rückfragen erforderlich, um an den Kern des Interesses heranzukommen.
- Wie umfangreich sollten die Informationen sein, die vermittelt werden? Bei einer zu großen Informationsmenge besteht die Gefahr, dass die Person überfordert wird und zentrale Inhalte nicht erfasst werden können.
- Welche Informationen sind seriös und können ruhigen Gewissens weitergegeben wer-

den? Nicht jede Broschüre mit Gesundheitsinformationen eignet sich zur Weitergabe, sondern sollte zunächst auf ihre Qualität hin überprüft werden.
- Wie kann eine Information verständlich vermittelt werden? Professionelle Akteur:innen neigen dazu, in ihrer Fachsprache zu reden, die jedoch von Patient:innen sowie deren Angehörigen nicht unbedingt verstanden wird.

Wie man sieht, ist Informationsvermittlung mehr als nur eine „simple" Weitergabe von Wissen, Daten und Fakten. Auch wenn es sich bei der Informationsvermittlung um ein offenes Angebot handelt, ist zu bedenken, dass die Art und Weise der Überbringung Auswirkungen hat. So können z. B. unverständliche Informationen verwirren oder gar verängstigen. Im Folgenden werden die Kriterien einer gelingenden Informationsvermittlung aufgezeigt. Dabei geht es insbesondere um die Verständlichkeit von Informationen sowie um die Beurteilung der Qualität von Informationen.

Aufgabe

Achten Sie in Ihrer beruflichen Praxis einmal eine Schicht lang darauf, wie häufig Sie Fragen von Patient:innen oder Angehörigen beantworten oder wie oft Sie Informationen weitergeben.

3.4 Verständlichkeit von Informationen

Wer schon einmal Versicherungsunterlagen, Informationen auf Lebensmittelverpackungen oder Gebrauchsanleitungen gelesen hat, kennt das Ärgernis: Oftmals sind Texte schwer zu verstehen oder geradezu unverständlich. Eine kommerzielle, nicht wissenschaftsinitiierte Befragung von 2.600 erwachsenen Menschen zu ihren Erfahrungen mit schwer verständlichen Informationen (Ergo, 2012) in den Lebensbereichen gesunde Ernährung, Medizin, Versicherungen und Steuer verdeutlicht das Problem. Fast 80 % der Befragten gaben an, im Alltag auf schwer verständliche Informationen zu stoßen, ein Drittel sogar häufig oder sehr häufig. Dabei spielte das Alter eine wichtige Rolle, denn besonders ältere Menschen gaben Schwierigkeiten an, Informationen zu verstehen (**Abb. 3-3**).

Nicht nur das Alter, sondern auch der Bildungsgrad war dabei von Bedeutung. So gaben Personen mit einem mittleren Schulabschluss, mit Abitur oder Studium seltener an, auf unverständliche Informationen zu treffen, während überdurchschnittlich viele Menschen mit einem Hauptschulabschluss diesbezügliche Schwierigkeiten äußerten.

Welche Folgen können unverständliche Informationen haben? Bei Vorträgen schalten die Zuhörerinnen und Zuhörer nach kurzer Zeit innerlich ab, Informationsmaterialien werden beiseitegelegt und nicht zu Ende gelesen. Die Menschen werden entmutigt und verärgert, viele halten sich selbst für dumm (Langer et al., 2019; London, 2003). Unverständliche Informationen können aber auch massive Ängste auslösen, wie das nachstehende Beispiel zeigt.

Beispiel für die Folgen unverständlicher Information

In einer Klinik für kardiologische Rehabilitation fand sich vor einigen Jahren eine Informationsschrift zum Thema Herzinsuffizienz. Hier ein Auszug: „Bei einer Herzinsuffizienz handelt es sich um eine myokardiale Dysfunktion mit der kardialen Unfähigkeit, eine den Anforderungen entsprechende Förderleistung zu erbringen. Inzidenz und Prävalenz nehmen mit dem Lebensalter zu. Die Herzinsuffizienz ist die zweithäufigste Todesursache in Deutschland." Diese schulbuchmäßigen Erklärungen sind durchaus korrekt.
Versetzen Sie sich nun in einen Patienten (oder eine Patientin) mit schwerer Herzinsuf-

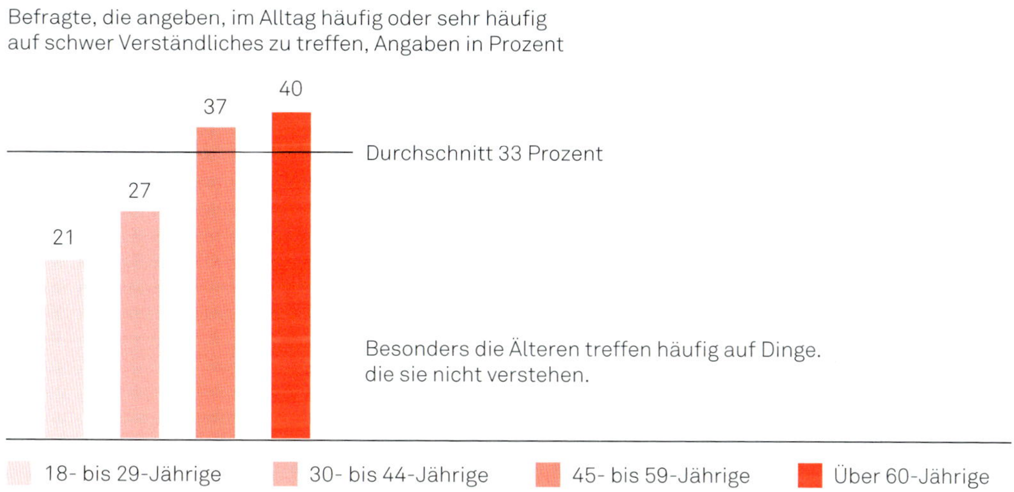

Abbildung 3-3: Begegnung mit schwer verständlichen Informationen im Alltag (Quelle: Ergo Group AG, mit freundlicher Genehmigung)

fizienz, der diese Schrift in Händen hält. Zunächst wird er mit einer Vielzahl an Fachwörtern konfrontiert, die ihm wahrscheinlich nicht bekannt sind: Was heißt „myokardiale Dysfunktion" oder „kardiale Unfähigkeit"? Was ist mit „Förderleistung" gemeint? Was versteht man unter „Inzidenz" und „Prävalenz"? Neben all diesen unverständlichen und verwirrenden Begrifflichkeiten kommt am Ende die niederschmetternde Information, dass es sich bei der Herzinsuffizienz um die zweithäufigste Todesursache handelt. Diese furchterregende Aussage wird haftenbleiben.

Oftmals ist es nur Gedankenlosigkeit der Verfasser:innen solcher Texte, die sich nicht in ihre zukünftige Leserschaft hineinversetzen und sich nicht um eine Verständlichkeit der Informationen bemühen. Mitunter sind professionelle Akteur:innen auch der Meinung, dass sich bestimmte Begrifflichkeiten längst im üblichen Sprachgebrauch etabliert haben, z. B. Herzinsuffizienz, Demenz oder Pneumonie. Diese Annahme trifft jedoch nur für einen Teil der Bevölkerung zu, sodass es sinnvoller (und verständlicher) ist, von Herzschwäche, Altersverwirrtheit und Lungenentzündung zu sprechen.

Tipp

Die von der „Was hab ich?" gemeinnützige GmbH betriebene Website www.washabich.de wurde von Studierenden der Medizin ins Leben gerufen. Die Initiative hat es sich zum Ziel gesetzt, medizinische Befunde kostenfrei in eine verständliche Sprache zu übersetzen. Nutzer:innen laden ihre Befunde hoch und können einige Tage später die Übersetzung passwortgeschützt online abrufen. Die zumeist ehrenamtlich tätigen (zukünftigen oder bereits ausgebildeten) Mediziner:innen wollen nicht nur Medizin transparenter gestalten, sondern auch die Fähigkeit für ihr eigenes Berufsleben erwerben, komplexe Sachverhalte verständlich zu erklären.

3.4.1 Einfache Sprache und Leichte Sprache

Bei der Erstellung oder Weitergabe von gesundheitsbezogenen Informationen ist darauf zu achten, dass eine verständliche Sprache verwendet wird. Hierbei wird unterschieden zwischen der *Leichten* Sprache und der *einfachen*

Sprache. Die leichte Sprache richtet sich ursprünglich an Menschen mit Lernbehinderungen und somit an eine klar definierte Zielgruppe. Die einfache Sprache zielt auf die allgemeine Bevölkerung und auf Menschen mit Schwierigkeiten, komplexere Texte zu verstehen. Die beiden Begriffe werden oft synonym verwendet. Allerdings folgt die leichte Sprache bestimmten Regeln, während es für die einfache Sprache kein Regelwerk gibt, wie nachstehende Definitionen erklären.

Leichte Sprache

„Leichte Sprache im Sinne der UN-Behindertenrechtskonvention (UN-BRK) hat das Ziel, Menschen mit Leseschwierigkeiten die Teilhabe an Gesellschaft und Politik zu ermöglichen. Sie folgt bestimmten Regeln, die unter maßgeblicher Mitwirkung des Vereins Mensch zuerst entwickelt wurden, und zeichnet sich unter anderem durch kurze Hauptsätze aus, weitgehenden Verzicht auf Nebensätze, die Verwendung von bekannten Wörtern, während schwierige Wörter erklärt werden. Das Schriftbild sollte klar, ohne Schnörkel (Serifen) und ausreichend groß sein. Nach jedem Satzzeichen sowie bei sinnvollen Satzabschnitten wird ein Absatz gemacht. Die Optik von Bild und Schrift muss übersichtlich sein. Farben sind sehr sparsam einzusetzen. Einfache Illustrationen sind besser als Fotos, auf denen zu viele Details zu sehen sind.“ (Kellermann, 2014, S. 7)

Einfache Sprache

„Anders als bei der Leichten Sprache gibt es für die einfache Sprache kein Regelwerk. Sie ist durch einen komplexeren Sprachstil gekennzeichnet. Die Sätze sind länger, Nebensätze sind zulässig und sämtliche im Alltag gebräuchliche Begriffe werden als bekannt vorausgesetzt. Fremdwörter sollten allerdings auch hier nach Möglichkeit vermieden werden, ansonsten sind sie zu erklären. Nach Satzzeichen und Satzabschnitten muss nicht zwingend ein Absatz folgen, solange der Text überschaubar bleibt. Auch das optische Erscheinungsbild von Schrift und Bild ist weniger streng geregelt. Texte in einfacher Sprache sind für viele Menschen hilfreich, etwa für Menschen mit Lese- und Rechtschreibschwäche, Menschen mit Hirnverletzungen, ältere Menschen und hörbehinderte Menschen mit geringerer Lautsprachkompetenz, Menschen mit geringen Deutschkenntnissen, Lernende einer Fremdsprache und auch Touristinnen und Touristen.“ (Kellermann, 2014, S. 7)

Vom Bundesministerium für Arbeit und Soziales (BMAS) wurde in Zusammenarbeit mit dem Netzwerk Leichte Sprache ein Ratgeber „Leichte Sprache“ herausgegeben (BMAS, 2014). Die Broschüre gibt Mitarbeiter:innen der öffentlichen Verwaltung Hinweise zur Erstellung von Texten. Die darin enthaltenen Regeln und Tipps für Leichte Sprache sollen Menschen helfen, die Lernschwierigkeiten haben, nicht so gut lesen können oder nicht so gut Deutsch sprechen können. Auch für die Gestaltung von Gesundheitsinformationen lassen sich viele nützliche Hinweise zur Vereinfachung der Fachsprache finden. Die Broschüre steht im Internet zum Download bereit unter:

https://www.bmas.de/DE/Service/Medien/Publikationen/a752-leichte-sprache-ratgeber.html.

Aufgabe

Recherchieren Sie auf der Homepage des BMAS die Regeln für Leichte Sprache.

Die Regeln für leichte Sprache können auch für die Prüfung oder die Umwandlung von bereits vorhandenen Informationsmaterialien genutzt werden. Dabei besteht die Herausforderung, nicht nur die Hinweise für die leichte Sprache, sondern gleichzeitig die fachliche Korrektheit zu beachten. Um Studierende und Auszubildende in der Pflege für die Bedeutung einer verständlichen und qualitätsgesicherten Informationsvermittlung zu sensibilisieren, eignen sich Übungen zur Qualitätsprüfung von gesundheitsbezogenen Flyern, Broschüren oder Homepages (Herzberg et al., 2019; Büker, 2013a).

Weitere hilfreiche Anregungen für die Gestaltung einer einfachen Sprache bietet das Bundesministerium für Arbeit und Soziales auf seiner Homepage *www.gemeinsam-einfach-machen.de*. Hier werden schwierige Wörter erklärt, z.B. der Inklusionsbegriff (BMAS, 2020):

„Inklusion bedeutet:

- Menschen mit Behinderung gehören dazu.
- Menschen mit Behinderung können überall dabei sein.
- Menschen mit Behinderung dürfen selbst bestimmen.
- Niemand darf einen anderen Menschen ausschließen.
- Alle Menschen haben die gleichen Rechte."

Auch der DUDEN, bekannt als Rechtschreibwörterbuch, befasst sich mit leichter und einfacher Sprache. Das Handbuch „Leichte Sprache" (Bredel & Maaß, 2016a) richtet sich an alle Personen, die sich mit leichter Sprache beschäftigen, z.B. Übersetzer:innen, Mitarbeiter:innen in öffentlichen Verwaltungen oder Wissenschaftler:innen. Das Buch widmet sich u.a. den theoretischen Grundlagen, Regeln und Prinzipien leichter Sprache. In Ergänzung zu dem umfangreichen Handbuch gibt es ein Arbeitsbuch mit einer Kurzübersicht der wichtigsten Regeln, zahlreichen Übungen mit Lösungen und der Erläuterung typischer Fehler (Bredel & Maaß, 2016b).

Etliche offizielle Homepages mit Informationen für Patient:innen verfügen inzwischen über einen Button „leichte Sprache", beispielsweise die Bundeszentrale für gesundheitliche Aufklärung (BZGA) mit ihrer Website *www.bzga.de*. Auch auf der übersichtlichen Homepage *www.patienten-information.de* des Ärztlichen Zentrums für Qualität in der Pflege (ÄZQ) finden sich Informationen für Patient:innen in leichter Sprache zu den folgenden Themen:

- Angststörungen
- Arztbesuch
- Asthma
- Depression
- Essstörungen
- Hautkrebs
- Leben mit Diabetes Typ 2
- Lebererkrankungen
- Plötzliche Rückenschmerzen

Ein Beispiel für leichte Sprache ist der nachstehende Auszug aus der Patient:inneninformation der ÄZQ zum Thema Asthma (ÄZQ, 2020).

Asthma
Informationen in Leichter Sprache

Asthma ist eine Krankheit.

Jeder Mensch braucht Luft zum Atmen.

Die Luft kommt durch die Atem-Wege
in die Lunge.

Bei Asthma sind die Atem-Wege entzündet.

Dadurch verengen sich die Atem-Wege und
schwellen an.

Wenn Sie Asthma haben,
dann können diese Beschwerden auftreten:

- Sie bekommen Atem-Not.
- Die Lunge pfeift beim Atmen.
- Ihre Brust fühlt sich eng an.
- Sie müssen husten.

Manchmal sind die Asthma-Beschwerden
stärker, manchmal weniger.

Leider gibt es im Vergleich zu anderen Ländern in Deutschland nur begrenzt Informationsmaterialien für Patient:innen in leichter Sprache, wie auch Boll (2017) feststellt. Hier bedarf es verstärkter Anstrengungen, um Menschen, die beim Lesen und Verstehen von Texten Schwierigkeiten haben, Zugang zu gesundheitsbezogenen Informationen zu ermöglichen. Ideal ist das Vorhalten von Broschüren für verschiedene Bildungslevel, um einerseits Menschen mit geringen Bildungschancen nicht zu überfordern und andererseits Menschen mit einem vergleichsweisen hohen Bildungsniveau nicht zu unterfordern oder sogar zu verärgern.

3.4.2 Hamburger Verständlichkeitskonzept

Richtungsweisend für die Gestaltung von verständlichen Texten ist das „Hamburger Verständlichkeitskonzept“, welches von Friedemann Schulz von Thun entwickelt wurde, einem deutschen Psychologen und Kommunikationswissenschaftler. Dieses Modell soll im Folgenden vorgestellt werden.

Unter Mitarbeit von Reinhard Tausch und Inghard Langer beschäftigte sich Schulz von Thun in den 1970er Jahren in einem Forschungsprojekt mit dem Thema „Textverständlichkeit“ (Schulz von Thun, 1975). Dabei gingen sie schwerpunktmäßig den folgenden Fragen nach: Was ist Verständlichkeit? Wie lässt sich Verständlichkeit messen? Wie kann man Texte verständlicher gestalten?

Zur ersten Frage fanden die Forscher heraus, dass sich ein verständlicher Text durch vier sogenannte „Verständlichkeitsmacher“ auszeichnet: Einfachheit (Gegenteil Kompliziertheit), Gliederung-Ordnung (Gegenteil Unübersichtlichkeit, Zusammenhanglosigkeit), Kürze-Prägnanz (Gegenteil Weitschweifigkeit), Zusätzliche Stimulanz (Gegenteil keine zusätzliche Stimulanz). Zum Hamburger Verständlichkeitskonzept ist viel Material im Internet vorhanden, informieren Sie sich!

Aufgabe

Überprüfen Sie einen Flyer oder eine Informationsschrift, die in Ihrem Arbeitsbereich häufig an Patient:innen ausgegeben wird, auf die vier „Verständlichkeitsmacher“ des Hamburger Verständlichkeitskonzepts.

3.4.3 Lesbarkeitsformeln

Die Verständlichkeit von Texten kann mithilfe von Lesbarkeitsformeln geprüft werden. Die ersten Instrumente dieser Art wurden in den USA entwickelt und sind dort weit verbreitet. Mittlerweile gibt es mehrere hundert Lesbarkeitsformeln, viele jedoch nur in englischer Sprache. Bekannt sind beispielsweise die Dale-Chall – Lesbarkeitformel, der FOG-Index, die Fry – Lesbarkeitsformel oder der SMOG-Index. Zwei verbreitete Formeln sollen an dieser Stelle vorgestellt werden: die Flesch-Formel und die Wortliga.

Flesch-Formel

Bei der Flesch-Formel wird der Schwierigkeitsgrad eines Textes anhand der Länge der Sätze, Wörter und Silben bestimmt. Es geht somit nicht um eine inhaltliche Prüfung eines Textes. Die Formel beruht auf dem Grundgedanken, dass kurze Sätze und Wörter besser verständlich sind als lange. Die kostenfreie Anwendung erfolgt webbasiert über die Homepage *www.leichtlesbar.ch*. Ein beliebiger Text wird in ein Feld hineinkopiert und abgesendet. Die statistische Auswertung erfolgt unmittelbar und ergibt einen Indexwert zwischen 0 und 100. Je höher der Wert, umso leichter lesbar ist der Text. Nachteilig ist allerdings, dass nur wenige Parameter gemessen werden und der nummerische Wert allein keine Rückschlüsse erlaubt, an welchen Stellen der Text Schwachstellen aufweist.

Wortliga

Eine weitere kostenfreie, onlinebasierte Textanalyse bietet die kommerzielle Textagentur WORTLIGA GmbH (*www.wortliga.de*). Auch hier kann ein Text zwecks unmittelbarer Überprüfung eingegeben werden. Die Testung erfolgt in Orientierung am Hamburger Verständlichkeitskonzept. Geprüft werden nicht nur Satz- und Wortlänge, sondern weitere Parameter wie Formatierungsfehler, Passiv-Formulierungen, unpersönliche Sprache, Abkürzungen, Phrasen, Füllwörter, Adjektive und Nominalstil. Schwachpunkte werden durch eine farbige Unterlegung des Textes kenntlich gemacht und sind somit leicht erkennbar.

Die Verwendung von Lesbarkeitsformeln bietet sich übrigens nicht nur für die Prüfung von vorhandenen Informationsmaterialien an, sondern auch für die Herstellung eigener Broschüren, Flyer oder Texte für die Homepage.

3.4.4 Gesundheitsinformationen in verschiedenen Sprachen

Für Menschen mit Migrationshintergrund und (noch) vorhandener Sprachbarriere empfiehlt sich die Vorhaltung mehrsprachiger Materialien. Für Deutschland kann ein hoher Bedarf an Gesundheitsinformationen in verschiedenen Sprachen konstatiert werden. Etliche offizielle Stellen (Ämter, Behörden, Kostentragende etc.) haben sich inzwischen auf ihren Websites darauf eingestellt:

- Auf der Homepage des **Robert-Koch-Instituts** *www.rki.de* stehen Impfempfehlungen zum Download in 16 Sprachen bereit (Deutsch, Albanisch, Arabisch, Dari, Englisch, Farsi, Französisch, Kroatisch, Kurdisch, Polnisch, Rumänisch, Russisch, Serbisch, Spanisch, Türkisch, Urdu, Vietnamesisch).
- Verantwortet von der **Bundeszentrale für gesundheitliche Aufklärung** finden sich auf der Homepage *www.kindergesundheit-info.de* mehrsprachige Kurzfilme zur Versorgung von Babys und Kleinkindern u.a. zu den Themen schlafen, essen, spielen, sprechen lernen (Deutsch, Englisch, Türkisch, Russisch, Arabisch).
- Das **Bundesministerium für Gesundheit** hat einen Wegweiser durch das deutsche Gesundheitssystem in 14 Sprachen (Deutsch, Arabisch, Englisch, Französisch, Italienisch, Kurdisch, Paschtu, Persisch/Farsi, Polnisch, Rumänisch, Russisch, Spanisch, Türkisch, Bosnisch/Serbisch/Kroatisch) herausgegeben. Die Broschüre steht auf der Homepage *www.wegweiser-gesundheitswesen-deutschland.de* zum Download bereit und befasst sich inhaltlich mit der Kranken- und Pflegeversicherung, der medizinischen Versorgung, dem Verhalten in Notfällen, Maßnahmen der Gesundheitsvorsorge.
- Das **Schweizerische Rote Kreuz** bietet Gesundheitsinformationen für Migrantinnen und Migranten in Form von Broschüren, Ratgebern, Filmen und Bildungsunterlagen in 56 Sprachen auf seiner Homepage *www.migesplus.ch* zum Ansehen, Herunterladen und Online-Bestellen.
- Das **Bayerische Zentrum für Prävention und Gesundheitsförderung** (ZPG) am Bayerischen Landesamt für Gesundheit und Lebensmittelsicherheit stellt unter *www.schwanger-null-promille.de* mehrsprachige Informationen für werdende Mütter zum Thema Alkoholkonsum in der Schwangerschaft zur Verfügung (Deutsch, Englisch, Türkisch, Spanisch, Arabisch, Französisch, Russisch, Serbisch).
- Auf der Homepage des **Ärztlichen Zentrums für Qualität in der Medizin** (ÄZQ) *www.patienten-information.de* finden sich Gesundheitsinformationen in verschiedenen Sprachen (Arabisch, Englisch, Französisch, Russisch, Spanisch, Türkisch) zu zahlreichen Themen, z.B. Angststörungen, Antibiotika-Therapie, Asthma und COPD, Darmkrebs, Depressionen, Diabetes, Koronare Herzkrankheit, Multiresistente Erreger.
- Im Auftrag eines vom **NRW-Ministerium für Gesundheit, Emanzipation, Pflege und Alter** geförderten Projekts wurden sieben Videospots für zugewanderte Menschen erstellt. Sie sollen es Migrant:innen

ermöglichen, sich besser über das Gesundheitswesen in Deutschland, die medizinische Versorgung sowie Präventionsmaßnahmen zu informieren. Die Videos sind kostenfrei herunterzuladen über die Internetseite *www.drk-gesundheitsfilme.de*. In den Sprachen Deutsch, Englisch, Arabisch und Kurdisch werden folgende Themen behandelt: Gesundheitssystem, Schwangerschaft und Geburt, Schutz vor Infektionen, psychische Gesundheit, Kindergesundheit, gesunde Zähne, Krebsvorsorge.

- Die **Unabhängige Patientenberatung Deutschland** (UPD) berät auf Ihrer Website *www.patientenberatung.de* Migrant:innen auf Russisch, Türkisch und Arabisch.

Aufgrund der Schnelllebigkeit der virtuellen Welt können sich Websites und ihre Inhalte rasch ändern. Daher empfiehlt sich eine regelmäßige Recherche und Überprüfung relevanter Seiten.

Tipp

Viele weitere Hinweise und Tipps für eine verständliche Gestaltung von Gesundheitsinformationen finden sich in der Broschüre „Gesundheitskompetenz – verständlich informieren und beraten. Material- und Methodensammlung zur Verbraucher- und Patientenberatung für Zielgruppen mit geringer Gesundheitskompetenz", herausgegeben von der Universität Bielefeld (Schmidt-Kaehler et al., 2017). Die Broschüre sensibilisiert für das Thema Gesundheitskompetenz und gibt allen professionellen Akteur:innen im Gesundheitswesen, die in die Information und Beratung von Klient:innen involviert sind, konkrete Hilfestellung. Sie steht zum kostenfreien Download unter https://www.uni-bielefeld.de/fakultaeten/gesundheitswissenschaften/ag/ag6/downloads/Material-_und_Methodensammlung.pdf bereit.

3.5 Evidenzbasierung von Gesundheitsinformationen

Zu den zentralen Qualitätskriterien von Gesundheitsinformationen gehört ihre fachliche Korrektheit im Sinne von Evidenzbasierung. Der aus dem Englischen stammende Begriff „Evidence" bedeutet so viel wie Nachweis, Beleg oder Beweis. Der Beweis für eine Information beruht dabei auf Erkenntnissen aus wissenschaftlichen Studien. Aktuelle, wissenschaftsbasierte Informationen bilden eine wichtige Voraussetzung für informierte Entscheidungen von Patient:innen. Auch Mühlhauser und Lenz (2008) fordern die Evidenzbasiertheit von Gesundheitsinformationen, um Patient:innen relevantes Handeln zu ermöglichen.

Definition „Evidenzbasierte Patienteninformationen"

„Evidenzbasierte Patienteninformationen beruhen auf objektiven und wissenschaftlich belegten Aussagen zu Erkrankungen und deren Untersuchungs- und Behandlungsmöglichkeiten. Sie berücksichtigen die zum Zeitpunkt der Erstellung vorhandenen besten und aussagekräftigsten Daten zu den untersuchten Themen und die Erfahrungen und Bedürfnisse betroffener Patienten. Evidenzbasierte Patienteninformationen müssen für Menschen ohne medizinische Vorbildung verständlich und relevant sein. Relevanz bedeutet, dass als ‚Erfolgsfaktoren' der Behandlung solche dargestellt werden, die für Patienten bedeutsam sind. Dies sind insbesondere die Lebenserwartung und die Lebensqualität. Unter diesen Voraussetzungen sind evidenzbasierte Patienteninformationen eine Grundlage für Patienten, Entscheidungen für oder gegen eine in Frage kommende Untersuchungs- oder Behandlungsmaßnahme zu treffen." (Sänger et al., 2006, S. 12).

Die „Leitlinie evidenzbasierte Gesundheitsinformation" (Universität Hamburg/EbM-Netzwerk, 2016) benennt verschiedene Qualitätskriterien für die Erstellung von Gesundheitsinformationen als Voraussetzung für informierte Entscheidungen. Die wichtigsten Kriterien werden nachfolgend dargestellt.

Ein erstes Kriterium betrifft die *Zielgruppenorientierung*. Zu berücksichtigen sind beispielsweise kulturelle Unterschiede oder Unterschiede nach Alter und Geschlecht. Gefordert werden eine einfache Sprache entsprechend dem Hamburger Verständlichkeitskonzept (**Kap. 3.4.2**) sowie die Barrierefreiheit von Informationen im Internet für Menschen mit Behinderung, z. B. einer Seh- oder Hörstörung. Bezogen auf die *inhaltlichen Anforderungen* muss vor einer medizinischen Maßnahme informiert werden über (ebd.):

- Ziele der Maßnahme
- Diagnose
- Erkrankungsrisiko
- Prognose bei Nichtintervention
- Behandlungsoptionen (inkl. Nichtbehandlung)
- Objektive Daten bzgl. patient:innenorientierter Ergebnisse
- Wahrscheinlichkeiten für Erfolg, Misserfolg und Nebenwirkungen der Maßnahme und der Behandlungsoptionen
- Wahrscheinlichkeiten für falsch negative/falsch positive Ergebnisse
- Kosten
- Medizinische, psychosoziale oder finanzielle Folgen
- Planung des weiteren Vorgehens.

Von Bedeutung sind ferner sogenannte „Transparenzkriterien“, wie die Nennung der Verfasser:innen, die Offenlegung von Interessen (z. B. finanzieller Art), die Aktualität der Inhalte, die verwendeten Informationsquellen sowie Hinweise auf Adressen für weitere Informationen (z. B. Beratungsstellen, Selbsthilfegruppen).

Die Leitlinie nennt weitere Qualitätsanforderungen an eine evidenzbasierte Gesundheitsinformation, z. B. in Bezug auf die *Darstellung von Häufigkeiten*. Statistische Informationen müssen so aufbereitet und kommuniziert werden, dass sie verstanden werden und letztlich informierte Entscheidungen ermöglichen. Ein anderer Aspekt bezieht sich auf den *Einsatz von Grafiken, Bildern und Zeichnungen* zum besseren Verständnis von Daten. Grafische Abbildungen, wie Piktogramme, Torten- oder Balkendiagramme, sollten so gestaltet sein, dass sie zum besseren Verständnis von Aussagen beitragen. Auch Bilder, Zeichnungen, Cartoons oder Fotos sind mit dem Ziel einzusetzen, Inhalte schneller und besser verstehen zu können. Eher kritisch betrachtet wird der *Einsatz von Narrativen*, d.h. Erfahrungsberichten von betroffenen Patient:innen. Zwar können Erfahrungsberichte Interesse an einem Thema wecken und die mit einer Erkrankung verbundenen Emotionen beschreiben, gleichwohl handelt es sich um subjektive und möglicherweise sehr heterogene Perspektiven. Für eine qualitativ hochwertige Gesundheitsinformation sind Narrative nach Ansicht der Verfasserinnen und Verfasser der Leitlinie nicht erforderlich. Vorgeschlagen wird hingegen die *Einbeziehung der Zielgruppe in den Erstellungsprozess* einer Gesundheitsinformation (ebd.).

Ergänzende Hinweise zur Erstellung von evidenzbasierten Gesundheitsinformationen liefert das Positionspapier des Deutschen Netzwerks Evidenzbasierte Medizin e.V. (2016) „Gute Praxis Gesundheitsinformation“. Den Verfasser:innen zufolge zeichnet sich eine gute Gesundheitsinformation dadurch aus, dass sie auf jegliche offene oder verdeckte Werbung für Produkte oder Leistungen verzichtet. Die Erstellung der Information muss auf einem transparenten und systematischen methodischen Vorgehen beruhen. Der aktuelle und öffentlich zugängliche Stand des Wissens muss verständlich dargestellt werden.

Empfehlenswerte Gesundheitsinformationen thematisieren dem Positionspapier zufolge auch Nutzen und Schaden von (medizinischen) Maßnahmen sowie die Folgen einer Nichtbehandlung. Sie orientieren sich an den Informationsbedürfnissen der Zielgruppe und berücksichtigen die gesundheitsbezogene Lebensqualität. Wichtig sind eine sachlich angemessene Darstellung, inhaltlich und sprachlich neutrale Formulierungen sowie eine regelmäßige Aktualisierung der Gesundheitsinformation.

Weitere Empfehlungen zur Erstellung evidenzbasierter Informationen für Patient:innen gibt das „Manual Patienteninformation" des Ärztlichen Zentrums für Qualität in der Medizin (ÄZQ) (Sänger et al., 2006). Wenngleich auch diese Broschüre in erster Linie auf medizinische Maßnahmen fokussiert, ist sie für die pflegebezogene Patient:inneninformation von Bedeutung.

Folgende Anforderungen sind an die Evidenz von Patient:inneninformationen gerichtet (ebd.):

- Genauigkeit: Die wissenschaftlichen Daten müssen die Gütekriterien der Validität und Reliabilität erfüllen.
- Vollständigkeit: Möglichst alle Veröffentlichungen zu einem Thema müssen recherchiert worden sein.
- Relevanz: Die Inhalte der Publikation müssen von den Leser:innen als bedeutsam und entscheidungsunterstützend angesehen werden.
- Angemessene Darstellung: Aussagen zu Nutzen und Risiken einer Behandlung müssen so dargestellt werden, dass sie verstanden und richtig interpretiert werden können.
- Relevante Detaildarstellung: Die Daten müssen detailliert genug sein, um Entscheidungen im individuellen Fall zu unterstützen.
- Relevanter Kontext: Die Darstellung von wissenschaftlichen Daten muss im Kontext der Situation betroffener Patient:innen betrachtet werden.

Patient:innen benötigen allerdings nicht nur wissenschaftliches Wissen über Entscheidungen bzgl. Diagnostik und Therapie einer Erkrankung. Gerade in Bezug auf das *Leben* mit einer chronischen Krankheit haben sie oftmals Alltagsfragen, die weniger auf wissenschaftliche Erkenntnisse zielen, sondern eher praktischer und organisatorischer Art sind. Hier nur einige wenige Beispiele: Was muss ich bei Diabetes mellitus Typ II beachten, wenn ich auf eine Fernreise gehe? Wo finde ich die nächste Selbsthilfegruppe? Welches Krankenhaus führt eine bestimmte Operation häufig durch? Werden die Kosten für ein bestimmtes Hilfsmittel von der Krankenkasse übernommen? Wie wasche ich Kompressionsstrümpfe richtig? Worauf muss ich bei einer Begutachtung von Pflegebedürftigkeit durch den Medizinischen Dienst der Krankenkassen (MDK) achten? Auch Sänger et al., (2006) verweisen darauf, dass im Verlauf der Versorgungskette unterschiedliche Informationen benötigt werden (**Abb. 3-4**).

Wie die Abbildung zeigt, beziehen sich nicht alle notwendigen Informationen auf rein medizinische Aspekte und können evidenzbasiert beantwortet werden. Gleichwohl sollten alle Informationen, die Patient:innen gegeben werden, objektiv, verlässlich und verständlich sein (Sänger et al., 2006).

Aufgabe

Sichten Sie Patient:innenbroschüren. Evidenzbasierung ist ein hohes Ziel. Zunächst wichtig ist die Frage, ob überhaupt auf wissenschaftliche Quellen zurückgegriffen wird. Sind solche Angaben vorhanden oder geht es vordergründig um Werbung?

3.6 Umgang mit Falschinformationen

In allen Medien, speziell jedoch im Internet und den „sozialen" Medien kursieren häufig sogenannte „Fake News", d.h. mehr oder weniger bewusst gestreute Falschinformationen. Nutzer:innen stehen vor der Herausforderung selbst entscheiden zu müssen, welchen Informationen sie Glauben schenken können oder

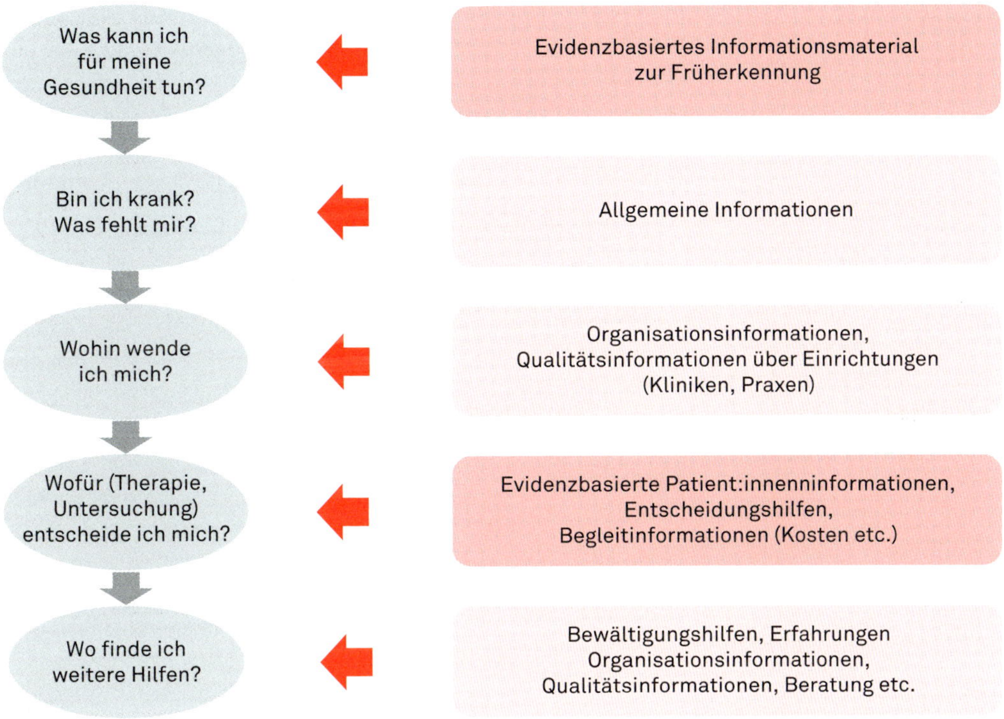

Abbildung 3-4: Arten von Informationen für Patient:innen im Kontext der Versorgungskette (Eigendarstellung in Anlehnung an Sänger et al., 2006, S. 11)

nicht. Folgende Hinweise auf dubiose Websites gibt Eysenbach (2003):

- Werbung mit Sensationen und angeblichen Erfolgen
- Verschleierungstaktik durch pseudomedizinische Terminologie, obwohl eine Information für Verbraucherinnen und Verbraucher gedacht ist
- Bestimmte Phrasen, wie „wissenschaftlicher Durchbruch", „Wunderheilung", „Geheimformel" etc.
- Der Hinweis, dass ein Produkt „völlig ohne Nebenwirkungen" ist (denn dann ist es automatisch auch völlig wirkungsfrei)
- Angedeutete Verschwörungstheorien, z.B. die angebliche langjährige Weigerung von Wissenschaftlern, „überzeugende" Beweise für ein Produkt anzuerkennen
- Zitate sogenannter wissenschaftlicher Koryphäen
- Aggressive Werbesprache, z.B. „100%-Erfolgsrate", „sensationelle Ergebnisse"
- Universalwirksamkeit eines Produktes.

Der im Jahr 2006 gegründete Verein „Deutschland sicher im Netz" (DsiN e.V.) hat es sich zum Ziel gesetzt, Verbraucher:innen und kleinere Unternehmen im sicheren und souveränen Umgang mit der digitalen Welt zu unterstützen. Das unter Schirmherrschaft des Bundesministeriums des Innern für Bau und Heimat stehende gemeinnützige Bündnis hat einige Grundregeln für einen kritischen Umgang mit Informationen aller Art formuliert und auf seiner Homepage veröffentlicht.

Im Zusammenhang mit Gesundheit und Krankheit können Falschinformationen unter Umständen gesundheitsschädliche und sogar lebensgefährliche Wirkungen haben. Die Bertelsmann Stiftung (Bertelsmann Stiftung,

Aufgabe

Recherchieren Sie auf der Homepage des Vereins „Deutschland sicher im Netz“ (www.sicher-im-netz.de) Kriterien zur Erkennung von Falschmeldungen und zur Vorgehensweise bei Falschmeldungen.

2019) hat sich damit auseinandergesetzt. Sie unterscheidet „schlechte“ von „gefährlichen“ Gesundheitsinformationen, wobei die Grenzen oftmals fließend sind (ebd.). Während eine „schlechte“ Gesundheitsinformation inkorrekt, einseitig, verkürzt und unsachlich informiert, führt eine „gefährliche“ Gesundheitsinformation unter Umständen zu einem erheblichen körperlichen, seelischen oder finanziellen Schaden für den Einzelnen – wenn beispielsweise ein Krebspatient auf eine Chemotherapie verzichtet und stattdessen viel Geld für wirkungslose Therapien eines „Wunderheilers“ ausgibt. Auch die Gesellschaft kann Schaden nehmen, wenn beispielsweise durch Kampagnen von Impfgegner:innen die Durchimpfungsrate der Bevölkerung sinkt.

Zur Beurteilung des Schadenspotenzials einer Gesundheitsinformation hat die Bertelsmann Stiftung einen Katalog aus 16 Kriterien entwickelt (**Abb. 3-5**), die sich auf die Korrektheit des Inhalts (Kriterium 1 bis 5), die Transparenz (Kriterium 6 bis 12) sowie die Einschätzung der Wirkungskraft einer Information beziehen (Kriterium 13 bis 16). Abschließend wird das Schadenspotential in Bezug auf gesundheitliche, finanzielle und systemische Schäden geschätzt und eine Gesamtbewertung abgegeben (Bertelsmann Stiftung, 2019).

Auch im Zusammenhang mit der COVID-19-Pandemie kursierten und kursieren immer wieder Falschinformationen in den Medien. Das Kompetenznetz Public Health COVID-19 (2020) hat sich in einem Fact Sheet (Informationsblatt) damit auseinandergesetzt. Darin weisen die Expert:innen darauf hin, dass Falschnachrichten, d.h. „falsche, manipulierte oder verzerrte Aussagen zu COVID-19, die keine satirische oder parodistische Absicht verfolgen“ (ebd., S. 2), Schaden anrichten können. Sie untergraben das Vertrauen in Institutionen, gefährden die Umsetzung von Maßnahmen und können eine Gefahr für Leib und Leben darstellen, wenn beispielsweise Desinfektionsmittel getrunken werden.

Covid-19

Bei dem Kompetenznetz Public Health Covid-19 handelt es sich um einen Adhoc-Zusammenschluss von mehr als 25 wissenschaftlichen Fachgesellschaften (Public Health Covid-19, 2020). Ziel des interdisziplinär zusammengesetzten Netzwerks ist es, wissenschaftliche Erkenntnisse zu Covid-19 aufzubereiten und in möglichst leicht verständlicher Form für Behörden, Institutionen und politische Entscheidungsträger:innen zur Verfügung stellen.

Das Kompetenznetz rät dazu, Falschnachrichten möglichst rasch richtig zu stellen, indem Faktenchecks durchgeführt, Quellen entlarvt oder Argumentationsmuster bei Desinformationen analysiert werden. Dazu bedarf es nach Ansicht der Verfasser:innen einer nationalen Strategie zum Umgang mit Falschnachrichten. Empfohlen wird die Implementierung von seriösen Faktencheck-Angeboten unter Beteiligung von unabhängigen, wissenschaftlichen und wissenschaftsjournalistischen Expert:innen und Organisationen.

3.7 Materialien für die Informationsübermittlung

In Ergänzung der mündlichen Informationsvermittlung spielt die Unterstützung durch schriftliches und/oder visualisiertes Informationsmaterial eine wichtige Rolle. Dazu gehören Bücher, Broschüren, Flyer, Handzettel, Poster, Plakate, Filme oder Anschauungsmaterialien, z.B. anatomische Modelle.

Kriterien für schlechte Gesundheitsinformationen

Korrektheit

ja nein

1. Nutzen

a) Der Nutzen wird übertrieben dargestellt. ☐ ☐

b) Der Nutzen wird untertrieben dargestellt oder abgestritten. ☐ ☐

c) Ein Hinweis auf den Nutzen fehlt. ☐ ☐

2. Risiken und Nebenwirkungen

a) Risiken und Nebenwirkungen werden übertrieben dargestellt. ☐ ☐

b) Risiken und Nebenwirkungen werden untertrieben dargestellt oder abgestritten. ☐ ☐

c) Ein Hinweis auf Risiken und Nebenwirkungen fehlt. ☐ ☐

3. Korrelationen und Kausalitäten

Korrelationen werden fälschlicherweise als Kausalitäten dargestellt. ☐ ☐

4. Behandlungsoptionen

Es fehlen Hinweise auf weitere Behandlungsoptionen bzw. auf die Nichtintervention. ☐ ☐

5. Inhalt

a) Inhalte wecken unberechtigte Hoffnungen. ☐ ☐

b) Inhalte schüren Ängste. ☐ ☐

c) Inhalte sprechen Patienten auf irreführende Weise an. ☐ ☐

d) Inhalte enthalten unangemessene Aufforderungen zum Tun oder Unterlassen. ☐ ☐

Transparenz

6. Medizinischer Rat

a) Der Hinweis, bei konkreten Fragen und Beschwerden professionellen medizinischen Rat einzuholen, fehlt. ☐ ☐

b) Es wird abgeraten, professionellen medizinischen Rat bzw. eine Zweitmeinung einzuholen. ☐ ☐

7. Angaben zu Quellen

a) Die angegebenen Quellen sind irreführend (beziehen sich z. B. nicht auf das Thema). ☐ ☐

b) Die Quellenangaben sind unzureichend (der Botschaft der Information zuwiderlaufende Quellen werden nicht genannt) oder geben den Stand der Wissenschaft nicht korrekt wieder. ☐ ☐

c) Quellenangaben fehlen. ☐ ☐

ja nein

8. Ziel des Informationsangebots

a) Der Zweck oder Interessenkonflikte des Informationsangebots wird/werden nicht transparent gemacht. ☐ ☐

b) Mit dem Informationsangebot werden vermutlich unlautere Zwecke verfolgt. ☐ ☐

9. Finanzierung des Angebots

Hinweise auf Finanzierung des Informationsangebots fehlen. ☐ ☐

10. Verlinkungen

Der Anbieter verlinkt auf Internetseiten, die schlechte und/oder gefährliche Gesundheitsinformationen enthalten. ☐ ☐

11. Datum der Texterstellung bzw. Aktualisierung

Das Datum der Texterstellung bzw. Aktualisierung ist nicht genannt. ☐ ☐

12. Impressum

a) Hinweis auf gezielte Irreführung: Das Impressum ist an Dienstleister im Ausland ausgelagert. ☐ ☐

b) Die Angabe einer identifizierbaren, natürlichen Person fehlt. ☐ ☐

c) Das Impressum fehlt. ☐ ☐

Wirkungskraft

13. Reputation des Absenders

Der Absender genießt vermutlich hohes Vertrauen in der Bevölkerung. ☐ ☐

14. Reichweite

Die Information hat eine hohe Reichweite. ☐ ☐

15. Suggestion einer Neuigkeit

a) Die Gesundheitsinformation wird als Neuigkeit präsentiert. ☐ ☐

b) Die Gesundheitsinformation stellt einen Bezug zu aktuellen Nachrichten her. ☐ ☐

16. Präsentationsweise

Das Angebot weckt durch seine Präsentationsweise eine hohe Glaubwürdigkeit bei seiner Zielgruppe. ☐ ☐

Schadenspotenzial (individuell und kollektiv)

	kein/gering	mittel	hoch
Bzgl. gesundheitlicher Schäden	☐	☐	☐
Bzgl. finanzieller Schäden	☐	☐	☐
Bzgl. systemischer Schäden	☐	☐	☐
Gesamtbeurteilung: Wie hoch ist das Schadenspotenzial insgesamt?	☐	☐	☐

MedWatch | BertelsmannStiftung

Abbildung 3-5: Kriterien für schlechte Gesundheitsinformationen (Quelle: © Bertelsmann Stiftung, 2019. Spotlight Gesundheit „Gefährliche Gesundheitsinfos")

3.7.1 Schriftliche Infomaterialien

Schriftliche Informationsmaterialien gehören zu den ‚Klassikern' unter den edukativen Hilfsmitteln (London, 2003) und werden häufig begleitend zu Schulung und Beratung von Patient:innen genutzt. Von Vorteil ist es, dass sie immer wieder herangezogen und mehrfach gelesen werden können. Allerdings setzt ihr Einsatz voraus, dass die Klient:innen lesen und das Geschriebene verstehen können. Daher sollte eine Broschüre nicht kommentarlos ausgehändigt werden, sondern zuvor mit der Person besprochen werden. Dabei kann festgestellt werden, ob die Inhalte verstanden werden. Ferner erhöht sich durch die Kombination von mündlicher und schriftlicher Information die Behaltensquote.

Vor der Weitergabe von schriftlichen Informationsmaterialien sollten diese auf ihre Verständlichkeit und Qualität hin überprüft werden. Hierfür eignet sich die „Wittener Liste zur Broschürenbeurteilung". Sie entstand in Orientierung an DISCERN (2005) und anderen anerkannten Instrumenten im Umfeld der Aktivitäten des Netzwerks Patienten- und Familienedukation in der Pflege e. V.

Kriterien der Wittener Liste zur Broschürenbeurteilung

1. Zielgruppe und Ziel angegeben?
2. Alltagsbezug vorhanden? Relevanz der Information?
3. Positive Bewältigung beabsichtigt? Persönliche Ansprache?
4. Umfang und Schriftgröße?
5. Verständlichkeit?
6. Layout/Überschriften/Abbildungen/Gliederung?
7. Neuzeitliches Wissen/Literaturstützung/Quellen/Datum?
8. Autorenhinweise/Finanzierung/Abhängigkeit?
9. Weiterführende Hinweise/Adressen?
10. Vollständigkeit?

(www.patientenedukation.de/materialien/broschuerenbewertung)

3.7.2 Erstellung eigener Informationsbroschüren

Falls keine geeigneten fertigen Broschüren vorhanden sind, können schriftliche Informationsmaterialien selbst angefertigt werden. Dabei ist darauf zu achten, dass die Informationen alltagsorientiert und handlungsweisend sind, zu einer positiven Bewältigung beitragen und die Selbstpflegekompetenz stärken. Inhaltlich sollten nicht nur medizinische und pflegerische Aspekte im Vordergrund stehen, sondern auch weiterführende Hinweise wie beispielsweise Kontaktadressen, Finanzierungsmodalitäten oder Literaturangaben.

Aufgabe

Recherchieren Sie im Internet das „Manual Patienteninformation" der ÄZQ. Dieses enthält einen Arbeitsplan zur Erstellung eigener Informationsmaterialien.

In Ergänzung zu den Kriterien einer verständlichen und inhaltlich fundierten Informationsvermittlung bedarf es einer ansprechenden optischen Gestaltung von Informationen für Patient:innen. Für die Erstellung von Printmedien gibt es diverse Empfehlungen (Universität Hamburg/EBM-Netzwerk, 2016; Steckelberg et al., 2005; Harvard School of Public Health, o. J.):

- *Schriftgröße:* Empfohlen wird eine Schriftgröße von 12 bis 14 Punkten, je nach Zielgruppe ggf. noch größer. Es sollte vermieden werden, durch eine kleinere Schrift mehr Text auf eine Informationsschrift zu platzieren. Weniger ist mehr! Der Zeilenabstand sollte 1,2 bis 1,5 betragen. Die Bildung von Textblöcken fördert die Übersicht.

- *Schrifttyp:* Die Wahl eines leserlichen Schrifttyps ist angezeigt. Wegen der besseren Lesbarkeit sollte eine serifenfreie Schrift verwendet werden. Serifen sind die feinen Linien, die einen Buchstabenstrich am Ende, quer zu seiner Grundrichtung, abschließen. Serifenfrei sind beispielsweise Arial oder Helvetica.
- *Farbgestaltung:* Bei der Verwendung von Farben ist auf ausreichende Helligkeitskontraste zu achten. Ein heller Hintergrund und eine dunkle Schrift bilden einen guten Kontrast. Eine Broschüre sollte nicht bunt wirken, die Verwendung von zwei bis drei Farben genügt in der Regel. Zu vermeiden sind Hintergrundbilder, vor denen Texte stehen.
- *Überschriften:* Überschriften sind klar hervorzuheben, z. B. durch eine größere Schrift oder Fettdruck.
- *Gestaltungselemente:* Bilder, Grafiken, Tabellen oder Cartoons lockern einen Text auf und erleichtern das Lesen. Sie sollten zum Thema passen und angemessen sein. Wichtig sind eine eindeutige Beschriftung und eine möglichst nahe Positionierung am erklärenden Text.
- *Satzbau:* Sätze sollten knapp und präzise sein, Schachtelsätze und Abkürzungen sind zu vermeiden. Zu empfehlen ist die Verwendung gebräuchlicher, leicht verständlicher Wörter. Fachbegriffe werden entweder erklärt oder durch einfache Wörter ersetzt.
- *Deckblatt:* Der Titel einer Informationsschrift sollte kurz und griffig sein und auf dem Deckblatt durch eine große Schrift hervorgehoben werden. So wirkt er als „Eyecatcher".

Aufgabe

Welche Themen oder Inhalte aus Ihrem Arbeitsbereich könnten sich eignen, um eine eigene Broschüre zu verfassen?

Broschürenwettbewerb des Netzwerks Patienten- und Familienedukation in der Pflege e. V.

Die pflegebezogene Arbeit mit selbst hergestellten Informationsbroschüren wird vonseiten des Vereins „Netzwerk Patienten- und Familienedukation in der Pflege" unterstützt. Seit 2010 schreibt das Netzwerk alle zwei Jahre einen „Broschürenwettbewerb" aus, bei dem sich Institutionen und Einzelpersonen mit selbst entwickelten Patient:innenbroschüren bewerben können. Die Broschüren werden von einer Jury geprüft und die besten Arbeiten prämiert. Handlungsleitend für eine Prämierung sind die Nutzerfreundlichkeit und Patient:innenorientierung einer Broschüre sowie Alltagshinweise für die Betroffenen. Ferner bildet die „Wittener Liste zur Broschürenbeurteilung" eine wichtige Grundlage.

Der erste Preis – ein Zertifikat und eine Geldprämie – ging 2010 an das St. Christophorus-Krankenhaus in Werne für die Broschüre „Schäfchen zählen mit Fred und Paula", die zur präoperativen Vorbereitung der Anästhesie bei Kindern entwickelt wurde. Gewinner 2012 war die Sozialstiftung Bamberg mit der Broschüre zur „Hochdosistherapie mit autologer Blutstammzelltransplantation". 2014 trafen bereits mehr als 40 Bewerbungen ein. Immer noch waren Werbemappen für Krankenhäuser oder Flyer von Ärzten zu diagnostischen Eingriffen dabei – zunehmend jedoch Broschüren mit Pflegethemen. Da mit zunehmendem Bekanntheitsgrad des Wettbewerbs die Anzahl der Einsendungen stetig wuchs (2016 und 2018 gab es jeweils mehr als 80 Bewerbungen), werden inzwischen jeweils mehrere Preise vergeben und eine „Top Ten Liste" wurde angelegt. Alle Sieger-Broschüren werden auf der Homepage des Netzwerks veröffentlicht und durch Pressemitteilungen bekannt gemacht.

Weitere Informationen zum Broschürenwettbeweb finden sich auf der Homepage des Netzwerks unter www.patientenedukation.de.

3.7.3 Bilder als Eyecatcher

Der Mensch ist ein visuelles Wesen und die meisten Informationen werden visuell wahrgenommen. Dabei spielen Bilder eine zentrale Rolle. Das Sprichwort „Ein Bild sagt mehr als tausend Worte" steht für die große Bedeutung von Bildern. Die Bildsprache verstehen nahezu alle Menschen, auch wenn sie nur geringe Bildungschancen hatten oder der deutschen Sprache nicht hinreichend mächtig sind. Im täglichen Leben begegnen wir überall Bildern, beispielsweise im Fernsehen, in Zeitungen und Zeitschriften, an Plakatwänden, im Internet oder in öffentlichen Verkehrsmitteln. Bilder können positive oder negative Assoziationen wecken, sie können uns erfreuen und anregen, aber auch traurig machen, erschrecken oder sogar abschrecken.

Auch im Gesundheitsbereich wird mit Bildern gearbeitet, u.a. in Gesundheitszeitschriften, Informationsbroschüren oder Aufklärungsmaterialien. Bilder helfen, komplexe, gesundheitsbezogene Sachverhalte zu verstehen, sie lockern die Texte auf, wecken Interesse und animieren im besten Fall zum Lesen. Das gilt ebenso für den Einsatz im Rahmen pflegebezogener Patientenedukation. Bei der Auswahl von Broschüren oder der eigenen Herstellung von Informationsmaterialien ist der Bildauswahl besondere Aufmerksamkeit zu schenken. Kocks und Abt-Zegelin (2013, S. 318ff) haben einige Fragen formuliert, die für die Analyse von Bildmaterial hilfreich sind:

- **Authentizität: Stimmt das, was ich sehe?**
  Bilder müssen authentisch, d.h. ‚echt' und glaubwürdig wirken, damit die Person, die das Bild betrachtet, sich damit identifizieren kann. Das Bild muss als ein möglichst realistisches Abbild der Wirklichkeit erscheinen und darf nicht künstlich oder inszeniert wirken.
- **Ist das Bild aktuell?**
  Bilder und Fotos müssen neuzeitlich sein. Hinweise darauf geben oftmals die Kleidung von abgebildeten Personen oder dargestellte technische Gegenstände. Eher altmodische Bilder lassen Zweifel an der Aktualität der gesamten Broschüre aufkommen.
- **Was ist die Botschaft des Bildes?**
  Bilder sollen die Ziele und Absichten einer Informationsschrift unterstützen. Sie sollten zum Thema passen und lebensnah sein. Zugleich müssen sie ansprechend sein, auch wenn dies in Verbindung mit Gesundheit und Krankheit nicht immer einfach ist. Hilfreich kann es sein, die Zielgruppe einer Broschüre an der Bildauswahl zu beteiligen.
- **Sind fachliche Fehler erkennbar?**
  Vor der Verwendung eines Fotos empfiehlt sich ein kritischer fachlicher Blick auf die Darstellung. Fehlerhafte Bilder transportieren eine falsche Botschaft und können sogar je nach Art des Fehlers (z.B. die Darstellung einer wenig rückengerechten Arbeitsweise beim Transfer von Patient:innen) fatale Folgen haben.
- **Wie steht es um das Bildlayout und gibt es eine Bildunterschrift?**
  Schwarzweiß-Fotos können trist, farbige Bilder zu bunt wirken. Hier bedarf es gründlicher Überlegungen bei der Auswahl, um den gezielten Einsatz eines Bildes vorzunehmen. Ferner sollte ein Bild mit einer treffenden und ansprechenden Unterzeile ausgestattet sein.
- **Wie ist die Bildqualität?**
  Bilder, die für edukative Aktivitäten verwendet werden, müssen eine hohe Qualität aufweisen. Sie sollten professionell erstellt werden und handwerklich gut gemacht sein. Der Bildhintergrund muss stimmen, der Bildausschnitt passend gewählt sein.

Schließlich gilt es noch eine sehr wichtige Frage zu beantworten: die Klärung der Bildrechte. Falls ein Foto selbst geschossen wurde oder eine Fotoagentur im Auftrag gearbeitet hat, ist die Sachlage klar. Schwieriger wird es bei der Nutzung von Bildern aus dem Internet. Hier können sich unerwartete Fallstricke auftun, denn für alle Bilder gibt es Urheber:innen

(Fotograf:innen), denen laut Urheberrechtsgesetz allein das Recht zur öffentlichen Zugänglichmachung ihrer Bilder zusteht. Auch wenn im Netz unzählige Bilder kursieren, bedarf es in der Regel einer Lizenz, d.h. einer Nutzungsvereinbarung mit den jeweiligen Rechteinhaber:innen. Vor Verwendung eines vermeintlich öffentlich zugänglichen und kostenlosen Fotos ist daher dringend eine Klärung der Rechtslage anzuraten.

3.7.4 Postereinsatz

Zu den edukativen Hilfsmitteln gehören auch Poster. Sie können in Wartebereichen oder auf Fluren aufgehängt werden, sodass sich interessierte Klient:innen informieren können, aber auch interaktiv in Schulungs- und Beratungssituationen Verwendung finden (Rathwallner, 2016; London, 2003). Mit einem Poster können Informationen kompakt dargestellt werden. Bekannt ist das aus England stammende Konzept des „One Minute Wonder" (Schmidt & Krüger, 2016; Rowlinson, 2014). Dabei handelt es sich um Lerntafeln für die professionelle Pflege, die überall dort aufgehängt werden, wo Pflegende warten müssen. Das Thema wird so eingegrenzt, dass es in einer Minute gelesen werden kann. Diese Idee eignet sich auch für eine Umsetzung in der Patientenedukation.

Bei der Erstellung eines Posters gilt es, einige Dinge zu beachten (Ruppert, 2017):

- Im Vorfeld muss Klarheit über das Zielpublikum, das Ziel des Posters und die Hauptaussage des Posters hergestellt werden.
- Für die Postererstellung wird eine passende Software benötigt, z.B. CorelDraw, Publisher oder PowerPoint. Poster können auch online gestaltet und als Ausdruck bestellt werden.
- Ein Poster kann im Hoch- oder Querformat hergestellt werden. Passende Größen sind DIN A0 oder DIN A1.
- Ein Poster sollte eine klare Struktur aufweisen. Dies kann mit Spalten und abgegrenzten Textblöcken erreicht werden. Zur Erleichterung und Steuerung des Leseflusses empfiehlt sich eine Nummerierung der Blöcke oder die Verwendung von Pfeilen.
- Bei der Textgestaltung gilt der Grundsatz: Je kürzer der Text, desto größer die Chance, dass er gelesen wird.
- Im Hinblick auf die Schriftgröße empfiehlt sich für den Titel 72 bis 84 Pt, für Überschriften 36 bis 48 Pt und für den Text 24 Pt. Der Text sollte aus einer Entfernung von 1 bis 1,5 Meter zu lesen sein. Als Schriftart eignen sich z.B. Calibri, Tahoma, Verdana oder Arial. Von der Verwendung von Serifenschriften ist abzuraten. Diese sehen zwar elegant aus, sind jedoch schwerer zu lesen als serifenlose Schriften.
- Eine dezente und harmonische farbliche Gestaltung ist anzustreben. Ein Poster sollte nicht „bunt" wirken. Zu empfehlen ist der Einsatz von Komplementärfarben (Rot, Orange, Gelb, Grün, Blau und Violett).
- Bilder, Cliparts oder Grafiken lockern auf und dienen als Eyecatcher. Sie sollten zum Thema passen und angemessen sein. Ferner sollten Text und gestalterische Elemente in einem ausgeglichenen Verhältnis zueinanderstehen. Auch hier muss – wie bereits erwähnt – bei der Verwendung von Bildern aus dem Internet unbedingt das Copyright beachtet werden.
- Der Postertitel sollte ansprechend sein und Neugierde wecken.
- Für den Inhalt eines Posters gelten dieselben Regeln wie für die Erstellung einer Broschüre (inhaltliche Korrektheit, Aktualität, Benennung der Quellen, Verständlichkeit etc.).

Nach Erstellung der Postervorlage empfiehlt es sich, zunächst einen Probedruck im DIN A4-Format anzufertigen, um einen Eindruck vom Gesamt-Layout zu erhalten. Die Autor:innenschaft des Posters sowie das Datum seiner Erstellung sind kenntlich zu machen.

Klinikspaziergang

Eine originelle Idee für einen Postereinsatz ist der sogenannte ‚Klinikspaziergang', der mit dem Ziel der Bewegungsförderung von Angelika Zegelin entwickelt wurde. Hierbei handelt es sich um einen Rundgang oder einen Parcours durch das Krankenhaus. An verschiedenen Stationen oder Haltepunkten gibt es etwas Interessantes zu sehen oder zu lesen sowie die Möglichkeit, sich auszuruhen. Inzwischen haben zahlreiche Krankenhäuser einen solchen Klinikspaziergang implementiert, oft unter einem speziellen Motto, z.B. rund um das Motto ‚Hoffnung' als wertvolle Ressource für die Genesung (Köllen, 2014). Auch Gesundheitsinformationen können bei einem Klinikspaziergang mithilfe großformatiger Poster vermittelt werden (www.stiftung-pflege.de).

3.7.5 Einsatz von Filmen

Ein wichtiges Medium für edukative Aktivitäten sind Filme, um beispielsweise den Umgang mit Krankheit im Alltag zu erleichtern oder in Entscheidungssituationen Hilfestellung zu bieten. Sie können ergänzend zu schriftlicher und mündlicher Information, aber auch zu Schulungszwecken oder im Rahmen von Beratungssequenzen eingesetzt werden. Filme sind möglicherweise eine hilfreiche Alternative, wenn bei den Nutzer:innen Leseschwierigkeiten vorliegen. Im Idealfall können sie im Verlauf einer pflegebezogenen edukativen Aktivität gemeinsam angesehen und besprochen werden oder ansonsten zum Anschauen in der Häuslichkeit empfohlen werden. Ein wesentlicher Vorteil von Filmen liegt darin, dass sie wiederholt angeschaut werden können.

Da die Anfertigung eigener Filme ein sehr aufwändiges und teures Unterfangen darstellt, wird in der Regel auf bereits vorhandene Filme zurückgegriffen, sehr häufig inzwischen auf Filme aus dem Internet, nur noch selten auf DVDs. Der Einsatz von Filmen in der Patientenedukation sollte jedoch nicht ohne vorherige Prüfung erfolgen. Viele Patient:innenfilme werden von gewerblichen Firmen im Gesundheitssektor hergestellt und enthalten mehr oder weniger versteckte Werbebotschaften. Wenn es auch noch kein anerkanntes Qualitätssicherungsinstrument für Patient:innenfilme gibt, so sollen im Folgenden einige zentrale Aspekte für die Qualitätsbeurteilung aufgezeigt werden, die von der Sektion Beraten, Informieren und Schulen der Deutschen Gesellschaft für Pflegewissenschaft e.V. entwickelt wurden (Schieron, 2017; Kocks & Abt-Zegelin, 2014).

1. *Kurzangaben:* Prüfung von Titel, Thema, Zielgruppe, Hersteller:in, Herstellungsjahr, Dauer, Bezugsadresse, Preis.
2. *Inhalt:* Worum geht es? Was ist das Ziel des Films?
3. *Authentizität*: Wirken die gezeigten Szenen ‚echt' oder eher inszeniert und künstlich?
4. *Adressat/in des Films*: Richtet sich der Film an Patient:innen, Angehörige oder Gesundheitsexpert:innen? Geht er auf ein bestimmtes Krankheitsstadium ein? Welches Bildungsniveau wird angesprochen?
5. *Fehlerfreiheit*: Sind fachliche Fehler bei professionellen Handlungen erkennbar? Wird ein realistisches Bild der Situation gezeigt?
6. *Filmtechnische, kompositorische und inszenatorische Analyse*: Welche Handlungsabfolge wurde gewählt? Gibt es einen Erzählbogen? Ist der Bildaufbau klar?
7. *Tonanalyse*: Sprechen die Personen direkt in die Kamera? Wie steht es um die Hintergrundgeräusche? Passt die Musikhinterlegung zu den gezeigten Szenen?
8. *Wirkung bzw. Botschaft des Films*: Gibt der Film Hilfe zur Alltagsbewältigung? Vermittelt er eine positive Botschaft? Welches Bild von Patient:innen oder den beteiligten Berufsgruppen wird vermittelt?
9. *Kosten- und Barrierefreiheit*: Ist der Film leicht zugänglich? Ist die Nutzung mit Kosten verbunden? Können auch hör- und sehgeschädigte Menschen von dem Film profi-

tieren, beispielsweise durch Untertitel oder Audiodeskription?

10. *Aufzeigen weiterer Wege*: An wen können sich Betroffene nach dem Film wenden? Werden Selbsthilfegruppen oder Beratungsstellen genannt?

Abschließend wird der Film hinsichtlich seiner möglichen Eignung für die Patientenedukation einer Gesamtbewertung unterzogen. Hierzu wird noch einmal auf die Zielorientierung, die Stärken und Schwächen sowie die angemessene Bearbeitung des Themas geachtet. Unter Beachtung dieser Kriterien können Patient:innen und Angehörige gezielt auf seriöse, inhaltlich und handwerklich gut gemachte Filme aufmerksam gemacht werden.

Beispiel für eine Filmrezension: Fatigue (Büker, 2017)

Rahmendaten

Titel des Films: „Fatigue – Chronische Müdigkeit bei Krebs"

Herausgeber: Deutsche Krebshilfe e.V. (Stand 11/2011)

Dauer: 112 Minuten (Hauptfilm: 33 Minuten; verschiedene Bonusfilme: zwischen 5 und 20 Minuten)

Adressaten: von einer Krebserkrankung betroffene Patient:innen sowie deren Angehörige

Inhalt: Die DVD behandelt ein häufig vorkommendes, doch oftmals wenig beachtetes Begleitsymptom der Krebserkrankung. Gleichwohl belastet die Fatigue – eine tiefe Erschöpfung und außergewöhnliche Müdigkeit – die Betroffenen aufgrund der starken Beeinträchtigung der körperlichen und geistigen Leistungsfähigkeit in erheblichem Maße. Der Hauptfilm beschäftigt sich zunächst mit den Ursachen der Fatigue sowie ihren Behandlungsmöglichkeiten in der akuten Krankheitsphase und Rehabilitation und thematisiert anschließend das chronische Müdigkeitssyndrom sowie Fatigue und Depressionen. Dabei kommen Mediziner, Wissenschaftler und Psychologen zu Wort, aber auch Betroffene selbst. Ergänzend zum Hauptfilm enthält die DVD mehrere Kurzfilme, darunter ein weiterer Erfahrungsbericht von zwei Fatigue-Betroffenen sowie Themen von allgemeinem Interesse bei einer Krebserkrankung, wie „Ernährung bei Krebs", „Hilfen für Angehörige", „Patienten und Ärzte als Partner" oder „Lach-Yoga".

Analyse: Der klar strukturierte Film behandelt fachlich korrekt und aktuell alle wichtigen Aspekte rund um das Thema Fatigue. Die Inhalte werden in einem abgestimmten Szenenwechsel von medizinischen Experten sowie Betroffenen präsentiert. Letztere sind fünfzehn ehemalige Krebspatienten, die sich zu einer gemeinsamen Reise in die Allgäuer Alpen treffen. Sie berichten in Interviews über das Erleben des Müdigkeitssyndroms und die Auswirkungen auf den Alltag. Die persönlichen Erfahrungsberichte zeigen sehr eindrücklich auf, wie sehr die Fatigue die Betroffenen psychisch belastet und in ihren Aktivitäten (Familie, Freunde, Berufsleben, Freizeit) einschränkt. Die Schilderungen tragen wesentlich dazu bei, dass der Film ausgesprochen authentisch wirkt.

Die DVD will betroffenen Krebspatient:innen helfen, die Ursachen ihrer belastenden Müdigkeit zu verstehen und sie zu bewältigen. Sie ruft zu einem offenen Umgang mit den Symptomen auf und ermutigt zur Inanspruchnahme von geeigneten Therapieangeboten. Betont wird auch die Bedeutung der Entwicklung eigener Strategien im Umgang mit der Fatigue. Hier wäre es wünschenswert gewesen, diesem Thema einen größeren Raum zu geben und die Protagonisten des Films mit ihren persönlichen Bewältigungsstrategien stärker zu Wort kommen zu lassen. Insgesamt wirkt der Film trotz des Einbezugs von ehemaligen Krebspatienten etwas „expertenlastig", was sich auch in der zeitlichen Dauer der jeweiligen Sprechanteile widerspiegelt. Ferner handelt es sich bei den Experten überwiegend um Angehörige der ärztlichen Profession; der – durchaus vorhandene – Anteil der anderen Berufsgruppen im Gesundheitswe-

sen an der Information, Schulung und Beratung von krebskranken Menschen mit Fatiguesyndrom bleibt unscharf. Dies verwundert etwas, da der Film durchaus kritisch auch Mängel in der Kommunikation zwischen Arzt und Patient aufgreift.
Die Sprache des Films ist – abgesehen von einigen Fachtermini in den Aussagen der Experten – klar und verständlich. Nicht gerade stimmungsaufhellend wirken die musikalische Untermalung (ein stets melancholisches Klavierspiel) sowie etliche in schwarzweiß gehaltene Filmsequenzen und Szenen mit düsteren, wolkenverhangenen Bergen.
Hilfreich und sehr zu empfehlen sind die den Hauptfilm ergänzenden Bonusfilme. Hervorgehoben werden soll an dieser Stelle der Kurzfilm für Angehörige von krebskranken Menschen. Er zeigt auf, dass von einer schweren, chronischen Erkrankung immer auch die Familie betroffen ist und ermutigt alle Beteiligten dazu, frühzeitig einer Überlastung entgegenzuwirken und eigene Bedürfnisse zuzulassen.
Insgesamt handelt es sich um einen sehr empfehlenswerten Film für Patient:innen und ihre Angehörigen, der eine wenig bekannte, aber ausgesprochen belastende Problemstellung aufgreift. Er verschweigt nicht die Schwierigkeiten und Probleme, die sich durch die Fatigue ergeben, macht zugleich aber auch Mut und gibt Hilfestellung zu einer positiven Bewältigung des Erschöpfungssyndroms (Büker, 2017).

3.7.6 Sonstiges Anschauungsmaterial

Die Information von Patient:innen kann auch durch Anschauungsmaterial wie anatomische Modelle, medizinische Geräte oder Hilfsmittel unterstützt werden. So können beispielsweise Informationen zum rückengerechten Arbeiten durch ein Modell der Wirbelsäule besser verstanden werden. Von Vorteil ist es, wenn die Materialien auch haptisch erfahren werden können, d.h. durch Anfassen und Ausprobieren. Auf die Verwendung von Anschauungsmaterial wird im **Kapitel 4** (Schulung) noch näher eingegangen.

Gesundheits-Apps

Weltweit sind tausende Gesundheits-Apps auf dem Markt. Wenngleich auch viele von zweifelhafter Qualität sind, so können bestimmte Apps einen wichtigen Beitrag zur Bewältigung chronischer Krankheit leisten. Sie können z.B. an die Einnahme von Medikamenten erinnern, Blutzucker- oder Blutdruckwerte dokumentieren oder Patient:innen in der Nachsorge eines Schlaganfalls begleiten. Das 2019 in Kraft getretene Digitale-Versorgungs-Gesetz (DVG) ermöglicht es, bestimmte – vom Bundesinstitut für Arzneimittel und Medizinprodukte anerkannte – Apps auf Rezept zu erhalten (Apps zu Schlaflosigkeit, Tinnitus, Adipositas, Multiple-Sklerose-Fatique, Migräne, Depression etc). Die Verordnung erfolgt über ein normales Rezept, welches bei der Krankenkasse eingereicht wird. Der korrekte Umgang mit einer App sollte im Rahmen einer Patientenedukation vermittelt werden.

3.8 PIZ als pflegerisches Handlungsfeld

Unter einem Patienten-Informations-Zentrum (PIZ) versteht man eine „Biblio-Mediothek [...], die Patient:innen, Angehörigen und interessierten Bürgern ein breites Spektrum an gesundheitsbezogenen Informationen zur Verfügung stellt. Bücher, Broschüren, Videos, DVDs und Internetzugänge sind vorhanden. Die Nutzer erhalten hier kompetente Hilfe, Beratung und Informationen durch qualifizierte Pflegefachkräfte“ (Adler, 2012, S. 5). Die ersten, zumeist krankenhausbasierten Informationszentren wurden zu Beginn der 1980er Jahre in den USA eingerichtet (Ose, 2011; Sumpmann, 1989) mit jeweils sehr unterschiedlichen Bezeichnungen: *Patient Learning Center, Learning Center, Consumer Health Information Center, Education Library* oder *Consumer Health Library*. Eines dieser Zentren, das *Patient Learning Center* am Bostoner *Beth Israel Deaconess Medical Center*, gab das Vorbild für die Errichtung der ersten Patienten-Informations-Zentren – nachfolgend kurz PIZ genannt – in Deutschland.

3.8.1 Eine Idee aus Amerika

Das Learning Center am Beth Israel Deaconess Medical Center wurde 1996 als erstes krankenhausbasiertes Informationszentrum der Region Neuengland eröffnet (Wandel, 1996). Den Mittelpunkt des unter pflegerischer Leitung stehenden Zentrums bildet die Health Information Library, eine Bibliothek mit einer großen Mediensammlung über eine Vielzahl an Gesundheitsthemen. PC-Plätze bieten die Möglichkeit der Internetrecherche, allein oder mit Hilfe der Mitarbeitenden. In einem angeschlossenen Learning Lab erhalten Patient:innen und Angehörige Einzelschulungen unter Einbeziehung von Pflegenden der Stationen. Dort werden beispielsweise Techniken der Selbstinjektion, die Pflege Neugeborener oder die Versorgung von Wunden eingeübt. Die Schulungen werden bei Bedarf auch am Krankenbett durchgeführt, wenn Patient:innen aufgrund eingeschränkter Mobilität das Learning Center nicht aufsuchen können. Auch Gruppenschulungen gehören zum Angebot. Zur Unterstützung der edukativen Aktivitäten werden in interdisziplinären Arbeitsgruppen Schulungs- und Informationsmaterialien entwickelt (Büker, 2007).

Das Learning Center fühlt sich auch der Gesundheitsförderung einer breiten Bevölkerung verpflichtet. In Zusammenarbeit mit anderen öffentlichen Einrichtungen werden Seminare und Veranstaltungen für bestimmte Bevölkerungsgruppen angeboten. Ferner gehört zum Learning Center eine Health Information Line, eine kostenfreie Hotline für Gesundheitsfragen, die zwölf Stunden am Tag durch Pflegefachpersonen und Ärzt:innen besetzt ist.

Anrufer:innen können ihre gesundheitlichen Beschwerden schildern und mithilfe einer ausgeklügelten Software erfolgt die telefonische Diagnosestellung mit anschließender Empfehlung entweder zur Selbstbehandlung oder zum Aufsuchen eines Arztes. Während eine solche Vorgehensweise für Deutschland bislang kaum vorstellbar erscheint, stellen solche Hotlines für viele US-Amerikaner:innen angesichts oftmals fehlenden oder unzureichenden Krankenversicherungsschutzes eine wichtige Anlaufstelle dar.

3.8.2 Implementierung in Deutschland

Die Idee des Patient Learning Center gelangte durch die am Institut für Pflegewissenschaft der Privaten Universität Witten/Herdecke tätigen Pflegewissenschaftlerin Prof. Dr. Angelika Zegelin nach Deutschland (**Kap 1.5**). Während einer Studienreise in die USA entdeckte sie am Bostoner Beth Israel Krankenhaus bei einer Führung durch das Haus das Patient Learning Center, welches einen nachhaltigen Eindruck hinterließ: „Die Idee des Patienten-Learning-Centers hat mich am meisten beeindruckt, vielleicht weil sie naheliegend und simpel ist“ (Zegelin-Abt, 1997, S. 769).

Zusammen mit zwei Kooperationspartner:innen des Instituts für Pflegewissenschaft, einem Krankenhaus in Lüdenscheid und einem ambulanten Pflegedienst in Lippstadt wurde die Idee konkretisiert. In einem knapp zweijährigen Prozess wurde die Konzeption entwickelt und umgesetzt. Die Namensfindung erfolgte in einem intensiven Diskussionsprozess innerhalb der Arbeitsgruppe. Eine direkte Übersetzung des englischen Begriffs Patient Learning Center in Patienten-Lern-Zentrum wurde abgelehnt, da der Lernbegriff möglicherweise negative Assoziationen wecken könnte. Auch die in

Deutschland nahezu inflationär und äußert heterogen verwendeten Begriffe „Gesundheitszentrum“ oder „Gesundheitsinformationszentrum“ stießen auf wenig Zustimmung. Eine Bezeichnung, die das Angebot und die Zielsetzung der Einrichtung umfassend widerspiegelte, konnte nicht gefunden werden. Schließlich erfolgte eine Einigung auf die Bezeichnung Patienten-Informations-Zentrum mit dem griffigen Kürzel PIZ.

Im Mai 1999 konnte am Kreiskrankenhaus Lüdenscheid das erste Patienten-Informations-Zentrum eingeweiht werden. Im November 1999 folgte die Eröffnung des zweiten Zentrums in Lippstadt, in Trägerschaft eines gemeinnützigen Vereins. In den Folgejahren wurden an weiteren Standorten, zumeist an Krankenhäusern, derartige Zentren eingerichtet (Abt-Zegelin, 2007). Zwar ist die Konzeption jeweils unterschiedlich und stark von den Schwerpunkten der Einrichtung geprägt. Allen Zentren ist jedoch gemeinsam, dass der Impuls zur Gründung von der Pflege bzw. dem Pflegemanagement ausgegangen ist und das Personal vor Ort überwiegend aus Pflegefachpersonen besteht. Die meisten der in Deutschland mittlerweile existierenden Patienten-Informations-Zentren haben sich im *Netzwerk Patienten- und Familienedukation in der Pflege e. V.* zusammengeschlossen. Der 2001 gegründete Verein setzt sich seither für die Verankerung von Patienten- und Familienedukation als Aufgabe der Pflege in Deutschland ein.

3.8.3 Ziele und inhaltliche Konzeption

Das zentrale Ziel der Patienten-Informations-Zentren ist die Bereitstellung von gesundheitsbezogenen Informationsmaterialien aller Art, um Patient:innen, ihren Angehörigen und allen Bürger:innen in der Region die Möglichkeit zu geben, Wissen über Gesundheit und Krankheit zu erwerben und so eine aktive Rolle in der eigenen Gesundheitsfürsorge übernehmen zu können.

In den bestehenden Patienten-Informations-Zentren in Deutschland ist das Medienangebot in der Regel auf die Behandlungsschwerpunkte der Einrichtung ausgerichtet. Die Zentren bündeln die Edukationsangebote in den Kliniken, entwickeln Broschüren und Schulungsmaterialien sowie Konzepte zur Förderung des Selbstmanagements bei chronischer Krankheit oder ergänzen das Entlassungsmanagement bzw. die Pflegeüberleitung. Nicht zuletzt wird damit auch das Ziel der Imageförderung einer Einrichtung verfolgt. Krankenhäuser mit einem Patienten-Informations-Zentrum verfügen über ein Alleinstellungsmerkmal in der Region und damit über ein interessantes Marketinginstrument (Büker, 2013b).

Ein wesentliches Ziel der Zentren ist die Darstellung pflegerischer Kompetenz und Professionalität. Der Impuls zur Gründung von Patienten-Informations-Zentren an bundesdeutschen Krankenhäusern ging in allen Fällen von der Pflege bzw. dem Pflegemanagement aus. Ebenso wie in die USA besteht das dort tätige Personal vorwiegend aus Pflegefachpersonen. Professionell Pflegende sind aufgrund ihrer Fachkompetenz prädestiniert, gesundheitsbezogene Fragestellungen zu beantworten. Wichtig sind ferner Berufserfahrung, pädagogische Qualifikation (z. B. durch Besuch einer Weiterbildung in der Pflegeberatung), Methodenkompetenz, hohe Sozialkompetenz sowie gute EDV-Kenntnisse. Etliche Mitarbeiter:innen in den Zentren verfügen über ein pflege- oder gesundheitswissenschaftliches Studium.

Mitarbeiter:innen in einem PIZ bedürfen eines theoretischen Grundverständnisses, welches seine Verortung insbesondere im Empowermentkonzept sowie im Salutogenesekonzept (**Kap. 2**) findet. Unerlässlich ist ferner eine familienorientierte Grundhaltung. Die Rolle der dort Tätigen ist die der „Helfenden im Informationssuche-Prozess“ (Abt-Zegelin, 2007, S. 63). Ihr Tätigkeitsspektrum umfasst:

- Unterstützung der Nutzer:innen bei der Informationssuche

- Erläuterung der gefundenen Informationen, die Erklärung von Fachtermini sowie die Beantwortung von Fragen
- Hilfestellung bei der Internetrecherche
- Auswahl und laufende Aktualisierung des Medienbestands, ggf. die Erstellung eigener Broschüren und Informationsschriften
- Anfertigung und Archivierung von Adresslisten.

Im Zuge der Gründung der ersten Patienten-Informations-Zentren wurden bestimmte Grundsätze für die tägliche Arbeit entwickelt (Büker, 2007, S. 25):

- Im PIZ werden keine Diagnosen gestellt oder Therapievorschläge gegeben.
- Es erfolgt keine Beeinflussung der Patient:innen in eine bestimmte Richtung.
- Bisherige Behandlungsverfahren werden nicht bewertet.
- Es werden keine Empfehlungen zu Leistungsanbietern (z. B. Ärzt:innen, Krankenhäuser, ambulante Pflegedienste, Therapeut:innen) ausgesprochen.
- Es findet keine Rechtsberatung (z. B. bei vermuteten Behandlungsfehlern) statt.
- Es findet keine Information und Beratung über nicht anerkannte Verfahren statt.

Tipp

Für Krankenhäuser und Kliniken, die sich für die Errichtung eines PIZ interessieren, bieten die Publikationen des Netzwerkes Patienten- und Familienedukation in der Pflege e.V. eine wertvolle Orientierungshilfe. Sie geben vielfältige Hinweise zum Aufbau, zur Gestaltung und zur inhaltlichen Ausrichtung von Patienten-Informations-Zentren. Eine Handreichung zur Implementierung von Patienten-Informations-Zentren steht auf der Homepage des Vereins bereit (Adler, 2012). Ferner bietet das Netzwerk interessierten Einrichtungen Unterstützung in Form von Beratung bei der Konzeptionierung und Implementierung eines PIZ an.

Für eine konstruktive Zusammenarbeit mit der ärztlichen Berufsgruppe ist darauf hinzuweisen, dass sich das PIZ keineswegs als Ersatz für das Gespräch mit Ärzt:innen, sondern als eine sinnvolle Ergänzung versteht. Indem sowohl die verschiedenen Berufsgruppen der Institution als auch örtliche Akteur:innen (Kostentragende, niedergelassene Ärzt:innen etc.) eingebunden werden, leisten die Zentren einen Beitrag zur interdisziplinären und sektorenübergreifenden Zusammenarbeit.

Aufgabe

Recherchieren Sie unter www.patientenedukation.de die Patienten-Informations-Zentren. Fragen Sie an wegen einer Hospitation oder eines Besuches (evtl. mit einer Gruppe).

3.8.4 Informationsvermittlung als Schwerpunkt

In einem Patienten-Informations-Zentrum ist die Herausforderung zu bewältigen, adressat:innengerechte, verständliche und zugleich fundierte Informationen vorzuhalten. Nutzer:innen sollen entsprechend ihrer Bedürfnisse ein Angebot vorfinden. Diese Bedürfnisse können sehr unterschiedlich sein und sich auf vielfältige Fragen beziehen, z. B.:

- Wie ist eine Krankheit entstanden? Durch welche Symptome äußert sie sich?
- Welche Diagnoseverfahren gibt es?
- Welche unterschiedlichen Therapieverfahren gibt es?
- Wie entwickelt sich der Verlauf einer Erkrankung?
- Wie kann sich eine betroffene Person selbst aktiv am Genesungsprozess beteiligen?
- Welche Auswirkungen hat eine Krankheit auf das tägliche Leben und wie kann der Alltag trotz Krankheit bewältigt werden?
- Wo gibt es eine Selbsthilfegruppe?
- Welche Kliniken sind auf die Erkrankung spezialisiert?

Insbesondere Alltagsfragen von Patient:innen werden aufgegriffen und sind handlungsleitend für die Zusammenstellung der Medien in einem Patienten-Informations-Zentrum. Gegebenenfalls werden Informationsmaterialien selbst hergestellt. Nachfolgend finden sich zwei Beispiele für selbst erstellte Materialien:

- Das „Herztagebuch" aus dem PIZ Bad Krozingen (**Abb. 3-6**) zum regelmäßigen Eintragen von Gewicht, Blutdruck, Puls, Atemnot und Ödemen [Link beim Autor, oder unter „Herztagebuch" im Internet, Anm. d. Lek.]
- Das Handout zum Thema „Atemübungen mit Atemhilfsgeräten" (**Abb. 3-7**) aus dem PIZ Trier (Krankenhaus der Barmherzigen Brüder Trier, 2019).

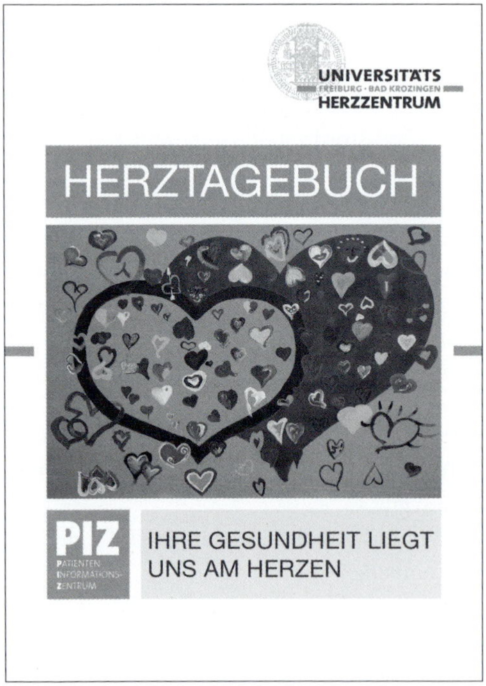

Abbildung 3-6: „Herztagebuch" PIZ Bad Krozingen (Quelle: © Universitäts-Herzzentrum Freiburg Bad Krozingen, mit freundlicher Genehmigung)

Die Medienauswahl orientiert sich an bestimmten Kriterien, wie sie in den vorangegangenen Kapiteln bereits beschrieben sind. Idealerweise werden in einem PIZ auch Informationsmaterialien in mehreren Sprachen sowie für unterschiedliche Bildungslevel vorgehalten. Zur Informationsvermittlung gehört auch die Bereitstellung von Adressen und Anlaufstellen, z. B. in Bezug auf Beratungsstellen, Selbsthilfegruppen oder Spezialkliniken.

Bei der Medienauswahl ist auch eine Entscheidung darüber zu treffen, ob eine Konzentration auf die Schulmedizin erfolgen soll oder ob auch alternative Verfahren aufgenommen werden. Bei vielen Menschen besteht ein großes Bedürfnis nach Informationen zu alternativen Heilmethoden, homöopathischen oder auch esoterischen Verfahren. Hier sind die Verantwortlichen gefordert, inwieweit das PIZ diesen Wünschen nachkommen möchte oder eine Beschränkung auf bestimmte alternative Verfahren vorgenommen wird.

3.8.5 Sonstige Schwerpunkte und Aktivitäten

In den meisten Patienten-Informations-Zentren in Deutschland werden auch Schulungen in Form von Gruppenschulungen oder Einzelschulungen durchgeführt. Hierauf wird im **Kapitel 4** näher eingegangen. Ferner gibt es Beratungsangebote, z. B. Sprechstunden für pflegende Angehörige. Im Arbeitsalltag eines Patienten-Informations-Zentrum greifen Information, Schulung und Beratung häufig ineinander und lassen sich nicht immer trennen. Gleichwohl ist es wichtig, sich der unterschiedlichen Interventionslogik bewusst zu sein.

Um in der Region stärker wahrgenommen zu werden, empfiehlt sich eine Öffnung des Zentrums nach außen durch Vorträge, Aktionstage (s. Beispiel zum Thema Schlaganfall), Ausstellungen, Telefon-Hotlines o. ä.

Atemübungen mit Atemhilfsgeräten

Sehr geehrte Patientin, sehr geehrter Patient,
bei Ihnen ist es besonders wichtig, dass Sie Atemübungen durchführen. So können Komplikationen, die den Bereich der Lunge betreffen, vermieden werden. Die hier aufgeführten Informationen sind allgemeine Angaben. Führen Sie bitte die Atemübungen nach Anleitung der Atemexperten durch. Diese berücksichtigen Ihre Krankheitssituation.
Grundsätzlich sollten die Atemübungen regelmäßig, langsam und bewusst durchgeführt werden. Wenn während Ihrer Übungen Schmerzen oder Schwindel bei Ihnen auftreten, dann informieren Sie bitte umgehend Ihre Ansprechpartner aus der Pflege oder Physiotherapie.

○ Triflo®-Atemtrainer

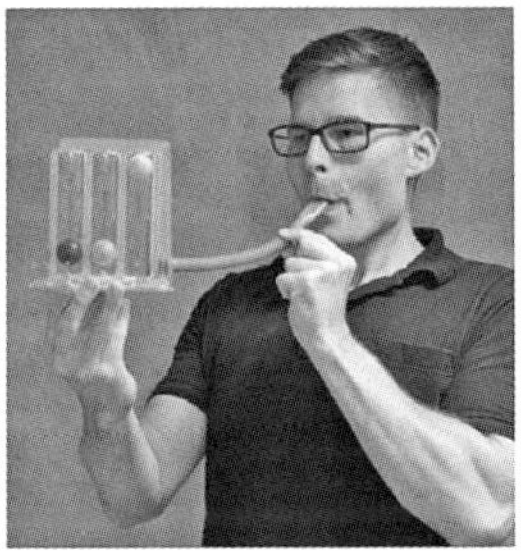

- **langsam** und **tief** durch das Mundstück **einatmen**
- eine Kugel so lange wie möglich **in der Schwebe halten**
- das Mundstück **aus dem Mund nehmen** und **ausatmen** (Hygiene)
- wenn möglich bis auf **zwei Kugeln** steigern, die dritte Kugel sollte am Boden bleiben
- 20x pro Stunde wiederholen, dazwischen **Pausen einplanen**

Therapiehinweise:

____

○ Inhalator (Vernebler®)

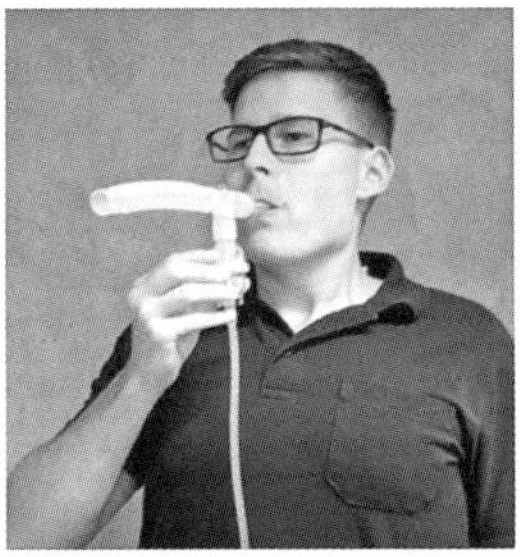

○ Pari LC Sprint®-Inhalator

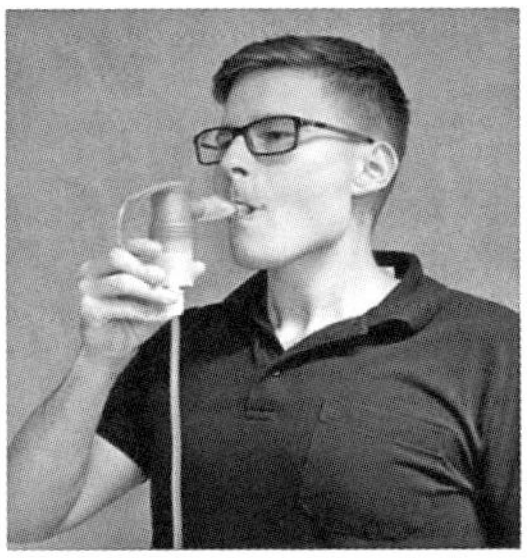

- mit den Lippen und den Zähnen das Mundstück komplett umschließen
- **tief** und **langsam** durch den Inhalator **einatmen**, Luft kurz anhalten
- **langsam** durch den Inhalator **ausatmen**
- Dauer: 10-15 Minuten
- Anwendung: 3 x täglich

○ VRP 1®

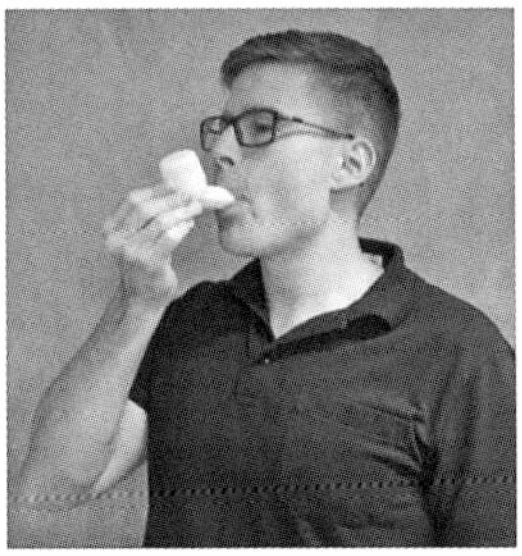

○ RC-Cornet®

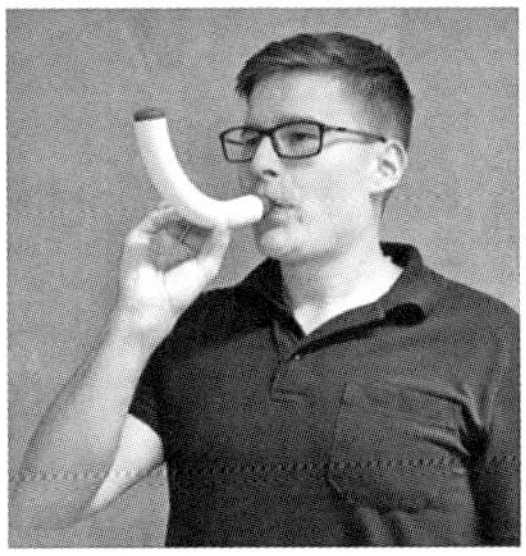

- **VRP 1®**: das Mundstück zwischen die Zähne nehmen
- **RC-Cornet®**: das Mundstück mit den Lippen komplett umschließen
- nach vertiefter Einatmung durch die Nase **langsam** und **gleichmäßig** durch den VRP 1®/ das RC-Cornet® **ausatmen**
- 20x pro Stunde wiederholen, **Pausen individuell einplanen**
- RC-Cornet® und VRP 1® verbleiben bei Entlassung auf Station

Krankenhaus der Barmherzigen Brüder Trier | Patienten-Informationszentrum | Wissen. Zeit. Zuwendung. | BBT-Gruppe Mit Kompetenz und Nächstenliebe im Dienst für die Menschen

Abbildung 3-7: Flyer „Atemübungen mit Atemhilfsgeräten" (Krankenhaus der Barmherzigen Brüder Trier, Inhalte erstellt durch die Abteilung für Physiotherapie und das Patienten-Informations-Zentrum 2019, mit freundlicher Genehmigung)

PIZ-Aktionstag zum Thema Schlaganfall

Ziel des Aktionstags:
Umfassende und verständliche Informationsvermittlung zum Leben mit Schlaganfall sowie zur Vorbeugung, Früherkennung, Behandlung und Nachsorge eines Schlaganfalls.

Uhrzeit:
11.00–16.00 Uhr

Aktivitäten:
- Telefonaktion mit der Chefärztin der neurologischen Abteilung
- Mehrere Kurzvorträge zur Vorbeugung eines Schlaganfalls in stündlichem Abstand
- Infostand der lokalen Rehasportgruppe für Schlaganfallbetroffene
- Infostand eines Hilfsmittellieferanten
- Plakatausstellung
- Bücher- und Broschürentisch
- Schlaganfall-Infomobil der Stiftung Deutsche Schlaganfall-Hilfe
- Messung von Blutdruck, Blutzucker und Cholesterin

3.8.6 Anforderungsprofil für PIZ-Mitarbeitende

Die Tätigkeit in einem Patienten-Informations-Zentrum ist anspruchsvoll, aber ausgesprochen abwechslungsreich. Die Mitarbeiter:innen müssen in der Lage sein:
- den Informations-, Schulungs- und Beratungsbedarf der Besucher:innen zu analysieren,
- Hilfestellung bei der Informationssuche zu leisten und gewünschte Informationsmaterialien bereitzustellen,
- Recherchen von Informationsmaterialien aus unterschiedlichen Quellen vorzunehmen,
- Informationsmaterialien auf ihre Qualität und Vertrauenswürdigkeit hin zu überprüfen,
- die vorgehaltenen Materialien regelmäßig auf Ihre Aktualität hin zu überprüfen,
- zielgruppenspezifische Informationsmaterialien herzustellen,
- Schulungskonzepte zu entwickeln, durchzuführen und zu evaluieren,
- einrichtungsinterne und externe Öffentlichkeitsarbeit für das PIZ durchzuführen,
- Veranstaltungen zu gesundheitsbezogenen Themen zu organisieren (z. B. Aktions- und Thementage, Vorträge, Ausstellungen),
- regionale gesundheitsbezogene Kontakte zu pflegen, sich an regionalen und überregionalen Netzwerken zu beteiligen (z. B. Netzwerk Patienten- und Familienedukation in der Pflege e. V.),
- sich an der Weiterentwicklung und Weiterverbreitung von Patientenedukation als Aufgabe der professionellen Pflege zu beteiligen (z. B. durch Beteiligung an der Erstellung von Publikationen, Teilnahme an Kongressen und Tagungen),
- hinzu kommen administrative Tätigkeiten.

All das erfordert hohe Kompetenzen. Essenziell sind ein umfassendes und vielseitiges pflegerischen Fachwissen mit mehrjähriger Berufserfahrung in der Pflege. Pädagogische Kenntnisse sind von Vorteil, ebenso ein Studium in der Pflege. In vielen Patienten-Informations-Zentren arbeiten Pflegende mit einem akademischen Abschluss (Bachelor oder Master) und entsprechenden wissenschaftlichen Kenntnissen.

Ferner sind sogenannte „soft skills“ wichtig wie eine hohe Kommunikationskompetenz, Organisationstalent, Flexibilität sowie die Fähigkeit zum selbstständigen und eigenverantwortlichen Arbeiten. Vorteilhaft sind außerdem Begeisterungsfähigkeit und die Bereitschaft zur aktiven Mitgestaltung des Arbeitsbereichs mit Setzung eigener Akzente.

3.8.7 Standortwahl und Ausstattung

Die Standortwahl eines PIZ ist mit Blick auf die spätere Nutzung von erheblicher Bedeutung. Wichtige Standortkriterien sind eine gute Erreichbarkeit, ein niedrigschwelliger und behindertengerechter Zugang sowie eine möglichst zentrale Lage mit hohem Publikumsverkehr. Ein Standort direkt in der Eingangshalle eines Krankenhauses, möglichst in der Nähe eines Aufzugs, erfüllt all diese Kriterien und kann als optimal bezeichnet werden.

Der zur Verfügung stehende Raum sollte Platz für Bücherregale, Broschürenständer, PC-Arbeitsplätze und Kopiergeräte bieten. Sitzecken ermöglichen ein ungestörtes Lesen. In einem zusätzlichen, separaten Raum können Beratungsgespräche und Einzelschulungen durchgeführt werden. Für Gruppenschulungen oder öffentliche Vorträge sollte ein Veranstaltungsraum in erreichbarer Nähe vorhanden sein. Wichtig ist eine ansprechende, nutzer:innenfreundliche Gestaltung wie eine niedrige Höhe der Bücherregale, eine helle Möblierung, freundliche Farben sowie ein einladender Eingangsbereich.

In einem PIZ sollte ein breit gefächertes Angebot an Büchern, Broschüren, Zeitschriften, Filmen sowie Zugriffsmöglichkeiten auf das Internet zur Verfügung stehen. Es gilt, alle Möglichkeiten der traditionellen und modernen Informationsvermittlung auszuschöpfen, um so den unterschiedlichen Nutzerbedürfnissen und Interessen gerecht zu werden (Büker, 2013b).

3.8.8 Qualitätssicherung und Evaluation

Wie in allen gesundheitsbezogenen Einrichtungen bedarf es auch in einem Patienten-Informations-Zentrum der ständigen kritischen Reflexion der Arbeit. Vom Netzwerk Patienten- und Familienedukation in der Pflege e.V. wurden verschiedene Leitsätze zur Qualität der Edukationsarbeit formuliert (Abt-Zegelin, 2007, S. 93), die nachfolgend leicht zusammengefasst dargestellt werden.

Leitsätze zur Qualität der Edukationsarbeit

Pflegebezogene Patienten- und Familienedukation:

- ist geprägt von einer wertschätzenden Haltung. Dazu gehören Respekt und Akzeptanz der Person, Einfühlungsvermögen in die jeweilige Situation und selbstverständlich Diskretion. Aus dieser Haltung heraus können Impulse zu einer positiven Bewältigung von Krankheit entstehen.
- zeichnet sich durch vielfältige Kompetenzen aus. Dazu gehören Fachkompetenz, Methodenkompetenz, Sozialkompetenz.
- arbeitet mit multimedialer Informationsvermittlung. Zu den Qualitätskriterien der verwendeten Medien gehören die Aktualität der Inhalte, eine erkennbare Autorschaft und Datierung, Quellenbelege sowie eine zurücktretende Werbung.
- ist ein prozesshaftes Geschehen. In allen Aktivitäten sind Plan und Struktur erkennbar.
- zeichnet sich aus durch einen niedrigschwelligen Zugang und ein nutzerorientiertes Design auf allen Ebenen. Dazu gehören besucherfreundliche Öffnungs- und Beratungszeiten, eine ansprechende, vertrauenserweckende Umgebung sowie die Verfügbarkeit von geeigneten Materialien und Medien aller Art.
- findet auch unter Beachtung ökonomischer Bedingungen und ökonomischer Begrenztheit statt. Der Kostenfaktor darf nicht zu einem Ausschluss des Zugangs von finanziell schwächeren Patient:innen und Familien führen.

Diese Qualitätsanforderungen wurden vor dem Hintergrund der Errichtung der ersten Patienten-Informations-Zentren entwickelt. Sie beziehen sich nicht nur auf die Arbeit in diesen Zentren, sondern auf alle Aktivitäten pflegebezogener Patientenedukation, so z.B. auch auf die Entwicklung von Edukationsprogrammen oder die Herstellung von Informationsmaterialen.

Von Beginn an sollte die Arbeit im PIZ evaluiert werden, um das Angebot den Nutzer:innenbedürfnissen entsprechend auszurichten. Dazu gehören eine regelmäßige Erfassung der Besucherfrequenz sowie die Durchführung von Nutzerbefragungen. Von Interesse sind u.a. (Adler, 2012; Ose, 2011; Gossens, 2007a):

- Struktur der Besucher:innen (Alter, Geschlecht, Bildungsgrad, Patient/Angehöriger)
- Anliegen der Nutzer:innen (Informationsbedürfnisse, Themeninteresse)
- Nutzung der Mediothek (Bücher, Broschüren, Internet etc.)
- Zufriedenheit mit den erhaltenen Informationen und der Beratung
- Beurteilung der Einrichtung (Öffnungszeiten, Zugänglichkeit, Ausstattung etc.).

Im PIZ Lüdenscheid erfolgt die Erhebung über einen eigens entwickelten Evaluationsbogen, der von den Mitarbeiter:innen im PIZ an die Besucher ausgeteilt wird. Die ermittelten Daten können wertvolle Hinweise zur Weiterentwicklung des Angebots liefern, sowohl in thematischer als auch in struktureller Hinsicht. Aufschlussreich ist auch die Frage, wie die Besucher:innen auf das Patienten-Informations-Zentrum aufmerksam wurden: Haben Sie das PIZ zufällig entdeckt? Haben Mitpatient:innen es empfohlen? Hat der Bericht über das PIZ in der Krankenhausbroschüre Interesse an einem Besuch geweckt? Oder wurde das PIZ von Pflegenden oder Ärzt:innen der Station empfohlen? Letzteres liefert wichtige Informationen über die innerbetriebliche Akzeptanz des Zentrums.

Im PIZ Bad Krozingen wurde die Arbeit des Patienten-Informations-Zentrums vom Zentrum für angewandte Pflegeforschung, Pflegeökonomie und -wirtschaftslehre (ZEPP) der Katholischen Fachhochschule Freiburg wissenschaftlich begleitet. Dabei wurden u.a. die Fragestellungen der Nutzer:innen, der Grund ihres Besuchs sowie die durchgeführten edukativen Maßnahmen erhoben (Imbery, 2009). Die folgende Grafik gibt einen Einblick in die Anliegen der Besucher:innen (**Abb. 3-8**).

3.8.9 Einsatz von Auszubildenden und Studierenden

In Beratungs-, Informations- und Schulungszusammenhängen existiert ein weites Einsatzfeld für den Berufsnachwuchs in der Pflege. Das gilt auch für Patienten-Informations-Zentren. Im PIZ in Lüdenscheid gibt es bereits seit 2005 Er-

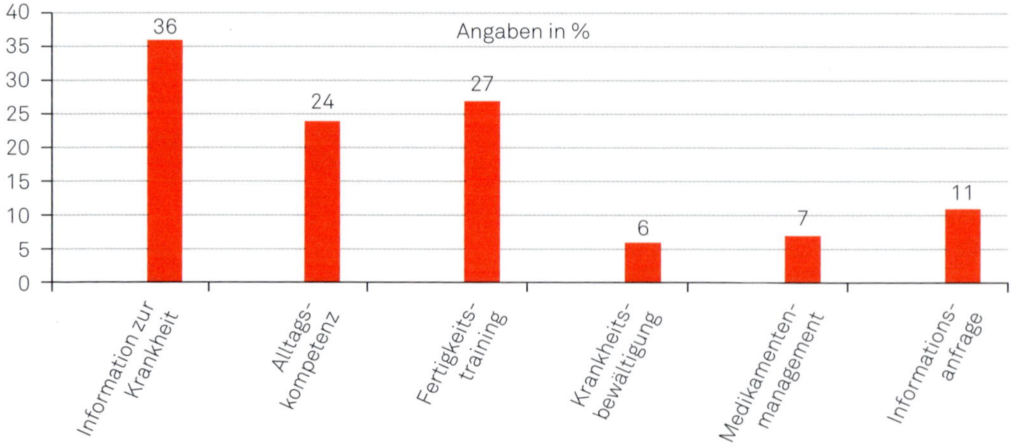

Abbildung 3-8: Anliegen im PIZ Bad Krozingen – nach Kategorien sortiert (Quelle: Eigendarstellung in Anlehnung an Imbery, 2009, S. 67)

fahrung mit Einsätzen von Auszubildenden. Zunächst wurde das Zentrum als Wahleinsatz angeboten, später als zweiwöchiger Pflichteinsatz (Rusch, 2014; Gossens, 2007b). Zu Einsatzbeginn steht ein Vorgespräch mit Informationen zum PIZ und Abklärung der gegenseitigen Erwartungen und Zielsetzungen. Die Auszubildenden nehmen an allen Aktivitäten teil, lernen das Material für die Ratsuchenden kennen, beschäftigen sich mit Broschüren und erhalten eine zusätzliche Lernaufgabe. Weiter wird geraten, sich selbst einen fachlichen Schwerpunkt zu suchen und sich mit der zahlreichen Literatur zur Patientenedukation zu beschäftigen, z.B. mit den Grundlagen der Salutogenese. Ein Abschlussgespräch beendet den Einsatz. Die Erfahrungen im PIZ sind auch Teil einer schriftlichen Zwischenprüfung in der Ausbildung.

Inzwischen setzen fast alle Patienten-Informations-Zentren Auszubildende und Studierende ein. So ist in Köln ein freiwilliger Einsatz wählbar, in Trier werden im PIZ drei Tage innerhalb eines dreiwöchigen Einsatzes im Case- und Entlassungsmanagement absolviert. Überall werden Literaturrecherche und auch die Beurteilung von Quellen gelernt. Es versteht sich, dass diese Einsätze erst ab dem mittleren Ausbildungsjahr Sinn machen. Einige der Zentren, wie das PIZ in Stuttgart, haben ein schriftliches Konzept für die Einsätze mit verschiedenen Materialien erarbeitet. Im PIZ Stuttgart liegen gute Erfahrungen mit einer Koppelung des Einsatzes vor. Über vier bis acht Wochen sind die Auszubildenden morgens in der gynäkologischen Ambulanz und nachmittags im PIZ eingesetzt. Es handelt sich um einen Wunscheinsatz mit dem Schwerpunkt Onkologie/Brustkrebs.

3.8.10 Erfolgsfaktoren eines PIZ

Aus den Erfahrungen der bisherigen Patienten-Informations-Zentren lassen sich verschiedene Faktoren für den Erfolg eines PIZ ableiten, die im Folgenden komprimiert dargestellt werden. Thematisiert werden ferner mögliche Problemfelder, die zum Teil darin begründet liegen, dass es bislang an konkreten Erkenntnissen zu den Wirkungen und der Wirksamkeit von Patienten-Informations-Zentren fehlt.

Um das PIZ als anerkannte Einrichtung in einem Krankenhaus zu verankern, müssen bestimmte Bedingungen gegeben sein. Sowohl für die Implementierung als auch für den dauerhaften Betrieb bedarf es der unbedingten *Unterstützung durch die Führungsebene*. Das PIZ muss von der Krankenhausleitung, die die entsprechenden Ressourcen genehmigen und zur Verfügung stellen muss, gewollt sein. Wesentlicher Erfolgsfaktor in diesem Zusammenhang ist eine *starke Position der Pflege* und des Pflegemanagements. Die pflegerische Leitung muss in der Lage sein, die Notwendigkeit der Errichtung eines Patienten-Informations-Zentrums argumentativ vertreten zu können.

Ein weiterer, wichtiger Erfolgsfaktor ist die *personelle Besetzung* des PIZ. Entscheidend sind die Qualifikation, die Motivation und die Innovationsfähigkeit der dort Tätigen. Eine Organisation, die eine vorausschauende Personalentwicklungsplanung betreibt, kann gezielt auf einzelne Personen zugehen, deren Profil geeignet erscheint. Die ausgewählten Mitarbeiter:innen müssen in der Lage sein, sich weitgehend selbstständig das neue Handlungsfeld zu erschließen, welches zumindest in der Anfangszeit kritisch beäugt wird. Das pflegerische Management wiederum muss in der Lage sein, den Mitarbeiter:innen entsprechende Freiräume zu lassen, sich auszuprobieren und entwickeln zu können.

Tipp

Zahlreiche Beispiele aus dem Arbeitsalltag von Pflegenden in einem Patienten-Informations-Zentrum finden sich in dem Buch von Tanja Segmüller (2015): Beraten, Informieren und Schulen in der Pflege, Rückblick auf 20 Jahre Entwicklung. Frankfurt am Main: Mabuse.

Unerlässlich ist die *Akzeptanz innerhalb der Organisation*. Nicht nur die Krankenhausleitung, auch die einzelnen Berufsgruppen müssen noch in der Konzeptphase von den Vorteilen und der Nützlichkeit des PIZ überzeugt sein. Gegenüber der Ärzteschaft kann argumentiert werden, dass die Begleitung von Patient:innen bei der Informationssuche einen positiven Einfluss auf die Qualität der gefundenen Informationen hat. Ferner gilt es, die Sorge zu nehmen, dass das PIZ in Konkurrenz zur ärztlichen Aufklärung tritt. Auch gegenüber der Berufsgruppe der Pflegenden müssen die Vorteile des PIZ aufgezeigt werden. So können beispielsweise Patient:innen, die einen hohen Informationsbedarf aufweisen, an das PIZ verwiesen werden. Auch notwendige Schulungen vor der Entlassung von Patient:innen können delegiert werden. Zur Herstellung von Akzeptanz kann ferner die *interne Vernetzung* des PIZ beitragen. Durch die Beteiligung an Qualitätszirkeln, Arbeitskreisen und Projektgruppen wird deutlich, dass das PIZ im Krankenhausalltag verankert ist und als Einheit selbstverständlich dazu gehört.

Wichtiger Erfolgsfaktor ist eine hohe *Qualität der Arbeit* im PIZ, die auch nach außen deutlich wird. Sichtbare Zeichen dafür sind die positive Resonanz der Patient:innen oder die Tatsache, dass Ärzt:innen sowie Pflegende der Stationen Ratsuchende in das PIZ schicken. Unerlässlich für die Sicherung der Qualität sind eine theoretische Verortung der Tätigkeit im PIZ und ein konzeptgeleitetes Vorgehen.

Aus den aufgezeigten Erfolgsfaktoren ergeben sich im Umkehrschluss die möglichen Problembereiche der Implementierung eines Patienten-Informations-Zentrums. So wird eine Neuerung, die nicht von der gesamten Führungsebene getragen wird, höchstwahrscheinlich von den „Gegnern" besonders kritisch beäugt werden. Folge kann die mangelnde Akzeptanz einzelner Berufsgruppen bis hin zur Boykottierung des PIZ sein. Für die dort Tätigen gestaltet es sich in einem solchen Fall sehr mühsam, sowohl den Nutzen des PIZ als auch ihre Kompetenz unter Beweis zu stellen.

Unbedingt zu vermeiden ist ein „Insel-Charakter" des PIZ, d.h. das Fehlen von Berührungspunkten zu den anderen Bereichen und Professionen im Krankenhaus. Von Beginn an sollte beispielsweise versucht werden, die verschiedenen Berufsgruppen in das Veranstaltungsprogramm des PIZ mit einzubeziehen. Genutzt werden sollte auch die fachliche Expertise der Pflegenden der Stationen für das Schulungsprogramm. Ähnlich wie im Patient Learning Center des Bostoner Beth Israel Deaconess Medical Center könnten engagierte und motivierte Pflegende gewonnen werden, einen Teil ihrer Arbeitszeit im PIZ verbringen, um dort Schulungen für Patient:innen durchzuführen. Voraussetzungen dafür sind die Zustimmung des Pflegemanagements sowie die vorherige pädagogische Qualifizierung der Pflegenden.

Nach wie vor sollten Schulungen und Beratungen allerdings als selbstverständliche Intervention im Pflegeprozess auf den Stationen stattfinden, um nicht einen „Exklusivcharakter" des PIZ zu befördern. Aufgabe der PIZ-Mitarbeiter:innen könnte es hier sein, als Multiplikator:innen zu wirken und die Pflegenden auf den Stationen bei der Entwicklung von Schulungskonzepten zu unterstützen. Damit kann zugleich ein einheitliches Vorgehen sichergestellt werden.

Eines der zentralen Probleme ist die Sicherstellung der Finanzierung. Es bedarf der Einbindung eines PIZ in eine Organisation, die eine Trägerschaft auf Dauer leisten kann. Gleichwohl ist auch dies kein Garant für die Zukunft. Der hohe ökonomische Druck, der auf den Krankenhäusern lastet, führt dazu, dass alle Kosten auf den Prüfstand gestellt werden. In wirtschaftlich schwierigen Zeiten besteht die Gefahr, dass Bereiche, die ihren wirtschaftlichen Nutzen nicht oder nur schwer darstellen können, abgebaut werden. Patienten-Informations-Zentren gehören dazu, wenn es ihnen nicht gelingt, ihre Bedeutung sowohl für die Patient:innen als auch für die Institution herauszustellen.

3.8.11 Forschungsbedarf

Die vorherigen Ausführungen lassen dringenden Forschungsbedarf in Bezug auf die Tätigkeit von Patienten-Informations-Zentren erkennen. Unerlässlich sind wissenschaftliche Untersuchungen zur Effizienz und Effektivität der Einrichtungen. Zwar liegen ältere Hinweise aus US-amerikanischen Untersuchungen vor, dass es bei Patient:innen, die vor ihrer Entlassung im Patient Learning Center Schulungen wahrgenommen haben, zu einer Verringerung der Wiedereinweisungsrate kommt (Goldstein, 1991). Ferner berichten Patient:innen, sich nach einer solchen Schulung insgesamt sicherer und weniger ängstlich im Umgang mit pflegebezogenen Herausforderungen zu fühlen. Diese Befunde lassen sich allerdings nur begrenzt auf das bundesdeutsche Gesundheitssystem übertragen.

Hierzulande gibt es bislang lediglich einige wenige Erkenntnisse zur Nutzung von Patienten-Informations-Zentren sowie zu ihrer Bedeutung im Behandlungs- und Pflegeprozess (Ose, 2011). Es bedarf dringend weiterer Forschungsaktivitäten, z. B. zu folgenden Fragen:

- Gibt es einen Einfluss von Patienten-Informations-Zentren auf die Krankenhausverweildauer oder auf die Wiedereinweisungsrate?
- Welche Auswirkungen hat die Information, Schulung und Beratung in einem PIZ auf die Ängste und Sorgen von Patient:innen und Angehörigen?
- Fühlen sich Patient:innen und Angehörige nach einem PIZ-Besuch bzw. nach einer PIZ-Schulung sicherer im Umgang mit pflegebezogenen Anforderungen?
- Wie können unterschiedliche Lernbedürfnisse und Lerntypen in einem Patienten-Informations-Zentrum berücksichtigt werden?

Antworten auf diese und viele andere Fragen können dazu beitragen, die Akzeptanz dieser Zentren bei Kostentragenden sowie der Managementebene zu befördern. Erst wenn der (ökonomische) Benefit eindeutig erkennbar ist, werden Patienten-Informations-Zentren eine größere Verbreitung und nachhaltige Etablierung erfahren.

3.8.12 Patienten-Informations-Zentren in Deutschland

Nachfolgend werden verschiedene Patienten-Informations-Zentren vorgestellt und es wird Fragen zu ihrer Entstehung, zum Konzept und Leistungsangebot sowie den bisherigen Entwicklungen und Erfahrungen nachgegangen (Büker, 2013b). Die Ausführungen zeigen Unterschiede und Gemeinsamkeiten im Profil der Zentren. Dadurch sollen die vielfältigen Möglichkeiten dieser Einrichtungen deutlich gemacht werden. Nicht alle PIZ, die es inzwischen in Deutschland gibt, können an dieser Stelle vorgestellt werden. Zunächst wird das erste Zentrum dieser Art, das Patienten-Informations-Zentrum am Klinikum Lüdenscheid vorgestellt.

PIZ Lüdenscheid

Das Patienten-Informations-Zentrum am Klinikum Lüdenscheid gilt als „Pionier“ der PIZ-Bewegung. Hier kann man inzwischen auf langjährige Erfahrungen in der Arbeit zurückblicken und viele in Folge gegründete Zentren haben sich am PIZ Lüdenscheid orientiert und von den Erfahrungen profitieren können.

Als langjähriger Kooperationspartner der Privaten Universität Witten/Herdecke gehörte das Klinikum zur Arbeitsgruppe, die mit der Vorbereitung der PIZ-Implementierung in Deutschland befasst war. Die Eröffnung erfolgte im Frühjahr 1999 und traf auf große Resonanz in den Medien. Die Konzeption des PIZ Lüdenscheid erfolgte in Anlehnung an das Learning Center des Beth Israel Deaconess Medical Center in Boston. Im Mittelpunkt steht die Biblio-/Mediothek, in der Besucher:innen Unterstützung bei der Informationssuche erhalten (Gossens, 2007a). Im PIZ finden auch

Schulungen statt, bei denen es um Fertigkeiten geht, die für eine eigenständige Versorgung zu Hause benötigt werden und die im Zuge des Entlassungsmanagements vermittelt werden. Durch das PIZ werden regelmäßig Veranstaltungen für eine breite Öffentlichkeit organisiert. Dabei stehen die häufig chronischen Erkrankungen sowie deren Prävention im Mittelpunkt. Es wird darauf geachtet, dass stets eine Verknüpfung mit dem Alltag von Betroffenen erfolgt. Großer Resonanz erfreuen sich die Themenwochen, wie beispielsweise die „Herzwoche", mit einem vielfältigen Programm rund um eine Erkrankung sowie das jährliche „Onko-Forum" zum Leben mit Krebs.

Zu den Aufgaben der Mitarbeitenden im PIZ gehört auch die Entwicklung von Informationsmaterialien sowie von Anleitungskonzepten. So konnte beispielsweise in Zusammenarbeit mit dem Pflegepersonal der HNO-Klinik ein Anleitungskonzept für laryngektomierte Patient:innen erarbeitet und in die Praxis umgesetzt werden.

Die inzwischen langjährige Arbeit des Zentrums hat deutliche Spuren innerhalb des Klinikums hinterlassen. „Mit dem PIZ hat sich eine Art ‚Kompetenz-Zentrum Pflege' innerhalb des Klinikums entwickelt, aus dem immer wieder neue Ideen und Projekte im Bereich der klinischen Versorgung hervorgehen" (Gossens, 2007a, S. 55 f.). Mit seinen Aktivitäten leistet das PIZ im Klinikum Lüdenscheid einen wichtigen Beitrag zur Professionalisierung der Pflege. Auch die Akzeptanz der Pflege durch andere Berufsgruppen konnte gestärkt und die interdisziplinäre Zusammenarbeit verbessert werden.

BIZ Bad Krozingen

Die Besonderheit des Beratungs- und Informations-Zentrums (BIZ) am Universitäts-Herzzentrum Freiburg-Bad Krozingen ist die Konzentration auf eine bestimmte Gruppe von Erkrankungen: Herz-Kreislauferkrankungen. Damit widmet sich das BIZ Bad Krozingen einer wichtigen Patient:innengruppe, die eine große Herausforderung für das Gesundheitssystem darstellt und hohe Kosten verursacht. Der Information, Schulung und Beratung der Betroffenen kommt eine hohe Bedeutung zu, um Kompetenzen im Umgang mit der Erkrankung zu stärken und die Lebensqualität zu fördern. Das BIZ wurde – wie alle anderen Zentren in Deutschland – auf Initiative der Pflegedirektion implementiert und konnte im November 2007 als erstes Patienten-Informations-Zentrum in Baden-Württemberg eröffnet werden (Imbery, 2009).

Das BIZ Bad Krozingen verfügt über eine Biblio-/Mediothek mit vielfältigen Informationsmaterialien, mit deren Hilfe sich die Besucher:innen vor, während und auch nach ihrem Aufenthalt im Universitäts-Herzzentrum zu ihrer Erkrankung und hinsichtlich der langfristigen Erhaltung ihrer Gesundheit umfassend informieren können. Auch Internetrecherchen sind möglich. Durch die Mitarbeiter:innen im BIZ werden die Nutzer:innen zu Fragen im Umgang mit der Erkrankung informiert und beraten. Auf Wunsch werden Kontakte zu Selbsthilfegruppen und Herzsportgruppen im Heimatort vermittelt. Ferner finden verschiedene Schulungen und Trainings von Fertigkeiten statt, wie beispielsweise Blutdruck-, Blutzucker- und INR-Messung sowie Rauchstopp-Beratungen (Nordkämper, 2015). Schulungen können auch als „mobile Schulungen" auf den Stationen angeboten werden (Nordkämper, 2016). Ferner werden durch das BIZ regelmäßig Veranstaltungen zu verschiedenen Themen angeboten. Mehrmals im Jahr finden Aktionstage mit Expert:innenvorträgen statt. Bislang behandelte Themen betonen den präventiven Ansatz des Zentrums und widmen sich beispielsweise dem Leben mit einem Herzschrittmacher, den Behandlungsmöglichkeiten bei Venenleiden, einer herzgesunden Ernährung, der Behandlung mit Marcumar oder Urlaubsreisen mit einer Herzerkrankung. Die Mitarbeiter:innen des BIZ begleiten außerdem die Treffen der Selbsthilfegruppe „ICD Südbaden", die sich an Menschen mit implantiertem Defibrillator (ICD) und deren Angehörige richtet und vom Universitäts-Herzzentrum unterstützt wird. Bei Bedarf und auf Wunsch der Gruppe werden Fachexpert:innen zu Vorträgen oder Gesprächsrunden eingeladen. Ein weiterer wichtiger Schwerpunkt der Arbeit des BIZ ist die Erstellung von Schulungsmaterialien und Informationsflyern.

Eine Besonderheit im BIZ Bad Krozingen stellt die stundenweise Beschäftigung von Pflegenden der Stationen dar. Dadurch gewinnt das Zentrum selbst an Akzeptanz innerhalb der Einrichtung und der Bereich der Patientenedukation wird weiter fest verankert.

PIZ Trier

Das Patienten-Informations-Zentrum am Krankenhaus der Barmherzigen Brüder in Trier wurde als erstes seiner Art in Rheinland-Pfalz 2006 eröffnet (Adler & Loerks, 2007). Bei der Konzeptionierung wurden alle Mitarbeiter:innen des Hauses aufgefordert, ihre Ideen für das zukünftige PIZ einzubringen. Die Anregungen trugen wesentlich dazu bei, die Themen und das Leistungsspektrum des PIZ zu gestalten. Im Mittelpunkt des PIZ steht auch hier die Biblio-/Mediothek (**Abb. 3-9**). Ergänzt wird das Angebot durch vielfältige Beratungsleistungen zu pflegerischen Themen, zur Patient:innenverfügung usw. Ferner finden regelmäßige Schulungsangebote, z.B. Kinästhetikkurse für pflegende Angehörige statt.

Ein zentraler Schwerpunkt der Arbeit ist die Förderung von Selbstpflegekompetenzen. Dies spiegelt sich auch in der Unterstützung von Selbsthilfegruppen. Das Krankenhaus bietet Selbsthilfegruppen die Möglichkeit für regelmäßige Treffen, im PIZ werden Kontaktadressen von Ansprechpersonen bereitgehalten und es finden gemeinsame Veranstaltungen mit Selbsthilfegruppen statt.

Das PIZ Trier verfügt über zahlreiche selbst entwickelte Informationsmaterialien (Adler, 2013), die auf der Homepage des PIZ zum kostenlosen Download bereitstehen (z.B. Atemübungen, Umgang mit Sturzgefahr, Umgang mit Demenz). Auch das bereits erwähnte

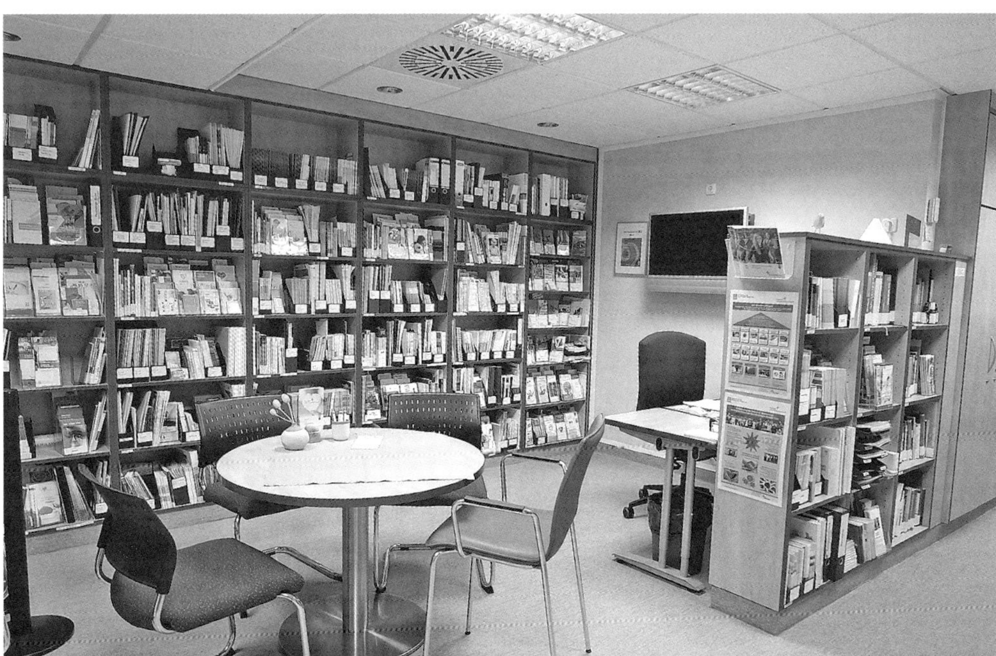

Abbildung 3-9: Biblio-/Mediothek des PIZ Trier (Quelle: PIZ Trier, mit freundlicher Genehmigung)

„Herztagebuch“ (**Kap. 3.8.4**) ist dort zu finden und bietet Unterstützung zur Förderung des Selbstmanagements von Patient:innen (Kampmann, 2012).

Erfahrungen aus anderen Patienten-Informations-Zentren

Das zweite im Jahr 1999 in Deutschland eröffnete PIZ am Standort Lippstadt existiert mittlerweile nicht mehr. Das auf Initiative eines ambulanten Pflegedienstes und später in Trägerschaft eines gemeinnützigen Vereins betriebene Zentrum verstand sich als öffentliche, gemeindenahe Anlaufstelle für gesundheitsbezogene Fragen. In Anbindung an eine neu eröffnete Seniorenwohnanlage bot die Biblio-/Mediothek des PIZ ein breites Angebot an Gesundheitsinformationen. Ein umfangreiches monatliches Veranstaltungsprogramm trug dazu bei, das Zentrum in der Region bekannt zu machen. Mehrmals im Jahr wurden Aktionstage zu bestimmten Schwerpunkten (z.B. Schlaganfall, Inkontinenz, häusliche Pflege) durchgeführt.

Durch den Vereinsstatus konnten Fördermittel beantragt werden. Im Rahmen eines Förderprojekts der Robert Bosch Stiftung konnten Edukationskonzepte für Schulungen in der häuslichen Umgebung entwickelt werden. Mithilfe einer Förderung durch das Ministerium für Arbeit und Soziales, Qualifikation und Technologie des Landes Nordrhein-Westfalen wurde für einige Jahre eine Demenzberatungsstelle in das PIZ integriert.

Bei allen Erfolgen blieb stets die Sorge um die Finanzierung der laufenden Kosten des Zentrums. Die Förderprojekte sicherten jeweils für begrenzte Zeit den Betrieb, stellten jedoch keine dauerhafte Lösung dar. Nach langen Bemühungen konnte eine vielversprechende Kooperation mit einer örtlichen Rehabilitationseinrichtung geschlossen werden, mit Umzug des PIZ in die Räumlichkeiten der Klinik. Allerdings ließ die einige Zeit später erfolgte Insolvenz der Klinik die Existenzsorgen erneut aufkommen. Da eine langfristige Sicherung der Finanzierung nicht mehr in Aussicht stand, entschloss sich der Vereinsvorstand im Jahr 2007 zur Schließung des Zentrums.

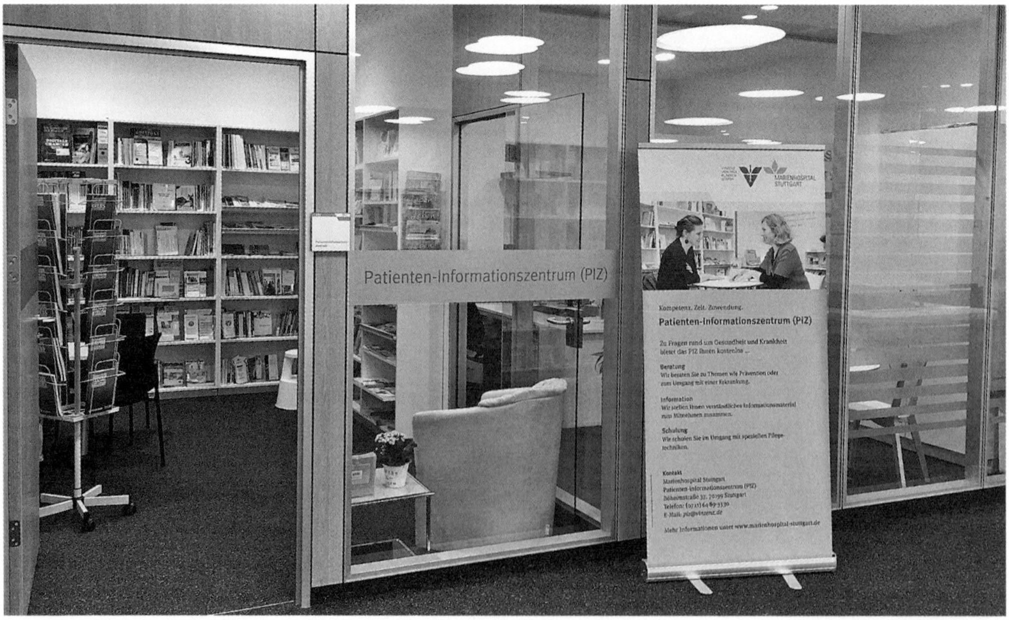

Abbildung 3-10: Das PIZ-Stuttgart (Quelle: Patienten-Informations-Zentrum Marienhospital Stuttgart)

Eine besondere Rolle unter den Patienten-Informations-Zentren nimmt die BIGS Gütersloh ein, nicht nur aufgrund ihrer Bezeichnung. Bei der „Bürgerinformation Gesundheit und Selbsthilfekontaktstelle“ im Kreis Gütersloh (BIGS) handelt es sich um ein Zentrum, welches nicht in einem Krankenhaus implementiert ist. Standort ist vielmehr die im Stadtzentrum gelegene und gut erreichbare Stadtbibliothek Gütersloh. Träger und damit Finanzier ist der Kreis Gütersloh, unterstützt durch verschiedene Kooperationspartner. Konzeptionell fungiert die 2001 eröffnete BIGS als Selbsthilfekontaktstelle *und* als Anlaufstelle für Fragen zu Gesundheit und Krankheit (Lummer, 2007). So kann beispielsweise Ratsuchenden oftmals nicht nur Informationen zu einer bestimmten Krankheit gegeben, sondern zugleich auch ein direkter Kontakt zu einer Selbsthilfegruppe vermittelt werden.

Alle in Deutschland vorhandenen Patienten-Informations-Zentren haben sich im Laufe der Zeit verändert und weiterentwickelt. Für die Träger:innen – in aller Regel Krankenhäuser – sind die Zentren durchaus ein wertvoller Werbefaktor (**Abb. 3-10**). Eine Verbreitung der Idee dürfte der pflegebezogenen Edukation in Deutschland weitere interessante Entwicklungsperspektiven eröffnen.

Aufgabe

Stellen Sie Argumente zusammen für ein Patienten-Informations-Zentrum in Ihrem Arbeitsbereich.

3.8.13 Praxisbeispiel: Pflegebezogene Edukation im PIZ

Stefanie Federhen

Damit Patient:innen mit ihren Angehörigen die für sie wichtigen Prozesse mitgestalten und Verantwortung übernehmen können, ist die Steigerung der Gesundheitskompetenz mittels Information, Schulung und Beratung notwendig (Schaeffer et al., 2016, 2020).

Ein Konzept, dem steigenden Bedarf an spezifischen Gesundheitsinformationen zu begegnen, ist ein Patienten-Informations-Zentrum (PIZ). In der Uniklinik Köln besteht ein PIZ, das pflegerisch-pflegewissenschaftlich geleitet wird und ein Team von Pflegefachpersonen beschäftigt (**Abb. 3-11**). Die Mitarbeitenden verfügen über unterschiedliche Schwerpunkte in ihrer pflegerischen sowie akademischen Ausbildung und ihrem Beschäftigungsfeld. Hierzu zählen beispielsweise Studiengänge der Pflegewissenschaft, der Pädagogik sowie Berufserfahrungen und Fachqualifikationen in psychiatrischen-, neurologischen-, kardiologischen-, onkologischen- und intensivpflegerischen Settings. Das PIZ ist auch ein Ausbildungsort zukünftiger Pflegefachpersonen. Auszubildende der Gesundheits- und Krankenpflege bzw. zur Pflegefachfrau oder zum Pflegefachmann, Studierende der klinischen Pflege sowie Praktikant:innen anderer Gesundheitsberufe können hier einen Einsatz absolvieren und Methoden der Patientenedukation erlernen.

Patient:innen, Angehörige, aber auch Mitarbeitende der Klinik können niedrigschwellig an das Patienten-Informations-Zentrum herantreten. Das bedeutet, das PIZ ist persönlich, per E-Mail oder telefonisch erreichbar, zentral im Herzen der Uniklinik gelegen und barrierefrei zugänglich. Die Öffnungszeiten (10 bis 17 Uhr) sind auch für Berufstätige günstig. Auch abseits dieser Zeiten können Einzel- oder Familienberatungen und Schulungen vereinbart werden. Alle Angebote sind kostenfrei und werden mit Flyern, Plakaten sowie online auf verschiedenen Plattformen bekannt gemacht. Seit der Eröffnung im Jahr 2014 haben rund 26 000 Interessierte das Angebot genutzt (Stand 10/20).

Die Pflegenden beraten nicht nur am Standort, sondern im gesamten Klinikbereich, auf Veranstaltungen außerhalb der Klinik sowie in der Häuslichkeit. Die Aufgabe der PIZ-Mitarbeiter:innen besteht darin, Betroffenen die für sie passenden Informationen anzubieten und sie dabei zu unterstützen, wesentliche Fertig-

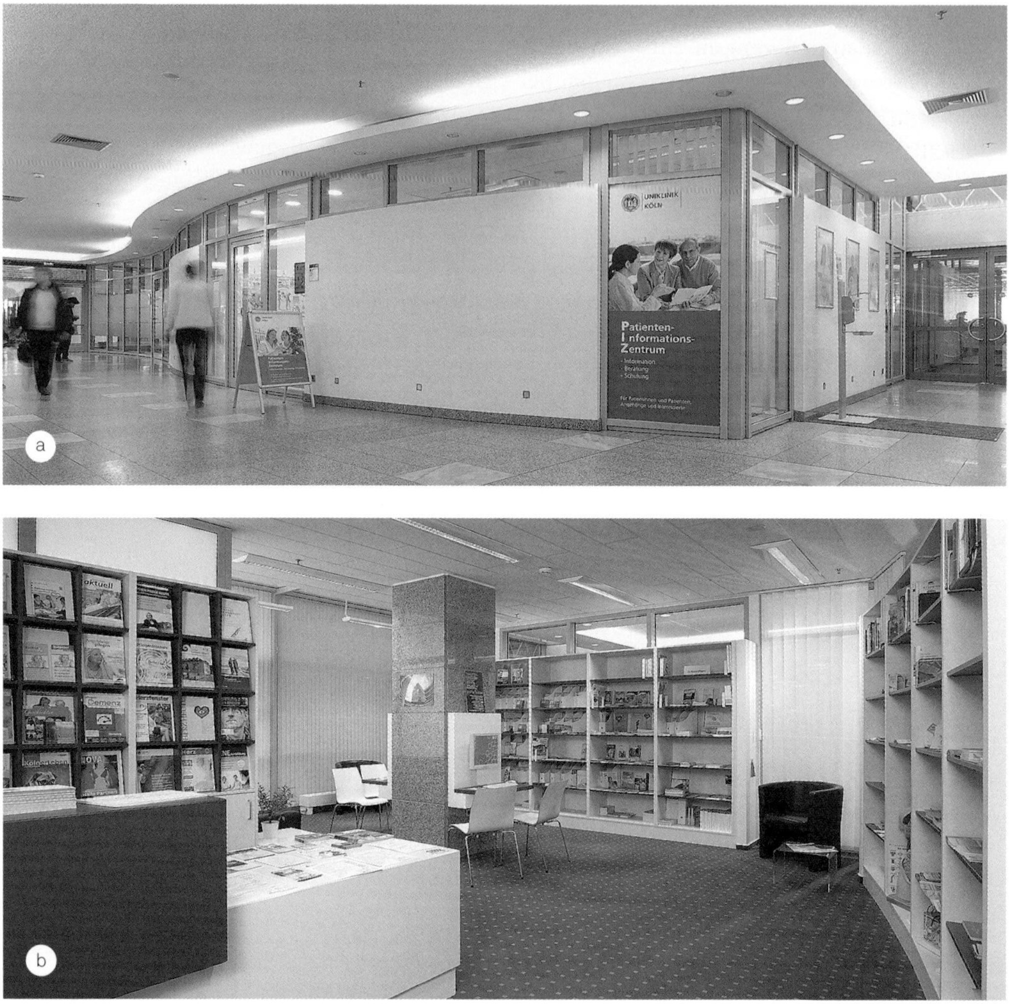

Abbildung 3-11: Das PIZ Köln. a: Außenansicht. b. Innenansicht (Quelle Innenansicht: Michael Wodak/MedizinFotoKöln; Quelle Außenansicht Christian Wittke/MedizinFotoKöln)

keiten und das nötige Selbstvertrauen zu erlangen. Beispielhaft werden nun zwei Beratungsschwerpunkte vorgestellt.

Pflegetraining und Pflegeberatung nach Nierentransplantation

Das PIZ unterstützt stetig die Weiterentwicklung von Pflegeberatungsangeboten auf den Stationen und in den Ambulanzen des Klinikums und adaptiert die Angebote an aktuelle Bedürfnisse der Patient:innen.

Exemplarisch hierfür ist die Schulung für Patient:innen sowie ihre Angehörigen im Rahmen einer Nierentransplantation. In der Uniklinik Köln erhalten etwa 80 Personen im Jahr eine neue Niere (Uniklinik Köln, 2018). Mögliche Komplikationen sind Abstoßungsreaktionen oder Funktionseinschränkungen des neuen Organs (Gokoel et al., 2019) – bis hin zum Verlust des Organs. Wiederaufnahmen in die Klinik werden nötig (Covert et al., 2016).

Eine häufige Ursache hierfür ist die Non-Adhärenz der Patient:innen (Jamieson et al.,

2016). Bereits kurz nach der Transplantation bezweifeln viele Betroffene, dass sie die Therapieziele, auch in Bezug auf die Medikamenteneinnahme, einhalten können (Massey et al., 2015).

Vor diesem Hintergrund verfolgten Fachpflegende, Mitarbeitende des Patienten-Informations-Zentrums und des ärztlichen Dienstes die Idee, eine systematische und lückenlose Beratung und Schulung für Betroffene und ihre Angehörigen vor und nach der Transplantation zu implementieren. Ziel ist, dass Betroffene im Anschluss an eine Nierentransplantation und den Klinikaufenthalt ihren Alltag eigenverantwortlich gestalten können. Sie benötigen zur Förderung ihrer Genesung und der Verhinderung einer Abstoßung des transplantierten Organs Selbstmanagementfähigkeiten und Adhärenz. Hierfür müssen sie sich mit der notwendigen Medikamenteneinnahme und Lebensstilanpassung gut auskennen. Ein Trainings- und Beratungsprogramm unterstützt und begleitet spezifische Lebensbereiche der Betroffenen während des gesamten Versorgungsprozesses. Auf der Basis einer Literaturrecherche identifizierten die Experten zunächst Meilensteine im Versorgungs- und Genesungsprozess und entwickelten sogenannte „Wissenstankstellen“ für ein kontinuierliches Schulungsangebot. Insgesamt 20 Schulungsmodule beziehen sich auf bestimmte Lebensbereiche, die für eine erfolgreiche Genesung im Rahmen der Transplantation einer Anpassung bedürfen – zu nennen sind hier z. B. Sport, Ernährung, Hygiene, Medikamentenmanagement, Tabakentwöhnung, Familienplanung und Stressmanagement.

Die Schulungen finden als Einzel- oder Gruppenschulung regelmäßig vor und nach der Transplantation statt und, je nach Versorgungsphase, entweder auf den Stationen während der therapeutischen und pflegerischen Versorgung oder als Sprechstunde in den Schulungsräumen des PIZ. Quartalsweise trifft sich die Selbsthilfegruppe „Das zweite Leben e. V. – Leben nach Nierenspende“ im PIZ und steht den Betroffenen für einen Austausch zu Verfügung. Das Treffen wird von einer Fachpflegerin für Transplantation begleitet.

Innerhalb dieser Versorgungsstruktur fühlen sich Patient:innen und ihre Angehörigen im gesamten Prozess sicher. Sie gelangen an wichtige Informationen, erlernen die für sie essenziellen Fertigkeiten und werden handlungsfähig. Wiederaufnahmen und Komplikationen kann auf diese Weise vorgebeugt werden.

Häufig treten alltagsbezogene Fragen im Zusammenhang mit einer Krankheit oder einer aktuellen Therapie erst nach der Entlassung im häuslichen Umfeld auf. Auch dann ist das PIZ eine wichtige Anlaufstelle. Patient:innen und ihre Angehörigen erfahren, welche Ressourcen zur Verfügung stehen und wie sie diese nutzen können. Dies stärkt ihre Alltagskompetenz zusätzlich und unterstützt ihr selbstbestimmtes Leben.

Familiale Pflege: pflegende Angehörige stärken

In der Familialen Pflege stehen Menschen im Fokus, die ihre Angehörigen pflegen. Die „Familiale Pflege“ wurde im Rahmen eines Projekts der Universität Bielefeld entwickelt (Gröning et al., 2018). Das Angebot wurde 2019 in die Regelversorgung aufgenommen und wird von den Krankenkassen vergütet. Angehörige werden in ihrer Aufgabe emotional und praktisch unterstützt und in ihrer versorgenden Rolle bestärkt und begleitet. Dies geschieht mittels Gesprächen, in denen Informationen zu finanziellen Themen, zu Hilfsmitteln und weiteren Unterstützungsangeboten gegeben werden. Zusätzlich erlernen die pflegenden Angehörigen in themenbezogenen Pflegekursen konkrete Fertigkeiten, wie beispielsweise Lagerungs- und Mobilisationstechniken oder die Kommunikation mit demenziell Erkrankten.

Die in der Familialen Pflege ausgebildeten Pflegetrainer:innen des PIZ beraten und schulen die Angehörigen – soweit möglich – bereits während des Klinikaufenthalts. Dies trägt maßgeblich zur Unterstützung und zur Verbesserung der physischen und psychischen Einschränkungen z. B. in der poststationären Phase bei. Zusätzlich können die Angehörigen und die Betroffenen in ihrer häuslichen Umgebung aufgesucht werden. Dort kann eine Einschätzung der Pflegesituation vorgenommen, konkrete Hilfestellung gegeben und ggf. Kontakt zu geeigneten Institutionen hergestellt werden. So kann die Überleitung unterstützt und Versorgungsdefiziten vorgebeugt werden.

Auf diese Weise werden verschiedene Angebote des PIZ miteinander kombiniert, um eine umfassende Versorgung zu gewährleisten. Informationen unter:

https://www.uk-koeln.de/patienten-besucher/unterstuetzung-training/patienten-informations-zentrum/

3.8.14 Praxisbeispiel: Informationsinseln

Margareta Leitner

Das Informieren und Miteinbeziehen der Patient:innen in gesundheitsrelevante Entscheidungen sind zentrale Patientenrechte, die gesetzlich und politisch verankert sind (BMGF, 2017; GuKG § 12 (2), (5); GuKG § 14 (1), (2); Smoliner, 2014).

In der Rudolfinerhaus Privatklinik GmbH – einer Wiener Privatklinik mit Belegarztsystem – begann 2010 eine vertiefte Auseinandersetzung mit dem Thema Patientenedukation. Seit der Gründung des Rudolfinerhauses 1882 steht diese Institution für Qualität und Innovation in der Pflege (Campus Rudolfinerhaus, 2016). Das Projekt „Patientenedukation“ widmete sich der Umsetzung in der stationären Pflege. Patientenedukation wird analog zum „Wittener Konzept“ definiert: „Patienten- und Angehörigenedukation bedeutet, den Patient:innen/Angehörigen durch Information, Schulung und Beratung zu befähigen, den Alltag mit Krankheit bewältigen und die Lebensweise gesundheitsfördernd gestalten zu können“ (Smoliner, 2014, S. 71). Die Praxisumsetzung umfasste folgende Maßnahmen: Zur „Information“ wurden hauseigene pflegerische Informationsfolder erstellt, externe Broschüren recherchiert und bewertet sowie „InformationsInseln“ aufgestellt. Zur „Schulung“ wurden die Stationen mit „Schulungsboxen“ und Schulungsunterlagen unterstützt. „Beratung“ wurde von internen und externen pflegerischen Spezialist:innen übernommen.

Ende Oktober 2015 erfolgte die Grundsteinlegung des ersten „PatientenInformations- & BeratungsZentrums“ (PIZ) in Österreich als zentrale Stelle für die Umsetzung, Koordination und Weiterentwicklung des Konzepts Patientenedukation. An drei Nachmittagen in der Woche ist diese pflegerische Informations- und Beratungsstelle für je zwei Stunden geöffnet. Geleitet und betrieben wird das PIZ von einer Pflegeberaterin. Ihre Abwesenheiten werden durch zwei stundenweise Vertretungen abgedeckt. Langfristig ist eine Ausdehnung der Öffnungszeiten auf alle Wochentage mit entsprechenden Vertretungen geplant. Weiter bieten hauseigene pflegerische Spezialist:innen (Aromapflege, Onkologische Pflege, Entlassungs-, Schmerz- und Wundmanagement) stundenweise im PIZ Auskunft und Beratung an. Nach der PIZ-Grundsteinlegung wurden die edukativen Tätigkeiten um Informationsveranstaltungen, Praxisnachmittage und ein mobiles PIZ ergänzt.

Projekt Patienteneduktion – „InformationsInsel“

Zur Unterstützung der Informationsweitergabe in der direkten Pflege und zur Überbrückung bis zur PIZ-Grundsteinlegung wurden zentral in der Eingangshalle und in den Aufenthaltsbereichen der Stationen Broschürenständer – sogenannte „InformationsInseln“ – mit ausgewählten und auf Qualität bewerteten pflegerelevanten Informationsunterlagen aufgestellt. Das ermöglichte, die Broschürenarbeit zentral zu steuern und zu strukturieren. Darauf sind Informationsunterlagen zur freien Entnahme für Patient:innen und Angehörige ausgelegt.

Auf vier Ebenen befinden sich Informationsunterlagen zu den Themenschwerpunkten „Pflege und Betreuung zu Hause", „Alltagsauswirkungen von Krankheiten", „Angebote der pflegerischen Spezialistinnen/PIZ", „Prävention und Gesundheitsförderung". Im Laufe der Jahre zeigte sich die Notwendigkeit, das Angebot entsprechend der Stationsbedürfnisse unterschiedlich zu gestalten. In der chirurgischen Ambulanz waren besonders die Themen Darmgesundheit, Darmkrebs, -vorbeugung und Koloskopie gefragt. Auf einer Station mit Patient:innen mit kleinchirurgischen Eingriffen und der benachbarten Geburtshilfe standen Frauengesundheit und Prävention im Vordergrund.

Ab 2012 wurden zahlreiche hauseigene pflegebezogene Informationsfolder erarbeitet. Die Entwicklung solcher Folder folgte einer festgesetzten Vorgehensweise. Nach der Themenfindung auf Anregung von Praktiker:innen oder Patient:innen wurde gemäß dem EBN-Konzept von Rycroft-Malone et al. (2004) das Wissen aus den vier Wissensquellen Forschungsliteratur, Patient:innenpräferenzen, Klinische Expertise und lokale Daten erhoben. Nach einer umfassenden Literaturrecherche formulierte in der Regel die PIZ-Leitung einen ersten Broschürenentwurf. Dabei fanden die Kriterien zur Erstellung qualitätsvoller und vertrauenswürdiger Gesundheitsinformation (Czirkovits et al., 2010) Beachtung. Das Thema wurde so fokussiert, dass der Umfang eines vierseitigen Folders im A5-Format eingehalten werden kann. Dieser erste Broschürenentwurf wurde mit den Kolleg:innen der Stabstelle Pflegeentwicklung bis zur Konsensfindung überarbeitet. Anschließend wurde der Zwischenentwurf mit Praktiker:innen und mit ca. 20 Patient:innen validiert. Diese Vorgehensweise hat sich bewährt. Sowohl Pflegende als auch Patient:innen erlebten den Miteinbezug als Wertschätzung. Sie äußerten respektvoll, aber auch ehrlich und konkret ihre Anregungen. Dadurch konnten wertvolle ergänzende Perspektiven erfasst werden. Von Seiten der Marketingabteilung wurden die Folder für den Druck gesetzt, Bildrechte überprüft und der Direktion zur Freigabe vorgelegt.

Die Auswahl und Bewertung der Informationsunterlagen externer Institutionen erfolgte zu Beginn durch die Projektgruppe Patientenedukation. Aktuell wird diese Arbeit von den PIZ-Mitarbeiter:innen übernommen. Zur Bewertung wurde die Checkliste des Bundesinstituts für Qualität im Gesundheitswesen und des Bundesministeriums für Gesundheit (Czirkovits et al., 2010) herangezogen. Die Praktiker:innen waren gebeten, neues interessantes Informationsmaterial für ihren Arbeitsbereich zur Bewertung an das PIZ weiterzuleiten, bevor es in der Praxis eingeführt wird.

Gewartet werden die InformationsInseln von den Stationssekretär:innen in Zusammenarbeit mit dem PIZ. Im Intranet sind Zähllisten veröffentlicht, auf denen steht, wie die InformationsInseln konkret bestückt sein sollen. Wöchentlich kontrollieren die Stationssekretär:innen die InformationsInseln und schicken die ausgefüllte Liste ans PIZ. Die dort tätige Mitarbeiterin stellt die Informationsunterlagen für die Stationen zusammen. Sowohl die halbjährliche Auswertung des Broschürenabsatzes als auch die jährliche PIZ-Inventur mit der damit verbundenen Recherche und Bewertung neuer Informationsunterlagen erlauben in Absprache mit den einzelnen Stationen/Bereichen, das Angebot bedarfsgerecht anzupassen.

Zusammenfassung

Vielfältige und sorgfältig abgestimmte Initiativen verschiedener Bereiche der Rudolfinerhaus Privatklinik GmbH (PIZ, Pflegepersonen der Stationen und Ambulanzen, Stabstelle Pflegeentwicklung) garantieren die erfolgreiche Umsetzung des Konzepts „Patientenedukation". Als ein zentraler Aspekt wird dabei der Miteinbezug der Patient:innen in die strategischen Überlegungen zur Weiterentwicklung sowie in die Broschürenerstellung in Form von regelmäßigen Patient:innenbefragungen erachtet.

Exkurs: Über das Lernen

Angelika Zegelin

Pflegebezogene Edukation hat viel mit Lernen zu tun. An dieser Stelle sollen nur kurze Impulse gegeben werden, denn es gibt eine Fülle an Literatur und Hinweisen im Internet. Pflegende sollten die wichtigsten Ansätze kennen und für ihre tägliche Arbeit nutzen („Nursing is teaching").

Konstruktivismus ist die vorherrschende Erkenntnistheorie zum Lernen Erwachsener. Damit ist gemeint, dass Inhalte nicht einfach abgespeichert, sondern individuell „eingebaut" werden – in sehr unterschiedlicher Weise. Der Mensch „konstruiert" sich seine Sicht auf die Welt selbst, sehr subjektiv und abhängig von vielen Faktoren u.a. Vorwissen, Motivation, Situation. Man kann nichts „beibringen", sondern Lehrende haben die Aufgabe, in persönlichen Lernprozessen zu unterstützen.

Lernpsychologie hat dazu viel Wissen geliefert. Schon vor fast 40 Jahren hat F. Vester seinen Bestseller „Denken, Lernen und Vergessen" geschrieben, später verstärkt durch R. Schräder-Naef zu „Rationeller Lernen lernen" oder auch durch Hinweise zum kreativen Lernen durch V. Birkenbihl. Alle diese Bücher sind alt und vergriffen, die Inhalte sind aber weiter aktuell.

So ist es etwa in der pflegebezogenen Edukation wichtig, die Aufmerksamkeit zu zentrieren, Inhalte anzukündigen, sodass Patient:innen überhaupt merken: Hier kommen brauchbare Tipps. Manches geschieht leider zu beiläufig – während anderer Handlungen. Förderlich ist es, an Bekanntes anzuknüpfen, Vorwissen und Erfahrungen abzufragen. Die Lernpsychologie zeigt, dass ein „mittlerer Neuigkeitswert" gut ist, Altbekanntes langweilt und völlig Fremdes überfordert. Anschaulichkeit – im wörtlichen Sinn – unterstützt die Info-Aufnahme und überhaupt die Nutzung mehrerer Sinneskanäle. Deutliches Sprechen, Betonung, Analogien und Beispiele, Gestik und Mimik helfen. Mit Reimen oder „Eselsbrücken" können Inhalte besser abgespeichert werden.

All dies kann geübt werden, v.a. auch die Patient:innen zu ermuntern, Fragen zu stellen, sich selbst einen Notizzettel mit Wichtigem zu machen, Zusammenfassen, lautes Wiederholen mit eigenen Worten. Insgesamt ist eine positive Stimmung wichtig, Lob, Zuwendung, Humor, Blickkontakt. Nur relevante Informationen sollten übermittelt werden – ein Zuviel kommt nicht an. Klar ist, dass zu alldem etwas über den Hintergrund des Gegenübers gewusst werden sollte, etwa berufliche Anknüpfungspunkte für Vergleiche.

In der pädagogischen Psychologie sind verschiedene „Lerntypen" ausgemacht worden, je nach bevorzugtem Sinneskanal: Hören, Sehen, Sprechen, Tun – ein eher theoretischer Zugang oder ein spielerisches Verstehen. Vermutlich sind aber die meisten Menschen gemischte Typen.

Längst sind alle diese Erkenntnisse durch die Neurowissenschaften bestätigt, erweitert und verfeinert worden – die Literatur ist vielfältig. An dieser Stelle deswegen nur eine Empfehlung, ein Buch von dem Hirnforscher G. Hüther (2016): Mit Freude lernen (Vandenhoeck & Ruprecht).

Aufgabe

Recherchieren Sie „Lerntypen" und beschäftigen Sie sich mit Grundaussagen des „Konstruktivismus".

3.9 Literatur

Abt-Zegelin, A. (2007). *Patienteninformationszentren als pflegerisches Handlungsfeld. Aufbau und Gestaltung.* Hannover: Schlütersche.

Active Citizenship Network. (2002). *European Charter of Patients' Rights. European Commission.* Verfügbar unter http://ec.europa.eu/health/ph_overview/co_operation/mobility/docs/health_services_co108_en.pdf.

Adler, G. (2012). *Patienten- und Familienedukation – eine Handreichung zur Implementierung von Patienten-Informationszentren in Einrichtungen des Gesundheitswesens. Netzwerk für Patienten- und Familienedukation in der Pflege e.V.* Verfügbar unter https://patientenedukation.de/materialien/weitere-handreichungen

Adler, G. (2013). Die Selbsthilfe des Patienten stärken. Patienteninformationsmaterial für Anleitungs- und Beratungsprozesse in der Pflege. *PADUA, 8*(1), 55–57. https://doi.org/10.1024/1861-6186/a000106

Adler, G. & Loerks, A. (2007). PIZ Krankenhaus der Barmherzigen Brüder Trier. In A. Abt-Zegelin (Hrsg.), *Patienteninformationszentren als pflegerisches Handlungsfeld. Aufbau und Gestaltung* (S. 76–80). Hannover: Schlütersche.

ÄZQ. (2020). *Asthma: Information in leichter Sprache.* Verfügbar unter https://www.patienten-information.de/kurzinformationen/asthma-leichte-sprache

Behrens, J. & Langer, G. (2016). *Evidence based Nursing and Caring. Methoden und Ethik der Pflegepraxis und Versorgungsforschung – Vertrauensbildende Entzauberung der Wissenschaft* (4th eds.). Bern: Hogrefe.

Bertelsmann Stiftung. (2019). *Gefährliche Gesundheitsinfos. Wie sie erkannt und eingedämmt werden können.* Gütersloh: Bertelsmann Stiftung. Verfügbar unter https://www.bertelsmann-stiftung.de/fileadmin/files/BSt/Publikationen/GrauePublikationen/VV_SG_Gefaehrliche_Gesundheitsinfos_final.pdf

BGBL. (2013). *Gesetz zur Verbesserung der Rechte von Patientinnen und Patienten.* Bundesgesetzblatt Jahrgang 2013 Teil I Nr. 9

BMAS. (2014). *Leichte Sprache. Ein Ratgeber.* Verfügbar unter https://www.bmas.de/DE/Service/Medien/Publikationen/a752-leichte-sprache-ratgeber.html

BMAS. (2020). *Erklärung für schwierige Wörter.* Verfügbar unter https://www.gemeinsam-einfach-machen.de/GEM/DE/LS/BerichtLandespruefung/SchwierigeWoerter/SchwierigeWoerter_node.html

BMG, BMJ. (2007). *Patientenrechte in Deutschland. Leitfaden für Patientinnen/Patienten und Ärztinnen/Ärzte.* Verfügbar unter https://www.bundesgesundheitsministerium.de/themen/praevention/patientenrechte/patientenrechte.html.

Boll, A. (2017). Patienteninformations-Broschüren in Leichter Sprache. Für Menschen mit Leseschwierigkeiten und Problemen beim Verstehen. *PADUA, 12*(2), 133–140. https://doi.org/10.1024/1861-6186/a000368

Bredel, U. & Maaß, C. (2016a). *Leichte Sprache. Theoretische Grundlagen. Orientierung für die Praxis.* Berlin: Dudenverlag.

Bredel, U. & Maaß, C. (2016b). *Arbeitsbuch Leichte Sprache. Übungsbuch für die Praxis mit Lösungen.* Berlin: Dudenverlag.

Büker, C. (2007). Realisierung einer Idee. In A. Abt-Zegelin (Hrsg.), *Patienteninformationszentren als pflegerisches Handlungsfeld. Aufbau und Gestaltung* (S. 18–26). Hannover: Schlütersche.

Büker, C. (2013a). „Lehren – Lernen – Anwenden“. Patientenedukation im dualen Bachelorstudiengang Pflege. *PADUA, 8*(2), 123–126. https://doi.org/10.1024/1861-6186/a000118

Büker, C. (2013b). *Beratung, Anleitung, Schulung. Das Patienten-Informations-Zentrum (Studienbrief).* Hamburg: Hamburger Fern-Hochschule.

Büker, C. (2015). *Pflegende Angehörige stärken. Information, Schulung und Beratung als Aufgaben der professionellen Pflege* (2. Aufl.). Stuttgart: Kohlhammer.

Büker, C. (2017). Filmrezension „Fatigue“. *PADUA, 12*(5), 369. https://doi.org/10.1024/1861-6186/a000404

BMGF – Bundesministerium für Gesundheit und Frauen. (2017). *Gesundheitsziele Österreich Richtungsweisende Vorschläge für ein gesünderes Österreich – Langfassung.* Wien: Kopierstraße des BMGF.

Campus Rudolfinerhaus. (2016). *Unsere Geschichte.* Verfügbar unter https://www.campus-rudolfinerhaus.ac.at/wir-ueber-uns/geschichte/

Covert, K., Fleming, J. & Staino, C. (2016). Predicting and preventing readmissions in kidney transplant recipients. *Clinical transplantation, 30*(7), 79–786. https://doi.org/10.1111/ctr.12748

Czirkovits, C., Domitter, B., Geissler, W., Holzer, U. & Knauer, C. (2010). Checkliste – Kriterien für die Erstellung von Patienteninformation. In C. Czirkovits, B. Domitter, W. Geissler, U. Holzer & C. Knauer (Hrsg.). *Bericht zur prä- und postoperativen Patienteninformation und -aufklärung* (S. 72–73). Wien: Bundesinstitut für Qualität im Gesundheitswesen und Bundesministerium für Gesundheit.

Deutsches Netzwerk Evidenzbasierte Medizin e.V. (2016). *Gute Praxis Gesundheitsinformation.* Verfügbar unter 10.05.2020 https://www.ebm-netzwerk.de/de/medien/pdf/gpgi_2_20160721.pdf

Dierks, M.L., Schwartz, F.W. & Walter, U. (2001). Konsumenteninformation und Patientensouveränität. In C. von Reibnitz, P.E. Schnabel & K. Hurrelmann (Hrsg.), *Der mündige Patient. Konzepte zur Patientenberatung und Konsumentensouveränität im Gesundheitswesen* (S. 71–79). Weinheim: Juventa.

DISCERN. (2005). *Das DISCERN-Instrument.* Verfügbar unter http://www.discern.de/instrument.htm

ERGO Group AG. (2012). *Was verstehen wir noch?* Verfügbar unter www.ergo.com/verstaendlichkeitsstudie

Eysenbach, G. (2003). Qualität von Gesundheitsinformationen im World Wide Web. *Bundesgesundheitsblatt – Gesundheitsforschung – Gesundheitsschutz, 46*, 92–299. https://doi.org/10.1007/s00103-003-0591-8

Gokoel, S., Gombert-Handoko, K. & Zwart, T. (2019). Medication non-adherence after kidney transplantation: A critical appraisal and systematic review. *Transplant Review, 34*(1), 100511. https://doi.org/10.1016/j.trre.2019.100511

Goldstein, N. L. (1991). Patient learning center reduces patient readmissions. *Patient Education and Counseling, 17*, 177–190. https://doi.org/10.1016/0738-3991(91)90059-E

Gossens, J. (2007a). Patienten-Informations-Zentrum im Klinikum Lüdenscheid. In A. Abt-Zegelin (Hrsg.), *Patienteninformationszentren als pflegerisches Handlungsfeld. Aufbau und Gestaltung* (S. 35–58). Hannover: Schlütersche.

Gossens, J. (2007b). Praktikums-und Ausbildungsstätte Patienten-Informations-Zentrum. In A. Abt-Zegelin (Hrsg.), *Patienteninformationszentren als pflegerisches Handlungsfeld* (S. 56–58). Hannover: Schlütersche.

Gröning, K., Lienker, H. & Sander, B. (2018). *Neue Herausforderungen im Übergang vom Krankenhaus in die familiale Pflege.* Verfügbar unter https://www.uni-bielefeld.de/erziehungswissenschaft/ag7/familiale_pflege/modellprogramm/index.html

Harvard School of Public Health. (n.d.). *Guidelines for Creating Materials. Resources for Developing and Assessing Materials.* Verfügbar unter https://cdn1.sph.harvard.edu/wp-content/uploads/sites/135/2012/09/resources_for_creating_materials.pdf

Herzberg, J., Falmann, A., Herzog, A., Holz, L. & Rückmann, J. (2019). Gesundheitskompetenz fördern durch gelingende Patientenedukation – Zielgruppenspezifische Informationsmaterialien erstellen. *PADUA, 14*(5), 339–344. https://doi.org/10.1024/1861-6186/a000525

Hüther, G. (2016). *Mit Freude lernen.* Göttingen: Vandenhoeck & Ruprecht. https://doi.org/10.13109/9783666701825

ICN. (2012). *Ethikkodex für Pflegende.* Verfügbar unter https://www.dbfk.de/de/shop/artikel/ICN-Ethikkodex-fuer-Pflegende

Imbery, C. (2009). Pflegerische Beratung, Information und Schulung an einem Herzzentrum. In J. Gossens (Hrsg.), *Wie Pflegekräfte Patienten und ihre Familien unterstützen können. Praxisbeispiele aus der Patienten- und Familienedukation* (S. 60–68). Hannover: Schlütersche.

Jamieson, N., Hanson, C. & Josephson, M. (2016). Motivations, Challenges, and Attitudes to Self-management in Kidney Transplant Recipients: A Systematic Review of Qualitative Studies'. *American journal of kidney diseases: the official journal of the National Kidney Foundation, 67*(3), 461–478. https://doi.org/10.1053/j.ajkd.2015.07.030

Kampmann, A. (2012). „Mein Herztagebuch" begleitet bei Herzinsuffizienz. *Die Schwester/Der Pfleger, 51*(12), 1186–1190.

Kellermann, G. (2014). Leichte und Einfache Sprache – Versuch einer Definition. *Aus Politik und Zeitgeschichte, 64* (9–11), 7–10.

Kocks, A. & Abt-Zegelin, A. (2013). Bildmaterial für pflegebezogene Patienten- und Familienedukation. Hinweise und Tipps zur Selbstgestaltung von Broschüren bzw. deren Bewertung. *PADUA, 8*(5), 317–321. https://doi.org/10.1024/1861-6186/a000154

Kocks, A. & Abt-Zegelin, A. (2014). Informationsfilme für Patienten und Angehörige. Eine Annäherung an mögliche Bewertungskriterien im Sinne der Patientenedukation. *PADUA, 9*(4), 244–247. https://doi.org/10.1024/1861-6186/a000202

Köllen, A. (2014). Klinikspaziergang vermittelt Hoffnung. *Die Schwester/Der Pfleger, 53*(6), 562–563.

Kompetenznetz Public Health COVID-19. (2020). *Umgang mit Falschnachrichten in Medien.* Verfügbar unter https://www.public-health-covid19.de/images/2020/Ergebnisse/2020_05_11_Factsheet_Fake_News-V1.pdf

Krankenhaus der Barmherzigen Brüder Trier. (2019). *Atemübungen mit Atemhilfsgeräten.* Verfügbar unter https://www.bk-trier.de/media-bkt/docs/PIZ/BKT_PlakA4_Atemuebungen-1.pdf

Langer, I., Schulz von Thun, F. & Tausch, R. (2019). *Sich verständlich ausdrücken* (11. Aufl.). München: Reinhardt.

London, F. (2003). *Informieren, Schulen, Beraten. Praxishandbuch zur pflegebezogenen Patientenedukation*. Bern: Huber.

Lummer, P. (2007). Bürgerinformation Gesundheit und Selbsthilfekontaktstelle im Kreis Gütersloh (BIGS). In A. Abt-Zegelin (Hrsg.), *Patienteninformationszentren als pflegerisches Handlungsfeld. Aufbau und Gestaltung* (S. 85–90). Hannover: Schlütersche.

Massey, E., Tielen, M. & Laging, M. (2015). Discrepancies between beliefs and behavior: a prospective study into immunosuppressive medication adherence after kidney transplantation'. *Transplantation, 99*(2), 375–380. https://doi.org/10.1097/TP.0000000000000608

Mühlhauser, I. & Lenz, M. (2008). Verbesserung der Therapieergebnisse durch Patientenwissen? *Zeitschrift für Evidenz, Fortbildung und Qualität im Gesundheitswesen, 102*(4), 223–230. https://doi.org/10.1016/j.zefq.2008.04.002

Müller-Mundt, G. (2011). Patientenedukation als Aufgabe der Pflege. In D. Schaeffer & K. Wingenfeld (Hrsg.), *Handbuch Pflegewissenschaft* (S. 705–726). Weinheim: Juventa.

Netzwerk Patienten- und Familienedukation in der Pflege e.V. (o.J.). *Wittener Liste zur Broschürenbeurteilung*. Verfügbar unter https://patientenedukation.de/sites/default/files/downloads/Wittener_Liste.pdf

Nordkämper, E. (2015). „Ich will aufhören! Ich muss aufhören!" Rauchstopp-Beratungen in der Aktuklinik. Rauchstopp-Beratungen bei Herz-Kreislauf- und Gefäßkranken im Patienten-Informations-Zentrum des Universitäts-Herzzentrums Freiburg, Bad Krozingen. *PADUA, 10*(3), 197–199. https://doi.org/10.1024/1861-6186/a000259

Nordkämper, E. (2016). Mobiles PIZ – was ist das denn? Alltagsbezogene pflegerische Beratung, Informationen und Schulungen für stationäre Patienten und ihre Angehörigen im Patientenzimmer. *PADUA, 11*(3), 181–185. https://doi.org/10.1024/1861-6186/a000314

Ose, D. (2011). *Patientenorientierung im Krankenhaus. Welchen Beitrag kann ein Patienten-Informations-Zentrum leisten?* Wiesbaden: VS Research. https://doi.org/10.1007/978-3-531-93374-0

Public Health Covid-19. (2020). *Kompetenznetz Public Health Covid-19*. Verfügbar unter https://www.public-health-covid19.de

Rathwallner, B. (2016). Entwicklung und interaktive Nutzung des Posters. Einsatzmöglichkeiten in der pflegerischen PatientInnenedukation. *PADUA, 11*(3), 153–156. https://doi.org/10.1024/1861-6186/a000311

Roessler, K.K. & Lindemann, F.W. (2014). Umgang mit Ängsten im Krankenhaus. Evaluation eines Kursangebots. Wege zum Menschen. *Zeitschrift für Seelsorge und Beratung, heilendes und soziales Handeln, 66*(6) 570–578. https://doi.org/10.13109/weme.2014.66.6.570

Rowlinson, J. (2014). The One Minute Wonder Network. *The Clinical Teacher, 11*(5), 332–335. https://doi.org/10.1111/tct.12160

Ruppert, N. (2017). Das kleine Solo: Das Poster. In E.M. Panfil (Hrsg.), *Wissenschaftliches Arbeiten in der Pflege. Lehr- und Arbeitsbuch für Pflegende* (3. Aufl., S. 389–404) . Bern: Hogrefe.

Rusch, S. (2014). Patientenedukation in der Praxis. Der Einsatz von Lernenden der Gesundheits- und Krankenpflege im Patienten-Informations-Zentrum am Klinikum Lüdenscheid. *PADUA, 9*(1), 36–39. https://doi.org/10.1024/1861-6186/a000163

Rycroft-Malone, J., Seers, K., Titchen, A., Harvey, G., Kitson, A. & McCormack, B. (2004). What counts as evidence in evidence-based practice? *Journal of Advanced Nursing, 47*(1), 81–90. https://doi.org/10.1111/j.1365-2648.2004.03068.x

Sänger, S., Lang, B., Klemperer, D., Thomeczek, C. & Dierks, M.L. (2006). *Manual Patienteninformation. Empfehlungen zur Erstellung evidenzbasierter Patienteninformationen*. Verfügbar unter https://www.aezq.de/mdb/edocs/pdf/Schriftenreihe/Schriftenreihe25/pdf

Schaeffer, D. & Dewe, B. (2006). Zur Interventionslogik von Beratung in Differenz zu Information, Aufklärung und Therapie. In D. Schaeffer & S. Schmidt-Kaehler (Hrsg.), *Lehrbuch Patientenberatung* (S. 127–152). Bern: Huber.

Schaeffer, D. & Pelikan, J.M. (Hrsg.). (2017). *Health Literacy. Forschungsstand und Perspektiven*. Bern: Hogrefe. https://doi.org/10.1024/85604-000

Schaeffer, D., Hurrelmann, K., Bauer, U. & Kolpatzik, K. (Hrsg.). (2018). *Nationaler Aktionsplan Gesundheitskompetenz. Die Gesundheitskompetenz in Deutschland stärken*. Berlin: KomPart. https://doi.org/10.1055/a-0667-9414

Schaeffer, D., Vogt, D., Behrens, E.M. & Hurrelmann, K. (2016). *Gesundheitskompetenz der Bevölkerung in Deutschland. Ergebnisbericht 1016*. Verfügbar unter https://www.uni-bielefeld.de/gesundhw/ag6/downloads/Ergebnisbericht_HLS-GER.pdf

Schaeffer, D., Ewers, M., Horn, A., Büker, C., Gille, S., Wagner, F., & Weskamm, A. (2020). *Gesundheitskompetenz. Kurzinformation für Pflegefachperso-*

nen. Herausgegeben von Deutscher Berufsverband für Pflegeberufe (DBfK) und Nationaler Aktionsplan Gesundheitskompetenz (NAP). Berlin: DBfK/NAP. (https://www.dbfk.de/media/docs/download/Allgemein/Gesundheitskompetenz-Broschuere.pdf; Zugriff am 09.04.2021)

Schieron, M. (2017). Beurteilungskriterien für den Einsatz von Informationsfilmen in der pflegebezogenen Patientenedukation – eine Diskussionsgrundlage. In T. Segmüller (Hrsg.), *Beraten, Informieren und Schulen. Ausgewählte Beiträge der Sektionsarbeit* (S. 35–43). Duisburg: Eigenverlag Deutsche Gesellschaft für Pflegewissenschaft e.V.

Schieron, M., Sunder, N. & Büker, C. (2020). Kurzgespräche – „Kostbarkeiten" im Pflegealltag. *Pflegewissenschaft, 22*(1), 61–67.

Schmidt-Kaehler, S., Vogt, D., Berens, E.M., Horn, A. & Schaeffer, D. (2017). *Gesundheitskompetenz. Verständlich informieren und beraten*. Verfügbar unter https://www.uni-bielefeld.de/gesundhw/ag6/downloads/Material-_und_Methodensammlung.pdf

Schmidt, B. & Krüger, L. (2016). Lernen in nur einer Minute. *Intensiv, 24*(5), 258–259. https://doi.org/10.1055/s-0042-110559

Schulz von Thun, F. (1975). Verständlich informieren. *Psychologie Heute, 5*, 2–51.

Segmüller, T. (Hrsg.). (2015). *Beraten, Informieren und Schulen in der Pflege. Rückblick auf 20 Jahre Entwicklung*. Frankfurt am Main: Mabuse.

Sektion BIS. (2019). *Stellungnahme der Sektion „Beraten, Informieren, Schulen" (BIS) der Deutschen Gesellschaft für Pflegewissenschaft zum Patientenrechtegesetz*. Verfügbar unter https://dg-pflegewissenschaft.de/wp-content/uploads/2019/08/Stellungnahme-zum-Patientenrechtegesetz_final.pdf.

Smoliner, A. (2014). Die Umsetzung des Konzeptes Patienten- und Angehörigenedukation im Rudolfinerhaus. In B. Plessl-Schorn (Hrsg.), *Patienten- und Angehörigenedukation – Aufgaben für Ausbildung und Praxis* (S. 67–80). Wien: facultas.

Sørensen, K., Van den Broucke, S., Fullam, J., Doyle, G., Pelikan, J.M., Slonska, Z., Brand, H. & HLS-EU Consortium. (2012). Health Literacy and Public Health: A Systematic Review and Integration of Definitions and Models. *BMC Public Health, 12*(80) 1–13. https://doi.org/10.1186/1471-2458-12-80

Steckelberg, A., Berger, B., Köpke, S., Heesen, C. & Mühlhauser, I. (2005). Kriterien für evidenzbasierte Patienteninformation. *Zeitschrift für ärztliche Fortbildung und Qualität in Gesundheitswesen, 99*, 343–351.

Sumpmann, M. (1989). An education center for patients' high-tech learning needs. *Patient Education and Counseling, 13*, 309–323. https://doi.org/10.1016/0738-3991(89)90024-4

Sunder, N. & Segmüller, T. (2017). Pflegebezogene Patientenedukation in Deutschland – ein deskriptives Update. In T. Segmüller (Hrsg.), *Beraten, Informieren und Schulen. Ausgewählte Beiträge der Sektionsarbeit* (S. 5–34). Duisburg: Eigenverlag Deutsche Gesellschaft für Pflegewissenschaft (DGP) e.V.

Uniklinik Köln. (2018). *Zahlen – Transplantationszentrum*. Verfügbar unter http://transplantationszentrum.uk-koeln.de/nierentransplantation/daten-zum-zentrum/zahlen

Universität Hamburg/EBM-Netzwerk. (2016). *Leitlinie evidenzbasierte Gesundheitsinformation*. Verfügbar unter http://www.leitlinie-gesundheitsinformation.de

Von Reibnitz, C., Schnabel, P.E. & Hurrelmann, K. (Hrsg.). *Der mündige Patient. Konzepte zur Patientenberatung und Konsumentensouveränität im Gesundheitswesen*. Weinheim: Juventa.

Wandel, J. (1996). The Beth Israel Learning Center marks grand opening. In Beth Israel HealthCare Nursing Services (Ed.), *Report on Integrated Clinical Practice* (p. 1–3). Boston: Beth Israel Deaconess Medical Center.

Wingenfeld, K. (2011). *Pflegerisches Entlassungsmanagement im Krankenhaus. Konzepte, Methoden und Organisationsformen patientenorientierter Hilfen*. Stuttgart: Kohlhammer.

Zegelin-Abt, A. (1997). Besuch im Beth-Israel-Deaconess-Medical-Center in Boston. *Die Schwester/Der Pfleger, 36*(8), 767–770.

4 Grundlagen zu Schulungen

Christa Büker

Ein Schwerpunkt pflegebezogener edukativer Aktivitäten liegt im Bereich der Schulung von Patient:innen und Angehörigen. Unter einer Schulung wird eine geplante Lernerfahrung mit konkreten und überprüfbaren Lernzielen verstanden (Schaeffer & Dewe, 2006). Die Gestaltung der Schulung beruht auf pädagogisch-didaktischen Erkenntnissen. Während es in herkömmlichen Ansätzen gesundheitsbezogener Schulung in erster Linie um Unterweisung geht, stehen neuere Ansätze unter dem Paradigma der Kompetenzförderung (Müller-Mundt, 2011) und orientieren sich an Konzepten des Empowerments (Stark, 2002) und der Salutogenese (Antonovsky, 1997) (**Kap. 2**). Vor dem Hintergrund der Zunahme chronischer Krankheiten verfolgen moderne Schulungen das zentrale Ziel, Unterstützung bei der Krankheitsbewältigung zu leisten.

Pflegebezogene Schulungen finden sowohl als Einzel- als auch Gruppenschulungen statt. Beide Formen stehen im Mittelpunkt dieses Kapitels mit ausführlichen Hinweisen zu ihrer Vorbereitung, Durchführung und Nachbereitung.

Aufgabe

Recherchieren Sie, bevor Sie weiterlesen im Internet: Was ist eine Schulung?

4.1 Lernen zur Krankheitsbewältigung

Lernen gehört zu den grundlegenden Fähigkeiten des Menschen. Wir lernen ständig, sowohl bewusst (in der Schule, in der Berufsausbildung, in einer Weiterbildung, im Studium) als auch unbewusst (Alltagslernen).

Definition: Lernen

Lernen ist ein Prozess, „über den Menschen neues Wissen und neue Fertigkeiten erwerben oder bereits vorhandenes Wissen und verfügbare Fertigkeiten modifizieren und in ihr Verhalten übersetzen" (Hurrelmann, 2006, S. 95).

Lernen spielt auch eine wichtige Rolle bei der Bewältigung von Krankheit – insbesondere chronischer Krankheit – und Behinderung. So erlernen beispielsweise Patient:innen mit einem Diabetes die selbstständige Insulininjektion oder die Testung des Blutzuckerspiegels, ein Heimbewohner verbessert mittels Gleichgewichts- und Balancetraining die Mobilität, eine pflegende Angehörige erwirbt die Fähigkeit zum Umgang mit einer Ernährungssonde. Lernen ist notwendig zur Rückgewinnung von Handlungsautonomie und Selbstbestimmung sowie zur Verringerung der Abhängigkeit von professionellen Akteur:innen.

Die Ziele des Lernens zur Krankheitsbewältigung werden von Klug Redman (1996) in drei verschiedenen Bereichen verortet:

- Im kognitiven Bereich (**Wissen**): Verstehen und Erwerb des notwendigen Hintergrundwissens,
- im motorischen Bereich (**Können**): Erwerb der notwendigen technischen und instrumentellen Fertigkeiten,
- im affektiven Bereich (**Einstellung, Wollen**): konkrete Verhaltensänderung oder Akzeptanz. Diese Lernziele sind die wichtigsten, zugleich sind sie aber auch jene, die am schwierigsten zu erreichen sind.

Eine nachhaltige Veränderung von Lebensroutinen gelingt in der Regel nicht von heute auf morgen. Der Erwerb der notwendigen Kompetenzen für die Bewältigung des Lebens mit einer Krankheit lässt sich als ein Prozess charakterisieren, der aus verschiedenen Phasen besteht und unterschiedliche Lernstrategien beinhaltet (Büker, 2010). Zu Beginn einer Erkrankung sind die Betroffenen oftmals hilflos. Sie verfügen über keinerlei Erfahrung mit der Situation und sind in hohem Maße darauf angewiesen, dass andere, d.h. die professionellen Akteur:innen, ihnen sagen, was sie zu tun haben und damit über ihr Handeln bestimmen. Ihnen bleibt zunächst keine Wahl, als den Akteur:innen zu vertrauen. Die Lernstrategie entspricht im Wesentlichen einem *passiven Lernen durch Befolgen von Ratschlägen, Regeln und Anweisungen*, an denen sie ihr Verhalten ausrichten.

Zumeist wird den Betroffenen allerdings rasch klar, dass sie ihre Situation selbst in den Griff bekommen und die notwendigen Kompetenzen erwerben müssen. Im Wunsch nach Rückgewinnung von Selbstbestimmung und Autonomie wird nun *aktives, bewusstes Lernen* zur zentralen Handlungs- und Lernstrategie. Eine der wichtigsten Lernformen ist die Erschließung der Krankheit durch *Lesen*. Unter Nutzung aller verfügbaren Medien (Internet, Bücher, Broschüren usw.) werden Informationen recherchiert. Nicht selten werden auch schwierige Fachtexte gelesen, um vertiefte medizinische Informationen zu erhalten. Lernen erfolgt ebenfalls durch den *Austausch mit Gleichbetroffenen*. Bei ihnen wird nicht nur psychosoziale Unterstützung gesucht, sondern auch handlungspraktisches Wissen zur Bewältigung des Alltags erworben.

Im Laufe der Zeit erwerben viele chronisch Kranke und ihre Familien einen regelrechten *Expert:innenstatus*. Sie verfügen über umfangreiches theoretisches Wissen, praktisches Handlungswissen und Erfahrung im Umgang mit ihrer Erkrankung.

4.2 Einzelschulungen

In nahezu allen pflegerischen Settings gibt es Situationen und Anlässe, in denen eine individuelle Anleitung und Schulung eines Patienten oder einer Patientin oder der Angehörigen angezeigt sein kann. Nicht selten erfolgen derartige Interventionen spontan und quasi „nebenbei". So wird beispielsweise in der ambulanten Pflege eine pflegende Angehörige kurz in die Positionierungstechniken zur Dekubitusprophylaxe eingewiesen oder im Krankenhaus erhält ein Patient oder eine Patientin vor der Entlassung noch schnell eine Instruktion zur Nutzung des Asthmasprays.

Für einen nachhaltigen Lernerfolg bedarf es jedoch eines geplanten, systematischen und zielgerichteten Vorgehens. Im Folgenden werden verschiedene Möglichkeiten für Einzelschulungen vorgestellt. Dazu gehören die sogenannten Mikroschulungen, die Einzelschulungen nach dem Pflegeversicherungsgesetz (§ 45 SGB XI) sowie Schulungen im Kontext der Expertenstandards (z.B. Entlassungsmanagement). Zuvor wird ein kurzer Blick auf den Schulungsprozess sowie auf lernförderliche Faktoren gerichtet.

4.2.1 Schulungsprozessmodelle

Eine Schulung lässt sich als Prozess charakterisieren, der aus mehreren Schritten bzw. Phasen besteht und Ähnlichkeiten zum Pflegepro-

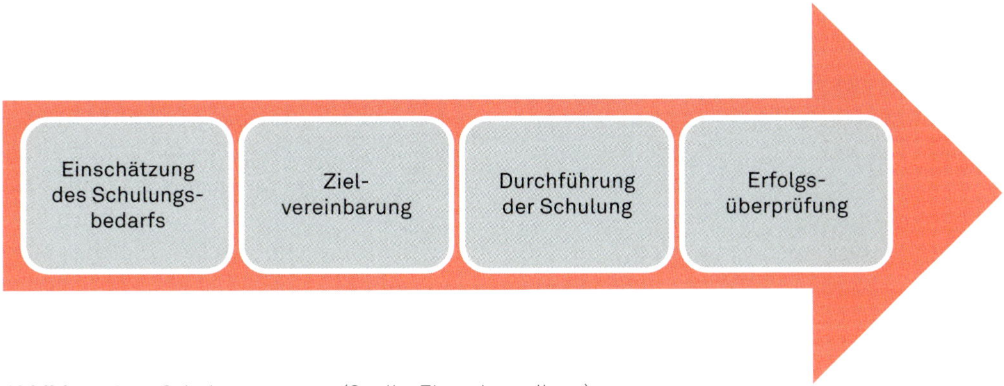

Abbildung 4-1: Schulungsprozess (Quelle: Eigendarstellung)

zess aufweist. Je nach Schulungsprozessmodell werden vier bis sechs Phasen unterschieden (Klug Redman, 2009; Oelke, 2007; Schneider, 2002). Die zentralen Phasen, die in allen Modellen benannt werden, sind: die Einschätzung des Schulungsbedarfs, die Zielvereinbarung, die Durchführung der Schulung und die Erfolgsüberprüfung (**Abb. 4-1**).

- **Phase 1: Einschätzung des Schulungsbedarfs**
  In dieser Phase informiert sich die Schulungsperson über das Lernbedürfnis, die Motivation und den konkreten Schulungsbedarf einer Person. Soweit noch nicht bekannt, erfolgt eine Pflegeanamnese mit Erhebung der Krankheits- und Lebenssituation sowie der Problem- und Ressourcenerfassung.
- **Phase 2: Zielvereinbarung**
  Auf Basis der erhobenen Informationen vereinbaren lehrende und lernende Person die Lernziele (Richtziel/Feinziele). Dabei gilt es, die Lernziele der lernenden Person zu eruieren und mit den Lernzielen der Pflegefachperson zu verknüpfen.
- **Phase 3: Durchführung der Schulung**
  Die konkrete Schulung erfolgt unter Anwendung verschiedener Lernmethoden und unter Beachtung der vereinbarten Lernziele. Wichtig sind ferner die Anpassung an die (Vor-)Erfahrungen und das Lerntempo der lernenden Person.
- **Phase 4: Erfolgsüberprüfung**
  Der Schulungsprozess schließt mit der Beurteilung des Schulungserfolgs. Unter Bezugnahme auf die zuvor vereinbarten Ziele wird der Zielerreichungsgrad geprüft. Ferner erfolgt eine Bewertung der Schulung durch die lernende Person.

Auf Basis dieser eher groben Darstellung der einzelnen Phasen wird im Kapitel „Mikroschulungen“ (Kap. 4.2.3) eine dezidierte Betrachtung des Ablaufs einer Einzelschulung dargestellt.

Achtung

Die Darstellung der verschiedenen Phasen darf keineswegs als starre Abfolge oder gar als „Standard“ verstanden werden. Vielmehr ist eine jede Schulung individuell zu gestalten und an die Bedürfnisse der lernenden Person anzupassen.

4.2.2 Lernförderliche Faktoren

Die Gestaltung des Lernklimas hat einen wesentlichen Einfluss auf das Ergebnis eines Lernprozesses. Ein lernfreundliches Klima zeichnet sich durch folgende Merkmale aus (Büker, 2015; London, 2010):

- *Aktives Lernen:* Lernende werden aktiv einbezogen, z. B. durch die eigenständige Erarbeitung eines Themas, Diskussion über das Erlernte oder praktische Übungen. Frontalunterricht als ermüdendes, passives Konsumieren eines Lernstoffs ist zu vermeiden.
- *Verknüpfung der Lerninhalte mit vorhandenem Wissen:* Das Faktenwissen wird mit bereits vorhandenem Wissen und eigenen (Lebens-)Erfahrungen der Lernenden in Beziehung gesetzt (z. B.: „Was haben Sie bislang gemacht, wenn Sie Anzeichen einer Unterzuckerung an sich wahrgenommen haben?"). Indem Zusammenhänge verstanden werden, können Möglichkeiten zum eigenen Handeln entwickelt werden.
- *Anwendungsbezug der Lerninhalte:* Die Lernenden müssen einen Bezug der Lerninhalte zu ihrer Lebenswelt erkennen. Es gilt, Probleme des Alltags aufzugreifen und Lösungsmöglichkeiten zu entwickeln (z. B.: „Wie kann es gelingen, im stressigen Berufsalltag an die Einnahme der Medikamente zu denken?"). Dadurch entsteht eine Realitätsnähe der Inhalte.
- *Selbstbestimmtes Lernen:* Jeder Mensch lernt anders. Lernende wollen selbstbestimmt entscheiden, wann, was, wie und wieviel sie in welcher Geschwindigkeit lernen wollen.
- *Individueller Zuschnitt:* Es sollte die Möglichkeit gegeben sein, individuelle Lebenssituationen, persönliche Probleme und Bedürfnisse zu berücksichtigen.
- *Strukturierung der Lerneinheit:* Um Ermüdung, Langeweile und schließlich Desinteresse vorzubeugen, ist eine abwechslungsreiche methodische und didaktische Gestaltung des zu vermittelnden Lernstoffs wichtig. Die Berücksichtigung der verschiedenen Lernkanäle und ein Wechsel zwischen Vortrag, Diskussion, Übungen etc. haben einen positiven Einfluss auf Aufmerksamkeit und Konzentration. Um keine Überforderung zu provozieren, sollte Wissen abgestuft, d. h. in kleinen „Portionen" vermittelt werden.
- *Motivierende Haltung der:s Lehrenden:* Durch eine motivierende Haltung der Schulungsperson kann die Lernmotivation der lernenden Person gefördert werden. Lob (aber kein übertriebenes oder infantilisierendes Lob!), Ermutigung, Anerkennung und Respekt sind wesentliche Elemente einer echten Lernpartnerschaft. Lerneinheiten müssen interessant gestaltet werden, Lernziele realistisch und erreichbar sein. Wichtig ist ferner, ein regelmäßiges Feedback über ihre Lernfortschritte an die lernende Person zu geben.

Aufgabe

Welche Erwartungen haben Sie selbst an die Gestaltung von Lernsituationen?

4.2.3 Mikroschulungen

Vom Netzwerk Patienten- und Familienedukation in der Pflege e. V. wurden die sogenannten „Mikroschulungen" als ideale Schulungsform für die Pflegepraxis entwickelt. Es handelt sich dabei um kleine Lerneinheiten mit einer zeitlichen Dauer von 20 bis 30 Minuten. Sie richten sich an ein bis zwei Adressat:innen und ermöglichen so ein Eingehen auf persönliche Bedürfnisse und individuelle Anliegen. Die Schulungen erfolgen anhand eines wissenschaftlich

Vorteile von Mikroschulungen auf einen Blick

- Individuelle Ausrichtung
- Berücksichtigung von vorhandenem Wissen, vorhandenen Erfahrungen und Fähigkeiten
- Alltagsorientierung
- Förderung von Selbstständigkeit und Selbstbestimmung der Patient:innen
- Flexibilität von Einsatzort und Zeitpunkt
- Geringer Zeitaufwand

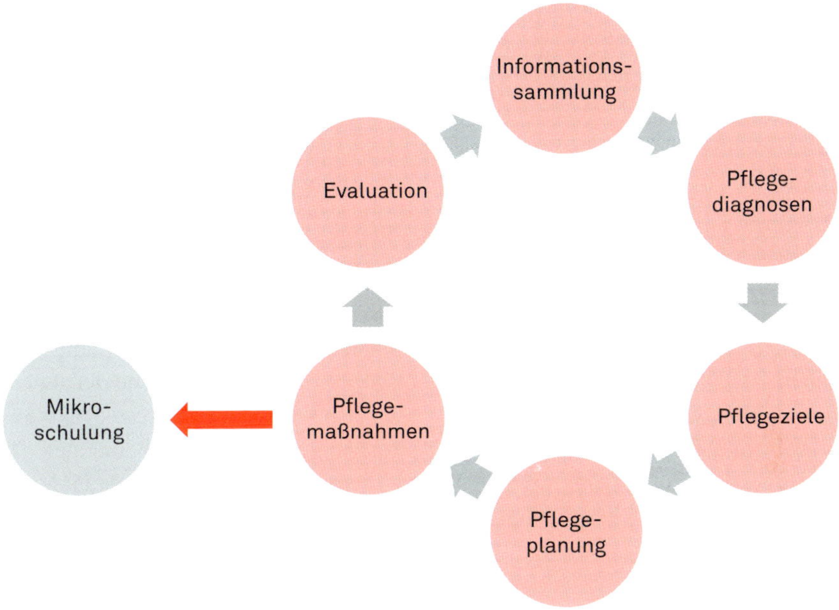

Abbildung 4-2: Mikroschulungen im Pflegeprozess (Quelle: Eigendarstellung)

basierten Konzeptes und gründen auf bestmöglicher Evidenz der Fachinhalte. Typisch für die Mikroschulungen ist eine kleinschrittige Vorgehensweise in einzelnen, gut durchdachten Schritten (Segmüller, 2015; Zegelin, 2012; Tolsdorf, 2010; Abt-Zegelin, 2006). Als Bestandteil des Pflegeprozesses gehören Mikroschulungen zu den Pflegeinterventionen (**Abb. 4-2**).

Mikroschulungen sind in jedem pflegerischen Setting denkbar und können für unzählige Pflegethemen entwickelt werden. Hier einige wenige Beispiele: Subkutane Injektion, Nutzung eines Dosier-Aerosols, Transfer einer pflegebedürftigen Person vom Bett in den Rollstuhl, endotracheales Absaugen, Blutdruckmessung, Blutzuckermessung, Umgang mit Medikamenten, Mundpflege, An- und Ausziehen von Kompressionsstrümpfen, Umgang mit einem Rollator, Vergabe von Augentropfen, Verabreichung von Sondenkost, schmerzfreies Aufstehen aus dem Bett nach einer Hüftoperation. Einige Mikroschulungen finden sich zum Download auf der Homepage des Netzwerkes Patienten- und Familienedukation in der Pflege e.V.

Mikroschulungen lassen sich in die drei Phasen Vorbereitung, Durchführung und Nachbereitung unterteilen, die im Folgenden anhand des Fallbeispiels „**Umgang mit einem Urin-Beinbeutel**" näher erläutert werden.

Mikroschulung „Umgang mit einem Urin-Beinbeutel" – 1. Teil

Herr Sintermann (62 Jahre) befindet sich zur Abklärung seiner massiven Blasenentleerungsstörungen seit einer Woche auf der urologischen Abteilung. Er hat Angst, dass die Ursache seines Leidens auf eine bösartige Veränderung der Prostata zurückzuführen ist. Die Untersuchungen ergeben jedoch keinen bösartigen Befund. Vielmehr leidet Herr Sintermann unter einer neurogenen Blasenentleerungsstörung, die medikamentös behandelbar ist. Darüber sind der Patient und seine Ehefrau, die sich große Sorgen um ihn macht, sehr erleichtert. Bis die Medikamente hinreichend wirken, benötigt Herr Sintermann einen Dauerkatheter. Im Krankenhaus wird ihm ein transurethraler Katheter gelegt, der in ca. acht Wochen wieder entfernt werden soll.

Herr Sintermann ist Diplom-Ingenieur und Führungskraft in einem großen Industrieunternehmen. Er ist sehr sportlich und fährt mit Freunden regelmäßig Rennrad. Er möchte so bald wie möglich wieder arbeiten und auch Sport treiben, hat allerdings Sorgen, wie das mit dem Blasenkatheter funktionieren soll. Der Katheterbeutel hängt bislang an seinem Bett. Wenn er aufsteht, hängt er den Beutel an seinen Morgenmantel. Er schämt sich allerdings, damit über den Flur spazieren zu gehen. Die Stationsärztin hat davon gesprochen, dass er zu Hause tagsüber einen Beinbeutel tragen und zur Nacht auf einen großen Beutel wechseln solle. Herr Sintermann weiß nicht so recht, was ein Beinbeutel ist und wie er damit umgehen soll. Übermorgen steht die Entlassung des Patienten an. In den nächsten acht Wochen wird er zu Hause allein bzw. mit Hilfe seiner Ehefrau mit dem Katheter zurechtkommen müssen. Um Herrn Sintermann mit der Handhabung des Beinbeutels vertraut zu machen, erhält er eine Mikroschulung.

4.2.3.1 Vorbereitung einer Mikroschulung

Im Vorfeld einer Mikroschulung bedarf es sowohl der inhaltlichen als auch der organisatorischen Vorbereitung. Ferner ist eine Zusammenstellung der Schulungsmaterialien vorzunehmen. Mikroschulungen bedürfen eines schriftlichen Konzeptes als Richtschnur für alle Durchführenden.

Inhaltliche Vorbereitung: Inhaltlich ist eine gründliche **Sachanalyse** erforderlich, d.h. eine Recherche zum aktuellen Stand des Wissens. Wenn auch nicht zu jedem Thema evidenzbasierte Informationen zur Verfügung stehen, so sollte die schulende Pflegefachperson in der Lage sein, geeignete und möglichst neuzeitliche Literatur zu recherchieren, zu analysieren und zu bewerten. Zu überlegen ist ferner, welche Informationen die Klient:innen zur Bewältigung des Alltags benötigen und welche Fragen sie möglicherweise haben könnten. Die wichtigsten inhaltlichen Aspekte zu einem Thema werden in einem **Konzept** zusammengetragen, welches regelmäßig überprüft und überarbeitet wird, so dass für die Schulung stets aktuelles Wissen bereitsteht. Ferner werden in dem Konzept die Ziele der Mikroschulung und der geplante Schulungsablauf festgehalten, so dass – auch wenn verschiedene Pflegefachpersonen die Lerneinheit durchführen – eine systematische Vorgehensweise sichergestellt ist. Ergänzt wird ein Konzept durch eine Literaturliste sowie diverse Dokumente (Informationsblatt für Klient:innen, Checklisten, Adressen von Selbsthilfegruppen, Dokumentationsbögen etc.).

Aufgabe

Auf der Homepage des Vereins „Netzwerk Patienten- und Familienedukation in der Pflege e.V." (www.patientenedukation.de) stehen verschiedene Mikroschulungskonzepte zum Download bereit. Sehen Sie sich mindestens ein Konzept an.

Potenzielle Schwerpunkte einer Literaturrecherche im Vorfeld einer Mikroschulung (Büker, 2015; Netzwerk Patienten- und Familienedukation in der Pflege e.V., 2008):

- Klärung von Begrifflichkeiten
- Erkenntnisse aktueller Forschungsarbeiten
- Interventionsmöglichkeiten, Vor- und Nachteile von Interventionen
- Auswirkungen von Krankheit im Alltag
- Umgang mit krankheitsbedingten Herausforderungen
- Hygienische Aspekte
- Hilfsmittel, Pflegematerialien (Organisation, Umgang etc.)

- Umgang mit Medikamenten (Anwendung, Haltbarkeit, Lagerung etc.)
- Komplikationen und Kontraindikationen
- Rechtliche und gesetzliche Grundlagen
- Finanzielle Belange
- Geeignete Gesundheitsinformationen (Broschüren, Flyer, Videos etc.)
- Adressen (Kliniken, Selbsthilfegruppen, Websites etc.)

Mikroschulung „Umgang mit einem Urin-Beinbeutel" – 2. Teil

Zuständige Pflegefachperson für die Mikroschulung ist Susan Gerdes, die Bezugspflegeperson von Herrn Sintermann. Sie arbeitet bereits seit sechs Jahren auf der urologischen Abteilung und führt regelmäßig Mikroschulungen bei Patient:innen durch. In Vorbereitung auf die Schulung bei Herrn Sintermann prüft sie kurz die aktuelle Literatur zur hygienisch einwandfreien Versorgung eines Katheters, u. a. die Richtlinien des Robert Koch Instituts zur Prävention katheter-assoziierter Harnwegsinfektionen.

Folgende Sachinformationen möchte sie Herrn Sintermann vermitteln:

- Was ist ein Urin-Beinbeutel?
- Wie wird der Beutel befestigt?
- Wie wird der Beutel entleert?
- Welche Hygieneregeln sind zu beachten?
- Woran erkennt man eine Harnwegsinfektion?

In Ergänzung zu den fachlichen Inhalten überlegt Susan Gerdes, welche Fragen Herr Sintermann haben könnte. Sie weiß, dass er beruflich stark eingespannt ist und gerne Sport treibt. Daher erwartet sie Fragen zur Gestaltung des Alltagslebens und bereitet sich darauf vor.

Organisatorische Vorbereitung: Die Planung einer Mikroschulung bezieht sich nicht nur auf ihre Inhalte, sondern auch auf die äußeren Rahmenbedingungen, d. h. auf Zeit, Ort und Dauer der Schulung. Im besten Fall erfolgt eine zeitliche Orientierung an den Wünschen und Bedürfnissen der zu schulenden Person. So ist möglicherweise die Konzentrations- und Aufnahmefähigkeit am Vormittag höher als am Nachmittag oder Abend. Falls jedoch auch Angehörige an einer Schulung teilnehmen möchten, sind eventuell deren Berufszeiten zu berücksichtigen.

Wichtig ist die Störungsfreiheit bei einer Mikroschulung. Es sollte ein ruhiger Raum zur Verfügung stehen. Im Krankenhaus oder Pflegeheim empfiehlt es sich, an der Zimmertür ein „Bitte nicht stören"-Schild anzubringen. Kolleg:innen sollten im Vorfeld über die Durchführung der Schulung informiert werden und nicht erwarten, dass die schulende Pflegefachperson zwischendurch die Klingel bedient. Bei einer Schulung in der Häuslichkeit kann im Vorfeld abgeklärt werden, wann keine Störungen zu erwarten sind. Im Vorfeld sollte die ungefähre Dauer der Mikroschulung mitgeteilt werden. Bei komplexen Themen empfiehlt es sich, mehrere Termine zu vereinbaren und „portionsweise" vorzugehen.

Mikroschulung „Umgang mit einem Urin-Beinbeutel" – 3. Teil

Susan Gerdes verabredet sich für den Nachmittag mit Herrn Sintermann. Der Termin passt zum einen gut in den Stationsablauf, da es am Nachmittag etwas ruhiger ist. Zum anderen kann dann Frau Sintermann dabei sein, was sowohl der Patient als auch seine Ehefrau wünschen.

Für die Dauer der Schulung werden ca. 20 bis 30 Minuten eingeplant. Das Stationsteam ist über die Durchführung der Mikroschulung informiert. Die Schulung soll nicht im Zimmer auf der Station durchgeführt werden, da dort noch eine weitere Person liegt. Am Nachmittag ist das Arztzimmer frei, so dass Susan Gerdes die Eheleute Sintermann dorthin bestellt. Um Störungen zu vermeiden, hängt sie ein Schild an die Tür.

Zusammenstellung der Schulungsmaterialien: Für nahezu jede Mikroschulung werden bestimmte Utensilien (Anschauungs-, Übungs- und Informationsmaterial) benötigt, die vorher in einem Materialkorb oder -koffer zusammengestellt werden, der auch als „edukative Werkzeugkiste" bezeichnet wird (London, 2010, S. 121). Im Laufe der Zeit werden sich immer mehr Materialien ansammeln, mit denen flexibel auf die jeweiligen Lern- und Informationsbedürfnisse reagiert werden kann. Als Anschauungsmaterialien können Poster, laminierte Fotos, anatomische Modelle oder auch bebilderte Hilfsmittelkataloge dienen. Hilfreich können auch leicht verständliche Bücher sein sowie Fachbücher für „fortgeschrittene" Klient:innen oder zum eigenen Nachschlagen. Zum praktischen Üben bedarf es zum jeweiligen Thema passender Materialien (z. B. Blutdruckmessgerät, Desinfektionsmittel, Verbands- und Injektionsmaterialien). Wenn ein Laptop zur Verfügung steht, können den Klient:innen PowerPoint-Präsentationen oder kleine Filme aus dem Internet gezeigt werden. Ferner finden sich in der Kiste schriftliche Infomaterialien zum Verteilen am Ende der Schulung, wie beispielsweise Broschüren, Flyer oder Handzettel. Wenn keine vorgefertigten Schulungsmaterialien vorhanden sind, können eigene Materialien entwickelt werden (**Kap. 3**). Nicht zu vergessen sind Adressen von Selbsthilfegruppen oder regionalen Beratungsstellen.

Mikroschulung „Umgang mit einem Urin-Beinbeutel" – 4. Teil

Im Materialkoffer für die Mikroschulung befinden sich Desinfektionsmittel, Einmalhandschuhe, verschiedene Beinbeutel, diverse Halterungen für Beinbeutel (Klettverschlussbänder, Einbeinhose, Beinbeuteltasche, Oberschenkelmanschette), große Bettbeutel, Dauerkatheter, Bildmaterial zur Fixierung eines Beinbeutels. Um das Entleeren eines Beinbeutels zu demonstrieren, wird ein Beutel mit Wasser gefüllt. Da sich im Arztzimmer keine Toilette befindet, wird ein Auffangbehältnis bereitgehalten.

Ferner befindet sich Infomaterial in der Kiste: ein Merkblatt mit wichtigen Hinweisen zum Umgang mit einem Beinbeutel, bebilderte Broschüren sowie der Flyer einer Selbsthilfegruppe mit der Adresse der Ansprechperson.

Um Herrn Sintermann einen kurzen Film aus dem Internet zum Wechsel eines Urinbeinbeutels zeigen zu können, nimmt Susan Gerdes einen Laptop mit in den Raum.

Aufgabe

Überlegen Sie, welche Inhalte ein Materialkoffer für eine Mikroschulung „Umgang mit einem Dosieraerosol" haben sollte.

4.2.3.2 Durchführung einer Mikroschulung

Typisch für eine Mikroschulung ist ihre kleinschrittige Didaktisierung. Jede Schulung sieht einen Ablauf in zwölf Schritten vor, dabei sind die meisten Phasen von kurzer Dauer. Noch einmal muss erwähnt werden, dass es sich bei einer Mikroschulung keineswegs um ein statisches Geschehen mit immer der gleichen Reihenfolge handelt. Vielmehr muss jede Schulung Raum lassen für individuelle Anpassungen entsprechend den jeweiligen Bedürfnissen eines Klienten oder einer Klientin.

Die ersten Schritte dienen der Orientierung über die aktuelle Situation der zu schulenden Person, z. B. über ihre Erkrankung, die familiale oder berufliche Situation. Ferner gilt es, das Vorwissen und die Haltung zu ermitteln sowie gemeinsam die Ziele der Mikroschulung festzulegen. Ggf. wird für dieses Orientierungsgespräch ein separater Termin vereinbart, um sich auf der Grundlage der Ergebnisse auf die Schulung vorzubereiten.

Schritt 1: Vorwissen feststellen/Haltung erkennen:

Die Feststellung des bereits vorhandenen Wissens der Klient:innen ist von zentraler Bedeutung für die konkrete Ausgestaltung der Mikroschulung. Dadurch wird vermieden, bereits

Ablauf einer Mikroschulung in zwölf Schritten

- Vorwissen feststellen/Haltung erkennen
- Richtziel für Schulungsinhalt mit den Klient:innen vereinbaren
- Feinziele für Schulungsabschnitte festlegen
- Wissen vermitteln/ergänzen
- Anschauungsmaterial vorstellen und Technik demonstrieren
- Übungen durchführen
- Fragen beantworten
- Infomaterial aushändigen
- Zielerreichung überprüfen, Ergebnissicherung
- gegenseitiges Feedback geben
- Dokumentation (Qualitätssicherung, Leistungsnachweis)
- Rückmeldung an andere geben (z. B. Ärzt:innen, zuständige Pflegefachperson, Angehörige)

(Segmüller, 2015, S. 50; Abt-Zegelin, 2006, S. 63)

Bekanntes unnötig zu wiederholen und die zu schulende Person möglicherweise zu langweilen. Zum anderen wird erkennbar, in welchen Bereichen eventuelle Schwächen oder Fehlinformationen vorliegen, die anschließend in der Lerneinheit aufzugreifen sind (Büker, 2015). Um das Vorwissen festzustellen, eignen sich verschiedene Fragen, z. B.:

- Was wissen Sie bereits über das Thema?
- Welche Informationen haben Sie bereits durch die Ärzt:innen erhalten?
- Haben Sie schon etwas darüber gelesen oder sich im Internet über das Thema informiert? Welche Informationen haben sie dort gefunden?

Geht es um instrumentelle Fertigkeiten, können die Klient:innen gebeten werden, das bisherige Handling zu zeigen. Dabei lässt sich beobachten, was bereits gut beherrscht wird und wo Optimierungsbedarf besteht. Jedoch sollte an dieser Stelle keinesfalls Kritik geäußert oder vorschnell mit einer Unterweisung begonnen werden. Vielmehr geht es darum, sich zunächst ein Bild von der bestehenden Situation zu verschaffen.

Haltung und Motivation lassen sich weniger erfragen als erspüren bzw. beobachten. Auf folgende Zeichen ist zu achten: Wie aufnahmefähig wirkt die zu schulende Person? Zeigt sie sich motiviert, etwas zu lernen, oder eher nicht? Werden Ängste, Sorgen und Bedenken sichtbar? Welche Einstellung besteht gegenüber der Anleitung und dem zu behandelnden Thema? Wichtig ist die Aufmerksamkeit gegenüber Mimik und Gestik: Spiegelt sich im Gesicht des Klienten Nervosität, Angst, Abwehr oder Ekel? Ist die Körperhaltung verschlossen oder offen? Wird der Blickkontakt gesucht oder eher vermieden? All dies sind unter Umständen bedeutsame Informationen für die anschließende Ausgestaltung der Lerneinheit (ebd.).

Mikroschulung „Umgang mit einem Urin-Beinbeutel" – 5. Teil

Zur Feststellung des Vorwissens von Herrn Sintermann stellt Susan Gerdes verschiedene Fragen:

- Haben Sie früher schon einmal einen Blasenkatheter gehabt oder jemand aus Ihrer Familie?
- Haben Ihnen der Arzt/die Ärztin/die Pflegefachpersonen schon etwas über den Katheter/Beinbeutel erklärt?
- Haben Sie sich schon im Internet über den Umgang mit einem Katheter/Beinbeutel informiert?
- Welche Informationen haben Sie dort gefunden?

Herr Sintermann berichtet, dass er selbst noch nie einen Blasenkatheter hatte und auch niemanden kenne. Die Stationsärztin habe ihn zu Beginn seines Krankenhausaufenthaltes über die Notwendigkeit des Katheters aufgeklärt. Diesbezüglich fühlt er sich hinreichend informiert. Im Internet hat er gelesen, dass es verschiedene Arten von Blasenkathetern gibt. Er habe jedoch keine Informationen gefunden, wie ein Katheter eigentlich in der Blase befestigt wird. Ein Kollege von Susan Gerdes hat es ihm vor ein paar Tagen auf seine Frage hin kurz erläutert, so richtig verstanden habe er es aber nicht. Er sorgt sich etwas, dass der Katheter möglicherweise unbeabsichtigt herausrutschen könnte.

Um Haltung und Einstellung zum Katheter bzw. Beinbeutel zu ermitteln, beobachtet Susan Gerdes aufmerksam die Körpersprache von Herrn Sintermann und seiner Frau. Beide schauen bei dem Gespräch sorgenvoll und etwas ängstlich aus. Daher fragt sie gezielt nach, was die Eheleute bedrückt und welche Probleme sie sehen. Herr Sintermann fürchtet, dass Außenstehende – Arbeitskollegen oder Sportkollegen – den Beinbeutel bemerken oder dass der Beutel unbeabsichtigt platzen oder auslaufen könnte. Ferner hat er Angst vor einer Geruchsbelästigung. Frau Sintermann sorgt sich um das korrekte Handling des Beinbeutels. Beide sehen jedoch der Schulung motiviert gegenüber und hoffen, dass dadurch ihre Ängste gemindert werden.

Schritt 2 und 3: Richtziel vereinbaren und Feinziele festlegen

Zu einer jeden Mikroschulung gehört die Vereinbarung von Lernzielen. Sowohl die schulende Pflegefachperson als auch die Klient:innen haben Ziele, die jedoch nicht unbedingt identisch sein müssen. Beide haben eine unterschiedliche Perspektive auf die Situation. Während die professionell Pflegenden aus ihrer Fachperspektive heraus Ziele einer Schulung formulieren, verfolgt die zu schulende Person möglicherweise ganz andere Ziele, die sich auf ihre Alltagssituation beziehen. Beide Zielvorstellungen haben ihre Berechtigung.

Im gemeinsamen Austausch sollten sich zunächst die Klient:innen zu ihren Zielen der Mikroschulung äußern. Die Frage: „Welche Ziele verfolgen Sie mit der Mikroschulung?" ist allerdings in der Regel wenig geeignet und führt eher zu Ratlosigkeit beim Gegenüber. Besser sind die folgenden Fragen:

- Was interessiert Sie in erster Linie?
- Was ist Ihnen besonders wichtig?
- Welche Wünsche/Erwartungen haben Sie an die Schulung?
- Was möchten Sie am Ende der Schulung wissen/können?

Erst im Anschluss daran werden durch die Pflegefachperson die Ziele aus professioneller Sicht aufgezeigt. Schließlich kommt es zu einer gemeinsamen und einvernehmlichen Festlegung der Lernziele. Die vereinbarten Ziele gilt es zu dokumentieren. Durch ihre schriftliche Niederlegung kann im Anschluss an die Schulung überprüft werden, ob die Ziele erreicht worden sind.

Mikroschulung „Umgang mit einem Urin-Beinbeutel" – 6. Teil

Herr Sintermann und seine Frau werden von Susan Gerdes gefragt, was Ihnen bei der Mikroschulung besonders wichtig ist und was sie hinterher wissen bzw. können wollen. Zentrales Anliegen von Herrn Sintermann ist die größtmögliche Diskretion hinsichtlich der Tatsache, dass er einen Dauerkatheter tragen muss. Außerdem möchte er sicher sein, dass kein Platzen oder Auslaufen des Beutels passiert und keine Geruchsentwicklung entsteht. Ein weiteres Ziel ist es für ihn, mit dem Beutel problemlos Sport treiben zu können. Frau Sintermann möchte am Ende der Schulung das Entleeren und den Wechsel des Beinbeutels technisch korrekt beherrschen.

Susan Gerdes benennt den Eheleuten die Ziele aus ihrer fachlichen Perspektive. Ihr ist der hygienisch einwandfreie Umgang mit dem Beinbeutel ein zentrales Anliegen. Ferner möchte sie, dass Herr und Frau Sintermann dazu über das notwendige theoretische Wissen verfügen.
Als Richtziel wird vereinbart:
Herr Sintermann fühlt sich sicher in Bezug auf eine diskrete Versorgung mit dem Urinbein-

beutel. Die Eheleute beherrschen den hygienisch und technisch adäquaten Umgang mit dem Urinbeinbeutel. Folgende Feinziele werden festgelegt:

- Herr Sintermann weiß um Herstellung größtmöglicher Unauffälligkeit beim Tragen des Urinbeinbeutels.
- Herr Sintermann weiß um den Umgang mit dem Beinbeutel bei sportlichen Betätigungen.
- Die Eheleute wissen um die Notwendigkeit eines hygienisch einwandfreien Umgangs mit dem Beinbeutel.
- Die Eheleute kennen Risikofaktoren sowie Anzeichen für eine Harnwegsinfektion.
- Die Eheleute beherrschen die Technik des Befestigens und Entleerens des Beinbeutels unter Beachtung der Hygieneregeln.
- Die Eheleute beherrschen die Technik der Konnektion und Diskonnektion von Katheter und Konus des Drainageschlauchs (Wechseln Beinbeutel/Bettbeutel) unter Beachtung der Hygieneregeln.

Susan Gerdes notiert die vereinbarten Zielsetzungen, um am Ende der Mikroschulungen überprüfen zu können, ob die Ziele erreicht werden könnten.

Schritt 4: Wissen vermitteln/ergänzen

Unter Berücksichtigung der Vorkenntnisse und Ziele der Klient:innen wird nun das notwendige theoretische Wissen zum Thema vermittelt. An dieser Stelle soll noch einmal darauf hingewiesen werden, handlungsorientiertes Wissen weiterzugeben. Patient:innen und Angehörige benötigen keine dezidierten anatomischen oder physiologischen Kenntnisse. Vielmehr benötigen sie Wissen, welches ihnen im Alltag nützlich ist.

Um eine Überforderung der Klient:innen zu vermeiden, sollte die Phase der Wissensvermittlung nicht zu lange dauern. Je nach Thema der Lerneinheit ist es unter Umständen ratsam, in kleinen Schritten vorzugehen. Dabei erfolgt ein ständiger Wechsel zwischen kurzem Theorie-Input, Demonstration und praktischen Übungen. Möglicherweise ist eine zu schulende Person brennend daran interessiert, zunächst Übungen zu absolvieren und erst dann das notwendige theoretische Wissen zu erhalten. Auch hier ist also Flexibilität in der Gestaltung der Mikroschulung gefragt.

Bei der Wissensvermittlung gilt es, einige Aspekte zu beachten. Wichtig ist es, langsam und deutlich zu sprechen. Das Lerntempo und das Sprachniveau werden den Klient:innen angepasst. Eine lehrerhafte oder infantilisierende Sprechweise ist fehl am Platz. Fremdwörter gilt es zu vermeiden oder – wenn sie genutzt werden – zu erklären. Indem mit Beispielen gearbeitet wird, können Verknüpfungen zum Alltag hergestellt werden. Wichtig sind ferner kurze Pausen, um dem Gegenüber ein Nachdenken zu ermöglichen und ggf. Fragen zu entwickeln.

Die zu schulende Person sollte immer aufmerksam beobachtet werden, um frühzeitig Anzeichen von Überforderung, Erschöpfung oder Desinteresse wahrzunehmen.

Mikroschulung „Umgang mit einem Urin-Beinbeutel" – 7. Teil

Susan Gerdes erklärt den Eheleuten, dass ein Beinbeutel speziell für mobile Personen gedacht sei, da er größtmögliche Bewegungsfreiheit biete und deutlich kleiner ist als der bisherige Bettbeutel von Herrn Sintermann. Aufgrund des geringeren Fassungsvermögens könne er leicht unter der Kleidung versteckt werden und falle Außenstehenden bei regelmäßigem Entleeren überhaupt nicht auf. Diese ersten Informationen führen bei Herrn Sintermann zu spürbarer Erleichterung. Indem auf die drängenden Sorgen des Patienten sofort zu Beginn der Schulung eingegangen wurde, kann er sich nun wesentlich stressfreier den weiteren Erläuterungen widmen.

Susan Gerdes klärt nun Herrn Sintermann und seine Frau über das Risiko einer Harnwegsinfektion auf, und erläutert, warum eine hygienische Arbeitsweise im Umgang mit einem Beinbeutel wichtig ist. Sie informiert auch, welche Anzeichen auf eine Infektion hindeuten können und was in einem solchen Fall zu tun ist.

Mithilfe von Bildern zeigt sie den Eheleuten, dass die Fixierung eines Katheters in der Blase mittels eines Ballons erfolgt, der mit einer Lösung gefüllt ist, so dass ein unbeabsichtigtes Herausrutschen des Katheters nicht passieren kann. Auf weitere Informationen zur Anatomie der Harnblase oder zur Nierenfunktion verzichtet sie, da im Mittelpunkt der Schulung der Umgang mit dem Beinbeutel im Alltag stehen soll.

Schritt 5: Anschauungsmaterial vorstellen und Technik demonstrieren

Nun beginnt die Phase der Umsetzung der theoretischen Inhalte in die Praxis. Dazu werden zunächst die Materialien vorgestellt, die für die Schulung relevant sind. Um die zu schulende Person mit Materialien oder Gerätschaften vertraut zu machen, sollte sie die Dinge schon mal anfassen oder in die Hand nehmen dürfen.

Anschließend demonstriert die schulende Person die neu zu erlernende Fertigkeit. Dabei ist es besonders wichtig, langsam und Schritt für Schritt vorzugehen. Jeder Schritt sollte von Erklärungen begleitet sein, worauf zu achten ist. Gegebenenfalls wird die Demonstration ein oder mehrere Male wiederholt.

Mikroschulung „Umgang mit einem Urin-Beinbeutel" – 8. Teil

Aus ihrer „edukativen Werkzeugkiste" holt Susan Gerdes zunächst Beinbeutel, verschiedene Halterungen, einen großen Bettbeutel, einen unsterilen Dauerkatheter, Desinfektionsmittel und Handschuhe. Ferner hat sie ein Notebook mitgebracht, da sie den Eheleuten einen kurzen Film zeigen möchte.

Susan Gerdes wäscht sich die Hände, desinfiziert sie, zieht die Handschuhe an und erklärt dabei, warum dies wichtig ist. Sie legt die Materialien bereit, zeigt Herrn Sintermann, wie man hygienisch korrekt die Verpackung eines Beinbeutels öffnet und gibt ihm den Beutel in die Hand, so dass er ihn gründlich untersuchen kann. Anhand eines mit Wasser gefüllten Beinbeutels zeigt sie ihm, dass ein Platzen des Beutels bei normalem Füllungszustand ausgeschlossen ist. Sie demonstriert, dass der Beutel dicht ist und kein Wasser (bzw. Urin) austreten kann. Die Sorgen von Herrn Sintermann vor einem Platzen des Beutels oder vor einer Geruchsbelästigung können damit genommen werden.

Susan Gerdes zeigt anschließend, wie das Beutelauslassventil geschlossen wird und wie eine Fixierung des Beinbeutels am Oberschenkel erfolgen kann. An dem mitgebrachten unsterilen Dauerkatheter demonstriert sie – zunächst ohne Verwendung von Desinfektionsmittel –, wie die Verbindung zwischen Beinbeutel und Katheter hergestellt und wieder gelöst wird, anschließend unter Verwendung von Desinfektionsmittel. Schließlich wird der Wechsel vom Beinbeutel zum Bettbeutel demonstriert. Im Internet ist Susan Gerdes auf einen zweiminütigen Film mit anschaulichen Erklärungen zum Umgang mit einem Beinbeutel gestoßen, den sie den interessierten Eheleuten zeigt.

Schritt 6: Übungen durchführen

Nun wird die zu schulende Person gefragt, ob sie bereit ist, selbst zu probieren. Schritt für Schritt werden die demonstrierten Fertigkeiten eingeübt. Dabei sollte so lange trainiert werden dürfen, bis ein sicheres Verhalten gezeigt wird. Nicht vergessen werden sollte ein Lob, wenn einzelne Arbeitsschritte beherrscht werden. Dort, wo es noch Verbesserungsbedarf gibt, darf behutsam interveniert werden. Um nicht zu demotivieren, bedarf es grundsätzlich einer positiven und wertschätzenden Haltung der zu schulenden Person gegenüber. Am Ende sollte diese selbst äußern, dass sie sich in der Durchführung sicher fühlt. Unter Umständen empfiehlt es sich, bei mehrteiligen Handlungen einen Wechsel von Demonstration – Übung – Demonstration – Übung usw. vorzunehmen.

Mikroschulung „Umgang mit einem Urin-Beinbeutel" – 9. Teil

Herr Sintermann beginnt mit der Übung, indem auch er sich die Hände wäscht, desinfiziert und Handschuhe anzieht. Vorsichtig nimmt er unter Beachtung der Hygiene einen Beinbeutel aus der Verpackung. Mehrmals öffnet und schließt er das Auslassventil des Beinbeutels, bis dies problemlos funktioniert. Den mit Wasser gefüllten Beutel entleert er in einem Auffanggefäß. Auch seine Frau führt diese Übungen durch. Herr Sintermann probiert die verschiedenen Fixierungsarten des Beinbeutels aus und entscheidet sich für die Klettverschlüsse. Er bindet sich den Beinbeutel versuchsweise an den Oberschenkel und positioniert ihn an verschiedenen Stellen, bis er eine aus seiner Sicht bequeme und unauffällige Stelle gefunden hat. Susan Gerdes korrigiert noch etwas und erklärt Herrn Sintermann, dass ansonsten ein Zug am Katheter entstehen könnte.

Anschließend üben sowohl der Patient als auch seine Ehefrau, einen Beinbeutel mit dem mitgebrachten unsterilen Dauerkatheter zu verbinden, zunächst ohne, dann mit Verwendung von Desinfektionsmittel. Susan Gerdes lässt beide in Ruhe üben, bis sie mit der Technik erkennbar gut zurechtkommen. Danach fragt sie Herrn Sintermann, ob er nun bereit ist, einen „echten" Beutelwechsel an seinem eigenen Katheter vorzunehmen. Herr Sintermann bittet Susan Gerdes, ihm sicherheitshalber den gesamten Vorgang noch einmal zu demonstrieren. Anschließend ist er bereit, den Wechsel allein durchzuführen.

Schritt 7: Beantwortung von Fragen

Hierbei handelt es sich nicht um eine eigene Phase im Anleitungsprozess. Vielmehr sollten Klient:innen nach jedem Schritt einer Mikroschulung ermutigt werden, Fragen zu stellen, da sich nicht alle Menschen von sich aus trauen. Fragen sollten immer geduldig beantwortet werden, auch wenn mehrfach die gleiche Frage gestellt wird oder die Dinge bereits erklärt worden sind. Die Schulung ist für die Klient:innen unter Umständen eine aufregende Situation, so dass die Konzentrationsfähigkeit beeinträchtigt sein kann. Wichtig sind ferner regelmäßige Rückfragen, ob eine Antwort ausreichend oder verständlich war.

Mikroschulung „Umgang mit einem Urin-Beinbeutel" – 10. Teil

Herr und Frau Sintermann zeigen sich zu Beginn der Schulung mit Fragen eher zurückhaltend. Freundlich bittet Susan Gerdes darum, jederzeit gern Fragen zu stellen. Mit zunehmender Entspannung der Situation kommen konkrete Fragen. Herr Sintermann interessiert sich dafür, aus welchem Material die Beinbeutel hergestellt werden. Ferner möchte er wissen, wie oft am Tag eine Entleerung des Beutels sinnvoll ist und ob die Entleerung direkt in der Toilette vorgenommen werden kann. Susan Gerdes vereinbart mit ihm für den Abend einen Termin zur praktischen Durchführung. Frau Sintermann erkundigt sich, ob für die Verordnung der Materialien ein Rezept vom Hausarzt benötigt wird und ob die Krankenkasse die Kosten trägt. Ferner möchte sie wissen, wie die gebrauchten Beutel entsorgt werden sollten.

Schritt 8: Infomaterial aushändigen

Zentrale Inhalte der Mikroschulung sollten Klient:innen zu einem späteren Zeitpunkt noch einmal in Ruhe nachlesen können. Daher gehört das Aushändigen von Informationsmaterialien zu einer jeden Schulung dazu. Vorgefertigte Broschüren und Flyer sollten jedoch zuvor auf ihre Eignung hin überprüft werden. Wenn keine geeigneten Materialien gefunden werden können, empfiehlt es sich, eine kleine Infobroschüre selbst zu erstellen (**Kap. 3**).

Broschüren oder andere Handouts sollten nicht nur weitergegeben werden, sondern mit der zu schulenden Person gemeinsam besprochen werden, da sich aus den Inhalten ggf. noch neue Fragen ergeben können. Um eine „Überschüttung" mit Infomaterial zu vermeiden, sollte eine gezielte, überschaubare Auswahl getroffen werden.

Mikroschulung „Umgang mit einem Urin-Beinbeutel“ – 11. Teil

Die Eheleute Sintermann erhalten am Ende der Mikroschulung ein Merkblatt mit den wichtigsten Hinweisen zum Umgang mit einem Beinbeutel ausgehändigt. Das Merkblatt hat Susan Gerdes selbst entwickelt, da sie bei der Suche nach geeignetem Infomaterial lediglich auf Broschüren von Medizinprodukteherstellern mit nur wenigen Informationen (dafür umso mehr offensiver Werbung) gestoßen ist. Die Hinweise auf dem Merkblatt bespricht sie mit Herrn und Frau Sintermann, so dass sie sicher sein kann, dass alles verstanden wird. Ferner überreicht sie einen Flyer des Selbsthilfeverbands „Deutsche Kontinenz Gesellschaft e.V.“ und verweist Herrn Sintermann auf die Homepage des Verbands mit weiteren hilfreichen Informationen.

Schritt 9: Zielerreichung überprüfen, Ergebnissicherung

Zur Überprüfung der Zielerreichung und zwecks Ergebnissicherung werden die zu Beginn der Mikroschulung vereinbarten, schriftlich fixierten Ziele herangezogen. Die zu schulende Person wird zu ihrem Lernerfolg befragt. Die schlechteste Möglichkeit der Überprüfung besteht in der Frage: „Haben Sie alles verstanden?“. Die Amerikanerin Fran London, Autorin des Buches *Informieren, Schulen, Beraten*, erklärt warum: „Die Frage ob er verstanden habe, wird der Klient nicht verneinen wollen, denn damit würde er ja zugeben, dass er schwer von Begriff oder gar dumm ist. Besser behauptet er, alles verstanden zu haben, und vermeidet dadurch eine Situation, vor der er Angst hat. Ähnlich ist es, wenn Sie sich erkundigen, ob der Klient noch Fragen hat. Stellt er daraufhin eine dumme Frage, beweist er damit aus seiner Sicht einen Mangel an Intelligenz“ (London, 2010, S. 290). Vielmehr schlägt sie vor, zum Beispiel folgende Formulierungen zu wählen:

- „Was wissen Sie über ...?“
- „Woran könnten Sie festmachen, dass ...?“
- „Zeigen mir noch einmal, wie Sie ...“
- „Was würden Sie tun, wenn ....?“
- „Wen würden Sie (an-)rufen, wenn..?“
- „Was habe ich zu erklären vergessen?“

Wenn Lernziele erkennbar nicht erreicht wurden, ist es sinnvoll, einen neuen Termin für eine weitere Lerneinheit zu vereinbaren.

Mikroschulung „Umgang mit einem Urin-Beinbeutel“ – 12. Teil

Zum Schluss der Mikroschulung geht Susan Gerdes mit Herrn und Frau Sintermann die zu Beginn der Schulung vereinbarten Ziele durch (Richtziel und Feinziele). Die Eheleute versichern, dass ihnen der hygienische und technische Umgang mit dem Beinbeutel keine Probleme bereitet. Herr Sintermann äußert, dass er sich gegenüber Arbeits- und Sportskollegen sicher fühlt. Susan Gerdes stellt noch ein paar konkrete Fragen, um herauszufinden, ob tatsächlich alles verstanden worden ist: „Wissen Sie noch, welche Anzeichen auf eine Harnwegsinfektion hindeuten?“, „Was würden Sie tun, wenn Sie Anzeichen für eine Harnwegsinfektion feststellen?“, „Können Sie mir noch einmal zeigen, wie Sie den Beinbeutel am Oberschenkel befestigen?“.

Schritt 10: Gegenseitiges Feedback geben

Zum Abschluss einer Mikroschulung geben sich beide Seiten gegenseitig ein Feedback. Zunächst wird die zu schulende Person gebeten, sich zum Erleben der Anleitungssituation sowie zur Zufriedenheit mit dem Ablauf und der Gestaltung zu äußern. Sie sollte konkret nach Wünschen, Anregungen und Verbesserungsvorschlägen gefragt werden. Anschließend schildert auch die schulende Person ihren Eindruck des Geschehens. Wichtig ist dabei auf Seiten der Pflegefachperson die Kenntnis der Feedbackregeln, d.h. die Regeln zum Nehmen und Geben von Feedback (Seifert, 2020):

- Regeln für das Geben von Feedback: beschreibend, nicht bewertend; konkret, nicht allgemein; rechtzeitig; angemessen; konstruktiv; subjektiv formuliert; nicht nur negativ.

- Regeln für das Nehmen von Feedback: zuhören; konzentrieren; ausreden lassen; nicht rechtfertigen oder verteidigen; Dank sagen.

Falls keine Zeit mehr ist oder ein Klient/eine Klientin ein persönliches Feedback scheut, kann auch ein Beurteilungsbogen ausgehändigt werden, der ggf. anonymisiert zurückgegeben werden kann (**Abb. 4-3**).

Bei der Verabschiedung sollte dem Klienten eine Visitenkarte oder Telefonnummer ausgehändigt werden mit dem Hinweis, sich

I Fragebogen Evaluation

1. In welchen Bereichen konnten Sie Hilfe erfahren, haben etwas dazu gelernt? Wo sind Sie aufmerksamer geworden?

____
____
____
____

2. Entsprachen die Inhalte Ihren Bedürfnissen?
☐ Ja ☐ Ja, zum überwiegenden Teil ☐ Nein, eher nicht ☐ Nein, überhaupt nicht

3. War die Vermittlung der Inhalte für Sie angemessen?
☐ Ja ☐ Ja, zum überwiegenden Teil ☐ Nein, eher nicht ☐ Nein, überhaupt nicht

4. War das Tempo der Schulung für Sie angemessen?
☐ Ja ☐ Ja, zum überwiegenden Teil ☐ Nein, eher nicht ☐ Nein, überhaupt nicht

5. Wurden alle Ihre Fragen ausreichend beantwortet?
☐ Ja ☐ Ja, zum überwiegenden Teil ☐ Nein, eher nicht ☐ Nein, überhaupt nicht

6. Haben Sie Checklisten, Broschüren oder andere Informationsmaterialien erhalten?
☐ Ja ☐ Nein
Wenn ja, waren diese für Sie hilfreich?
☐ Ja ☐ Ja, zum überwiegenden Teil ☐ Nein, eher nicht ☐ Nein, überhaupt nicht

____
____
____
____

Ergänzungen zu Frage 2–6

7. Gibt es weitere Anmerkungen (Lob, Kritikpunkte, Verbesserungsvorschläge, Hinweise)?

____
____
____
____

Abbildung 4-3: Ausschnitt aus dem Fragebogen zur Evaluation einer Mikroschulung (Quelle: Netzwerk Patienten- und Familienedukation in der Pflege e.V., 2014, S. 27)

bei auftauchenden Fragen, Unsicherheiten oder Problemen zu melden. Ferner kann angekündigt werden, sich einige Tage später noch einmal zu melden, um sich nach den Erfahrungen mit den erlernten Schulungsinhalten zu erkundigen. Schließlich kann auch bei Bedarf die Durchführung einer ergänzenden Lerneinheit angeboten werden.

Mikroschulung „Umgang mit einem Urin-Beinbeutel" – 13. Teil

Sowohl Herr als auch Frau Sintermann werden von Susan Gerdes gebeten, eine Rückmeldung zur durchgeführten Schulung zu geben. Herr Sintermann äußert, dass er sehr zufrieden sei, seine zentralen Probleme aufgegriffen worden sind. Er habe sich ernst genommen und wertgeschätzt gefühlt. Frau Sintermann lobt die ruhige und stressfreie Atmosphäre der Schulung. Es habe sie lediglich gestört, dass während der Schulung in dem Arztzimmer zweimal das Telefon geklingelt hat. Diesen Hinweis nimmt Susan Gerdes als Verbesserungsvorschlag für künftige Schulungen auf. Sie selbst gibt die Rückmeldung, dass auch sie die Schulung als sehr angenehm und beide Eheleute als sehr motiviert erlebt habe. Vor der Verabschiedung übergibt sie noch Herrn Sintermann die Telefonnummer der Station, unter der er sich ggf. bei Fragen und Problemen melden kann.

4.2.3.3 Nachbereitung einer Mikroschulung

Zur Nachbereitung einer Mikroschulung gehören die letzten beiden Schritte, die Dokumentation sowie ggf. eine Rückmeldung an weitere Beteiligte.

Schritt 11: Dokumentation

Zur Qualitätssicherung und ggf. als Leistungs- bzw. Abrechnungsnachweis bedarf es der Dokumentation einer durchgeführten Mikroschulung. Insbesondere die Schulungsziele, -inhalte und den Grad der Zielerreichung gilt es zu dokumentieren. Ein Muster eines Dokumen-

Tabelle 4-1: Dokumentationsbogen Schulungsverlauf (Eigendarstellung in Anlehnung an Netzwerk Patienten- und Familienedukation in der Pflege e.V., 2014, S. 30)

Name:		Thema:		
Datum/Uhrzeit	Schulungsziel(e)	Schulungsinhalte/ Interventionen	Notizen/Reflexion	Zielerreichung

tationsbogens findet sich im Mikroschulungskonzept zur Sturzprophylaxe des Netzwerks Patienten- und Familienedukation in der Pflege e.V. (**Tab. 4-1**).

Mikroschulung „Umgang mit einem Urin-Beinbeutel" – 14. Teil

Susan Gerdes füllt den Dokumentationsbogen der durchgeführten Mikroschulung bei Herrn Sintermann und seiner Ehefrau aus und heftet ihn in der Pflegedokumentationsmappe des Patienten ab.

Schritt 12: Rückmeldung an andere geben

In der Nachbereitung einer Mikroschulung ist es unter Umständen erforderlich, weitere Beteiligte von der Durchführung und dem Ergebnis in Kenntnis zu setzen. Das kann die zuständige Bezugspflegeperson oder die behandelnde Ärztin sein, die eine Mikroschulung in Auftrag gegeben hat. Bei Entlassung von Patient:innen aus dem Krankenhaus müssen ggf. die weiterführende Institution oder auch Angehörige über die Schulung informiert werden.

Mikroschulung „Umgang mit einem Urin-Beinbeutel" – 15. Teil

Susan Gerdes berichtet der Stationsärztin von der durchgeführten Mikroschulung und ihrem Eindruck, dass Herr Sintermann gut mit dem Beinbeutel zurechtkommen wird. Zur Sicherheit wird ein ambulanter Pflegedienst beauftragt, in den ersten Tagen nach der Entlassung des Patienten einmal täglich nach dem Katheter zu schauen. Susan Gerdes telefoniert mit der Leiterin des Pflegedienstes und informiert darüber, dass Herr Sintermann und seine Ehefrau an einer Mikroschulung teilgenommen haben und beide sehr motiviert sind. Sie glaubt, dass sie die nächsten Wochen zu Hause gut bewältigen werden.

Im Nachgang einer Mikroschulung ist noch eine kritische Selbstreflexion zu empfehlen, um ggf. eigene Schwachstellen aufzudecken. Durch Hinterfragen (Was ist mir gut gelungen? Was weniger gut? Wie war der Kontakt zu der zu schulenden Person? War ich hinreichend vorbereitet? Konnten die Ziele erreicht werden? Hat die Organisation der Schulung funktioniert? usw.) können Verbesserungspotential identifiziert und zukünftige Schulungen noch besser gestaltet werden.

Aufgabe

Überprüfen Sie Ihre eigene berufliche Praxis. Zu welchen Themen wäre aus Ihrer Sicht die Entwicklung von Mikroschulungen hilfreich?

4.2.3.4 Mikroschulungen – Kritische Würdigung

Bisherige Aktivitäten rund um das Thema Mikroschulungen sind vorwiegend durch das Netzwerk Patienten- und Familienedukation in der Pflege e.V. sowie durch die Patienten-Informations-Zentren (**Kap. 3**) initiiert worden. Wie bereits erwähnt, wurden mehrere Mikroschulungskonzepte entwickelt, die zum Teil auf der Homepage des Vereins zum kostenfreien Download bereitstehen. Ferner konnten diverse Veröffentlichungen in Fachzeitschriften auf den Weg gebracht werden (Zegelin, 2012; Tolsdorf, 2010; Adler, 2009; Abt-Zegelin, 2006). Wissenschaftliche Untersuchungen zu den Wirkungen von Mikroschulungen liegen bislang jedoch nur vereinzelt vor. So wurde im Rahmen einer Pilotstudie in einer Schweizer Universitätsklinik ein Mikroschulungsprogramm für stillende Wöchnerinnen bezogen auf die korrekte Stilltechnik entwickelt und evaluiert (Berlepsch-Schreiner et al., 2012).

Aufgabe

Mikroschulungen dienen der Selbstpflege, der Sicherheit der Patient:innen. Kann und soll die Teilnahme an Mikroschulungen zur Pflicht gemacht werden? Finden Sie Argumente für beide Positionen.

Mikroschulung für stillende Wöchnerinnen – Ergebnis einer Pilotstudie

Das häufige Auftreten von wunden und schmerzenden Mamillen bei stillenden Frauen im Frühwochenbett bildete den Ausgangspunkt für die Entwicklung eines Mikroschulungsprogramms für die betroffene Zielgruppe in einer Schweizer Universitätsklinik. Trotz des Stillwunsches vieler Mütter kommt es aufgrund der Schmerzen oftmals zu einem vorzeitigen Abbruch des Stillens. Als eine zentrale Ursache gilt eine unkorrekte Stilltechnik. Hohe Bedeutung kommt dem korrekten An- und Absetzen des Kindes sowie der richtigen Positionierung des Kindes zu.

Aufgabe im Projekt sollte es sein, den Lernprozess der Wöchnerinnen in Bezug auf die Stilltechnik mittels Anleitung durch das Pflegepersonal zu unterstützen. Dazu wurde eine Mikroschulung entwickelt, nach entsprechender Schulung des Pflegepersonals implementiert und evaluiert. Die Fragestellung der Untersuchung lautete: Kann mithilfe des Mikroschulungsprogramms eine Reduktion von schmerzenden und wunden Mamillen erreicht werden?

Die Stichprobe der Untersuchung umfasste zweihundert frisch entbundene Mütter. Einhundert Wöchnerinnen wurden der Experimentalgruppe zugeordnet und erhielten eine systematische Schulung zum korrekten Stillen. In einer Kontrollgruppe wurden weitere einhundert Mütter mit dem herkömmlichen Verfahren – eher zufällige und unsystematische Instruktion – angeleitet. Zum Konzept der Mikroschulung gehörte ein Merkblatt zur korrekten Stilltechnik, welches den Wöchnerinnen der Experimentalgruppe beim ersten Stillen ausgehändigt wurde und auf dessen Grundlage die Anleitung erfolgte. Jede Mutter erhielt maximal zehn Mal eine Schulung durch das Pflegepersonal. Nach jeder maximal 15-minütigen Schulung erfolgte eine gemeinsame Reflexion mit Rückschlüssen für die nächste Mikroschulung. Mit einem selbstentwickelten Messinstrument („Nipple Wound Score“) wurden regelmäßig die Hautverhältnisse der Mamillen in fünf Stadien gemessen (vollkommen intakte Haut – Rötung – Blase – Schürfung – Rhagade – Ulcus). Das Schmerzempfinden beim Ansetzen des Kindes wurde mit der Visuellen Analogskala (VAS) erhoben.

Im Ergebnis konnte eine signifikante Minderung von wunden Mamillen in der Experimentalgruppe festgestellt werden. Auch die Schmerz-Scores waren weniger hoch als in der Kontrollgruppe. Die systematische und wiederholte Mikroschulung wurde von den Wöchnerinnen als sehr lernfördernd beurteilt. Als besonders hilfreich erlebt wurde die einheitliche Durchführung der Mikroschulungen sowie das Merkblatt mit der bildlichen Darstellung von Stillposition und Stilltechnik.

In Einzelinterviews wurde auch das Pflegepersonal zu seinen Erfahrungen mit der Mikroschulung befragt. Dabei wurden zum einen die Vorteile einer einheitlich durchgeführten Schulung hervorgehoben. Zum anderen stellte sich heraus, dass **kein** erhöhter Zeitaufwand durch die Mikroschulungen entstanden war. Vielen Wöchnerinnen konnte es durch die Mikroschulungen ermöglicht werden, ihr Kind erfolgreich zu stillen. (Berlepsch-Schreiner et al., 2012)

Auf Initiative einer österreichischen Pflegewissenschaftlerin wurde ein Mikroschulungskonzept „Mikrolagerung“ für pflegende Angehörige entwickelt, die eine dekubitusgefährdete, pflegebedürftige Personen versorgen. In Zusammenarbeit mit einem Wohlfahrtsverband konnten elf Angehörige geschult werden, die anschließend zum Erleben der Schulung befragt wurden. Die erhaltene Unterstützung und die Art der pädagogischen Vermittlung wurden dabei als sehr positiv bewertet (Jurkowitsch & Schröder, 2016).

Es bleibt zu wünschen, dass das praxisnahe Format der Mikroschulungen weiterhin Verbreitung und in naher Zukunft eine systematische, wissenschaftliche Evaluation erfährt.

4.2.4 Schulungen im Kontext der Expertenstandards

Das Konzept der Mikroschulungen eignet sich insbesondere im Zusammenhang mit den vom DNQP (Deutsches Netzwerk für Qualitätsentwicklung in der Pflege) entwickelten Nationalen Expertenstandards. In allen Standards kommt edukativen Aktivitäten in Form von Schulung und Beratung eine wesentliche Bedeutung zu.

Ein breites Handlungsfeld für Mikroschulungen bietet zum Beispiel der Expertenstandard „Entlassungsmanagement in der Pflege". So heißt es hier im Prozesskriterium P3a:

„Die Pflegefachkraft gewährleistet für Patientin und Angehörigen eine bedarfsgerechte Information, Beratung und Schulung, um deren Kompetenzen zur Bewältigung der poststationären Pflege- und Versorgungserfordernisse zu erhöhen." (DNQP, 2019, S. 25)

In diesem Handlungsfeld ist allerdings nicht nur der Expertenstandard handlungsleitend von Bedeutung. Vielmehr sind Krankenhäuser inzwischen per Gesetz verpflichtet, ein Entlassungsmanagement vorzuhalten, um Versorgungsbrüche beim Übergang vom Krankenhaussetting in ein anderes Setting (insbesondere in die Häuslichkeit) zu vermeiden. Dazu gehört es, Patient:innen und Angehörige die notwendigen Kompetenzen zu vermitteln, um zu Hause den Alltag mit Krankheit und Pflegebedürftigkeit zu bewältigen.

Aufgabe

Recherchieren Sie auf der Homepage des DNQP (www.dnqp.de) die Aussagen zu edukativen Aktivitäten in den Expertenstandards.

4.2.5 Häusliche Einzelschulungen nach § 45 SGB XI

Ein nach wie vor kaum verbreitetes Handlungsfeld ist die Durchführung von häuslichen Einzelschulungen, speziell für pflegende Angehörige, durch ambulante Pflegedienste oder selbstständige Pflegeberater:innen. Dabei gibt es einen gesetzlichen Anspruch für pflegebedürftige Menschen mit Pflegegrad und deren pflegende Angehörige auf eine kostenlose individuelle Pflegeschulung in der eigenen Häuslichkeit, z. B. durch Pflegeberater:innen. Die Kosten werden durch die Pflegekasse übernommen (**Kap. 7.13**).

Die gesetzliche Grundlage dafür findet sich im § 45 des Pflegeversicherungsgesetzes (SGB XI), der auch die Durchführung von Pflegekursen regelt.

§ 45 SGB XI: Pflegekurse für Angehörige und sonstige ehrenamtliche Pflegepersonen

(1) Die Pflegekassen haben für Angehörige und sonstige an einer ehrenamtlichen Pflegetätigkeit interessierte Personen unentgeltlich Schulungskurse durchzuführen, um soziales Engagement im Bereich der Pflege zu fördern und zu stärken, Pflege und Betreuung zu erleichtern und zu verbessern sowie pflegebedingte körperliche und seelische Belastungen zu mindern und ihrer Entstehung vorzubeugen. Die Kurse sollen Fertigkeiten für eine eigenständige Durchführung der Pflege vermitteln. **Auf Wunsch der Pflegeperson und der pflegebedürftigen Person findet die Schulung auch in der häuslichen Umgebung des Pflegebedürftigen statt.** (Hervorhebung durch die Verf.)

Häusliche Einzelschulungen eignen sich insbesondere für pflegende Angehörige, die keine Möglichkeit haben, an einem Pflegekurs (**Kap. 4.3**) teilzunehmen, z. B. aufgrund ihres Alters, fehlender Mobilität oder fehlender Angebote in der Region. Die Vorteile von individuellen Schulungen zu Hause liegen auf der Hand:

- Berücksichtigung individueller Bedürfnisse und Probleme
- Abstimmung auf die persönliche Situation der pflegebedürftigen Person und der Angehörigen

- Durchführung der Schulung unter Berücksichtigung des persönlichen Wohnumfelds
- Unmittelbare Feststellung von Hilfsmittelbedarf oder Wohnumfeldverbesserung
- Möglichkeit der Erprobung von Hilfsmitteln direkt vor Ort
- Erkennen von Überlastungssituationen der Pflegeperson mit der Möglichkeit der gemeinsamen Erarbeitung von Bewältigungsstrategien.

Auch bei den Einzelschulungen gibt es eine breite Themenpalette: Lagerungs- und Transfertechniken, Prophylaxen, Umgang mit Inkontinenz, Medikamentenmanagement, Schmerzmanagement, Umgang mit Demenz, rückenschonende Arbeitsweisen, Mundgesundheit, Umgang mit Hilfsmitteln, Handhabung einer Ernährungssonde usw.

Die Durchführung von häuslichen Einzelschulungen nach § 45 SGB XI bedarf einer vertraglichen Rahmenvereinbarung mit der Pflegekasse. Darin werden u.a. die Dauer der Leistung (in der Regel 120 Minuten, bei Bedarf Aufteilung in vier Lerneinheiten à 30 Minuten), die Höhe der Vergütung durch die Pflegekasse und die Qualifikation der durchführenden Schulungsperson (ausgebildete Pflegefachperson mit Berufserfahrung) geregelt.

Aufgabe

Überlegen Sie weitere Themen für eine häusliche Einzelschulung.

4.3 Gruppenschulungen

Die Schulung von Gruppen ist in vielen Bereichen des Gesundheitswesens die häufigste Form der edukativen Arbeit. Sie findet sich u.a. in Rehabilitationskliniken, in der Geburtsvorbereitung oder im Rahmen der ambulanten *Disease-Management-Programme* (DMP) für Menschen mit chronischer Erkrankung. Zu den Bestandteilen der DMP gehört die Durchführung von Schulungen für betroffene Patient:innen. Neben den diagnosebezogenen Gruppenschulungen, die sich zumeist an Betroffene richten, gehören auch Kurse für pflegende Angehörige zu den gängigen Schulungsprogrammen.

4.3.1 Kurse für pflegende Angehörige

Seit Schaffung des Pflegeversicherungsgesetzes (SGB XI) 1995 stehen die Pflegekassen in der Pflicht, unentgeltlich Pflegekurse für Angehörige und sonstige ehrenamtliche Pflegepersonen anzubieten. In ihnen sollen Kenntnisse vermittelt werden, die zur Pflegetätigkeit in der häuslichen Umgebung notwendig oder hilfreich sind. Die Pflegekassen führen die Kurse entweder in Eigenregie durch oder in Kooperation mit ambulanten Pflegediensten, gelegentlich auch mit Volkshochschulen oder Bildungsvereinen. Beide Parteien schließen eine Vereinbarung, welche die Umsetzung regelt. Der Vertrag enthält Aussagen zu den Zielsetzungen und Inhalten der Kurse, zu den Voraussetzungen der Leistungserbringung, den Maßnahmen der Qualitätssicherung sowie den Vergütungssätzen. Die gesetzliche Grundlage für Pflegekurse findet sich im Paragraphen 45 Absatz 1 des SGB XI (**Kap 4.2.5**).

Obwohl es sich bei den Pflegekursen um ein kostenloses Angebot handelt, nimmt nur ein geringer Teil der pflegenden Angehörigen an einem solchen Kurs teil – Untersuchungen zufolge nur etwa 12% (BMG, 2011; Dörpinghaus, 2006; Dörpinghaus & Weidner, 2006). Einer der wesentlichen Gründe dafür wird in mangelnder Öffentlichkeitsarbeit gesehen, denn häufig werden Angehörige nur durch Zufall auf das Angebot aufmerksam. Weitere Gründe könnten darin liegen, dass es an einer bedarfsgerechten Gestaltung fehlt, denn noch immer richtet sich der Schwerpunkt vieler Kurse auf die Vermittlung pflegerischer Arbeitstechniken. Geeigneter sind themenspezifische Pflegekurse, wie beispielsweise zum Schwerpunkt

Demenz, zur Pflege von schwerkranken Kindern oder zur Pflege nach einem Schlaganfall. Dies entspricht häufig eher den Bedürfnissen von Angehörigen. Pflegekurse werden allerdings nicht immer zeitnah angeboten, d.h. wenn Angehörige dringend einen Kurs benötigen. Schwierig ist es auch, Interessen und Wünsche Einzelner angemessen zu berücksichtigen.

4.3.1.1 Schulungsformen und -konzepte

Bei den Pflegekursen werden verschiedene Formen unterschieden:
- Orientierungskurse
- Basis-Pflegekurse
- Spezial-Pflegekurse

Orientierungskurse bieten erste Informationen, wenn eine Pflegesituation entstanden ist oder bevorsteht. Es geht um Möglichkeiten der Versorgung einer pflegebedürftigen Person, Informationen zum Pflegeversicherungsgesetz sowie allgemeine Ratschläge, um auf dieser Basis eine Entscheidung treffen zu können, die Pflege übernehmen zu wollen bzw. zu können. Die Kurse umfassen in der Regel ein bis zwei Veranstaltungen (90–240 Minuten), die Teilnehmerzahl sollte zwischen 6 und 15 Personen liegen.

Basispflegekurse vermitteln den Pflegepersonen relevantes pflegerisches Wissen für eine fachbezogene häusliche Pflege und Betreuung einer pflegebedürftigen Person. Die Kurse umfassen zumeist zehn Einheiten mit einer Dauer von jeweils 90 Minuten. Die Kurse finden häufig am Abend statt (z.B. 18.00–20.00 Uhr inkl. Pause), können aber auch als Kompaktseminar an drei bis vier Nachmittagen oder am Wochenende angeboten werden.

Spezialpflegekurse widmen sich bestimmen Themen oder Diagnosen, wie beispielsweise Demenz, Schlaganfall, die Pflege von Sterbenden oder die Pflege von behinderten oder schwerstkranken Kindern. Sie sind in der Regel kürzer als die Basiskurse, umfassen fünf bis sechs Veranstaltungen von 90-minütiger Dauer oder werden als Kompaktseminar angeboten.

Basiskurse und Spezialpflegekurse werden im Folgenden näher betrachtet.

4.3.1.2 Basispflegekurse

Bezüglich der Inhalte gibt es bestimmte Vorgaben durch die Kostentragenden. Folgende Themenbereiche sollen in einem Kurs behandelt werden (AOK, o.J.):
- Die pflegebedürftige Person und ihre Umgebung
- Wahrnehmung und Beobachtung des pflegebedürftigen Menschen
- Vorbeugung von Zweiterkrankungen
- Maßnahmen zur individuellen Pflege und Mobilisation
- Maßnahmen zu gesunder und gezielter Ernährung
- Umgang mit Medikamenten
- Pflegehilfsmittel gezielt einsetzen und anwenden
- Besondere Pflegesituationen
- Pflegebedingte Belastungen feststellen und Entlastungsmöglichkeiten für Pflegepersonen aufzeigen
- Möglichkeiten der Unterstützung durch Beratungsstellen und ambulante, teilstationäre und stationäre Dienste und Einrichtungen aufzeigen.

Ein solcher Basispflegekurs wirkt jedoch verrichtungsorientiert und inhaltlich überfrachtet. Dörpinghaus und Weidner (2006) bezweifeln, dass mit einem derartigen „verdünnten Pflegehilfe-Curriculum" (ebd., S. 232) die Bedürfnisse der Teilnehmenden hinreichend berücksichtigt werden. Moderne Kurskonzeptionen sollten eher darauf ausgerichtet sein, psychosoziale Unterstützung für pflegende Angehörige zu leisten. Neben den Inhalten zur praktischen Pflege und Hygiene muss es insbesondere um Selbstpflege, Copingstrategien und Unterstützungsmöglichkeiten sowie sozialrechtliche Aspekte gehen. Ideal ist es, wenn die Kursinhalte eine Modularisierung und prozessorientierte Gestaltung aufweisen, bei der die Teilnehmenden zu Beginn auswählen, welche Themen und Inhalte sie interessieren (Gröning, 2006).

Tipp

Ein empfehlenswertes Kursmanual wurde 2010 vom Bayerischen Staatsministerium für Arbeit und Sozialordnung, Familie und Frauen herausgegeben: Kurs für pflegende Angehörige. Manual zur Kursgestaltung. München: Ernst Reinhard Verlag. Verfasserinnen sind Angelika Abt-Zegelin, Mareike Tolksdorf, Christine Schönberger und Sabine Tschainer (2010). Der Band umfasst 343 Seiten und ist in 15 Kapitel (Module) zu den folgenden Themen gegliedert:

Modul 1: Einführung, Kennenlernen, rechtliche und finanzielle Aspekte

Modul 2: Das Leben gestalten

Modul 3: Entlastung und Selbstsorge

Modul 4: Körperpflege

Modul 5: Ernährung

Modul 6: Bewegung I

Modul 7: Bewegung II

Modul 8: Vorbeugende Maßnahmen Teil I

Modul 9: Vorbeugende Maßnahmen Teil II

Modul 10. Begleitung am Lebensende

Zusatzmodul I:
Pflege an Demenz erkrankter Menschen

Zusatzmodul 2:
Pflege an Krebs erkrankter Menschen

Zusatzmodul 3:
Pflege an Parkinson erkrankter Menschen

Zusatzmodul 4:
Pflege an Rheuma erkrankter Menschen

Zusatzmodul 5:
Pflege von Menschen nach einem Schlaganfall

Die Publikation wird ergänzt durch einen umfangreichen Anhang. Ferner liegt eine CD mit Vorlagen für Handouts und Folien anbei.

4.3.1.3 Spezialpflegekurse

Als Spezialpflegekurse werden themen- oder diagnosespezifische Kurse bezeichnet, wie beispielsweise Kurse für Angehörige von Menschen mit Demenz oder Schlaganfall, für die Pflege von Sterbenden oder die Pflege von behinderten und schwerstkranken Kindern. Sie können gezielt auf die jeweiligen Bedürfnisse eingehen, denn pflegende Angehörige sind keineswegs eine homogene Gruppe mit gleich empfundener Belastung und ähnlichen Unterstützungserfordernissen. So haben beispielsweise Eltern mit einem behinderten Kind andere Herausforderungen zu bewältigen als der berufstätige pflegende Sohn einer demenzkranken Mutter oder der Ehemann einer krebskranken Frau im Endstadium ihrer Erkrankung. Im Folgenden werden zwei Beispiele für Spezialpflegekurse vorgestellt.

Spezialpflegekurs Demenz

Eine erste Schulungsreihe dieser Art wurde im Jahr 2000 von der Deutschen Alzheimer Gesellschaft e. V. für Angehörige von Menschen mit Demenz entwickelt und 2015 vollständig überarbeitet. Im Mittelpunkt der Schulungsreihe „Hilfe beim Helfen" steht das Alltagsleben der pflegenden Angehörigen mit einem Menschen mit Demenz. Das interaktive Seminarprogramm umfasst acht Module. Folgende Themen werden behandelt (Deutsche Alzheimer Gesellschaft e. V., 2020):

- Wissenswertes über Demenz
- Demenz verstehen
- Informationen zu rechtlichen Fragen
- Den Alltag leben
- Informationen zur Pflegeversicherung
- Herausfordernde Situationen und Pflege
- Entlastung für Angehörige
- Schwerpunkte zur Wahl: verschiedene Wohnformen, Menschen mit Demenz im Krankenhaus, letzte Lebensphase.

Für die Kursleitungen stehen für alle Module Präsentationsmaterialien und begleitende

Texte zur Verfügung. Zu den Materialien gehören auch drei Filme zu alltäglichen Situationen:

- Film I: Der Gang zur ärztlichen Untersuchung
- Film II: Beim Abendessen
- Film III: Meine Geldbörse ist weg.

Die Filme behandeln typische Situationen, in denen es zu Kommunikationsschwierigkeiten kommen kann. Sie zeigen jeweils Möglichkeiten auf, wie die Kommunikation verbessert werden kann. Auf der Website der Deutschen Alzheimer Gesellschaft e.V. *www.deutsche-alzheimer.de* stehen zwei weitere Kurzfilme zur Verfügung, die direkt von der Homepage aus gezeigt werden können oder aber auch abgespeichert werden können. Alle Materialien (Folien, Texte, Filme) sind didaktisch so aufgebaut, dass sie zum gemeinsamen Austausch und zur Diskussion anregen.

Spezialpflegekurs „Schlaganfall"

Ein Spezialpflegekurs zum Thema „Schlaganfall" könnte sich aus den folgenden fünf Modulen zusammensetzen (**Abb. 4-4**). Wertvolle Anregungen für die inhaltliche Ausgestaltung der einzelnen Veranstaltungen gibt die Homepage der Stiftung Deutsche Schlaganfallhilfe *www.schlaganfall-hilfe.de*.

Auch für zahlreiche andere Themen können spezifische Kurskonzeptionen entwickelt werden. Neben diagnosebezogenen Kursen können auch spezielle Kurse für Pflege-Neulinge, Pflegeerfahrene oder berufstätige Pflegende angeboten werden. Zu empfehlen ist eine modulare Gestaltung, die es erlaubt, je nach den Wünschen der Teilnehmenden einzelne Module auszutauschen.

Aufgabe

Werden im (örtlichen) Umfeld Ihrer Arbeitsstelle Kurse für pflegende Angehörige angeboten? Wenn ja, welche und wie werden diese beworben?

4.3.2 Patientenschulungsprogramme

Im Folgenden werden beispielhaft die Inhalte von zwei diagnosebezogenen Gruppenschulungsprogrammen für betroffene Patient:innen oder auch deren Angehörige vorgestellt: Diabetes Typ II und Neurodermitis.

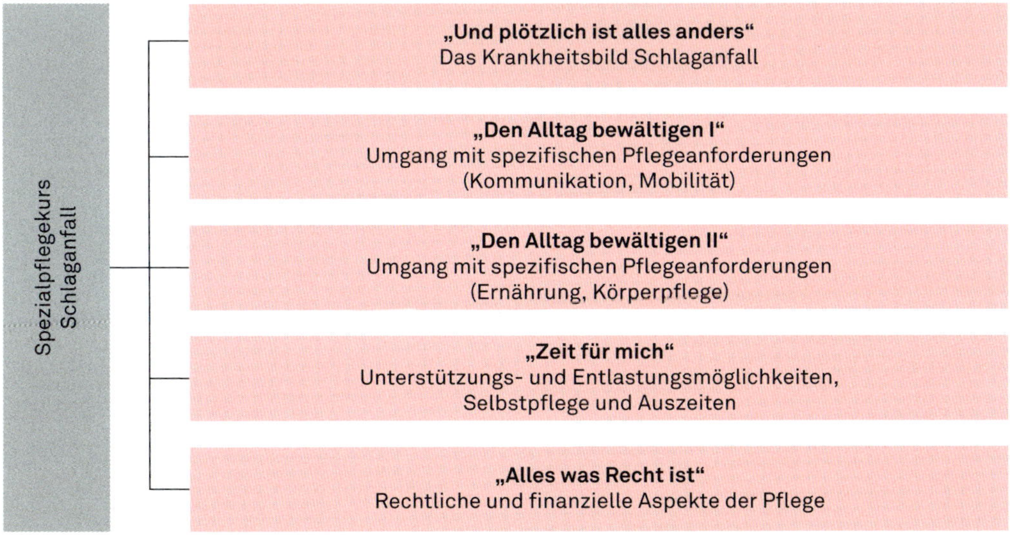

Abbildung 4-4: Spezialpflegekurs „Schlaganfall" (Quelle: Eigendarstellung)

Ambulantes Schulungsprogramm Diabetes Typ II

Ziel des Schulungsprogramms ist die Verbesserung der Selbstmanagementfähigkeiten von Patient:innen. Die Dauer des Schulungsprogramms beträgt 4–6 Sitzungen à 60 Minuten und wird in Kleingruppen von maximal 8 Patient:innen durchgeführt. Folgende Inhalte stehen im Mittelpunkt:

- Wie entsteht Diabetes und welche Folgen kann die Krankheit unbehandelt haben?
- Wie wirkt sich körperliche Aktivität auf Diabetes aus?
- Wie werden Lebensmittel passend zur Behandlung richtig ausgewählt?
- Wie wirken Diabetestabletten oder Insulin?
- Wie wird der Blutzucker und der Blutdruck gemessen?
- Wie wird Insulin gespritzt?
- Wie verhält man sich richtig, z.B. bei Unterzuckerung, Krankheit, Reisen oder Sport?
- Wie können Familie und Freunde unterstützen?
- Wie werden Haut und Füße richtig gepflegt?
- Wie erkennt man Komplikationen der Krankheit, etwa an Augen, Füßen oder Nieren?
- Wie wichtig sind Kontrolluntersuchungen?

Ferner werden sozialrechtliche Fragen zu Versicherung, Beruf oder Fahrtüchtigkeit angesprochen. (ÄZQ, 2020) (s. www.patienten-information.de)

Schulungsprogramm Neurodermitis bei Kindern und Jugendlichen

Das Programm richtet sich sowohl an die betroffenen Kinder und Jugendlichen als auch an die Eltern. Folgende Themen werden besprochen und erarbeitet:

- Informationen zur stadiengerechten Behandlung
- Einübung und Transfer in den Alltag (z.B. Eincremeverfahren etc.)
- Kenntnisse über mögliche Auslöser und deren Vermeidung
- Kenntnisse über geeignete diagnostische Maßnahmen zur Vermeidung von Exazerbationen
- Einblick und Erprobung in Entspannungsverfahren (z.B. Progressive Muskelentspannung, Phantasiereisen, Autogenes Training)
- Erarbeiten und Erproben von Strategien im Umgang mit psychosozialen Belastungen von Kindern und Eltern
- Möglichkeit zur Besprechung familiärer Belastungen im Zusammenhang mit der Erkrankung
- Umgang mit Juckreiz und Erarbeiten von Kratzalternativen, kindgerechte Ernährung und Diagnostik von Nahrungsmittelallergien.

(AGNES e.V., 2020) (s. www.neurodermitisschulung.de)

Aufgabe

MOSES ist ein Schulungsprogramm für Menschen mit Epilepsie. Recherchieren Sie auf der Homepage www.moses-schulung.de die Inhalte dieses Programms.

Nur vereinzelt ist die professionelle Pflege in derartige Schulungsprogramme eingebunden, wie beispielsweise im Programm MOSES. Ansonsten spielt sie eine eher randständige Rolle. Im Rahmen der DMP werden die Schulungen zumeist vom Praxisteam der niedergelassenen Ärzt:innen durchgeführt, in Rehakliniken sind eher die therapeutischen Berufe, Diabetes- oder Ernährungsberater:innen involviert. Grundsätzlich sind jedoch auch professionell Pflegende geeignet, in diesen Bereichen Gruppenschulungen verantwortlich zu leiten und durchzuführen.

Ganz anders stellt sich die Situation in anderen Ländern, insbesondere im angloamerikanischen Raum, dar. Hier gehören Pflegefachpersonen bereits seit vielen Jahren zu den zentralen Akteur:innen in sogenannten „nurse led educational programmes", d.h. speziell krankheitsbezogenen Schulungen und Selbstmanagementprogrammen (z. B. für Menschen mit Krebs, Arthritis, psychischen Erkrankungen, Schmerzen, kardiovaskulären Erkrankungen, Asthma/COPD, Diabetes mellitus) sowie in krankheitsübergreifenden Selbstmanagementprogrammen (Lorig et al., 2011; Klug Redman, 2009; Klug Redmann, 2008).

Die bislang in Deutschland primäre Zielgruppe pflegegeleiteter Gruppenschulungen sind pflegende Angehörige und sonstige ehrenamtlich pflegende Personen, die an einem Pflegekurs nach § 45 des Pflegeversicherungsgesetzes (SGB XI) teilnehmen. Diese Kurse stehen daher im weiteren Verlauf dieses Kapitels im Mittelpunkt. Grundsätzlich sind jedoch professionell Pflegende prädestiniert, auch in anderen Bereichen Gruppenschulungen verantwortlich zu leiten und durchzuführen.

Gruppenschulungen haben im Vergleich zu individuellen Einzelschulungen bestimmte Vorteile. Sie ermöglichen einen Austausch zwischen den Teilnehmenden über die jeweiligen Erfahrungen und möglichen Probleme. Die Beteiligten können sich gegenseitig emotionale Unterstützung geben sowie hilfreiche Tipps in der Bewältigung von schwierigen Situationen. Die Kursteilnehmenden erfahren, dass sie mit ihren Problemen nicht allein sind. Nachteilig kann es sein, wenn in Gruppenschulungen Menschen mit verschiedenen Bildungsbiografien nebeneinandersitzen. Es gibt beispielsweise Teilnehmer:innen mit Hochschulabschluss, Hauptschulabschluss oder funktionalem Analphabetismus. Während die einen sich möglicherweise langweilen, fühlen sich die anderen überfordert. Eine Berücksichtigung der individuellen Voraussetzungen für Lernen und Verstehen ist in einer Gruppenschulung kaum möglich. Auch das Eingehen auf persönliche Bedürfnisse und Fragen ist nur begrenzt möglich. Zudem wollen nicht unbedingt alle Teilnehmenden ihre persönlichen Probleme vor einer Gruppe ausbreiten.

Für die Suche nach Patientenschulungsprogrammen empfiehlt sich die Homepage des Vereins „Zentrum Patientenschulung und Gesundheitsförderung e. V. (ZePG)“ *www.zentrum-patientenschulung.de* mit einer Übersicht und strukturierten Beschreibung von veröffentlichten Programmen. Die Datenbank enthält mehr als 150 Schulungsprogramme, die nach verschiedenen Suchkriterien gefiltert werden können (Indikation, Zielgruppe, Setting usw.). Zu den jeweiligen Programmen gibt es einen Steckbrief mit Angabe der Autor:innen, einer Kurzbeschreibung, Zielgruppe, Teilnehmendenzahl, Inhalte/Themen der Schulung, Anzahl und Dauer der Einheiten, Didaktik und Methodik, Hinweise zum Alltagstransfer, erforderliche Qualifikation der Dozent:innen (auch Pflegefachpersonen spielen eine Rolle!), benötigte Materialien, Bezugsquelle und deren Kosten sowie Evaluationsergebnisse (Zentrum Patientenschulung und Gesundheitsförderung e.V., 2020). Auszüge aus dem Schulungsprogramm „Fatigue individuell bewältigen“ verdeutlichen dies nachfolgend.

Schulungsprogramm „Fatigue individuell bewältigen“

Bei dem Programm FIBS (Fatigue individuell bewältigen) handelt es sich um ein ambulantes Programm, welches sich an erwachsene Personen richtet, die nach einer onkologischen Behandlung an der Diagnose einer tumorbedingten Fatigue leiden. Die Entwicklung des Programms erfolgte interdisziplinär (Autor:innen sind Ulrike de Vries, Karl Reif, Franz Petermann und Stefan Görres). Zentrale Ziele sind die Reduktion der selbsterlebten Fatigue und die Optimierung der Alltagsgestaltung unter den Bedingungen einer bestehenden Fatigue. Die Teilnehmenden sollen über verbessertes Wissen über Fatigue verfügen, eine Steigerung der Lebensqualität erfahren und Verhaltensänderungen vornehmen.

Das Programm umfasst sechs Einheiten à 90 Minuten, ein wöchentlicher Abstand wird empfohlen. Die Gruppengröße liegt bei sechs bis acht Personen. Die Durchführung erfolgt in einem interdisziplinären Team bestehend aus

Ärzt:innen, Pflegefachpersonen, Psycholog:innen, Ergo- bzw. Sport- oder Physiotherapeut:innen. Die sechs Module behandeln jeweils die folgenden Themen und sollten durch folgende Dozent:innen durchgeführt werden:

Modul 1: Einführung – Formen der Fatigue (Pflegefachpersonen, Ärzt:innen, Psycholog:innen)

Modul 2: Ursachen und Behandlung der Fatigue (Ärzt:innen, Pflegefachpersonen)

Modul 3: Zeit- und Energiemanagement (Ergo- bzw. Sport- und Physiotherapeut:innen)

Modul 4: Gesunder Schlaf und Genuss (Ergo- bzw. Sport- und Physiotherapeut:innen)

Modul 5: Bewusster Umgang mit Gefühlen (Psycholog:innen, Pflegefachpersonen)

Modul 6: Individuelle Alltagsgestaltung (Psycholog:innen, Ergo- bzw. Sport- und Physiotherapeut:innen, Pflegefachpersonen)

Das Manual zum Schulungsprogramm ist im Buchhandel erhältlich (de Vries et al., 2011). Zur Ausbildung der Dozent:innen wurde ein zweitägiges Train-the-Trainer-Seminar entwickelt. Methodisch wird eine Mischung aus Vortrag, Diskussion, Kleingruppenarbeit, Einzelarbeit und sonstigem eingesetzt. Übungen sollen zu Hause weitergeführt werden (Hausaufgaben), die Umsetzung wird in der Folgestunde besprochen. Als Materialien werden die Broschüre „Fitness trotz Fatigue“ der Deutschen Fatigue-Gesellschaft e.V. (2019) empfohlen, sowie die Verwendung von Folien, Arbeitsblättern, Aktivitäts- und Energietagebuch. Das Programm wurde in einer randomisierten Kontrollstudie evaluiert, in der eine Reduktion von wahrgenommener Fatigue durch eine Teilnahme an der Schulung festgestellt werden konnte (Reif et al., 2013).

Quelle: Zentrum Patientenschulung und Gesundheitsförderung e.V. 2020, *www.zentrum-patientenschulung.de*

Ein anderes Schulungsprogramm, das *Programm Rapid Recovery®*, richtet sich an Patient:innen, bei denen ein Hüft- oder Kniegelenksersatz durchgeführt wird. Rapid Recovery bedeutet übersetzt so viel wie „rasche Genesung“ oder „schnelle Heilung“. Das Programm wurde von einem Hersteller orthopädischer Implantate entwickelt und verfolgt das generelle Ziel, den Behandlungsweg von der präoperativen Untersuchung bis zur Entlassung aus dem Krankenhaus und darüber hinaus bestmöglich zu gestalten (Zimmer Biomet, 2017). Neben der Erwartung verbesserter klinischer Ergebnisse (z.B. Verbesserung funktionaler Ergebnisse, Schmerzreduktion) und einer Erhöhung von Patient:innenzufriedenheit spielen auch ökonomische Aspekte (optimierte Verweildauer und reduzierte Behandlungskosten) eine Rolle. Die betroffenen Patient:innen werden zusammen mit einer angehörigen Person ein bis zwei Wochen vor dem Eingriff zu einem Informationstag am Krankenhaus eingeladen und ausführlich über den Behandlungsweg informiert. In Gruppen von vier bis sechs Personen lernen sie das behandelnde Team kennen (Operateur:in, Anästhesist:in, Pflegefachpersonal, Physiotherapeut:innen, Sozialdienst), können Fragen stellen und eventuelle Ängste und Sorgen artikulieren. Ferner werden sie bereits mit physiotherapeutischen Übungen vertraut gemacht, die sie bis zur Operation regelmäßig zu Hause üben können, um nach der Operation leichter wieder in Bewegung zu kommen. Eine frühzeitige Mobilisation, geplante Entlassung und gezielte Nachbehandlung sind weitere Bausteine des Programms, in dem die Betroffenen ermutigt werden, aktiv an ihrem Heilerfolg mitzuwirken.

Die Durchführung von Schulungen für Patient:innen spielt auch beim *Enhanced Recovery After Surgery®* (ERAS) eine zentrale Rolle. Hierbei handelt es sich um ein Behandlungskonzept für Patient:innen, die sich einem größeren chirurgischen Eingriff unterziehen müssen, wie beispielsweise einer Darmoperation, einer Nephrektomie oder einer Transplantation. Zentrales Ziel ist die Förderung der postoperativen Erholung der Betroffenen, ferner wird eine Reduktion von Komplikationen, die Verkürzung der Krankenhausverweildauer sowie eine Kostenreduzierung angestrebt. Kernelemente des multimodalen Behandlungskonzeptes sind die präoperative Beratung, ein abgestimmtes Ernährungskonzept, optimales Schmerzmanagement sowie die frühzeitige Mobilisation der Patient:innen. Die Pflege spielt eine prominente Rolle in dem interprofessionell ausgerichteten Konzept, insbesondere in Bezug auf die präoperative Beratung (Hübner et al., 2015). ERAS® ist eine eingetragene Marke der ERAS-Society.

Aufgabe

Recherchieren Sie zum „Programm Rapid Recovery®“, und zu „Enhanced Recovery After Surgery®“.

Exkurs:
Gruppenschulung „Rauchfrei in der Pflege“

Ein Schulungsprogramm speziell für Pflegende ist das Programm „astra plus – Gesundheitskompetenz und Rauchfrei in der Pflege“. Im Mittelpunkt stehen Auszubildende in der Pflege, die im Vergleich zur Allgemeinbevölkerung überdurchschnittlich oft rauchen. Ziel der Initiative ist die Motivierung von Auszubildenden, wieder rauchfrei zu werden oder rauchfrei zu bleiben. Durch Integration des mit Fördermitteln vom Bundesgesundheitsministerium entwickelten Programms in die Curricula der Ausbildung soll gesundheitsbewusstes Verhalten gefördert werden. Bei dem Programm spielt die Stressprävention eine zentrale Rolle, da Rauchen bei Pflegenden oftmals zum Stressabbau genutzt wird. Das Programm *für* Pflegende kann *von* Pflegenden durchgeführt werden, die zuvor eine Weiterbildung als Astra-plus-Trainer:in absolviert haben.

Evaluation von Patientenschulungsprogrammen

Patientenschulungen verfolgen die Zielsetzung, bei einer chronischen Erkrankung Selbstmanagement, Empowerment und Krankheitsbewältigung zu fördern, Krankheitsfolgen zu mildern und die Lebensqualität der betroffenen Menschen zu erhalten bzw. zu erhöhen. Inwieweit diese Ziele erreicht werden, bedarf allerdings der Evaluation. Es existieren zahlreiche Instrumente zur Erfassung von Schulungseffekten, die zum Teil krankheitsspezifisch und zum Teil krankheitsübergreifend Verwendung finden. Etliche Instrumente messen nur bestimmte Effekte, wie beispielsweise Funktionsfähigkeit, Wissen oder Motivation.

Ein bekanntes Instrument zur umfassenden Bewertung von Patientenschulungen und Selbstmanagementprogrammen, welches für zahlreiche chronische Krankheiten angewendet werden kann, ist das *Health Education Impact Questionnaire* (HeiQ). Hierbei handelt es sich um einen aus 42 Items bestehenden Fragebogen, unterteilt in acht Dimensionen:

- Gesundheitsförderliches Verhalten
- Aktive Beteiligung am Leben
- Emotionales Wohlbefinden
- Selbstüberwachung und Krankheitsverständnis
- Konstruktive Einstellungen
- Erwerb von Fertigkeiten und Handlungsstrategien
- Soziale Integration und Unterstützung
- Kooperation und Zurechtfinden im Gesundheitswesen.

Der in Australien entwickelte Fragebogen (Osborne et al., 2007) wurde ins Deutsche übersetzt und einer psychometrischen Prüfung unterzogen. Er wurde als ein geeignetes Instrument angesehen und kommt seither u. a. in der Rehabilitation zur Anwendung. Insbesondere in diesem Bereich fordern auch die Kostentragenden den Nachweis einer Wirksamkeit und Effizienz von Schulungen durch gesicherte Erkenntnisse, d. h. anhand von Studien (GKV, 2020).

Grundsätzlich bedarf es der Qualitätssicherung von Patientenschulungsprogrammen, die auch den Nachweis ihrer Wirksamkeit umfasst. Eine umfassende Evaluation ist ein entscheidender Bestandteil einer Patientenschulung, die als „komplexe Intervention“ (Moore et al., 2015) vielen Einflussfaktoren unterliegt (z.B. Kompetenz der Schulungsperson, Vorwissen und Lernerfahrungen der Teilnehmenden, Umgebungsbedingungen).

4.3.3 Gestaltung von Gruppenschulungen

Gruppenschulungen bedürfen ebenso wie Einzelschulungen einer intensiven Vorbereitung, klaren Konzeption, strukturierten Vorgehensweise und teilnehmer:innenorientierten methodisch-didaktischen Gestaltung. Im Folgenden werden Grundlagen für Gruppenschulungen vorgestellt, unabhängig davon, ob es sich um Schulungen für Patient:innen handelt oder für pflegende Angehörige.

4.3.3.1 Vorbereitung

Ebenso wie bei den Einzelschulungen bedarf es bei Gruppenschulungen sowohl der organisatorischen als auch der inhaltlichen Vorbereitung (Büker, 2015). In Bezug auf *Rahmenbedingungen und Organisation* gilt es, verschiedene Fragen zu klären:

- **Wo sollen die Schulungen stattfinden?**
  Gruppenschulungen können an verschiedenen Orten stattfinden, beispielsweise in einer Volkshochschule oder Familienbildungsstätte, in den Räumlichkeiten einer Krankenkasse oder Beratungsstelle, in einem Krankenhaus, einem ambulanten Pflegedienst oder einer Arztpraxis. Wichtig sind eine gute Erreichbarkeit der Veranstaltungsstätte mit öffentlichen Verkehrsmitteln sowie Parkmöglichkeiten.
- **Welche Räumlichkeiten werden benötigt? Wie müssen diese ausgestattet sein?**
  Für Gruppenschulungen mit maximal 12–15 Teilnehmer:innen bedarf es eines entsprechend großen Seminarraums mit einer hinreichenden Anzahl an Tischen und Stühlen. Er sollte eine flexible Raumgestaltung ermöglichen (Stuhlkreis, Tischquadrat oder Hufeisenform). Zudem muss ggf. noch Platz sein, um Hilfsmittel aufzubauen (z.B. Pflegebett, Rollstuhl) und Übungen zu ermöglichen. Ideal sind weitere kleine Räume für Gruppenarbeiten. Sanitäre Anlagen sind obligatorisch.
- **Welche technische und sonstige Ausstattung wird benötigt?**
  Ideal ist die Ausstattung des Raums mit PC-Anlage und Beamer. Muss die Präsentationstechnik von der Kursleitung mitgebracht werden, müssen die notwendigen Anschlüsse vorhanden sein. Günstig für interaktives Lernen sind Flipchart, Moderationswand und Moderationskoffer, ggf. Whiteboard und Magnettafel sowie Schreibmaterialien für die Gruppenmitglieder.
- **Wie groß darf/soll die Gruppe sein?**
  Je nach Art der Gruppenschulung gibt es Vorgaben zur Gruppengröße von den Kostentragenden. Günstig ist eine überschaubare Gruppengröße von maximal 15 Teilnehmer:innen, um arbeitsfähig zu sein.
- **Wie ist die zeitliche Gestaltung des Schulungsprogramms?**
  Hier ist zu klären, wie viele Schulungseinheiten mit jeweils welcher zeitlichen Dauer durchgeführt werden. Sollen halbtägige Kompaktkurse, Wochenendseminare oder wöchentliche Einheiten mit jeweils 90–120 Minuten Dauer durchgeführt werden? Welche Uhrzeiten sind günstig? Für Berufstätige eigenen sich eher die Abendstunden, für ältere pflegende Angehörige möglicherweise die Vormittags- oder Nachmittagsstunden. Häufig gibt es Vorgaben zu den Mindeststunden in den Rahmenvereinbarungen mit den Kostentragenden, die es zu beachten gilt.

- **Wie erfolgt die Finanzierung?**
  Im Vorfeld einer Gruppenschulung muss die Finanzierung geklärt werden. Werden die Kosten von der Pflegeversicherung, der Krankenversicherung oder der Kommune übernommen? Für eine Abrechnung bedarf es in der Regel einer vertraglichen Vereinbarung und der Klärung der konkreten Abrechnungsmodalitäten.
- **Wer übernimmt die Kursleitung und welche Qualifikationen sind erforderlich?**
  Günstig ist eine Kursleitung durch zwei Personen, die sich abwechseln und ergänzen können. Auch hier gilt es möglicherweise Vorgaben der Kostentragenden zu beachten. Obligatorisch sind eine pflegerische Ausbildung sowie mehrjährige Berufserfahrung. Wichtig sind kommunikative Fähigkeiten sowie pädagogisch-didaktische Kenntnisse. Eine Weiterbildung zur Pflegeberater:in ist empfehlenswert. Gegebenenfalls empfiehlt es sich, für bestimmte Inhalte externe Referent:innen einzubeziehen, beispielsweise die Mitarbeiterin einer Pflegekasse zwecks Information über die Finanzierungsmöglichkeiten häuslicher Pflege oder ein Mitglied einer lokalen Selbsthilfegruppe zum Thema Krankheitsbewältigung.
- **Wie werden die Kursteilnehmer:innen gewonnen?**
  Bei einigen Gruppenschulungen werden die Teilnehmenden zugewiesen (z.B. im Rahmen von Disease-Management-Programmen oder in Rehakliniken), bei anderen Kursreihen bedarf es im Vorfeld der Öffentlichkeitsarbeit (z.B. bei Pflegekursen). Für die Ankündigung sind die verschiedenen Kanäle und Medien zu nutzen: Homepage, Lokalzeitungen, Soziale Medien, Plakate, Werbeflyer, Kontaktaufnahme zu Beratungsstellen, Krankenkassen oder Selbsthilfegruppen.

Nach Klärung der Rahmenbedingungen gilt es, die *inhaltliche Vorbereitung* einer Gruppenschulung zu treffen. In der Regel besteht ein Schulungsprogramm aus mehreren Veranstaltungen, deren konkrete Gestaltung zu planen ist. Für etliche Gruppenschulungen gibt es bereits bestehende Konzepte. Auf die Homepage des Vereins „Zentrum Patientenschulung und Gesundheitsförderung e.V. (ZePG)" www.zentrum-patientenschulung.de, die eine Datenbank mit mehr als 150 Schulungsprogrammen enthält, wurde bereits hingewiesen, ebenso auf geeignete Publikationen für die Durchführung von Basis- und Spezialpflegekursen. Allerdings bedürfen auch fertige Konzepte der vorherigen Überprüfung auf ihre Eignung. Dabei geht es zum einen um Aktualität und Evidenzbasierung der Inhalte. Ferner sollten die Schulungen Alltagsfragen aufgreifen und Hilfe zur Alltagsgestaltung mit Krankheit und/oder Pflegebedürftigkeit geben.

Bei der eigenen Erarbeitung einer Kurskonzeption für eine Gruppenschulung gilt es zunächst einmal, für jedes Modul die folgenden Fragen zu klären (Büker, 2015, S. 82):

- Welches Thema soll behandelt werden (*Titel*)?
- Wieviel Zeit steht zur Verfügung (*Dauer*)?
- Was sollen die Teilnehmenden am Ende wissen oder können (*Zielsetzung*)?
- Was soll vermittelt werden (*Inhalte*)?
- Wie soll die Vermittlung erfolgen (*Methoden*)?
- Wie soll die Kurseinheit verlaufen (*Ablauf*)?
- Was wird benötigt (*Material*)?

Nachfolgend wird beispielhaft eine Matrix der ersten Veranstaltung einer Kursreihe mit dem Schwerpunktthema Schlaganfall vorgestellt. Das Thema der Kurseinheit lautet: „Und plötzlich ist alles anders – Das Krankheitsbild Schlaganfall" (**Tab. 4-2**).

Entsprechend der hier vorgestellten Matrix werden alle weiteren Einheiten des Kurses geplant. Auch hier empfiehlt sich eine Konzeption aus verschiedenen Modulen, die bei Bedarf gegeneinander ausgetauscht werden können. Ebenso wie bei einer Einzelschulung muss auch bei der späteren Durchführung ge-

Tabelle 4-2: Planung einer Kurseinheit für einen Spezialpflegekurs „Schlaganfall" (Eigendarstellung)

	Modul I
Thema /Titel	**Und plötzlich ist alles anders – Das Krankheitsbild Schlaganfall**
Dauer	16.00–20.00 Uhr (inkl. Pausen)
Ziele der Veranstaltung	Sich kennenlernen Erwartungen klären Überblick über den Gesamtkurs gewinnen Das Krankheitsbild Schlaganfall besser verstehen
Inhalte	Ursachen und Folgen eines Schlaganfalls Risikofaktoren Prävention Gestaltung des Alltags mit einer von einem Schlaganfall betroffenen Person
Methoden	Kennlern-Matrix Kartenabfrage PowerPoint-Vortrag Kurzfilm Blitzlicht oder Sprechstein
Ablauf	Begrüßung und Vorstellungsrunde Erwartungsabfrage und Vorstellung der Kursreihe Vereinbarung von Gruppenregeln Pause Vortrag zum Krankheitsbild Pause Fragen/Diskussion Feedback zur Veranstaltung Ausblick auf die nächste Kurseinheit Verabschiedung
Material	Kollage zur Kursreihe visualisiert auf Metaplan Moderationskoffer Pinnwand Präsentationstechnik Broschüren zum Krankheitsbild Schlaganfall

nügend Gestaltungsspielraum vorhanden sein, um auf Wünsche der Teilnehmenden flexibel reagieren zu können. Ein starres Festhalten am Konzept ist abzulehnen.

Aufgabe

Überlegen Sie Inhalte für ein kurzes Konzept für pflegende Angehörige zum Thema „Zeit für mich selbst".

4.3.3.2 Durchführung

Vor dem Eintreffen der Kursteilnehmer:innen wird der Raum hergerichtet. Hierfür sollte genügend Zeit eingeplant werden. Das technische Equipment muss erprobt, Tische und Stühle in der gewünschten Ordnung aufgestellt, die Materialien gerichtet und Getränke bereitgestellt werden. Auf einem großen Plakat kann für alle sichtbar der geplante Ablauf der

Veranstaltung visualisiert und auf einem weiteren Plakat eine Übersicht über die Themen des gesamten Kursverlaufs gegeben werden.

Die Eintreffenden werden persönlich begrüßt und erhalten ein Namensschild. Handelt es sich um die erste Kurseinheit, folgt eine Vorstellungsrunde, zunächst stellen sich die Kursleitungen vor, dann die Teilnehmer:innen. Für die Vorstellung empfiehlt sich die Vorgabe einer Struktur, z. B. „Ich heiße ...“, „Ich wohne ...“, „Ich bin hier, weil ...“. Im nächsten Schritt gilt es, die Erwartungen der Anwesenden an das Schulungsprogramm zu klären. Auch wenn es bereits vonseiten der Kursleitungen ein ausgearbeitetes Konzept gibt, ist es unerlässlich, eine Abstimmung mit den Vorstellungen und Bedürfnissen der Teilnehmer:innen vorzunehmen. Die Erwartungsabfrage kann mündlich oder schriftlich in Form einer Kartenabfrage durchgeführt werden. Wortbeiträge werden stichwortartig notiert bzw. die Karten an die Pinwand geheftet. Im Abgleich mit der Planung kann die Kursleitung erkennen, welche zusätzlichen Themen behandelt werden sollten oder wo unrealistische Erwartungen ausgeräumt werden müssen. Erst im Anschluss an die Erwartungsabfrage wird ein Überblick über den Gesamtkurs sowie über die aktuelle Veranstaltung gegeben. Der Gruppe wird angekündigt, dass die zusätzlich gewünschten Themen in den zukünftigen Veranstaltungen Berücksichtigung finden werden.

Gruppenregeln erleichtern die Kommunikation untereinander. Daher ist es zu empfehlen, sich gleich in der ersten Veranstaltung auf bestimmte Regelungen zu einigen und diese auf einem Plakat gut sichtbar für alle im Raum aufzuhängen.

Sachinhalte werden in Gruppenschulungsprogrammen in der Regel in Form von Vorträgen vermittelt. Je nach Zusammensetzung der Gruppe sowie der zeitlichen Ressourcen ist es aber auch denkbar, kleinere Themen mithilfe verständlicher Literatur von den Anwesenden selbst erarbeiten zu lassen. Dies erhöht die Behaltensquote.

Grundsätzlich sind die vermittelten Sachinhalte auf das Wesentliche zu beschränken. Vertieftes Wissen über Anatomie, Physiologie oder Pathologie ist nicht erforderlich, ebenso wenig bedarf es der Präsentation umfangreicher Statistiken oder epidemiologischer Daten. Es geht nicht darum, so viel „Stoff“ wie möglich, sondern alltags- und handlungspraktisches Wissen zu vermitteln. So benötigen beispielsweise die Teilnehmenden an einem Gruppenschulungsprogramm für Menschen mit Diabetes Typ II kein exaktes Wissen über die Funktion der Bauchspeicheldrüse. Vielmehr müssen sie wissen, wie sie im Alltag eine Überzuckerung oder eine Unterzuckerung erkennen, wie sie damit umgehen und wie sie dem vorbeugen können. Fremdwörter und Fachausdrücke gilt es zu vermeiden. Wenn sie denn doch genutzt werden, müssen sie erklärt werden. Die Grundsätze einer einfachen Sprache sollten bekannt sein (**Kap. 3.4.1**).

Grundsätzlich ist eine abwechslungsreiche Gestaltung einer Kurseinheit zu überlegen. Durch den Einsatz verschiedener Medien und Methoden werden unterschiedliche Lernkanäle bedient. So steigert beispielsweise die Visualisierung von mündlich vorgetragenen Sachinhalten mittels einer Präsentation oder eines kleinen Films die Behaltensquote. Die dargebotenen Inhalte sollten keineswegs nur passiv konsumiert werden, sondern zur Reflexion und Diskussion in der Gruppe anregen. In Gruppenprogrammen kann gut mit den unterschiedlichen Erfahrungen der Anwesenden gearbeitet werden, die sich auf diese Weise auch gegenseitige Hilfestellung geben können. Impulse zur Auseinandersetzung mit einer Thematik können ferner durch ein Bild, ein Lied, eine kleine Geschichte oder eine kurze Filmsequenz gesetzt werden.

Für die Kursleitung bedeutet dies, sich mit einem gewissen Methodenrepertoire vertraut zu machen. Kreativitätstechniken wie Brainstorming, Mindmaps, Kartenabfrage, Stimmungsbarometer, Blitzlicht usw. sollten bekannt sein und zur Anwendung kommen. Diskussion müssen initiiert, moderiert und gesteuert werden. Je nach Thema kann auch ein Übungsteil in ein Gruppenschulungsmodul integriert werden. Nicht zu vergessen sind regelmäßige Pausen, um den Teilnehmer:innen Erholung zu ermöglichen und Raum für ungezwungene Gespräche zu bieten.

Am Ende einer Kurseinheit kann durch gezielte Fragen eine gewisse Lernkontrolle vorgenommen werden. Die zentralen Inhalte werden noch einmal durch die Kursleitung zusammengefasst, wichtige Merksätze visualisiert oder in Form eines kleinen Handouts als ‚Take-Home-Message' mitgenommen.

Die Kurseinheit schließt mit einer Feedback-Runde. Auch hier bieten sich verschiedene Möglichkeiten an, beispielsweise das „Blitzlicht", das „Stimmungsbarometer" oder die „Smiley-Skala". Im Sinne einer abwechslungsreichen Gestaltung der Schulungseinheiten kann jedes Mal eine andere Methode verwendet werden.

Aufgabe

Recherchieren Sie im Internet Gruppenregeln sowie Feedback-Methoden.

Bei der pünktlichen(!) Verabschiedung wird zugleich ein Ausblick auf die nächste Kurseinheit gegeben. Dadurch wissen die Teilnehmer:innen, was sie dann erwartet, und freuen sich im besten Fall schon darauf.

4.3.3.3 Evaluation

Eine häufig genutzte Evaluationsmethode in Gruppenschulungsprogrammen ist die schriftliche Befragung mittels Fragebogen. Dieser wird von den Teilnehmenden zumeist direkt vor Ort ausgefüllt oder nach ein paar Tagen zurückgesandt. Wichtig für eine ehrliche Beantwortung ist die Anonymität, sodass keine Rückschlüsse auf die Person möglich sind.

Die Evaluation (oder Bewertung) von Gruppenschulungen dient zum einen der Qualitäts*kontrolle*, zum anderen der ständigen Qualitäts*verbesserung* des Programms. Um eine Evaluation durchführen zu können, müssen zuvor Kriterien festgelegt werden, anhand derer die Beurteilung vorgenommen wird (Stockmann & Meyer, 2014). Entscheidend sind dabei ein hoher Konkretisierungsgrad sowie die Messbarkeit der Kriterien.

So ist beispielsweise die Frage: „**Wie zufrieden waren Sie mit der Schulung?"** in Verbindung mit einer Skalierung von „sehr gut" bis „ungenügend" wenig aussagekräftig. Entscheidet sich der Klient für ein „sehr gut", scheint alles richtig gemacht worden zu sein. Schwieriger wird es bei einem „befriedigend". Die Note weist auf einen Verbesserungsbedarf des Angebots hin. Es wird allerdings nicht erkennbar, in welchem Bereich dieser Bedarf genau besteht. Hat sich die Person überfordert gefühlt? Wurden ihre Bedürfnisse nicht hinreichend beachtet? War der Zeitrahmen ungünstig? Besser ist es also, möglichst konkrete Fragen zu stellen, um ein aussagekräftiges Bild zu erhalten (Büker, 2015, S. 120).

Bei der Entwicklung eines Evaluationsfragebogens und der Durchführung der Evaluation sind folgende Dinge zu beachten:

- Ansprechendes Layout
- Angemessener Umfang (ca. 1–2 Seiten)
- Große Schrift, klares Schriftformat
- Freundliche Begrüßung
- Erklärung über Zweck und Ziel der Befragung
- Erläuterungen zum Ausfüllen und zur Rücksendung
- Dank für die Teilnahme.

Bei der Fragenformulierung empfiehlt sich eine Kombination aus offenen und geschlossenen Fragen. Letztere sind rasch auszufüllen und lassen sich leicht statistisch auswerten. Offene Fragen geben jedoch die Möglichkeit, eigene Gedanken zu formulieren und weitere Aspekte einzubringen. Oftmals können gerade dadurch wertvolle Anregungen für die zukünftige Kursgestaltung gewonnen werden. Die Fragen können sich auf verschiedene Bereiche beziehen (Büker, 2015, S. 122):

- Organisation des Schulungsprogramms *(z. B.: Wie gefiel Ihnen die Uhrzeit der Veranstaltungen? Der Veranstaltungsort? Die Räumlichkeiten?)*
- Inhalte *(z. B.: Wie beurteilen Sie die Verständlichkeit der Inhalte?)*
- Alltagsbezug *(z. B.: Halten Sie das Erlernte für im Alltag anwendbar?)*
- Kursleitung *(z. B.: Wie beurteilen Sie den Kontakt der Kursleitung zur Gruppe?)*
- Methoden *(z. B. Wie beurteilen Sie die methodische Gestaltung der Module?)*
- Atmosphäre *(Gab es genügend Möglichkeit zum Erfahrungsaustausch mit den anderen?)*
- Selbstevaluation *(Wie beurteilen Sie Ihren persönlichen Lernzuwachs? Was waren positive/negative Erfahrungen?)*

Zur Evaluation gehört nach erfolgter Erhebung und Auswertung die Analyse und (Selbst-)Reflexion: Was hat gut gefallen und kann so bleiben? Wo sind Schwachstellen sichtbar geworden? Welche Veränderungsvorschläge können umgesetzt werden? Woran muss persönlich gearbeitet werden? Auf diese Weise kann ein Schulungsprogramm kontinuierlich optimiert werden. Ergänzend dazu bedarf es einer regelmäßigen kritischen Überprüfung der Kurskonzeption in Bezug auf die Aktualität der fachlichen Inhalte.

4.3.4 Online-Schulungen

Die Digitalisierung im Gesundheitswesen hat auch längst den Bereich der Schulung von Patient:innen oder Angehörigen erfasst. Schulungsprogramme können durch digitale Elemente ergänzt oder sogar vollständig ersetzt werden (Mühlen, 2019). Während Präsenzschulungen orts- und zeitgebunden sind, ermöglichen Online-Schulungen eine größere Flexibilität. So kann die Geschwindigkeit der Schulung von den Teilnehmenden selbst bestimmt werden. Einzelne Schulungssequenzen können wiederholt angeschaut werden.

Durch die Corona-Pandemie haben Online-Schulungen einen enormen Schub erfahren. So gibt es inzwischen im Rahmen der Disease-ManagementProgramme (DMP) durch einige Kassenärztliche Vereinigungen genehmigte Videoschulungen und Live-Gruppenseminare.

Online-Seminare können eine gute Ergänzung zu bestehenden Schulungsprogrammen sein. Ein Nachteil besteht jedoch darin, dass nur ein Teil der Patient:innen erreicht werden kann. Benachteiligt sind zum Beispiel ältere Menschen, die nicht internetaffin sind, oder Menschen, die in Regionen mit unzureichenden Infrastrukturvoraussetzungen leben.

Ferner bedarf es – um eine nachhaltige Veränderung von Lebensroutinen zu erreichen – in der Regel einer längerfristigen Begleitung. Die Schulungen sollten daher ergänzt werden durch ein Online-Coaching zur Klärung individueller Fragen oder durch regelmäßigen Erfahrungsaustausch in der Gruppe.

Auch für pflegende Angehörige gibt es die Möglichkeit zum Besuch webbasierter Kursangebote. Viele Angehörige können aus verschiedensten Gründen nicht persönlich an einem Pflegekurs teilnehmen. Sie haben vielleicht keine Zeit oder keine Fahrgelegenheit, sie können die pflegebedürftige Person nicht allein lassen oder es gibt momentan kein passendes Angebot in der Region. Die Onlinevariante ermöglicht ein zeit- und ortsunabhängiges Lernen. Hier einige Beispiele für Online-Pflegekurse:

- Die Deutsche Alzheimer Gesellschaft e. V. Selbsthilfe Demenz bietet auf ihrer Homepage *www.deutsche-alzheimer.de* einen E-Learning-Kurs für Angehörige von Menschen mit Demenz an. Ziel des Kurses ist es, Wissen zu Demenzerkrankungen und zu den Besonderheiten im Zusammenleben mit Betroffenen zu vermitteln. Dadurch sollen Angehörige Unterstützung erhalten, den Alltag gemeinsam zu gestalten. Die sieben Module des Kurses haben unterschiedliche Schwerpunkte: Demenzerkrankungen, Diagnose, Behandlung, Verlauf der Krankheit, Umgang mit den Betroffenen, Veränderungen im Alltag, Unterstützungsmöglichkeiten und persönliche Strategien zur Entlastung. Die Module können hintereinander, aber auch in beliebiger Reihenfolge angewählt werden. Der Kurs ist abwechslungsreich gestaltet, mit Fallbeispielen und vielen Tipps. Die Texte sind mit Bildern hinterlegt und durch Video- und Audiodateien ergänzt. Über externe Links können vertiefte Informationen erhalten werden, wie zum Beispiel eine Liste mit Urlaubsangeboten für Menschen mit Demenz und ihre Angehörigen. Der Kurs kann übrigens auch in der Übersetzung in Leichte Sprache angezeigt werden und ist mit dem „Leicht Lesen"-Gütesiegel der Verständlichkeitsstufe A2 ausgezeichnet.

- Unter *www.angehoerige-pflegen.de* der Homepage des vom Bibliomed-Verlag betriebenen Online-Magazins „Angehörige pflegen", stehen zwei Pflegekurse bereit: der Pflegekurs zu Grundlagen der häuslichen Pflege sowie der Pflegekurs zu Demenz. Die Kosten für den Kurs werden von der Pflegekasse übernommen. Die Teilnehmer:innen müssen lediglich ihre Krankenversicherungsnummer angeben. Es ist auch nicht erforderlich, dass sie sich aktuell in einer Pflegesituation befinden. Jede an der Pflege interessierte Person kann den Online-Kurs besuchen.
- Auch für privat Versicherte gibt es bei der COMPASS Private Pflegeberatung einen Online-Pflegekurs. Über die Homepage *www.compass-pflegeberatung.de* gelangt man in den Kurs, der in verschiedene Module unterteilt ist. Themen sind u.a. die Organisation der Pflege, die Vorbeugung von Folgeerkrankungen, die Durchführung der Körperpflege sowie die Selbstsorge. Der kostenfreie Zugang zum Kurs erfolgt über einen Gutschein-Code aus einem Flyer, der zuvor von den COMPASS-Pflegeberater:innen ausgehändigt wird.
- Seit 2012 bietet das Berliner E-Health-Unternehmen Töchter & Söhne digitale Schulungsangebote für pflegende Angehörige und sonstige ehrenamtliche Pflegepersonen an. Auf der Homepage *https://pflege.curendo.de* finden sich Online-Pflegekurse zu den Themen Grundlagen der häuslichen Pflege, Alzheimer und Demenz, Wohnen im Alter, Rechtliche Vorsorge für den Ernstfall. Die Teilnahme ist kostenfrei, da das Unternehmen mit den meisten gesetzlichen Pflegekassen in Deutschland eine Rahmenvereinbarung getroffen hat und die Kursteilnahme mit den Pflegekassen abrechnen kann. Die Teilnehmenden geben lediglich ihre Versichertennummer an. In Ergänzung zu den Kursen gibt es einen Expertenrat, an den bei Bedarf Fragen gestellt werden können. Verschiedene Krankenkassen verweisen auf ihren jeweiligen Homepages auf das Online-Pflegekursangebot von Töchter & Söhne.
- Online-Kurse zur Förderung des Selbstmanagements bei chronischer Krankheit bietet auch das Netzwerk INSEA (Initiative für Selbstmanagement und aktives Leben; *www.insea-aktiv.de* an. Die Kurse „Gesund und aktiv leben" orientieren sich am Ende der 1990er Jahre an der Stanford Universität (USA) entwickelten Chronic-Disease-Self-Management-Programm (Lorig, 2015). Die Kurse verfolgen das Ziel, chronisch erkrankte Menschen, ihre Angehörigen und Freunde im Umgang mit der Erkrankung zu unterstützen. Inhaltlich geht es u.a. um gesunde Ernährung, den Umgang mit Medikamenten, praktische Tipps für körperliche Aktivitäten im Alltag sowie um die Kommunikation mit Fachpersonal im Gesundheitssystem. Die üblicherweise an sechs Terminen stattfindenden Seminare werden an verschiedenen Orten in Deutschland durchgeführt und inzwischen auch im Online-Format angeboten.

- Schulungen zur Förderung des Selbstmanagements sind besonders wichtig bei Patient:innen mit einer Organtransplantation. Häufig beginnen sie bereits im Vorfeld der Transplantation, um die Betroffenen auf die Zeit danach vorzubereiten. Dazu gehört insbesondere die Förderung des Bewusstseins für die Bedeutung einer regelmäßigen Einnahme von Immunsuppressiva. Technologische Lösungen sollen helfen, die Adhärenz zu fördern. Ein Organtransplantationssystem (Organ Transplant Information System, kurz OTIS) begleitet betroffene Patient:innen über den gesamten Prozess der Transplantation. Dazu gehören auch die *OTIS-Fernschulungen*. Bekannt ist beispielsweise ein computerbasiertes Lernprogramm für nierenkranke Patient:innen kurz: OTIS™ genannt (Schäfer-Keller et al., 2008).

Tipp

Anlässlich der Corona-Krise hat das Unternehmen Töchter & Söhne ein Schulungsmodul zu dem Thema „Isolation und Quarantäne" entwickelt, welches kostenlos und frei zugänglich auf der Homepage *www.pflege.curendo.de/module/quarantaene* zur Verfügung steht. In dem Modul werden Fragen beantwortet, wie zum Beispiel: Was bedeutet Isolierung? Was bedeutet Quarantäne? Was passiert, wenn ein pflegebedürftiger Mensch in Quarantäne muss? Das Schulungsmodul will helfen, die Versorgung von pflegebedürftigen Menschen in der Coronazeit aufrechtzuerhalten und die Folgen sozialer Isolation zu bewältigen.

Aufgabe

Reflektieren Sie nun am Ende dieses Kapitels die jeweiligen Vor- und Nachteile von Einzel- und Gruppenschulungen.

4.4 Praxisbeispiel: Entspannung und Stressbewältigung im Pflegealltag

Andrea Umschlag

Ein Angebot zur Stärkung der psychischen Gesundheit der pflegenden Angehörigen auf der Grundlage des § 45 SGB XI

Die Übernahme der häuslichen Pflege eines Angehörigen kann für die Pflegeperson selbst zu gesundheitlichen und psychischen Belastungen führen. Die Fürsorge und Betreuung beginnt häufig schon viele Jahre vor einer Pflegeeinstufung. Dazu zählen Behördengänge, Besuche bei Ärzt:innen und die Übernahme alltäglicher Besorgungen. Diese Art der Betreuung geht oft unbemerkt und selbstverständlich in die Übernahme von Pflegetätigkeiten über und erfordert eine Balance zwischen dem Wunsch, helfen zu wollen, und der Sorge um den eigenen Lebensalltag.

Auf der Grundlage des § 45 SGB XI (Soziale Pflegeversicherung) werden Pflegeschulungen für pflegende Angehörige u.a. angeboten. Sie dienen dazu, die häusliche Pflege zu erleichtern und die Pflegesituation zu verbessern. Die kostenfreien Pflegeschulungen werden als Grundlagenkurse, individuelle Schulungen und Spezialkurse im Auftrag der Pflegekassen angeboten. Durch Schulung, Informationen und Beratung zu grundlegenden Themen der Pflege, Leistungen der Sozial- und Pflegeversicherung und verschiedenen Schwerpunktthemen tragen diese zur Unterstützung der häuslichen Versorgung bei. Gruppengespräche über aktuelle Pflegethemen bieten eine gute und wertvolle Möglichkeit, sich mit anderen pflegenden Angehörigen über Erfahrungen und Probleme im Pflegealltag auszutauschen (BMG, 2019).

Der Spezialkurs „Entspannung und Stressbewältigung im Pflegealltag"

Anfänglich haben Pflegekurse fast ausschließlich Pflegetechniken thematisiert und waren eher so gestaltet, dass fast schon der Eindruck entstand, pflegende Angehörige würden als kostengünstige Pflegevariante instrumentalisiert (DIP, 2006). Zwischenzeitlich rückte die Gesundheit und das Wohlbefinden der Angehörigen deutlich ins Zentrum der Kurse (Abt-Zegelin et al., 2010). Natürlich sollen die Pflegekosten weiterhin günstig gehalten werden, aber dies soll nicht mehr auf dem Rücken der pflegenden Angehörigen geschehen. Diese sollen vielmehr durch die Kurse bei der Pflege unterstützt werden. Daher gibt es inzwischen auch Pflegekurse, die ausschließlich die Gesundheit der pflegenden Angehörigen thematisieren. Diesen Bedarf greift beispielsweise der Spezialkurs „Entspannung und Stressbewältigung im Pflegealltag" auf (Umschlag, 2018). Hauptintention des Kurses ist die Vermittlung von Entspannungsverfahren und Methoden der Stressbewältigung. Diese sollen den pflegenden Angehörigen dabei helfen, Alltagsbelastungen wahrzunehmen und damit verbundene Gesundheitsrisiken durch die Förderung von individuellen Kompetenzen zu reduzieren. Schwerpunkt des Kurses ist das Erlernen verschiedener Entspannungsverfahren und deren zielführende selbstständige Anwendung.

Zu Beginn der Kurseinheiten werden Erfahrungen mit dem Durchführen der Entspannungstechniken im Alltag besprochen und der Austausch über Themen des Pflegealltags der Teilnehmer:innen gefördert. Als Kursleitung ermutige ich durch die Moderation der Gesprächsrunde und die persönliche Ansprache der einzelnen Teilnehmer:innen, ihren individuellen Bedürfnissen Raum zu geben. Das erfordert eine hohe Flexibilität in der Kursgestaltung, um das Kurskonzept an die aktuellen Bedürfnisse anzupassen. Der Erfahrungsaustausch und die gegenseitige Wertschätzung der Pflegepersonen untereinander tragen dazu bei, die seelische Gesundheit und die Wahrnehmung in der Selbstsorge zu fördern. Zudem nutze ich Erfahrungsaustausch, um die pflegenden Angehörigen zur gegenseitigen Unterstützung zu ermutigen. Hier zeigt sich, dass in einem solchen Schulungskonzept die Grenzen zwischen reiner Informationsvermittlung, Schulung und Beratung verschwimmen und weit mehr geleistet wird, als der Schulungsbegriff impliziert. Diese Phase erfordert eine sensible Vorgehensweise, um nicht Bedürfnissen Einzelner in der Gruppe mehr Aufmerksamkeit zu geben und so den Mitteilungsbedarf anderer Teilnehmer:innen zu übersehen. Die Zusicherung, dass die Themen innerhalb der Gruppe bleiben, ist elementar für das Vertrauensverhältnis in der Gruppe.

Im weiteren Verlauf der Kurseinheiten werden auf der Grundlage des Rahmenkonzeptes „Stressampel" (Kaluza, 2015) eigene körperliche Stressreaktionen auf Stressoren im Pflegealltag mit den Folgen für die Gesundheit erarbeitet. Durch Impulsvorträge und moderierte Gruppengespräche lassen sich individuelle Beispiele im Erfahrungsaustausch aufzeigen und auf den Pflegealltag beziehen. Schöne Erlebnisse im Pflegealltag werden besonders hervorgehoben, da das Sprechen über positive Erlebnisse den Stressabbau fördern kann (Kaluza, 2015). Die Wahrnehmung eigener Bewältigungskompetenzen und -ressourcen hilft den Teilnehmer:innen, eigene Motivationen zur Pflegeübernahme herauszuarbeiten und dadurch Wertschätzung in der Gruppe zu erfahren. Die praktische Durchführung der Entspannungsverfahren in der Gruppe erleichtert den Transfer der Übungen in den Alltag. Häufig kommen in dieser Entspannungs- und Ruhephase Emotionen der pflegenden Angehörigen hoch. Auch in dieser Phase zeigt sich, wie wichtig eine gute Beobachtungsgabe und ausgeprägtes Einfühlungsvermögen der Kursleitung ist. Die Abschlussrunde dient dazu, sich über Erfahrungen und Wahrnehmungen von Entspannungszuständen durch die Übungen auszutauschen. Die Teilnehmer:innen erhalten nach jeder Kurseinheit Unterlagen mit Anregungen, um sie für das Durchführen der erlernten Entspannungstechniken zu Hause zu motivieren.

Manche Angehörige haben das Bedürfnis, vor Beginn oder nach Ende der Schulung mit der Kursleitung noch Einzelgespräche zu individuellen Problemen zu führen. Dies zeigt, dass es sich bei dem Angebot nicht nur um eine reine Schulungsmaßnahme handelt, sondern auch der Bedarf nach Individualberatungen erkennbar wird. Die Pflegeschulung, acht Kurseinheiten à 90 Minuten, wird im wöchentlichen Rhythmus durchgeführt. Dieser Zeitraum bietet die Möglichkeit einer längerfristigen Begleitung der pflegenden Angehörigen, in dem auch der Bedarf einer fortlaufenden Individualberatung sichtbar wird. Von der Kursleitung erfordert dies eine gute Selbstreflexion und Wahrnehmung der eigenen Beratungskompetenzen, um zu erkennen, wann eine Vermittlung zu weiterführenden Angeboten erforderlich ist.

Bedeutung und Chancen eines dauerhaften Kursangebots

Die fehlende Wahrnehmung des eigenen Unterstützungs- und Hilfebedarfes zeigt sich darin, dass nur ca. 12 % der Pflegenden die Angebote von Pflegeschulungen nutzen (Wetzstein et al., 2015). Daher habe ich die Ausschreibung für die Spezialschulung „Entspannung und Stressbewältigung im Pflegealltag" so gestaltet, dass die Elemente der Selbstsorge und des Wohlbefindens deutlich herausgestellt werden. Diese Aspekte berücksichtige ich zudem bei der Auswahl und Gestaltung der Kursräume in Bezug auf das Erleben von Ruhe und Entspannung besonders. In diesem Kontext sind Informationen über örtliche Betreuungsangebote sehr hilfreich, um die Bereitschaft zur Teilnahme an einer Pflegeschulung zu erhöhen. Die Erfahrung zeigt, dass es sinnvoll ist, sich gezielt an Institutionen zu wenden, die durch andere Themen schon einen großen Zulauf von pflegenden Angehörigen haben. So konnte die Spezialschulung z. B. als ein dauerhaftes Angebot in einem Demenzzentrum, in dem Beratung, Begegnung und Betreuung von Menschen mit Demenz und ihren Angehörigen geleistet wird, etabliert werden. Durch Vortragsreihen für pflegende Angehörige und einem gleichzeitigen Angebot der Tagesbetreuung wurde eine große Zielgruppe angesprochen. Die Bedeutung der Spezialschulung zeigte sich im regen Austausch der pflegenden Angehörigen, in der gegenseitigen Unterstützung im Umgang mit belastenden sowie positiven Pflegesituationen und führte zu einer sehr wertschätzenden Atmosphäre untereinander.

4.5 Literatur

Abt-Zegelin, A. (2006). Mikroschulungen – Pflegewissen für Patienten und Angehörige. Teil I. *Die Schwester/Der Pfleger, 45*(1), 62–65.

Abt-Zegelin, A., Tolsdorf, M., Schönberger, C. & Tschainer, S. (2010). *Kurs für pflegende Angehörige. Manual zur Kursgestaltung*. München: Ernst Reinhardt.

Adler, G. (2009). Mikroschulung Subcutane Injektion. Implementierung auf der Station. In J. Gossens (Hrsg.), *Wie Pflegekräfte Patienten und ihre Familien unterstützen können. Praxisbeispiele aus der Patienten- und Familienedukation* (S. 39–44). Hannover: Schlütersche.

AGNES e.V. (2020). *Schulungen*. Verfügbar unter http://www.neurodermitisschulung.de/index.php?id=1

Antonovsky, A. (1997). *Salutogenese – Zur Entmystifizierung der Gesundheit*. Tübingen: DGVT.

AOK. (o. J.). *Beschreibung des Online-Pflegekurses*. Verfügbar unter https://aok.pflegenzuhause.de

ÄZQ. (2020). *Diabetes und Schulung.* Verfügbar unter https://www.patienten-information.de/kurzinformationen/diabetes-und-schulung

Berlepsch-Schreiner, H., Jeitziner, M. M. & Jähnke, A. (2012). Mikroschulungsprogramm für stillende Wöchnerinnen: Pilotstudie zur Auswirkung der Schulungen auf schmerzende und wunde Mamillen. *Pflege, 25*(5), 343–351. https://doi.org/10.1024/1012-5302/a000230

BMG – Bundesministerium für Gesundheit (Hrsg.). (2019). *Ratgeber Pflege. Alles, was Sie zum Thema Pflege wissen sollten* (20. Aufl). Berlin: Eigenverlag

BMG – Bundesministerium für Gesundheit. (2011). *Abschlussbericht zur Studie „Wirkungen des Pflege-Weiterentwicklungsgesetzes"*. Verfügbar unter https://www.bundesgesundheitsministerium.de/fileadmin/Dateien/Publikationen/Pflege/Berichte/Abschlussbericht_zur_Studie_Wirkungen_des_Pflege-Weiterentwicklungsgesetzes.pdf

Büker, C. (2015). *Pflegende Angehörige stärken. Information, Schulung und Beratung als Aufgaben der professionellen Pflege* (2. Aufl.). Stuttgart: Kohlhammer.

Büker, C. (2010). *Leben mit einem behinderten Kind. Bewältigungshandeln pflegender Mütter im Zeitverlauf.* Bern: Huber.

Deutsche Alzheimer Gesellschaft e.V. (2020). *Seminarreihe für Angehörige – Hilfe beim Helfen.* Verfügbar unter https://www.deutsche-alzheimer.de/angehoerige/seminarreihe-fuer-angehoerige.html

Deutsche Fatigue-Gesellschaft e.V. (2019). *Fitness trotz Fatigue. Bewegung und Sport bei tumorbedingtem Müdigkeitssyndrom.* Verfügbar unter https://deutsche-fatigue-gesellschaft.de/service/infomaterial/

de Vries, U., Reif, K., Petermann, F. & Görres, S. (2011). *Fatigue individuell bewältigen (FIBS). Schulungsmanual und Selbstmanagementprogramm für Menschen mit Krebs.* Bern: Huber.

DIP – Deutsches Institut für angewandte Pflegeforschung (Hrsg.). (2006). *Pflegekurse im Blickpunkt.* Hannover: Schlütersche

DNQP (Hrsg.). (2019). *Entlassungsmanagement in der Pflege.* Osnabrück: Deutsches Netzwerk für Qualitätsentwicklung in der Pflege.

Dörpinghaus, S. (2006). Evaluation von Pflegekursen. Stärken und Herausforderungen. *Pflege & Gesellschaft, 11*(3), 223–240.

Dörpinghaus, S. & Weidner, F. (2006). *Pflegekurse im Blickpunkt. Strukturen – Konzept – Erfahrungen.* Hannover: Schlütersche.

GKV. (2020). *Gemeinsame Empfehlungen zur Förderung und Durchführung von Patientenschulungen auf der Grundlage von § 43 Abs. 1 Nr. 2 SGB V vom 2. Dezember 2013 in der Fassung vom 27. Januar 2020.* Berlin: GKV-Spitzenverband.

Gröning, K. (2006). Ein veraltetes Konzept. Die Bildung von pflegenden Angehörigen nach dem Pflegeversicherungsgesetz. *Mabuse, 31*(161),43–45.

Hübner, M., Addor, V., Slieker, J., Griesser, A.C., Lécureux, E., Blanc, C. & Demartines, N. (2015). The impact of an enhanced recovery pathway on nursing workload: A retrospective cohort study. *International Journal of Surgery, 24*, 45–50. https://doi.org/10.1016/j.ijsu.2015.10.025

Hurrelmann, K. (2006). *Gesundheitssoziologie. Eine Einführung in sozialwissenschaftliche Theorien von Krankheitsprävention und Gesundheitsförderung* (6. Aufl.). Weinheim: Juventa.

Jurkowitsch, R.E. & Schröder, G. (Hrsg.). (2016). *Edukation und Kommunikation im Gesundheitswesen.* Wien. Facultas

Kaluza, G. (2015). *Stressbewältigung. Trainingsmanual zur psychologischen Gesundheitsförderung* (3. Aufl.). Berlin: Springer. https://doi.org/10.1007/978-3-662-44016-2_1

Klug Redman, B. (2009). *Patientenedukation. Kurzlehrbuch für Pflege- und Gesundheitsberufe* (2. Aufl.). Bern: Huber.

Klug Redman, B. (2008). *Selbstmanagement chronisch Kranker. Chronisch Kranke gekonnt einschätzen, informieren, beraten und befähigen.* Bern: Huber.

Klug Redman, B. (1996). *Patientenschulung und -beratung.* Berlin: Ullstein Mosby.

London, F. (2010). *Informieren, Schulen, Beraten. Praxishandbuch zur pflegebezogenen Patientenedukation* (2. Aufl.). Bern: Huber.

Lorig, K. (2015). Chronic Disease Self-Management Program: insights from the eye of the storm. Front. *Public Health, 2*, 253. https://doi.org/10.3389/fpubh.2014.00253

Lorig, K., Holmann, H., Sobel, D., Laurent, D., González, V. & Minor, M. (2011). *Gesund und aktiv mit chronischer Krankheit leben.* Zürich: Careum.

Moore, G.F., Audrey, S., Barker, M., Bond, L., Bonell, C., Hardeman, W. & Baird, J. (2015). Process evaluation of complex interventions: Medical Research Council guidance. *British Medical Journal, 350*, 1258. https://doi.org/10.1136/bmj.h1258

Mühlen, H. (2019). *Patientenschulung im digitalen Zeitalter. Digitalisierungs- und Technologiereport Diabetes 2019.* Verfügbar unter https://www.dut-report.de/wp-content/uploads/2019/01/Schulung_Muehlen.pdf

Müller-Mundt, G. (2011). Patientenedukation als Aufgabe der Pflege. In D. Schaeffer & K. Wingenfeld (Hrsg.), *Handbuch Pflegewissenschaft* (S. 705–726). Weinheim: Juventa.

Netzwerk Patienten- und Familienedukation in der Pflege e.V. (2014). *Mikroschulung Sturzprophylaxe.* Verfügbar unter https://patientenedukation.de/sites/default/files/downloads/2015/mikroschulung_sturzaktualisierung2014.pdf

Netzwerk Patienten- und Familienedukation in der Pflege e.V. (2008). *Konzept zur Erstellung von „Mikroschulungen" am Beispiel der „Subkutanen Injektion".* Verfügbar unter https://patientenedukation.de/sites/default/files/downloads/Mikroschulung_allgemein_scInjektion_%202008.pdf

Oelke, U. (2007). *In guten Händen. Gesundheits- und Krankenpflege/Gesundheits- und Kinderkrankenpflege: Pflegerische Kernaufgaben.* Berlin: Cornelsen.

Osborne, R.H., Elsworth, G.R. & Whitfield, K. (2007). An outcomes and evaluation measure for patient education and self-management interventions for people with chronic conditions. *Patient Education and counseling, 66*, 192–201. https://doi.org/10.1016/j.pec.2006.12.002

Reif, K., de Vries, U., Petermann, F. & Görres, S. (2013). A patient education program is effective in reducing cancer-related fatigue: a multi-centre randomised two-group waiting-list controlled intervention trial. *European Journal of Oncology Nursing, 17*(2), 204–213. https://doi.org/10.1016/j.ejon.2012.07.002

Schäfer-Keller, P., Dickenmann, M., Berry, D.L., Steiger, J., Bock, A. & De Geest, S. (2008). Computerized patient education in kidney transplantation: Testing the content validity and usability of the Organ Transplant Information System (OTIS™). *Patient Education and Counseling, 74*(1), 110–117. https://doi.org/10.1016/j.pec.2008.03.027

Schaeffer, D. & Dewe, B. (2006). Zur Interventionslogik von Beratung in Differenz zu Information, Aufklärung und Therapie. In D. Schaeffer & S. Schmidt-Kaehler (Hrsg.), *Lehrbuch Patientenberatung* (S. 127–152). Bern: Huber.

Schneider, K. (2002). Neue Arbeitsfelder in der Pflege – eine definitorische Klärung von Beratung, Anleitung und Schulung. *Unterricht Pflege, 7*(4), 2–8.

Segmüller, T. (Hrsg.). (2015). *Beraten, Informieren und Schulen in der Pflege. Rückblick auf 20 Jahre Entwicklung.* Frankfurt am Main: Mabuse.

Seifert, J.W. (2020). *Visualisieren, Präsentieren, Moderieren* (41. Aufl.). Offenbach am Main: GABAL.

Sozialgesetzbuch (SGB) – Elftes Buch (XI) – Soziale Pflegeversicherung. Verfügbar unter https://www.gesetze-im-internet.de/sgb_11/

Stark, W. (2002). Gemeinsam Kräfte entdecken – Empowerment als kompetenzorientierter Ansatz einer zukünftigen psychosozialen Arbeit. In A. Lenz & W. Stark (Hrsg.), *Empowerment. Neue Perspektiven für psychosoziale Praxis und Organisation* (S. 55–76). Tübingen: dgvt.

Stockmann, R. & Meyer, W. (2014). *Evaluation. Eine Einführung* (2. Aufl.). Stuttgart: Barbara Budrich.

Tolsdorf, M. (2010). Patientenwissen „to go“. Mikroschulungen. *CNE Fortbildung, 2*, 10–12. https://doi.org/10.1055/s-0033-1349390

Umschlag, A. (2018). *Entspannung und Stressbewältigung im Pflegealltag. Ein Angebot zur Stärkung der psychischen Gesundheit der pflegenden Angehörigen* (unveröffentlichtes Manuskript). Kurskonzept Spezialpflegekurs § 45 SGB XI.

Wetzstein, M., Rommel, A. & Lange, C. (2015). *Pflegende Angehörige-Deutschland größter Pflegedienst.* Verfügbar unter https://edoc.rki.de/handle/176904/3137

Zegelin, A. (2012). Mikroschulungen – ein pflegegeeignetes, praxisnahes Format. Grundlagen und pädagogische Orientierungen. *PADUA, 7*(2), 56–59. https://doi.org/10.1024/1861-6186/a000043

Zentrum Patientenschulung und Gesundheitsförderung e.V. (2020). *Verzeichnis Schulungsprogramme.* Verfügbar unter http://www.zentrum-patientenschulung.de/manuale/verzeichnis/

Zimmer Biomet. (2017). *Rapid Recovery Programm.* Verfügbar https://www.rapid-recovery.de

5 Grundlagen der Beratung

Martin Schieron

Beratung ist eine professionelle Intervention mit mindestens zwei Beteiligten: eine ratsuchende Person wird von einer beratenen Person situativ unterstützt und begleitet. Dies ist in der Regel zeitlich begrenzt und dient dazu, subjektiv empfundenen Problemdruck zu beheben, z. B. durch eine situative Überforderung oder Einschränkung. In pflegerischen Zusammenhängen kann dies beispielsweise durch krankheitsbedingte Herausforderungen oder Einschränkungen der gesundheitlichen Autonomie gegeben sein. Ziel der Beratung ist immer die Förderung oder (Wieder-)Herstellung individueller und situativer Handlungskompetenz der Ratsuchenden sowie deren Befähigung zur selbstständigen Entwicklung passgenauer Lösungsstrategien (Sunder & Segmüller, 2017). Hierbei kann Beratung auf kognitive, emotionale oder praktische Bewältigungsstrategien ausgerichtet sein – je nach Beratungsanfrage. Beratung ist in der Lage, sowohl präventiv als auch kurativ oder rehabilitativ zu wirken. Dies hängt davon ab, ob die Beratung bereits im Vorfeld manifester Schwierigkeiten, im Verlauf aktueller Probleme oder erst in Bezug auf deren Folgen nachgefragt wird und ansetzen kann (Sickendieck et al., 2008).

In diesem Kapitel werden zunächst die Besonderheiten von Beratungssituationen in pflegerischen Zusammenhängen betrachtet. Eine eher theoriegeleitete Betrachtung von Beratung erfolgt im Anschluss. Dies erscheint sinnhaft, da der Begriff im deutschsprachigen Raum oft undifferenziert verwendet wird. Auch werden ihm vielfach Adjektive wie „formalisiert", „spontan" oder „mittelbar" vorangestellt. Auch für Beratung in der Pflege eher unbedeutende Begriffe wie „Fach – oder Expertenberatung" werden erläutert, da sie häufig verwendet werden. Dies kann zunächst für Verwirrung sorgen, soll jedoch nur bestimmte Aspekte oder situative Einordnungen von Beratung beschreiben, die oft gleichberechtigt nebeneinander stehen können. Essenzielle Aspekte wie die zur Beratung notwendige Grundhaltung der Beratenden oder eine Überblicksdarstellung verschiedener Beratungskonzepte und ihrer Bedeutung für die pflegebezogene Edukation stehen im Zentrum dieses Abschnitts. Aus pflegerischer Perspektive entwickelte Beratungskonzepte schließen dieses Kapitel ab.

5.1 Besonderheiten der Beratung in der Pflege

Wenn hier von „Beratung *in der Pflege*" gesprochen wird, ist damit Beratung im Rahmen definierter pflegerischer Versorgungsleistungen im Krankenhaus auf einer Station, im Pflegeheim auf einem Wohnbereich oder in der ambulanten Pflege im häuslichen Umfeld gemeint. In diesen Zusammenhängen – und um diese geht es in diesem Kapitel – gibt es in der Regel kein formales Beratungssetting, wie es z. B. in einem Pflegeberatungsbüro sehr wohl möglich ist.

Beratung ist in solchen Handlungsfeldern nicht der Hauptauftrag der Pflege. Dieser liegt hier in der Aufrechterhaltung der Aktivitäten des täglichen Lebens. Andererseits begleitet Kommunikation und somit oft auch Beratung eben genau diese Kernaufgaben professioneller Pflege.

Handlungsbegleitung
Somit findet Beratung in der Pflege sehr oft handlungsbegleitend statt oder nimmt dort ihren Ausgangspunkt. Während eines Verbandswechsels entwickelt sich beispielsweise ein Gespräch mit einer Patientin. Diese äußert, dass sie sich gar nicht vorstellen kann, wie sie zukünftig ihren Alltag mit weiteren notwendigen Verbandswechseln gestalten soll. Hier zeigt sich ein Beratungsbedarf, auf den sofort reagiert werden kann und auch sollte. Die Formulierung *Beratung in der Pflege* beschreibt genau dieses Verständnis handlungsbegleitender Beratung.

Ad-hoc-Charakter
Handlungsbegleitende Beratung hat zudem meist einen „*Ad-hoc-Charakter*“. Die um Beratung bittende Person und die beratende Person haben sich nicht zur Beratung verabredet. Bestimmte Anliegen scheinen unaufschiebbar und müssen angesprochen werden, wenn sich die Gelegenheit dazu ergibt. So wie die beschriebene Patientin, die Gelegenheit des Verbandwechsels nutzt, um ihre Befürchtungen zu benennen. In solchen Situationen drängt sich den Pflegenden „der pädagogisch günstige Moment“ (London, 2010, S. 75) geradezu auf. Die um Beratung bittende Person zeigt ihren Bedarf an Unterstützung. Sie signalisiert damit, dass sie bereit ist, sich mit einer Situation aktiv auseinanderzusetzen. Zudem kann davon ausgegangen werden, dass Menschen sich dafür eine Person aussuchen, von der sie sich Unterstützung erhoffen und der sie vertrauen. Dies zeigt eine hohe Wertschätzung gegenüber der angesprochenen Person – hier der Pflegenden, die den Verbandwechsel durchführt. Vermutlich sind sich viele Pflegende dieser hohen Wertschätzung ihrer Person in solchen Situationen gar nicht bewusst (Schieron et al., 2020).

Aufgabe

Achten Sie einmal einen Arbeitstag lang darauf, wie viele solcher „Ad-hoc-Gespräche“ sich an einem Tag mit Patient:innen/Klient:innen ergeben.

Kurzgespräche
Solche Beratungsgespräche sind in der Regel eher kurz. Ein wesentlicher Grund dafür ist wohl, dass Pflegende häufig unter hohem Zeitdruck arbeiten. Kurzgespräche sind die häufigste kommunikative Interaktionsform zwischen beruflich Pflegenden, Patient:innen und deren Angehörigen (Bienstein, 2017). Die Arbeitsgemeinschaft Kurzgespräch in Seelsorge und Beratung e. V. (o. J.) sieht das Kurzgespräch als eine Gesprächsmethode, die kurz und bündig sowie zielorientiert auf die ratsuchende Person eingeht. So soll deren Selbstwirksamkeitspotential aktiviert werden. Kurze Gespräche oder Kurzberatungen sind inzwischen in vielen Berufsgruppen aufgewertet worden und werden im Konzept der „Beratung zwischen Tür und Angel“ (Hollstein-Brinkmann & Knab, 2016) beschrieben. Kurzgespräche können und müssen professionell gestaltet werden. Dann weisen sie in der Regel alle Merkmale einer guten Beratung auf (Tolsdorf et al., 2009).

Themenvielfalt
Sowohl Anlässe als auch die Themen solcher Kurzgespräche und Beratungen in der Pflege weisen ein riesiges Themenspektrum auf. Pflegende sind häufig die ersten Ansprechpartner:innen für Patient:innen und deren Angehörige. Dies ist einerseits bedingt durch ihre zeitliche und unmittelbare Präsenz sowie durch ihre Verfügbarkeit. Aber oft auch durch die so entstandene Nähe, die häufig über rein körperliche Aspekte hinausgeht und in Vertrauen mündet. Dabei kann es innerhalb eines Beratungsgespräches sehr wohl um kurze informierende Anteile (z. B. zur Einnahme

von Medikamenten) bis zu komplexen Problemen gehen, z. B. dass eine Person aufgrund der Medikamenteneinnahme unter Nebenwirkungen leidet und dadurch ihren Lebensmut verliert (Abt-Zegelin, 2009a). Viele verschiedene Themen und Inhalte sind möglich. Sie können sich auf akute Situationen beziehen, aber auch ganze Lebenswelten oder -entwürfe betreffen und somit existenzielle Folgen haben. Professionell Pflegende sind mit all diesen Themen konfrontiert. Sie können sich diesen nicht entziehen und müssen darauf reagieren.

Rahmenbedingungen

Beratung in der Pflege ist zudem gekennzeichnet durch Bedingungen wie Zeitdruck, Störungen oder ungünstige räumliche Faktoren wie Mehrbettzimmer. So kommt es häufig zu voneinander unabhängigen Einzelanfragen. Aber auch Beratungsprozesse zu einem Thema finden statt, die jedoch eventuell in mehrere Kurzgespräche aufgeteilt werden (müssen).

Beratung in der Pflege findet trotz dieser schwierigen Bedingungen statt und ist für die Ratsuchenden wichtig und hilfreich. Die Pflegenden selbst sind jedoch durch ihre Ausbildung und die vielfach mangelnde Wertschätzung von Interaktionsarbeit oftmals nicht gut darauf vorbereitet. Damit sie daran nicht verzweifeln oder versuchen, solche Situationen zu vermeiden, benötigen sie Unterstützung. Dies ist sowohl auf den Aufbau ihrer Beratungskompetenz zu beziehen, aber auch auf die (u. a. monetäre) Wertschätzung dieses wichtigen Teils ihrer beruflichen Tätigkeit.

Die nachfolgende Darstellung theoretischer Aspekte zur Beratung dient somit in erster Linie dazu, Beratung für Pflegende greifbarer zu machen. Gleichzeitig soll die Kenntnis der Grundlagen dazu beitragen, das eigene, tagtägliche Tun besser in Worte zu fassen, es besser beschreiben und auch dokumentieren zu können.

5.2 Alltagsberatung und Klinische Beratung

Beratung ist eine professionelle Intervention und Dienstleistung und lässt sich gegen andere Verwendungen dieses Begriffes (*Alltagsberatung* und *Klinische Beratung*) abgrenzen.

Alltagsberatung

Dieser Begriff beschreibt eine informelle, alltägliche und nicht professionell ausgeübte Form von Beratung. Sie findet als hilfreiches Gespräch oder auch als Vermittlung hilfreicher Informationen primär außerhalb eines professionellen und institutionellen Rahmens im Nahumfeld der ratsuchenden Person statt. Alltagsberatungen sind in der Regel situativ geprägt und ungeplant. Ratgebende (wie Freund:innen, Bekannte, Familie) agieren hier zumeist aufgrund ihrer subjektiven Sichtweise und gegebenenfalls auch bezogen auf eigene Interessen. In der Regel liegt ein Beratungsverständnis zugrunde, das Beratung als einmaligen und auf eine bestimmte Situation bezogenen Ratschlag betrachtet (Belardi et al., 2011). Dennoch ist Alltagsberatung meistens wirksam. Hierbei liegt ihr Wert nicht nur darin, dass sie oftmals zu pragmatischen und vernünftigen Lösungen führt. Vielmehr vermittelt sie das entlastende Gefühl, sich mit Problemen oder Fragen an Menschen in der näheren Umgebung wenden zu können. Und selbstverständlich gibt es oft auch im privaten Bereich Personen, die mit einem ausgeprägten Beratungsverständnis beraten und nicht auf der Ebene von Ratschlägen verharren.

Auch wenn Alltagsberatung primär im privaten Umfeld der Ratsuchenden verortet ist, kann es auch zu Alltagsberatung im beschriebenen Sinne kommen, wenn Berufsangehörige von Ratsuchenden aufgrund ihrer beruflichen Rolle angesprochen werden. Insbesondere bei Beratungskonstellationen, die eher *halbformalisierter Beratung* (**Kap. 5.3**) zugeordnet werden können, sind vollkommen unterschiedliche Formen und Tiefen von Beratung möglich. Beratung ist in vielen (insbesondere helfenden) Berufen Bestandteil der beruflichen Tätigkeit, aber nicht immer die Hauptaufgabe des beruflichen Handelns. So kann nicht automatisch davon ausgegangen werden, dass beispielsweise alle in der Pflege oder Sozialarbeit Beschäftigten über ein professionelles, methodengeleitetes Beratungsverständnis verfügen. In der Pflege ist u. a. die Vermittlung von Anteilnahme und Trost von hoher Bedeutung und verlangt ein hohes Maß an Sozialkompetenz. Dennoch darf eine solche Begleitung nicht automatisch mit professioneller Beratung verwechselt werden. Es bietet sich in solchen Situationen jedoch häufig die Chance, dass „beiläufig entstandene Gespräche im professionellen Rahmen sich zur Beratung entwickeln" (Koch-Straube, 2008, S. 69). Dann sind allerdings Voraussetzungen wie beraterische Kompetenz und ein Einverständnis beider Beteiligten zur Beratung – entweder klar vereinbart oder wenn auch unausgesprochen, so doch auf jeden Fall ersichtlich – erforderlich (ebd.). Ob also ein solches Gespräch im Bereich der Alltagsberatung verhaftet bleibt oder sich zu einer professionellen Beratung entwickelt, hängt von Faktoren wie Beratungskompetenz oder Beratungsbereitschaft ab.

Klinische Beratung

Dieser Begriff kann leicht zu Missverständnissen führen, denn: Klinische Beratung ist ein anderer Begriff für *Psychotherapie*. Er bezeichnet somit rechtlich betrachtet eine Krankenbehandlung (Belardi et al., 2011). Psychotherapie richtet sich an Personen mit Erkrankungen oder Störungen, die behandelt werden sollen oder müssen. Dies können manifeste psychische Erkrankungen, aber auch alltagseinschränkende Erlebens- oder Verhaltensstörungen sein, die in der Persönlichkeitsstruktur verankert sind. Beratung dagegen zielt auf die Überwindung oder Bewältigung „begrenzter Problemsituationen einer ansonsten „‚gesunden' Persönlichkeit" (Koch-Straube, 2008, S. 68) und auf die „Situation der Lebenspraxis" (Gregusch, 2013, S. 33). Während Beratung eher kurzfristig angelegt ist (z. B. ein bis fünf Termine), kann Psychotherapie ein sehr langer, mitunter Jahre dauernder Prozess sein.

Methodisch und bezogen auf ihre Zielausrichtung ähneln sich Beratung und Psychotherapie jedoch häufig sehr. Beide wollen die Handlungsfähigkeit der Ratsuchenden fördern oder wiederherstellen und nutzen oft die gleichen Methoden. Auch die Indikatoren für eine Beratung oder eine Psychotherapie sind nahezu gleich (Rahm, 2011). Rogers (1985) unterscheidet nicht einmal zwischen Beratung und Therapie. Dies liegt in erster Linie daran, dass im internationalen Sprachgebrauch eine solche Unterscheidung kaum vorgenommen wird. Auf theoretischer Ebene – im Gegensatz zur rechtlichen – sind daher die Diskurse zur Abgrenzung von Beratung und Psychotherapie noch lange nicht abgeschlossen. Beratung ist jedoch keinesfalls die „kleine Schwester" der Therapie, auch wenn einige Beratungsansätze (**Kap. 5.11**) aus therapeutischen Schulen hervorgegangen sind (Koch-Straube, 2008).

Für die pflegebezogene Edukation steht die Abgrenzung zwischen diesen Interventionsformen jedoch nicht im Zentrum, da sie keinen therapeutischen Anspruch – im Sinne einer Krankenbehandlung – hat.

Sowohl Alltagsberatung, professionelle Beratung und Psychotherapie können jedoch therapeutisch wirksam sein und Veränderungen in problematischen Situationen oder Konfliktlösungen herbeiführen. Dennoch: Beratung im Sinne dieses Buches meint immer eine professionelle Dienstleistung und nicht die hier beschriebene Alltagsberatung oder Therapie als Krankenbehandlung.

5.3 Formalisierungsgrade von Beratung

Bezogen auf die Professionalität und Institutionalisierung von Beratung können verschiedene Formalisierungsgrade unterschieden werden (Sickendieck et al., 2008).

Informelle Beratung
Beratung im Familien- oder Freundeskreis, durch Bekannte oder auch im alltäglichen Umgang mit Kolleginnen und Kollegen weist den geringsten Formalisierungsgrad auf und wird als *informelle, alltägliche oder laienhafte Beratung* bezeichnet. Hierbei handelt es sich um die wahrscheinlich häufigste Form von beratender Unterstützung. Daher kann davon ausgegangen werden, dass der weitaus größte Teil auftretender Probleme oder Fragestellungen im Rahmen solcher informellen sozialen Netzwerke angesprochen und auch bewältigt werden kann (**Kap. 5.2**).

Beispiel

In der Frühstückspause unterhalten sich zwei Kolleginnen über ihre Kinder. Eine Kollegin berichtet, dass ihr alleinlebender Vater immer unselbstständiger wird und sie gar keine Ideen hat, wo sie Unterstützung finden kann. Die andere Kollegin berichtet daraufhin, wie sie die Versorgung ihrer pflegebedürftigen Mutter organisiert hat und zeigt auf, wo man sich zu solchen Fragen beraten lassen kann.

Halbformalisierte Beratung
Beratung durch Personen, die im Rahmen ihrer beruflichen Tätigkeit angesprochen werden, ohne dass sie explizit als Beratende ausgewiesen sind, wird als *halbformalisierte oder paraprofessionelle* (Sciborski, 2007b) *Beratung* bezeichnet. Hierbei üben Personen ihre Tätigkeit (z.B. Sozialarbeit, Pflege, ärztliche Behandlung oder Unterricht) an oder mit den Ratsuchenden aus und werden von diesen aufgrund ihrer beruflichen Expertise angesprochen. Beratende Anteile sind vielen dieser Berufe inhärent. Sie sind aber in der Regel nicht die Haupttätigkeit der jeweiligen Berufe. In der Pflege können die meisten Beratungsanfragen und auch die Kurzberatungen (**Kap. 5.1**) primär diesem Formalisierungsgrad zugeordnet werden.

Beispiel

Während eine Pflegefachperson eine Patientin beim Waschen unterstützt, äußert die Patientin, dass sie sich Sorgen macht. Sie hat Angst, dass sie nach der Entlassung zu Hause allein vor dem Waschbecken hinfallen könnte. Die Pflegefachperson geht darauf ein, fragt zunächst nach dem Grund der Befürchtung und berichtet über mögliche Hilfsmittel für das häusliche Umfeld. Sie verspricht zudem, einen Termin mit dem Sozialdienst/Entlassmanagement/der Familialen Pflege zu arrangieren, um weitere Fragen zu klären.

Formalisierte Beratung
Beratung als explizite Dienstleistung durch professionell Beratende mit ausgewiesener Beratungskompetenz, z.B. in Patienten-Informations-Zentren oder Familienberatungsstellen, wird als *formalisierte Beratung* bezeichnet. Die Beratenden verfügen in der Regel sowohl inhaltlich als auch in Bezug auf den gezielten Einsatz von Beratungsmethoden über ausgewiesene Kompetenzen. Sie werden aufgrund eben dieser Kompetenzen von Ratsuchenden kontaktiert. Teilweise sind solche Beratungen jedoch nur über den Besuch einer Beratungsstelle zugänglich. Gerade im Bereich der Pflege haben sich in den letzten drei Jahrzehnten aber auch aufsuchende Angebote entwickelt (z.B. Pflegeberater:innen der Pflegekassen, aufsuchende Beratung durch Mitarbeitende kommunaler Pflegeberatungsbüros oder auch im Bereich ambulanter Pflegedienste).

Beispiel

Die Angehörige eines derzeit stationär behandelten Patienten möchte sich über mögliche Unterstützung bei der Versorgung ihres Mannes nach der Entlassung informieren. Daher hat sie im Pflegeinformationszentrum des Krankenhauses einen Beratungstermin von 15.00 bis 15.45 Uhr vereinbart. Dort wird sie von einer Pflegeberaterin empfangen, die in diesem Zeitraum für sie zur Verfügung steht, um das Anliegen zu besprechen.

Vom Formalisierungsgrad einer Beratung kann allerdings nicht regelhaft auf das jeweils zugrundeliegende Beratungsverständnis geschlossen werden. Er beschreibt letztlich nur, wie institutionalisiert Beratung durchgeführt wird (Sickendiek et al., 2008).

5.4 Spontane und geplante Beratung

Beratungsgespräche können sich spontan ergeben oder geplant stattfinden. Ist von professioneller Beratung die Rede, ruft dies bei den meisten Menschen Bilder von Gesprächssituationen in ‚Sprechzimmern' hervor. Tatsächlich trifft dies für viele Berufsgruppen, deren Arbeitskern die Beratung anderer Menschen ist, auch so zu. Gerade im Bereich helfender und sozialer Berufe wie der Pflege, der Sozialarbeit oder im Schulbereich stehen andere Arbeitsaufgaben im Vordergrund. Dennoch wird in diesen Berufen vielfach professionell beraten – allerdings oft ‚nebenbei' und spontan.

So finden in pflegerischen Zusammenhängen Beratungsgespräche eher spontan als geplant statt (Hacker et al., 2017). *Kurzgespräche zwischen Tür und Angel* sind in der Pflege die häufigste Interaktionsform zwischen professionell Pflegenden und den zu Pflegenden bzw. deren Angehörige (Schieron et al., 2020). Sie entstehen oft aus einer konkreten Pflegesituation und weisen zumeist einen situativen Kontext auf. Auf geäußerten Beratungsbedarf muss dann spontan reagiert werden (**Kap. 5.1**).

Geplante Beratungen bieten die beste Möglichkeit einer strukturierten Vorgehensweise (**Kap. 5.8**). Dabei ist es nicht von Bedeutung, ob die Beratung beispielsweise in einem kommunalen Pflegeberatungsbüro oder wie oft im Bereich der ambulanten Pflege in der Häuslichkeit der Ratsuchenden stattfindet. Strukturiert vorzugehen ist selbstverständlich auch bei spontanen Beratungsgesprächen möglich. Oftmals erschwert der situative Kontext mit seinen Rahmenbedingungen dies jedoch (z. B. wenn die angesprochene Person für mehrere Pflegezimmer zuständig ist und nur begrenzte Zeitressourcen hat). Strukturierte Kurzberatungen durchzuführen erfordert aufseiten der Beratenden hohe Kompetenzen (Schieron et al., 2020).

Eine wertfreie Gegenüberstellung bezüglich der Merkmale geplanter und spontaner Beratungen bietet **Tabelle 5-1**. Hierbei handelt es sich um Merkmalsbeschreibungen, die regelhaft eher zutreffen oder zum Teil als idealtypisch betrachtet werden. Abweichungen sind daher immer möglich.

Auf den ersten Blick bietet geplante Beratung gegenüber spontanen Gesprächen vielerlei Vorteile. Der große Vorzug spontaner Beratungsanfragen liegt jedoch für die Ratsuchenden in der Niedrigschwelligkeit. So wird beispielsweise eine professionell Pflegende, die entweder besonders gemocht wird oder der Wissen und Erfahrung zugetraut wird, in einer alltäglichen Pflegesituation angesprochen. Es ist somit als großes Kompliment zu werten, wenn professionell Pflegende für Beratungsanfragen ‚auserkoren' werden. Schließlich wird ihnen dadurch – je nach Thema der Beratungsanfrage – großes Vertrauen entgegengebracht. Der Umgang mit solchen ‚Spontananfragen' ist jedoch oftmals aufgrund der Rahmenbedingungen herausfordernd (Schieron et al., 2020).

Tabelle 5-1: Merkmale geplanter und spontaner Beratung (Eigendarstellung in Anlehnung an Büker, 2015, S. 94; Hacker et al., 2017, S. 103)

Merkmal	Geplante Beratung (strukturiert)	Spontane Beratung (situativ)
Ort/Räumlichkeit	separater Beratungsraum oder z. B. bei aufsuchender Beratung die Häuslichkeit der Ratsuchenden	überall möglich
Zeitpunkt	vereinbarter Termin oder feste Sprechzeiten	spontan, ungeplant
Auswahl des Zeitpunktes	im Rahmen der ‚Sprechzeiten' möglich, daher eher eingeschränkte Flexibilität	je nach Bedarf der ratsuchenden Person und der Möglichkeiten der Beratenden, darauf einzugehen
Zeitrahmen	vordefiniert, festgelegt	unsicher, offen
Störanfälligkeit	Störungen sind weitestgehend ausschaltbar	Unterbrechungen meist möglich (z. B. durch andere Personen)
Beratungsbedarf	von den Ratsuchenden explizit durch die Terminvereinbarung/den Besuch der Beratungsstelle aufgezeigt	von den Ratsuchenden eher implizit mitgeteilt, oft sehr niederschwellig (z. B. im Rahmen einer Pflege-situation)
Vorbereitung	für Ratsuchende und zumeist auch für Beratende möglich	für Ratsuchende möglich, aber meist doch spontan, für Beratende kaum möglich
Beratungs-prozess	gut zu durchlaufen	Unterbrechungen/Störungen möglich aufgrund der situativen Komponente
Material/Medien	können vorbereitet werden	Vorbereitung meist nicht möglich
Alltagsnähe	bei institutionellen Beratungs-setting (z. B. Pflegeberatungsbüro) eher nicht gegeben; bei aufsuchen-der Beratung (in der Häuslichkeit) möglich.	durch die situative Ansprache gegeben
Intimsphäre	gut möglich	nicht immer möglich
Rolle der Beratenden	Beratende sind explizit in beratender Rolle.	bei spontan Beratenden (z. B. pro-fessionell Pflegende) oft Rollen-konflikte möglich; oft liegt ein diffuses Beratungsverständnis vor.

Bezogen auf die bereits erwähnten Formalisierungsgrade von Beratung sind geplante Beratungsgespräche eher der formalisierten Beratung zuzuordnen. Die hier beschrieben spontanen Beratungsgespräche entsprechen eher halbformalisierter Beratung. Dies sagt jedoch nichts über die Qualität der Beratung aus.

5.5 Soziale Konstellationen von Beratung

Beratung kann in unterschiedlichen sozialen Konstellationen (Sickendieck et al., 2008) oder „Klientensystemen“ (Gregusch, 2013, S. 71) stattfinden. Dies bedeutet, dass Beratung nicht nur als ‚vertrauliches Gespräch unter vier Augen' möglich und sinnhaft ist. Vielmehr adressiert Beratung als Dienstleistung neben Einzelpersonen auch Familien, Gruppen oder Organisationen und Institutionen.

Bei der *Einzelberatung* steht eine Person mit ihren individuellen und subjektiven Lebens- und Problemerfahrungen, mit ihren individuell erlebten sozialen, materiellen, kulturellen etc. Rahmenbedingungen im Mittelpunkt. Dies ist insofern von Bedeutung, da Ratsuchende ihre Probleme und Konflikte immer individuell erleben. Dies ist vollkommen unabhängig davon, ob sie wissen, dass auch andere Personen in gleiche oder ähnliche Situationen geraten. Somit bietet *Einzelberatung* die Möglichkeit für eine sehr personenbezogene und intensive Bearbeitung von Problemen und Konflikten. Sie ist zugleich die häufigste Form der Beratung (Mutzeck, 2008).

Familienberatung wendet sich primär an die sogenannte Kernfamilie – unabhängig von der familiären Zusammensetzung. Dies schließt die klassische ‚Mutter-Vater-Kind'-Konstellation genauso ein wie reine Paarbeziehungen, alleinerziehende Personen mit Kindern, Patchworkfamilien oder Wahlverwandtschaften. Inhaltlich ist Familienberatung nicht nur auf Probleme oder Situationen festgelegt, die von der gesamten Familie als problematisch oder irritierend betrachtet werden. Häufig sind Situationen, die auf den ersten Blick nur einzelne Personen betreffen (z. B. Erkrankung, Pflegebedürftigkeit), Anlass und Gegenstand für eine Familienberatung (Sickendieck et al., 2008), da sie sich auf alle beteiligten Personen auswirken.

Im Rahmen von *Gruppenberatung* wird eine Anzahl von Personen beraten, die sich aufgrund wechselseitiger Beziehungen zueinander als Gruppe definieren. Hier stehen die Probleme einzelner Gruppenmitglieder oder der Gruppe insgesamt im Mittelpunkt (Gregusch, 2013). Je nach Zusammensetzung und Ausrichtung der Gruppe (Arbeitsteam, Selbsthilfegruppe, Lerngemeinschaft etc.) sowie dem Anlass der Beratung können Themen, Methoden und letztendlich der gesamte Beratungsprozess stark variieren.

Unter *Organisations- und Institutionsberatung* ist in der Regel die fachkundige Beratung im Hinblick auf Veränderungs- oder Problemlösungsprozesse einer Organisation zu verstehen. Inhaltlich kann hier von wirtschaftlichen über strukturelle oder bildungsbezogene Aspekte bis hin zu sozialen Problemen entsprechend des Beratungsauftrags nahezu jegliches Thema aufgegriffen werden.

Bei diesen Beschreibungen möglicher sozialer Konstellation bei Beratung gibt es natürlich Überschneidungen. So kann – abhängig von der Familienkonstellation – z. B. eine *Familienberatung* auch gleichzeitig eine *Gruppenberatung* sein.

Für die pflegebezogene Edukation sind die *Einzel-* und *Familienberatung* sicherlich die wesentlichen sozialen Beratungskonstellationen. Aber auch *Gruppen-* oder *Organisationsberatung* kann vorkommen, wenn z. B. Mitarbeitende eines Patienten-Informations-Zentrums den Aufbau von Selbsthilfegruppen begleiten oder Unternehmen zur Vereinbarkeit von Pflege und Beruf beraten.

Aufgabe

Erinnern Sie sich an Gespräche, die Sie mit Patient:innen oder Klient:innen und deren Angehörigen geführt haben?

5.6 Unmittelbare und mittelbare Beratung

Wenn Beratung im direkten Kontakt zwischen Beratenden und Ratsuchenden stattfindet, handelt es sich um *unmittelbare Beratung*. Die beteiligten Personen befinden sich im gleichen Raum und können sich – in der Regel – sehen (Mutzeck, 2008).

Mittelbare Beratung hingegen findet über ein Medium statt. Die beteiligten Personen befinden sich an unterschiedlichen Orten. Hierbei kann die Beratung entweder in Echtzeit (z.B. Telefonberatung) oder zeitversetzt (z.B. Mailberatung) erfolgen. Telefon und Internet sind die gängigsten Medien für mittelbare Beratungen. Dennoch ist Beratung auch auf dem Postweg per Brief oder über Tonbänder möglich. Auf diese Art und Weise findet sie jedoch nur noch selten und in sehr spezifischen Situationen statt, z.B. als Zustandsbericht im Laufe einer langfristigen Beratungsbeziehung (Mutzeck, 2008).

Telefonberatung kann als ältestes mittelbares Beratungsformat betrachtet werden. „Seit dem Tag, als der erste Patient seinen Arzt anrief, um sich medizinischen Rat einzuholen, werden Telefone als Instrumente der Patienten- und Angehörigenberatung genutzt." (London, 2010, S. 133). Telefonberatung findet zumeist als Einzelberatung statt. Einige Beratungsangebote wurden zunächst ausschließlich als Telefonberatung konzipiert (z.B. Telefonseelsorge), um sich der Vorteile dieses Mediums wie Niederschwelligkeit und Anonymität zu bedienen. Auch berichten Beratungsstellen, dass ein Großteil der Beratungen über das Telefon erfolgt, selbst wenn unmittelbare Beratung möglich wäre (Emmrich et al., 2006).

Das Internet bietet Möglichkeiten für unterschiedliche Beratungsformate. Mailberatung, Chatberatung und Forenberatung sind die häufigsten Formen der Online-Beratung (Büker & Sunder, 2017). *Mailberatung* findet in den meisten Fällen als Einzelberatung statt. Die ratsuchende Person verfasst eine schriftliche Beratungsanfrage und sendet diese als E-Mail an die Beratenden. Deren Antwort erfolgt in der Regel zeitversetzt. So kann ein einmaliger oder länger andauernder Dialog entstehen.

Chatberatung ist sowohl als Einzel- als auch als Gruppenberatung möglich. Auch hier findet die Beratung schriftlich statt (Ausnahme: Videochatberatung). Die Beantwortung einer Anfrage erfolgt jedoch zeitnah – oft sogar quasi analog als wechselseitige Kommunikation (Hintenberger, 2009). Die Chatteilnehmenden verabreden sich für einen bestimmten Zeitpunkt und tauschen sich dann aus.

Auch die *Forenberatung* ist ein textbasiertes Beratungsangebot. Eine rastsuchende Person stellt in einem Internetforum ihre Anfrage vor und erhält – zumeist zeitversetzt – von verschiedenen Personen dazu Hilfestellungen. Hier ähnelt der Beratungscharakter eher einer Selbsthilfegruppe, während insbesondere die Beratung einzelner Personen in der Mail- oder Chatberatung eher von Beratungsexpert:innen angeboten wird. Deren Hauptaufgabe im Gruppenchat oder – sofern vorhanden – bei der Forenberatung liegt zumeist in der Moderation (Büker & Sunder, 2017).

Chancen mittelbarer Beratung

Anonymität und relativ leichter Zugriff auf Beratungsangebote scheinen die größten Vorteile mittelbarer Beratung zu sein. Aber auch die schriftliche Formulierung von Beratungsanfragen ist für manche Menschen günstiger als ein direktes Gespräch.

Niederschwelligkeit

Der Zugang zu einem Telefon oder zum Internet steht vielen Menschen in vielen Ländern zur Verfügung. Die Zeit zur Formulierung eines Beratungsanliegens kann relativ frei gewählt werden und ist unabhängig von Öffnungszeiten und Erreichbarkeit einer Beratungsstelle. Auch Menschen mit Einschränkungen im Bereich der Mobilität können solche Beratungsangebote recht unkompliziert nutzen (Büker & Sunder, 2017).

Anonymität

Manchmal ist es Ratsuchenden wichtig, anonym zu bleiben. Anonymität bietet Schutz und kann so die Bereitschaft zur Selbstoffenbarung vergrößern. Gleichzeitig verhilft die Anonymität den Ratsuchenden zu einer großen Selbstbestimmtheit. Sie können sich jederzeit zurückziehen und haben großen Einfluss auf das, was sie von sich preisgeben wollen. Dies kann insbesondere für Personen, die sich zunächst versuchsweise auf einen Beratungsprozess einlassen wollen, sehr wichtig sein (Mutzeck, 2008).

Schriftlichkeit
Bezogen auf die Online-Beratung ist die Schriftlichkeit der Kommunikation als Chance zu sehen. Die Notwendigkeit, ein Anliegen schriftlich zu formulieren, kann den Prozess der Selbstreflexion anregen. Gleichzeitig führt die schriftliche Kommunikation zwischen Ratsuchenden und Beratenden zu einer gewissen Entschleunigung. Ratsuchende können ihr Anliegen in Ruhe aus- und umformulieren. Aber auch Beratende können sich für ihre Antworten (insbesondere bei der Mailberatung) mehr Zeit nehmen (Büker & Sunder, 2017).

Grenzen mittelbarer Beratung
Allerdings hat die mittelbare Beratung auch Grenzen. Bei der Telefon- und Online-Beratung fallen im Beratungsprozess bedeutsame Kommunikationskanäle weg. So können im Rahmen der Telefonberatung nonverbale Aspekte wie Betonung oder Lautstärke des Sprechens wahrgenommen werden. Gestik, Mimik und Körperhaltung in den Beratungsprozess zu integrieren, ist jedoch nicht möglich.

Bei der rein schriftlichen Online-Beratung fällt auch noch „Hörbares" weg. Gleichzeitig müssen sowohl Ratsuchende als auch Beratende über ein bestimmtes Maß an Lese- und Schreibfähigkeit verfügen, um den Beratungsprozess gestalten zu können. Dies kann für manche Menschen eine zu große Hürde darstellen. Ebenso ist eine gewisse Kompetenz im Umgang mit dem Internet notwendig. Die Schriftlichkeit der Beratung – insbesondere bei zeitversetzter Kommunikation – kann dazu führen, dass Reaktionen der Beratenden zu einem Zeitraum erfolgen, wo Ratsuchende vielleicht schon an ganz anderer Stelle im Beratungsprozess stehen. Dies kann den Prozess genauso verzögern wie die Tatsache, dass beispielsweise Verständnisfragen zu Klärung mehr Zeit benötigen (Büker & Sunder, 2017).

Die Beratung per Videochat ist die Variante der Online-Beratung, die der unmittelbaren Beratung am nächsten kommt und bei der die Nachteile rein schriftlicher Beratung nicht vorhanden sind.

Aufgabe

Wie ist es bei Ihnen? Gibt es Themen, zu denen Sie sich lieber persönlich oder lieber „anonymer" beraten lassen würden?

5.7 Experten-, Fach-, Prozess- und Komplementärberatung

Professionelle Beratung dient der Persönlichkeitsentwicklung und -bildung, aber auch dem Wissenstransfer (Falk, 2016). Je nachdem, welcher Aspekt im Vordergrund der Beratungsanfrage und des darauffolgenden Prozesses steht, kann in Experten-, Fach-, Prozessberatung sowie Komplementärberatung unterschieden werden. Diese Begriffe werden umstritten diskutiert. Da sie jedoch Verwendung finden, werden sie hier erläutert.

Expertenberatung
Dieser Begriff beschreibt primär, dass es sich um eine Beratung durch Expert:innen handelt, von deren Fachwissen und Erfahrung sich Ratsuchende Hilfe und Unterstützung für ihre Problemlage erhoffen (Tietze, 2008). Insofern werden die Expert:innen bezüglich ihres jeweiligen Fachwissens und ihrer Erfahrung kontaktiert (Hacker et al., 2017). Der Begriff an sich gibt keinen Hinweis darauf, nach welchem Beratungskonzept oder mit welcher Beratungshaltung die Expert:innen beraten.

Fachberatung
Fachberatung richtet sich primär auf rein fachliche Anfragen und stellt die Sachlogik sowie die Umsetzung einer Lösung in den Mittelpunkt. Allerdings ist davon auszugehen, dass

eine solche Beratung wirkungslos bleibt, wenn Lösung und Umsetzung ohne die Ratsuchenden entwickelt werden. Beratende und Ratsuchende müssen gemeinsam umsetzbare und auch individuell angepasste Lösungen entwickeln (Hacker et al., 2017). Insgesamt herrscht hier dennoch ein eher asymmetrisches Beziehungsmuster (Elzer, 2007b) vor. Die ratsuchende Person betrachtet sich selbst als ‚hilfebedürftig', die angefragte Person wird als ‚hilfefähig' (Schieron et al., 2020) empfunden.

Prozessberatung

Ein solch asymmetrisches Beziehungsmuster ist in der Prozessberatung nicht vorhanden. Hier geht es aufseiten der Beratenden nur untergeordnet um das Einbringen von Sachwissen. Sie sind vielmehr für die Gestaltung des Beratungsprozesses zuständig und ermöglichen der ratsuchenden Person so, die Lösung für ihr Problem oder Anliegen selbst zu erarbeiten. Die ratsuchende Person wird als Expert:in für ihr eigenes Leben und Beratung als ‚Hilfe zur Selbsthilfe' betrachtet. Beratende unterstützen die Ratsuchenden insofern, als durch eine professionelle Prozessgestaltung Rahmenbedingungen geschaffen werden, in denen sich Problemlösungen gezielter und schneller erarbeiten lassen als ohne sie (Tietze, 2008).

Komplementärberatung

Dieser Begriff beschreibt die Kombination von Fach- und Prozessberatung. Die Beratenden stellen Fachwissen zur Verfügung und gestalten den Beratungsprozess. Hierbei sind sie unterstützend, aber nicht lenkend tätig (Hacker et al., 2017). In der pflegebezogenen Edukation kann dies als die häufigste Beratungsform angenommen werden, da der Erstkontakt zumeist über konkrete Fragestellungen zustande kommt. Dies führt jedoch – je nach Anfrage – oft zu weitergehenden Prozessen, bei denen die Ratsuchenden Unterstützung zur Erlangung eigener Handlungskompetenzen benötigen.

5.8 Der Beratungsprozess

Beratung ist grundsätzlich ein prozesshaftes Geschehen. Dies gilt für spontane wie auch geplante Beratungen, für Beratungen, die auf mehrere Termine angelegt sind oder auch für einzelne Gespräche.

Der Beratungsprozess folgt regelhaft einer Systematik, die jedoch nicht immer vollständig eingehalten werden muss. Es lassen sich verschiedene Beschreibungen des Beratungsprozesses und seiner Phasen finden. Hierbei schwankt die Zahl der beschriebenen Phasen von vier bis zwölf (Büker, 2015). Hummel-Gaatz und Doll (2007) leiteten aus verschiedenen Beschreibungen des Beratungsprozesses ein am Pflegeprozess orientiertes Phasenmodell für die Beratung in der Pflege ab (**Abb. 5-1**). Ihr Modell besteht aus sechs Phasen und wird im Folgenden kurz dargestellt.

Phase 1: Beziehung herstellen

In dieser Phase stehen die Kontaktaufnahme sowie der Aufbau einer vertrauensvollen, gleichberechtigten Beziehung im Mittelpunkt. Die Phase gestaltet sich in Abhängigkeit davon, ob Beratende und Ratsuchende sich schon kennen oder nicht, unterschiedlich. Hierbei lassen sich für die pflegebezogene Edukation verschiedene Szenarien denken. Ist die Beratungsanfrage beispielsweise in eine bereits bestehende Pflegebeziehung eingebettet, wird diese Phase weniger formal gestaltet werden müssen, da sich die ratsuchende Person an eine Person wendet, die sie bereits kennt und der sie vermutlich auch vertraut. Findet jedoch z.B. der erste Kontakt in einer Pflegeberatungsstelle oder in einem Patienten-Informations-Zentrum statt, muss das gegenseitige Vertrauen erst aufgebaut werden.

Phase 2: Beratungsbedarf und -bedürfnisse erfassen

Schwerpunkt ist die Informationssammlung. Hiermit sind jedoch nicht nur Sachinformationen, sondern auch Stimmungen und Gefühle

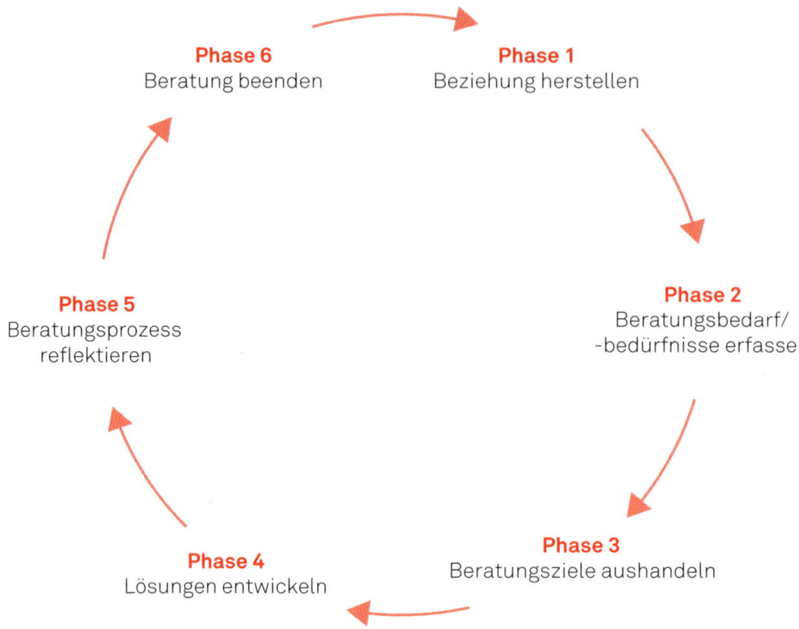

Abbildung 5-1: Beratung als Problemlösungsprozess (Eigendarstellung in Anlehnung an Warmbrunn, 2006, S. 29. Unterstützung, Beratung und Anleitung in gesundheits- und pflegerelevanten Fragen fachkundig gewährleisten, 1. Aufl. 2006 © Elsevier GmbH, Urban & Fischer, München)

gemeint. Dies ist wichtig, um sowohl den objektiven Beratungsbedarf (aus Sicht der Beratenden) als auch das subjektive Beratungsbedürfnis (aufseiten der Ratsuchenden) erkennen zu können. Stimmen diese nicht miteinander überein oder liegen nicht zumindest nah beieinander, wird die Beratung nicht wirklich zufriedenstellend verlaufen.

Beispiel: Unterschied Beratungsbedarf – Beratungsbedürfnis

Ein Patient steht kurz vor der Entlassung aus dem Krankenhaus. Bei ihm musste ein künstlicher Darmausgang angelegt werden. Der Patient wurde von der Pflegeexpertin Stoma/Kontinenz/Wunde (SKW) des Hauses intensiv betreut und in der eigenständigen Versorgung seines künstlichen Darmausgangs angeleitet. Der Patient äußert aber gegenüber einer Pflegefachperson der Station, dass er nicht glaubt, die eigenständige Versorgung zu Hause bewerkstelligen zu können. Die Pflegefachperson versucht herauszufinden, warum der Patient zu dieser Einschätzung kommt. Liegen Beratungsbedarf **und** -bedürfnis z.B. auf dem weiteren Erwerb von Fertigkeiten zur eigenständigen Versorgung des künstlichen Darmausgangs oder in der Organisation von ‚Sicherheitsnetzwerken' für den Fall, dass es doch nicht so gut funktioniert, kann dies vermutlich befriedigend bearbeitet werden. Wenn jedoch die beratende Person den **objektiven Beratungsbedarf** wie beschrieben wahrnimmt, der Patient aber vielleicht den wahren Grund für seine Skepsis nicht benennt (z.B. dass er sich vor seiner Familie schämt, weil er befürchtet, dass diese sich vor ihm ekelt), und dies auch für die beratende Person nicht erkennbar wird, kann es passieren, dass das **subjektive Beratungsbedürfnis** nicht erfüllt wird (werden kann). Dann wird die Beratung vermutlich eher unbefriedigend bleiben.

Phase 3: Beratungsziele aushandeln
Wenn der Beratungsanlass deutlich gemacht wurde, sind Beratungsziele auszuhandeln. Diese Phase wird im Rahmen geplanter Beratungen mit eventuell mehreren Terminen anders zu gestalten sein als bei einer spontanen Beratungsanfrage wie im aufgeführten Beispiel. Dennoch geht es in beiden Fällen darum, für die Ratsuchenden ein passendes Ziel zu vereinbaren. Hierbei helfen eine möglichst konkrete Formulierung sowie die Orientierung daran, dass Ziele auch realistisch, d.h. erreichbar sein müssen.

Phase 4: Lösungen entwickeln
Lösungen können erst entwickelt werden, wenn Ziele deutlich formuliert wurden. Beratende unterstützen in dieser Phase die Ratsuchenden bei der Entwicklung von Lösungsmöglichkeiten, der Auflistung von Vor- und Nachteilen einzelner Vorschläge und bei der Entscheidung für konkrete Handlungsanleitungen. Hierbei werden die in Phase 1 eingeholten Informationen (z.B. zu finanziellen oder sozialen Ressourcen) in den Prozess einbezogen.

Phase 5: Beratungsprozess reflektieren
Bevor die Beratung endet, werden Gesprächsverlauf, Erkenntnisgewinn und getroffene Vereinbarungen reflektiert und im Zuge dessen zusammengefasst. Die Ratsuchenden erhalten so einen kompakten Überblick über die Inhalte der Beratung. Sie können aber auch eine Rückmeldung an die Beratenden geben, ob sie ihre Ziele als erreicht betrachten oder nicht. Die Beratenden können diese Phase nutzen, um sich für ihre professionelle Selbstreflexion nach der Beratung vorzubereiten.

Phase 6: Beratung beenden
Beratungsgespräche sollten offiziell beendet werden – auch wenn sie vielleicht nicht ‚offiziell' begonnen haben – wie im angeführten Beispiel. Den Ratsuchenden sollten zudem Möglichkeiten für weitere Unterstützung aufgezeigt werden (ggf. auch durch Beratende außerhalb der eigenen Institution).

Nach der Beratung schließen Dokumentation und Selbstreflexion für professionell Beratende den Beratungsprozess ab.

5.9 Grundhaltungen in der Beratung

Im Laufe der Entwicklung seiner *klientenzentrierten Beratung* und *Psychotherapie* benannte und untersuchte Carl R. Rogers (**Kap. 5.11**) die heutzutage bereits als klassisch beschriebenen Beratungshaltungen. Hierbei handelt es sich um Grundhaltungen der Beratenden, die die Beratungsbeziehung prägen und daher für den Erfolg einer Beratung weitaus bedeutsamer sind als technisches Können und Wissen (Rogers, 1983).

Carl Rogers (1962) stellt fest: *„An assumption unusual in psychology today is that the subjective human being has an important value which is basic; that no matter how he may be labeled and evaluated he is a human person first of all, and most deeply."* (AHP, 2019, o.J.) (Übers. des Autors: Eine in der Psychologie heutzutage ungewöhnliche Annahme ist, dass der subjektive Mensch einen wichtigen Wert hat, der von grundlegender Bedeutung ist; dass er, egal wie er bezeichnet und bewertet werden kann, zuallererst und am tiefsten eine menschliche Person ist.)

Um die Subjektivität der Menschen anzuerkennen und sie in ihrer Entwicklung zu unterstützen, muss ihnen mit *Empathie*, *Akzeptanz* und *Kongruenz* begegnet werden. Der Einfluss einer solchen Grundhaltung ist inzwischen so anerkannt, dass dieses Wissen nicht mehr nur auf den therapeutischen Bereich begrenzt ist, sondern für alle Bereiche professioneller helfender Beziehungen genutzt wird. So findet sich der Bezug auf die Grundlagen der humanistischen Psychologie in nahezu jedem Beratungsansatz.

Empathie
Empathie (einfühlendes Verstehen) kann beschrieben werden als der Versuch, in die phäno-

Aktives Zuhören, Paraphrasieren und Verbalisieren

Um einer ratsuchenden Person mitzuteilen, was man verstanden hat, ist **aktives Zuhören** nötig. Dabei wird der ratsuchenden Person nicht nur aufmerksam zugehört. Vielmehr wird ihr rückgemeldet, was die Beratenden verstanden haben.

Diese Rückmeldung kann in Form des **Paraphrasierens** geschehen. Dabei geben Beratende mit eigenen Worten wieder, was sie verstanden haben. Dies dient zur Überprüfung, ob das Gesagte richtig verstanden wurde (Büker, 2015).

Wenn Ratsuchende Gefühle nur indirekt äußern, können diese von den Beratenden verbalisiert (in Worte gefasst) werden. Das **Verbalisieren emotionaler Erlebnisinhalte** (VEE) dient sowohl zur Überprüfung, ob die Ratsuchenden richtig verstanden wurden, als auch dazu, ihnen zu ermöglichen, ihre eigenen Emotionen besser wahrzunehmen (Wingchen, 2014).

menale Welt des Gegenübers einzutauchen, um Handlungen, Einstellungen, Reaktionen aus Sicht der anderen Person sehen zu können. Es geht also darum, die andere Person von ihrem eigenen Wertesystem, Bezugsrahmen oder ihrer individuellen Wahrnehmung her zu verstehen. Dabei ist ‚Verstehen' nicht mit ‚Gutheißen' gleichzusetzen. Es geht vielmehr um ein ‚Kennenlernen und Begreifen', ohne zu urteilen.

Damit die andere Person sich verstanden fühlt, muss ihr möglichst genau mitgeteilt werden, was verstanden wurde. In der professionellen Beratung ist es zudem wichtig, auch die Emotionen aufzugreifen, die eine ratsuchende Person vielleicht unterbewusst spürt, aber nicht offen ansprechen kann. So besteht für die Ratsuchenden die Möglichkeit, ihre eigenen Emotionen, Haltungen, Wertvorstellungen auf Distanz (durch die beratende Person) zu betrachten und sie zu hinterfragen (Weinberger, 1996). „Auf so tiefgreifende und umfassende Weise verstanden und akzeptiert zu werden, ist ein sehr bestärkendes Erlebnis." (Rogers, 1983, S. 24) Es fördert das Selbstvertrauen und die Persönlichkeitsentwicklung.

Empathisch zu beraten bedeutet aber auch, dass Beratende in der Regel mehr verstehen müssen, als die ratsuchende Person ihnen verbal mitteilt: Sie müssen mehr als den Wortsinn verstehen und ihr Verständnis z. B. durch Nachfragen absichern. Ein so tiefes Verständnis einer anderen Person zu erlangen ist nicht leicht und aus unterschiedlichen Gründen (z. B. zur Verfügung stehende Zeit) im Rahmen der Beratung nicht immer vollkommen möglich. Rogers betont jedoch, dass die bloße Absicht, die ratsuchende Person zu verstehen, schon viel bewirken kann (Rogers, 1983). Aufseiten der Beratenden ist empathisches Handeln nur möglich, wenn sie über die Fähigkeit zum Perspektivwechsel (role taking) verfügen. Dazu gehört auch, eigene Standpunkte vorübergehend aufzugeben, um sich in die Welt der anderen zu begeben (Mutzeck, 2008).

Akzeptanz

Akzeptanz (bedingungsfreies Wertschätzen) kann beschrieben werden als der Versuch, einer anderen Person echte und nicht an Bedingungen gebundene Wertschätzung entgegenzubringen. Dies bedeutet, dass die andere Person um ihrer selbst willen angenommen wird, unabhängig davon, was sie sagt oder wie sie sich verhält. Beratende dürfen durchaus anderer Meinung sein als die Ratsuchenden oder andere Wertvorstellungen haben. Dies darf jedoch die Einstellung zur ratsuchenden Person nicht beeinträchtigen. Erst dann kann von bedingungsfreier Akzeptanz gesprochen werden (Rogers, 1983).

Menschen wollen akzeptiert und anerkannt werden. Dies gilt auch und vielleicht erst recht für Personen, die sich um Unterstützung bemühen und dazu Beratung in Anspruch nehmen. Das Gefühl, als Person angenommen zu werden, kann dazu führen, dass Hemmnisse der Ratsuchenden abgebaut werden, z. B. etwas ‚vermutet Unerwünschtes' zu sagen. Gleichzeitig stärkt Wertschätzung die Selbstachtung. Damit Menschen diese Wertschätzung auch wahrnehmen können, müssen Beratende deutlich machen, dass die Wertschätzung sowohl der Person der Ratsuchenden wie auch ihren Fähigkeiten und Möglichkeiten gilt. Dies ist auch durch nonverbale Signale wie Mimik, Gestik und Haltung möglich. Der Körper spiegelt häufig akute Gefühle, auch wenn sie nicht verbal geäußert werden (Büker, 2015).

Bedingungsfrei wertschätzend zu beraten ist jedoch oft schwierig. Nicht zu urteilen fällt vielen Menschen und somit auch vielen Beratenden nicht leicht. Aber auch hier hat bereits die Bereitschaft, das Bemühen, eine solche Haltung zu erreichen, positive Effekte auf die Beratungsbeziehung – genauso wie bei jeder anderen zwischenmenschlichen Beziehung (Weinberger, 1996). Beratende sollten sich jedoch darüber im Klaren sein, dass Akzeptanz anderen gegenüber immer nur funktionieren kann, wenn die eigenen inneren Vorgänge wahr- und angenommen werden. Zusammenhänge zwischen der Fähigkeit, andere Menschen akzeptieren zu können und Selbstakzeptanz wurden immer wieder durch klinische und empirische Studien belegt (Mutzeck, 2008).

Kongruenz

Kongruenz (Echtheit) kann beschrieben werden als der Versuch, sich eigener Gefühle, Gedanken, Erfahrungen immer bewusst zu sein, sie und sich selbst nicht zu verleugnen und so „man selbst" zu sein. In der Beratung drückt dies aus, dass es sich zwischen Beratenden und Ratsuchenden um eine Begegnung von Person zu Person handelt. Insofern können Beratende auch – wenn es angemessen erscheint – ihre eigenen Gedanken und Gefühle in die Beratung einbringen. Für Rogers ist Kongruenz die grundlegendste aller Einstellungen (Rogers, 1983).

Eine solche Begegnung von Person zu Person vermittelt, dass die andere Person ernst genommen, ihr offen und vertraulich begegnet wird. Ist es für den Beratungsprozess bedeutsam, können Beratende Ratsuchenden beispielsweise mitteilen: „Ich bin unangenehm berührt von dem, was Sie mir eben erzählt haben. Ich wollte, es wäre nicht so, aber ich kann es nicht ändern." (Rogers, 1983, S. 31) Wichtig ist in solchen Momenten, klare ICH-Aussagen zu formulieren und nicht zu urteilen. Es darf auch nicht darum gehen, den Ratsuchenden alle eigenen Gefühle und Gedanken mitzuteilen. Kongruenz vermittelt echtes Interesse an der anderen Person. In der Beratung können Ratsuchende so leichter Vertrauen aufbauen und werden dazu motiviert, auch offener und echter zu sein (Weinberger, 1996).

Kongruent zu beraten ist jedoch auch nur ein anzustrebendes Ziel. „Niemand erreicht diesen Zustand ganz und gar ..." (Rogers, 1983, S. 213). Dabei ist Kongruenz in der Beratungsbeziehung kein statischer Zustand, sondern ein mehr oder weniger erfolgreiches Bemühen der Beratenden um die Wahrnehmung der eigenen Gedanken und Gefühle, die die Ratsuchenden bei ihnen auslösen.

Aufgabe

Welche dieser Grundhaltungen erscheint Ihnen am leichtesten, welche am schwersten umsetzbar?

5.10 Beratungsbeziehung

Der Beziehung zwischen Ratsuchenden und Beratenden wird eine bedeutsame, wenn nicht die entscheidende Rolle für einen erfolgreichen Beratungsprozess zugesprochen (Rogers, 1983; Sickendick et al., 2008). Sie ist das Medium für günstige Veränderungen (Rahm, 2011) und muss daher auf Offenheit, Vertrauen und Zusammenarbeit ausgelegt sein. Rogers (1983) betrachtet die menschliche Natur als vertrauenswürdig, konstruktiv und auf Reife ausgelegt. Eine vertrauensvolle Beziehung (in der Beratung) fördert somit das Wachstum der

Persönlichkeit. Hierbei ist es unerheblich, ob es sich um eine Spontanberatung oder um einen geplanten Beratungstermin handelt.

Eine vertrauensvolle Beziehung in der Beratung ist jedoch nicht mit einem freundschaftlichen Verhältnis gleichzusetzen. Während Freundschaften auf einer gewissen Gegenseitigkeit mit wechselseitigem Geben, Nehmen und Verstehen basieren, besteht in einer professionellen Beratungsbeziehung immer auch eine Ungleichheit. Eine Person oder eine Gruppe benötigt professionelle Beratung, eine andere Person ist professionell dazu in der Lage, diesen Bedarf zu erfüllen. Um trotz dieser Konstellation eine möglichst hilfreiche Beratungsatmosphäre zu erzielen, beschreibt Rogers vier Merkmale einer solchen Atmosphäre (Rogers, 1985):

1. Beratende sollten Wärme und Empfänglichkeit ausstrahlen. So wird eine emotionale Beziehung möglich (aufseiten der Beratenden jedoch kontrolliert), die sich in echtem Interesse an den Ratsuchenden ausdrückt.
2. Beratende sollten den Ausdruck von Gefühlen nicht nur passiv gewähren lassen, sondern auch aktiv gestatten. Geäußerte Gefühle dürfen dann jedoch nicht moralisch bewertet werden. So erleben die Ratsuchenden, dass alle Gefühle oder Einstellungen ausgesprochen werden können. Sie können in der Regel erst bearbeitet werden, wenn dies geschehen ist.
3. Beratende sollen auf Druck oder Zwang jeder Art verzichten und sich nicht zu Ratschlägen oder Beeinflussungen hinreißen lassen. Dies kann in bestimmten Beratungssituation und in bestimmten Institutionen schwierig werden. Um jedoch die Beratungsatmosphäre möglichst ideal zu gestalten, ist dies wichtig. Die Beratung ist ein Zeitraum, den die Ratsuchenden für sich nutzen können, ohne dass sie Bevormundung erleben.
4. Auch wenn Gefühle frei geäußert werden können und kein Druck ausgeübt wird, sind in der Beratung dennoch Grenzen einzuhalten. Beratende sind für die Strukturelemente der Beratung verantwortlich. So halten Ratsuchende beispielsweise Termine ein oder versäumen sie, sind pünktlich oder verspäten sich. Auch im Falle von Verspätungen oder versäumten Terminen sollte die Einhaltung getroffener Vereinbarungen (hier: Zeitabsprachen) durch die Beratenden beachtet werden. Auch wenn es vielleicht zunächst eher begrenzend erscheint, ist dies auch ein vertrauensbildender Faktor, denn die Ratsuchenden erhalten so eine deutliche Orientierung (Rogers, 1985).

Um eine solch vertrauensvolle und offene Atmosphäre zu erzeugen, ist Methodenkompetenz – das Wissen um das ‚WAS, WIE und WANN' – ein bedeutsamer Aspekt; er reicht jedoch allein nicht aus. Die Beratenden müssen sich bestimmten Grundhaltungen und Einstellungen verpflichtet fühlen und entsprechend handeln (**Kap. 5.9**).

Gegenseitige Sympathie ist dabei hilfreich, aber nicht die wichtigste Voraussetzung. Zumal auch nicht in allen Beratungssituation für Ratsuchende die Möglichkeit besteht, sich die Beratenden frei auswählen zu können. Ist es für Ratsuchende, aber auch für Beratende nicht möglich, eine offene, vertrauensvolle Zusammenarbeit zum Gegenüber aufzubauen, sollte die Beratung in der vorliegenden Konstellation nicht fortgeführt werden. Die Ratsuchenden sollten dann die Möglichkeit erhalten, sich an eine andere Beratungsperson wenden zu können. Bei eigenen Vorbehalten sollte es auch Beratenden möglich sein, die Betroffenen an andere Beratende zu verweisen.

5.11 Beratungskonzepte

Professionelle Beratung ist u.a. dadurch gekennzeichnet, dass sie sich bestimmter Haltungen und Methoden bedient (Falk, 2016). Die Beratungsansätze basieren dabei auf Erkenntnissen aus verschiedenen Wissenschaftsdisziplinen (z. B. Psychologie, Pädagogik, Soziologie). Im Vordergrund stehen allerdings psychologisch-therapeutische Ansätze, die auf Bereiche der nicht-therapeutischen Beratung übertragbar sind oder dafür bearbeitet wurden. Beratende – auch in der pflegebezogenen Edukation – stützen sich auf einzelne dieser Konzepte oder integrieren nützliche Aspekte verschiedener Konzepte in ihrer Beratungstätigkeit. Im Folgenden werden verschiedene Beratungsansätze vorgestellt, aber auch Kommunikations- bzw. Verstehensansätze, die unter den Kapiteln ihres ‚psychologischen Ursprungs' eingeordnet sind. Nicht alle können in ihrer Reinform für Beratung in der Pflege eingesetzt werden. Aber selbst für die pflegebezogene Edukation auf den ersten Blick als gar nicht passend beurteilte Ansätze verfügen über Aspekte, die auch für Pflegende nutzbar sind.

5.11.1 Tiefenpsychologische Beratungsansätze

Neben der Analytischen Psychologie (nach Carl Gustav Jung, *1875–†1961) zählen die Psychoanalyse (nach Sigmund Freud, *1856–†1939) und die Individualpsychologie (nach Alfred Adler, *1870–†1937) zu den klassischen tiefenpsychologischen Schulen (Lück & Miller, 2005). Dass unbewusste seelische Vorgänge das bewusste Erleben und Verhalten einer Person bedeutend beeinflussen, ist eine tiefenpsychologische Grundannahme. Biografische Erfahrungen und Inhalte sind im Unterbewusstsein dynamisch gespeichert. Dies bedeutet: Sie werden dort weiterhin bearbeitet und beeinflussen so auch gegenwärtiges Verhalten und Erleben (Elzer, 2007a). In der Gegenwart auftretende Probleme werden aus tiefenpsychologischer Sicht insbesondere auf frühkindliche, nicht bewältigte Krisensituationen zurückgeführt, die im Unterbewusstsein ‚weiterarbeiten'. Daher zielen diese Ansätze darauf, die unbewussten psychischen Anteile anzunehmen und in das eigene Leben zu integrieren. Vorgestellt werden hier einige Grundgedanken der Psychoanalyse und der Individualpsychologie.

Psychoanalyse

Freud geht davon aus, dass lebensgeschichtliche Lernprozesse und biologische Aspekte bei Menschen miteinander im Dialog stehen. Als biologisch vorgegeben betrachtet Freud die Existenz des Lusttriebs und des Aggressionstriebs, denen er die Antriebskraft für das seelische Leben zuschreibt. Während die Triebausrichtung vorgeben ist, sind ihre Inhalte (z. B. „Wie erreiche ich ein Ziel?") erlernt. Freud beschreibt in der *Psychoanalyse* weiterhin die drei Instanzen der psychischen Natur:

Im ES, der ältesten Instanz, sind die Triebe sowie verdrängte frühkindliche Erfahrungen verortet. Das ES ist immer im Unterbewusstsein angesiedelt.

Das ICH ist die ausgleichende Instanz. Es vermittelt zwischen den Trieben des ES, den Anforderungen der Außenwelt und der Kontrollinstanz, dem ÜBER-ICH. Insofern ist das ICH die Instanz, die das alltägliche Leben managt.

Das ÜBER-ICH ist die Instanz, in der Normen, Werte, Regeln der Außenwelt aufgenommen und verinnerlicht werden. Das ÜBER-ICH beobachtet die Handlungen des ICH. Fällt eine Diskrepanz zwischen diesen Handlungen und den eigenen Ansprüchen auf (z. B. häufiges In-den-Urlaub-fliegen bei gleichzeitiger Überzeugung, dass dies für das Klima schlecht ist), kommt es zu Schuldgefühlen und Gewissenbissen. Dies wiederum kann zu Störungen führen, die sich als Probleme äußern und eventuell der Beratung oder Therapie bedürfen (Freud, 1923).

Individualpsychologie

Mit der Benennung seiner tiefenpsychologischen Ausrichtung als Individualpsychologie betonte Adler sein Verständnis von der Einzigartigkeit des Individuums. Allerdings leben die meisten Menschen nicht abgekapselt von anderen Menschen, sondern sind in eine Gemeinschaft eingebettet. Daher ist Adler der Ansicht, dass z.B. anhand von sozialem Engagement oder auch der individuellen Art und Weise, wie Menschen zentrale Fragen ihres Lebens bearbeiten, der Grad ihrer psychischen Gesundheit abgelesen werden kann (Falk, 2016).

Bei Freud steht die Suche nach den Ursachen für Symptome (z.B. Neurosen) im Vordergrund. Für Adler hingegen ist es bedeutsamer, nach dem Zweck der Symptome zu forschen. Seiner Ansicht nach dienen auch die Symptome der unbewussten, aber grundsätzlichen Ausrichtung des Lebens auf die Zukunft. Jedes Verhalten dient somit der Erfüllung des individuellen Persönlichkeitsideals. Wie Menschen dieses Ziel erreichen, wird jedoch schon in der Kindheit angelegt. Kindheitserfahrungen sieht er als ursächlich dafür, wie das Erwachsenenleben – eher glücklich oder eher leidvoll – verläuft (Adler, 2008). Als besonders prägnante Ursachen für psychische Fehlentwicklungen erachtet er insbesondere das Verwöhnen sowie Strenge und Härte in der Erziehung (Falk, 2016).

Tiefenpsychologische Beratungsansätze in der pflegebezogenen Edukation

Die Durchführung tiefenpsychologischer Beratung und Therapie sowie die Anwendung psychoanalytischer Methoden setzt eine tiefenpsychologische Ausbildung voraus (Falk, 2016). Dies schließt ihre Anwendung in der pflegebezogenen Edukation in der Regel aus. Dennoch erscheinen einzelne Aspekte wie die sogenannte Übertragung als Hintergrundwissen für die in der Edukation Tätigen bedeutsam. Übertragung ist ein alltägliches und normales Phänomen. Menschen neigen dazu, unbewusste oder auch bewusste Gefühle, Erfahrungen, Gedanken etc. aus früheren Lebenssituationen auf ähnliche Situationen und auch Personen in der Gegenwart zu übertragen. Dies betrifft sowohl Ratsuchende als auch Beratende (Elzer, 2007a). Es ist in einer Beratungssituation hilfreich, wenn Beratende sich über solche Mechanismen bei Ratsuchenden aber auch bei sich selbst bewusst sind und sie möglichst sogar wahrnehmen können. Dies verstärkt das professionelle Handeln.

Beispiele: Übertragung

Eine ratsuchende Person betritt die Räume der Pflegeberatungsstelle und sofort entsteht bei der Beratenden ein Gefühl schlechten Gewissens. (Später wird der Beratenden klar, dass die ratsuchende Person sehr viel Ähnlichkeit mit einer kränklichen Nachbarin aus Kindheitstagen hat, die sich immer über das laute Spielen in der Mittagsruhe beschwerte.)
Eine ratsuchende Person, die von sich aus die Beratungsstelle aufgesucht hat, bemerkt jedes Mal beim Eintreten, wie ihre Hände vor Nervosität ganz feucht werden. (Später wird ihr klar, dass sie sich an Situationen in Ämtern erinnert fühlt, in denen sie wie eine lästige Bittstellerin behandelt wurde.)

5.11.2 Humanistische Beratungsansätze

Carl R. Rogers (*1902–†1987) gehörte neben dem Psychologen Abraham Maslow (*1908–†1970) und der Familientherapeutin Virginia Satir (*1916–†1988) zu den Mitbegründern der American Association for Humanistic Psychology (AHP). Die Gründer:innen vermissten in den bereits etablierten zwei großen Psychologierichtungen – Verhaltenstherapie und Psychoanalyse – die Aufmerksamkeit für die subjektiven Entwicklungen der Menschen. Deren Ausschluss (Verhaltenstherapie) sowie die starke Fokussierung auf das Unterbewusstsein (Psychoanalyse) veranlassten sie zur Entwicklung der *humanistischen Psychologie*. Diese geht z.B. davon aus, dass Menschen lebenslang in der Lage sind, sich weiter zu entwickeln, um so weit wie möglich unabhängig zu sein. Diese angeborene Fähigkeit wird als Aktualisierungs-/Verwirklichungstendenz bezeichnet und dient dazu, Wachstum zur Selbsterhaltung zu unterstützen. Zentraler Aspekt des humanistischen Ansatzes ist daher die Unterstützung bei der Selbstbefähigung. Ratsuchende sollen bei der eigenständigen Problemlösung begleitet und unterstützt werden. Weil ihnen die Fähigkeit zur selbstständigen Entscheidungsfindung unter Einbeziehung ihrer individuellen Ressourcen zugesprochen wird, bieten ihnen die Beratenden auch keine fertigen Lösungen an. In der Beratung wird eine gleichberechtigte, vertrauensvolle Beziehung angestrebt, die auf Akzeptanz und Wertschätzung beruht. Beratung wird als *Hilfe zur Selbsthilfe* verstanden. Häufig wird dabei auf das Konzept des *Empowerments* (**Kap. 2.1**) zugegriffen (Hummel-Gaatz & Doll, 2007). Als Beispiele für humanistische Beratungsansätze werden Grundgedanken der *Klientenzentrierten Gesprächsführung*, der *Themenzentrierte Interaktion* und der *Transaktionsanalyse* kurz skizziert.

Klientenzentrierte Gesprächsführung

Carl R. Rogers entwickelte und beschrieb die *Klientenzentrierte Gesprächspsychotherapie* (Rogers, 1983). Ein wichtiger Bestandteil dieser Therapie ist die *Klientenzentrierte Gesprächsführung* – auch als *non-direktive-Beratung* bezeichnet. Rogers geht von der Selbstständigkeit, der Selbstverantwortung, der Selbstbewusstheit sowie der „unbedingten Würde eines jeden Menschen" (Falk, 2016, S. 21) aus. Im Vordergrund stehen auch bei länger zurückliegenden Problemursachen deren Auswirkungen auf die aktuelle Situation im *Hier und Jetzt*. Dabei gilt es, das bewusste Empfinden der ratsuchenden Person ernst zu nehmen, auf ihre Selbstheilungskräfte sowie auf ihre Mitverantwortung zu vertrauen und ihre Suche nach Veränderungsmöglichkeiten und Weiterentwicklung zu unterstützen (Rogers, 1983). Wenn auch ursprünglich als therapeutischer Ansatz entwickelt, wurde das Konzept von Rogers und einigen seiner engen Mitarbeitenden auch auf andere Settings wie Schule und Verwaltung und auf Beratung im nicht therapeutischen Sinne übertragen (Sciborski, 2007a).

Aufgabe der Beratenden ist es nach Rogers, „die Atmosphäre zu schaffen, in der Probleme durchdacht und die Beziehungen deutlicher erkannt werden können. Das impliziert in keiner Weise, daß es (...) Aufgabe ist, die Antworten zu geben." (Rogers, 1983, S. 41)

In sozialen und anderen helfenden Berufen – auch in der Patient:innen- und Familienedukation – ist die *Klientenzentrierte Gesprächsführung* weit verbreitet. Die dazu gehörenden Grundhaltungen der Beratenden ‚Kongruenz, Empathie, Akzeptanz' (**Kap. 5.9**) werden zudem auch von vielen anderen Beratungsansätzen als förderlich für die Beratungsbeziehung und somit nahezu als Standard betrachtet.

Die *Klientenzentrierte Gesprächsführung* wird häufig auf verwendete Gesprächstechniken reduziert. Dies ist jedoch falsch und wird ihr nicht gerecht. Diese Techniken werden nicht zum Selbstzweck eingesetzt, sondern um die dahinterstehende Beratungshaltung im Gesprächsverhalten deutlich zu machen. Sie kommen zudem auch in anderen Beratungskonzepten zur Anwendung (Sciborski, 2007a).

Aktives Zuhören

Hierbei handelt es sich um eine Art des Zuhörens, mit der man die Bereitschaft der Ratsuchenden verstärkt, sich zu äußern. Die Ratsuchenden sollen sich angenommen fühlen und das Interesse der Beratenden an ihren Äußerungen spüren. Gleichzeitig können Beratende ihren Eindruck von den Ratsuchenden überprüfen. Dazu werden können spezielle Techniken verwendet werden, z. B.:

- *Mimik und Gestik*: zugewandter freundlicher Blick sowie zugewandte Körperhaltung. (Ratsuchende fühlen sich so angenommen.)
- *Kurze Äußerungen*: „hm, „ja", „genau" etc. (Ratsuchende erfahren, dass ihnen zugehört wird.)
- *Schweigen und Pausen aushalten*: Dies kann für beide Seiten unangenehm sein, eröffnet aber häufig Raum zur Reflexion.

- *Paraphrasieren*: Wichtige Gedanken und Gefühle der Ratsuchenden werden wiederholt. (Ratsuchende hören ihre Äußerungen aus dem Mund der Beratenden und können diese so reflektieren. Beratende können überprüfen, ob sie die Ratsuchenden richtig verstanden haben.)
- *Verbalisieren emotionaler Erlebnisinhalte (VEE)*: Verbal oder nonverbal wahrgenommene Gefühle werden von den Beratenden angesprochen. (Ratsuchende fühlen sich verstanden oder können den Eindruck der Beratenden korrigieren, z.B. Beratende: „Sie sind jetzt sehr verärgert" – Ratsuchende: „Genau!" oder „Nein, ich bin eher traurig.")
- *Offene Fragen*: „Wer? Wann? Wie Wo? Was?" ermöglichen besseres Verständnis und liefern Denkanstöße. („Warum? Wieso?" sollten vermieden werden, da sie häufig bewertend wirken und Anlass zur Rechtfertigung bieten.)
- *Resümieren*: Äußerungen und Gefühle der Ratsuchenden werden zusammengefasst. (Ratsuchende bekommen Denkanstöße, Ratsuchende und Beratende können so den gemeinsamen Sachstand zusammenfassen.)

Themenzentrierte Interaktion (TZI)

Die Psychotherapeutin Ruth Cohn (*1912–†2010) arbeitete zunächst nur therapeutisch in klassischen Zweier-Settings (Therapeut:in – Klient:in). Die Idee eines gruppentherapeutischen Konzeptes entwickelte Cohn, da sie der Ansicht war, dass zur Wiedererlangung psychischer Gesundheit, Einzeltherapie oft nicht ausreiche. Sie richtete ihren Blick zudem auch zunehmend auf außertherapeutische Kontexte. Sie wollte Menschen dabei unterstützen, möglichst einschränkungsfrei zu leben und so therapeutische Hilfe nur in Ausnahmefällen notwendig zu machen. Daher entwickelte sie die TZI als nicht therapeutisches Konzept. Auch wenn einige Wurzeln der TZI in der Tiefenpsychologie Freuds, Adlers und Jung sowie im Behaviorismus liegen, definierte Cohn die TZI als der humanistischen Psychologie zugehörig, aber von ihr unabhängig (Langmaack, 2001).

Die Grund- und Wertehaltung der TZI wird in Axiomen (Grundsätzen) formuliert. Das *existenziell-anthropologische Axiom* beschreibt den Menschen als psychobiologische Einheit, die gleichzeitig unabhängig, aber auch mit ihrer Umwelt in gegenseitiger Abhängigkeit lebt. Je mehr diese gegenseitige Abhängigkeit bewusst wird, desto stärker wird die eigene Unabhängigkeit. Das *ethisch-soziale Axiom* formuliert Ehrfurcht vor allem Lebendigen und dessen Wachstum. Das *pragmatisch-politische Axiom* betont, dass innerhalb äußerer und innerer Grenzen freie Entscheidungen möglich sind und die Grenzen immer erweitert werden können.

Themenzentriert bedeutet in der TZI, dass in Gruppen an bestimmten Themen gearbeitet wird. Hierbei sollen subjektive und objektive Betrachtungsweisen zusammengeführt werden. Cohn beschreibt dies im sogenannten Dreieck (**Abb. 5-2**).

Das ICH bezeichnet hierbei die eigene Person, das WIR die Interaktionen der Menschen

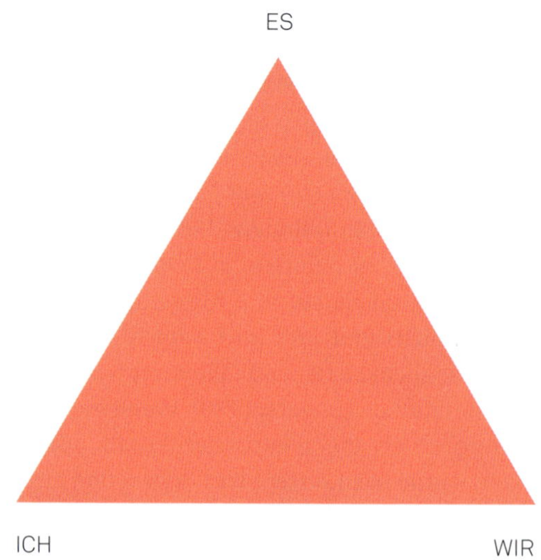

Abbildung 5-2: TZI-Dreieck nach Cohn (Quelle: Eigendarstellung)

untereinander und das ES die Aufgabe, das Thema, die Sache mit der sich die Menschen in der Gruppe beschäftigen.

Die in den Axiomen niedergeschriebenen Wertvorstellungen stecken selbstverständlich auch in den Empfehlungen, die Cohn für die gemeinsame Arbeit in den Gruppen formuliert hat. Diese sind jedoch auch für Beratende sehr hilfreich. Eine zentrale Empfehlung ist: „Du bist der einzige Mensch in der Welt, der deine innere Welt erfühlen und entdecken kann. Darum erwarte nicht, dass ein anderer dich errät, ohne genaue Aussagen; denn er kann das nicht, und du leidest überflüssigerweise. Mache klare Aussagen. Beachte den anderen, ob er dich versteht. Wenn nicht, versuch' es anders." (Cohn, 1975 nach Falk, 2016, S. 23)

Transaktionsanalyse

Der Psychiater Eric Berne (*1910–†1970) orientierte sich bei der Entwicklung der Transaktionsanalyse an Freuds Modell vom ES, ICH und ÜBER-ICH (Wingchen, 2014) – allerdings mit dem Hintergrund eines humanistischen Menschenbildes. Berne schuf mit der Transaktionsanalyse ein Instrument, um gelingende und nicht gelingende Kommunikation zu analysieren. Er beobachtete im Rahmen seiner therapeutischen Tätigkeit, dass Personen im Rahmen zwischenmenschlicher Kommunikation Verhaltensweisen zeigten, die für Verwirrung sorgten. Dies führte er auf unterschiedliche ICH-Zustände zurück (Falk, 2016).

Berne beschreibt das KIND(HEITS)-ICH als Ebene, die sich zuerst entwickelt und in der Gefühle und Reaktionen seit dem Beginn des Lebens gespeichert sind. Das ELTERN-ICH kann als Speicherort für Ge- und Verbote, die ein Kind durch seine Eltern erfährt, betrachtet werden. Das ERWACHSENEN-ICH ist dafür zuständig, die Informationen aus dem KIND(HEITS)-ICH und dem ELTERN-ICH auf ihre Aktualität und Angemessenheit bezogen auf die gegenwärtige Lebenssituation zu prüfen. Diese drei ICH-Zustände befinden sich permanent im inneren Dialog (Harris, 1975).

Wenn Menschen miteinander interagieren (Aktion → Reaktion), bezeichnet Berne dies als *Transaktion*. Da jedem Menschen – auch Beratenden – die aufgeführten ICH-Zustände innewohnen, kann es zu unterschiedlichen Transaktionen kommen (z. B. ERWACHSENEN-ICH agiert, KIND(HEITS)-ICH reagiert). Beratung funktioniert in der Regel nur, wenn die Transaktionen auf gleicher Ebene stattfinden.

Die bekannteste Formel der Transaktionsanalyse – *ich bin okay, du bist okay* – beschreibt eine innere Haltung mit Respekt und Anerkennung sich selbst und anderen Personen gegenüber. Wenn es zu Kommunikationsproblemen kommt, kann dies an einer *Nicht-okay-Haltung* sich selbst oder anderen gegenüber liegen. So kann z. B. davon ausgegangen werden, dass Menschen, die überwiegend aus dem KIND(HEITS)-ICH agieren, sich häufig angegriffen – als *nicht-okay* – fühlen. Solche Mechanismen können mit Hilfe der Transaktionsanalyse beleuchtet werden. Sie ist somit ein Instrument, um menschliche Kommunikation zu analysieren, zu erklären und auch zu verbessern.

Humanistische Beratungsansätze in der pflegebezogenen Edukation

Humanistisch orientierte Beratungsansätze sind für die pflegebezogene Edukation von großer Bedeutung. Die dort inhärenten Grundhaltungen den Ratsuchenden gegenüber entsprechen in der Regel dem Wertekanon der Pflegefachpersonen. Sie finden sich in den Pflegetheorien (**Kap. 2.4**) und selbstverständlich auch im daher abgeleiteten Ansatz der Aktivierenden Pflege. Würde- und respektvoller Umgang mit den zu Pflegenden und ihren Angehörigen sowie ihnen Hilfe zur Selbsthilfe zu geben, sind hierbei die zentralen Gedanken. Kenntnisse der Transaktionsanalyse können Beratenden helfen, als schwierig empfundene Kommunikationen mit Ratsuchenden zu analysieren und die Beratung entsprechend anzupassen. Für die Arbeit mit Familien sind Ansätze wie die TZI besonders geeignet.

Aufgabe

Was versteht Rogers unter „Selbstexploration“? Recherchieren Sie dazu.

5.11.3 Verhaltensorientierte Beratungsansätze

Bezugspunkt für die verhaltensorientierten Beratungsansätze sind in erster Linie psychologische Lerntheorien, die dem *Behaviorismus* oder dem *Kognitivismus* zugeordnet werden. Lernen wird in beiden Strömungen als ein Vorgang betrachtet, bei dem Menschen durch Erfahrungen in einer konkreten Situation eine Bereitschaft für ein bestimmtes Verhalten entwickeln. In einer erneuten oder ähnlichen Situation wird dieses – im Gegensatz zur ursprünglichen Reaktion auf die Situation – veränderte Verhalten erneut gezeigt (Elzer, 2007c). Das Erlernen von Verhaltensänderungen zur Lösung bestehender Probleme ist das primäre Ziel verhaltensorientierter Therapie und Beratung. Durch ein gezielt erlerntes Selbstmanagement sollen die Ratsuchenden Sicherheit, Wohlbefinden und eine gesteigerte Lebensqualität erfahren.

Zu den bekanntesten Vertretern des Behaviorismus gehören neben seinem Begründer John B. Watson (*1878–†1958) auch Iwan Petrowitsch Pawlow (*1849–†1936) mit der *Klassischen Konditionierung* und Burrhus Frederic Skinner (*1904–†1990) mit der *Operanten Konditionierung*. Verhalten und Lernprozesse werden ausschließlich auf objektiv messbare Reaktionen im Sinne von *Reaktion – Belohnung/Bestrafung – Verhaltensänderung* zurückgeführt. Innere Prozesse aufseiten der lernenden Person werden bewusst ausgeblendet.

Der Kognitivismus dagegen bezieht die Innenwelt der Lernenden, deren subjektive Wahrnehmung und Interpretation nicht nur ein, sondern rückt sie in den Vordergrund. Als Übergang vom Behaviorismus und Kognitivismus kann das *Lernen am Modell* des kanadischen Psychologen Albert Bandura (1925) betrachtet werden. Er beschreibt, dass Lernen durch Vorbilder und Nachahmung stattfindet und dies auch eine innere Bewertung (ob ein Verhalten z. B. als nachahmenswert empfunden wird) einbezieht (Elzer, 2007c).

Die kognitive Therapie beschäftigt sich jedoch nicht mit den Ursachen eines Problems. Sie interessiert sich für dessen Bedingungen (z. B. wann und wie taucht das Problem auf?) und setzt ihre Behandlung dort an.

Beispiel

Eine pflegende Tochter fühlt sich durch ihre pflegebedürftige Mutter oft gereizt. In der kognitiven Therapie wird nicht danach gefragt, warum dies so ist. Die Aufmerksamkeit richtet sich eher auf folgende Punkte: „In welchen Situationen fühlen Sie sich gereizt?“, „Was tun sie, wenn sie sich gereizt fühlen?“, „Wie geht es Ihnen, wenn diese Gereiztheit vorüber ist?“ Die Bedingungen des „Gereizt-Seins“ werden als Ansatzpunkte für Verhaltensänderungen betrachtet.

Verhaltensorientierte Beratungsansätze in der pflegebezogenen Edukation

Streng behavioristische Ansätze erscheinen für die Beratung in der Patienten- und Familienedukation nicht sinnvoll. Das Wissen um kognitives Lernen (Wissenserwerb), um problemlösendes Lernen und auch um die Möglichkeiten der Verhaltensmodifikation ist für Beratende jedoch sehr bedeutsam. Sein Einsatz ist in der pflegebezogenen Edukation jedoch eher in den Bereichen *Information* und *Schulung* zu sehen. Da die Übergänge zwischen Beratung, Information und Schulung fließend sein können, fordert der Einsatz verhaltensorientierter Methoden von den Beratenden eine besonders hohe Reflexionsfähigkeit und Methodenkompetenz.

Bemerkung

Die Patienten- und Familienedukation wird verschiedentlich den verhaltensorientierten Ansätzen zugeordnet (Hummel-Gaatz & Doll, 2007, S. 18; Elzer, 2007c, S. 99). Dies beruht vermutlich darauf, dass der international gebräuchliche Begriff *Edukation* verkürzt als *Erziehung* übersetzt oder verstanden wird. In der Patienten- und Familienedukation wird *Edukation* jedoch als *Bildungs*aufgabe verstanden, die ein vielfältiges Vorgehen bei komplexen Problemen und Lebenslagen erfordert. Eine rein kognitiv-behavioristische Herangehensweise wird solchen Situationen nicht gerecht.

5.11.4 Systemische Beratungsansätze

Als Begründer der *Allgemeinen Systemtheorie* gilt Ludwig von Bertalanffy (*1901–†1972). Sein Anliegen war u. a. das isolierte Betrachten von Einzelphänomenen, wie es insbesondere in den Naturwissenschaften vorkommt, zugunsten der Beachtung größerer Zusammenhänge und Wechselwirkungen zu überwinden (Büker, 2015). Dieser Ansatz fand schnell in vielen Wissenschaftsdisziplinen (z. B. Kybernetik, Mathematik, Informatik) Verbreitung. Erste Anwendung zur Erforschung menschlicher Kommunikation fand der systemische Ansatz bei Gregory Bateson (*1904–†1980), der oft als geistiger Vater der systemischen Therapie bezeichnet wird und auch den deutschen Soziologen Niklas Luhmann (*1927–†1998) beeinflusste (Sciborski, 2007c). Dort und in der systemischen Familientherapie (nach Virginia Satir) finden systemtheoretische Beratungsansätze ihre Ursprünge.

Die systemische Beratung stellt das komplette *soziale System* (z. B. Familie, Stationsteam, Schulklasse) in den Mittelpunkt der Betrachtung. Verhalten wird dabei nicht allein als Ergebnis intrapsychischer Prozesse eines Systemmitglieds gesehen, sondern in Bezug auf die Wechselbeziehungen zu anderen Mitgliedern des Systems verstanden (Hummel-Gaatz & Doll, 2007). Das Individuum kann in sozialen Systemen Stärken aber auch Schwächen entwickeln. Beides wirkt sich immer auf das Gesamtsystem aus (Falk, 2016). So befinden sich Systeme ständig in Veränderungs- und Anpassungsprozessen. Diese Veränderungen stehen im Zentrum systemischer Beratung, um eine größtmögliche Stabilität des Systems anzustreben (Hacker et al., 2017). Daher zielt systemische Beratung weniger auf die Persönlichkeitsentwicklung einzelner Personen ab, sondern auf konkrete Lösungen für das gesamte System. Obwohl Probleme auch auf ihre Funktion im Gesamtsystem hin betrachtet werden, liegt der Hauptfokus jedoch nicht auf dem Problem selbst, sondern auf möglichen Lösungen. Beratende leisten auch hier Hilfe zur Selbsthilfe. Sie unterstützen Systeme dabei, eigene Möglichkeiten zu entdecken, die im System vorhanden sind, aber oft nicht gesehen werden (Hummel-Gaatz & Doll, 2007).

Häufig verwendete Interventionen in der systemischen Beratung

Auftragsklärung: „Wer will was von wem wann und mit welchem Ziel?"
Geno-/Soziogramm: Bildliche Darstellung von Beziehungen und/oder Strukturen, um das System besser zu verstehen
Skulptur/Aufstellung im Raum: Darstellung der Beziehungen anwesender Personen
Zirkuläre Fragen: Sie zielen auf den vermuteten Standpunkt anderer Personen ab
Skalenfragen: Zielen auf das Verdeutlichen von Fortschritten und Unterschieden
Reframing: Umdeuten von Sachverhalten oder Bedeutungen, um Perspektivwechsel zu ermöglichen
Ausnahmen erfragen: Ausnahmen zum Problem erfragen, um das Veränderungspotential von Sachverhalten zu erkennen
(Hacker et al., 2017, S. 114; Falk, 2016, S. 38)

Radikaler Konstruktivismus

Als Begründer des radikalen Konstruktivismus gilt der Psychologe Paul Watzlawick (*1921–†2007). Seine Veröffentlichungen zur Kommunikationstheorie hatten großen Einfluss auf die Familien- und allgemeine Psychotherapie. So geht der radikale Konstruktivismus auf einer systemtheoretischen Grundlage davon aus, dass sich jede Person eine eigene, subjektive Welt konstruiert. Dies führt im Idealfall dazu, dass jeder Mensch erkennt, dass andere Menschen ihre eigenen Sichtweisen haben und diese mit Respekt zu betrachten sind (Sciborski, 2007c). Damit Menschen dies jedoch leisten können, müssen sie in der Lage sein, reflektiert zu kommunizieren. Dazu wiederum müssen sie wissen, wie Kommunikation funktioniert.

Watzlawick versteht unter *sozialer Kommunikation* den Austausch, die Vermittlung und die Aufnahme von Informationen zwischen Menschen. *Interaktion* ist für ihn die Bezeichnung für das wechselseitige aufeinander bezogene und sich ergänzende Verhalten zwischen Menschen, für das Geschehen zwischen Personen, die wechselseitig aufeinander reagieren und sich dabei gegenseitig beeinflussen und steuern. Wer kommuniziert – interagiert gleichzeitig. Wer interagiert – kommuniziert gleichzeitig.

Die Grundeigenschaften menschlicher Kommunikation beschreibt Watzlawick in 5 Axiomen (Grundregeln).

1. *Es ist unmöglich, nicht zu kommunizieren:* Jedes Verhalten in einer zwischenmenschlichen Situation hat Mitteilungscharakter. Handeln oder Nichthandeln, Worte oder Schweigen – alles teilt etwas mit (Man kann nicht *nicht* kommunizieren).
2. *Jede Kommunikation hat einen Inhalts- und einen Beziehungsaspekt*: Der Beziehungsaspekt bestimmt stets den Inhalt, da er darüber Aufschluss gibt, wie die sendende Person von der empfangenden Person verstanden werden will. Somit gibt es keine rein informative Kommunikation.
3. *Die Interpunktion der Ereignisfolge definiert die Beziehung*: Kommunikation besteht immer aus einer Ursache (Reiz) und einer Wirkung (Reaktion). Jede an der Kommunikation beteiligte Person setzt für sich einen eigenen Anfangspunkt (= Interpunktion). Gleichzeitig hat Kommunikation keinen generellen Anfangspunkt. Sie verläuft kreisförmig. (Beispiel: Eine Ehefrau beschwert sich, ihr Mann würde sich ständig zurückziehen. Der Mann jedoch weist darauf hin, dass er sich nur zurückzieht, weil seine Frau ständig an ihm herumnörgelt. Die Frau nörgelt also und der Mann zieht sich zurück. Weil er sich zurückzieht, nörgelt sie. Würde dieses Muster durchbrochen, käme es sofort zu einer Änderung des Systems).
4. *Kommunikation kann digital oder analog erfolgen*: *Analog* steht für die nonverbale Kommunikation und somit auch oft für den Beziehungsaspekt. *Digital* steht für die verbale Kommunikation und somit oft für den Inhaltsaspekt einer Nachricht, es wird komplexes Wissen übermittelt. Analoge menschliche Kommunikation ist mehrdeutig. Es gibt Tränen des Schmerzes und der Freude. Ein Lächeln kann Sympathie oder Verachtung ausdrücken. Durch Fehlinterpretationen können Konflikte entstehen.
5. *Kommunikation verläuft entweder symmetrisch oder komplementär*: Beziehungen zwischen Menschen basieren entweder auf Gleichheit oder auf Unterschiedlichkeit. In komplementären Beziehungen ergänzen sich unterschiedliche Verhaltensweisen und bestimmen den Interaktionsprozess. Eine symmetrische Beziehungsform zeichnet sich dadurch aus, dass die Beteiligten sich bemühen, Ungleichheiten untereinander zu minimieren, sie streben nach Gleichheit (Watzlawick et al., 2017).

Ressourcenorientierte Beratung

Dieser Ansatz geht auf die Theorie der Ressourcenorientierung nach Stevan Hobfoll (*1951) zurück. Der amerikanische Psychologe betrachtete darin den Zusammenhang von

Ressourcenverlust und Stress. Danach werden Menschen anfällig für physische und psychische Störungen und Probleme und erleben Stress, wenn ihnen Ressourcen fehlen, verloren gehen oder ihr Verlust auch nur befürchtet wird. Dies kann Unterstützungsbedarf auslösen

Ressourcen sind materielle (Besitz, Vermögen etc.), kulturelle (Bildung, Normen etc.), ökologische (Wohnumfeld etc.), personale (Kompetenzen, Stärken etc.) und soziale (Beziehungen, Freunde etc.) Potenziale, über die Menschen zur Bewältigung ihres Lebens verfügen.

Davon ausgehend, dass alle Menschen über notwendige Ressourcen verfügen, unterstützt ressourcenorientierte Beratung Menschen darin, ihre Ressourcen zu erkennen. Hierbei werden Stärken und Kompetenzen der Ratsuchenden in den Blick genommen – nicht Defizite –, um gemeinsam Lösungen für vorhandene Probleme zu entwickeln (Büker, 2015).

Systemische Beratungsansätze in der pflegebezogenen Edukation

Systemische Ansätze sind für die pflegebezogene Edukation von großer Bedeutung. So können die kommunikationstheoretischen Grundlagen Watzlawicks als Standardwissen für Beratende betrachtet werden. Die Erkrankung und Pflegebedürftigkeit einer Person wirkt sich zudem auf das Gesamtsystem Familie aus und kann für alle Beteiligten zu neuen Herausforderungen führen. Im Rahmen einer systemisch angelegten und an der Familie orientierten Beratung können diese Themen aufgegriffen und bearbeitet werden. Dies darf jedoch im Rahmen der Beratung keine therapeutischen Züge annehmen. Im Familiensystem langjährig bestehende Problemsituationen oder sogar Störungen müssen von anderen Professionen bearbeitet werden (Büker, 2015). Auch die Konzentration auf konkrete Lösungen ist für die pflegebezogene Edukation bedeutsam. Nicht jede Beratungsanfrage beinhaltet die Bitte nach Persönlichkeitsentwicklung.

Aufgabe

Was denken Sie: Wie kann sich die Pflegebedürftigkeit einer Person auf das „System Familie“ auswirken?

5.11.5 Lösungsorientierte Beratung

Die Konzentration auf die Ziel-, Lösungs- und Ressourcensuche und nicht auf die Entstehung eines Problems steht im Vordergrund der lösungsorientierten Beratung. Es handelt sich hierbei um einen Beratungsansatz, der stark an die systemische Beratung anknüpft. Er ist insbesondere auf den Psychotherapeuten Steve de Shazer (*1940–†2005) im Zusammenwirken mit seiner Frau Insoo Kim Berg (*1937–†2007) – ebenfalls Psychotherapeutin – zurückzuführen. Sie entwickelten das Konzept der sogenannten lösungsorientierten Kurztherapie, indem sie nicht das Problem in den Mittelpunkt rückten, sondern vielmehr die für eine Lösung des Problems vorhandenen Ressourcen.

Mit der Grundannahme, dass Menschen grundsätzlich in der Lage sind, ihr Leben aus eigener Kraft positiv zu gestalten, werden weitere Annahmen formuliert. Probleme sind Herausforderungen, die jede Person individuell zu lösen versucht. Alle Menschen besitzen die Expertise für ihr eigenes Leben und sind in eigener Sache kundig und kompetent. Menschen verändern sich leichter, wenn ihre Stärken und Fähigkeiten unterstützt werden. Veränderung fällt leichter, wenn es etwas Neues zu beginnen gilt. Es ist weitaus schwieriger, mit etwas aufzuhören. In der Gegenwart Gelingendes ist eine gute Orientierung für die Zukunft (Bamberger, 2015). Übergeordnetes Ziel ist es, den Ratsuchenden einen Lernprozess zu ermöglichen, der sie in ihrer Selbstwirksamkeit bestärkt und in dem sie ihre eigenen Gestaltungsmöglichkeiten wahrnehmen.

Zu Beginn der Beratung ist die zentrale Frage, woran die ratsuchende Person erkennen kann, dass ihr Problem gelöst ist. Anschließend richtet sich der Blick darauf, wie dieser Zustand erreicht werden kann. Die Veränderung von Wahrnehmungen, Gedanken, Gefühlen etc. wird bereits als mögliche Lösung betrachtet (Falk, 2016). Für die Beratenden haben De Shazer und Dolan (2013) folgende Grundprinzipien/Leitlinien verfasst, die nahezu alle keine weitere Erläuterung benötigen:

- Was nicht kaputt ist, muss man auch nicht reparieren.
- Das, was funktioniert, sollte man häufiger tun.
- Wenn etwas nicht funktioniert, sollte man etwas anderes probieren.
- Kleine Schritte können zu großen Veränderungen führen.
- Die Lösung hängt nicht zwangsläufig mit dem Problem zusammen.
- Die Sprache der Lösungsentwicklung ist eine andere als die, die zur Problembeschreibung notwendig ist.
- Kein Problem besteht ohne Unterlass; es gibt immer Ausnahmen, die genutzt werden können.
- Die Zukunft ist sowohl etwas Geschaffenes als auch etwas Verhandelbares.

Günter Bamberger (*1943), mit dessen Namen die lösungsorientierte Beratung im deutschen Sprachraum eng verbunden ist, hat ein eigenes Modell mit Phasen der Beratung (Bamberger, 2015) entwickelt:

Phase 1 Synchronisation: Dies ist die Phase des gegenseitigen Kennenlernens und kurzer Problembeschreibung, die mit einer Art Verabredung über das weitere Vorgehen abschließt.

Phase 2 Lösungsvision: In dieser Phase steht die Klärung des Beratungsziels sowie die Aufforderung der Beratenden an die Ratsuchenden, sich vorzustellen, das Problem wäre nicht mehr vorhanden (Wunderfrage) im Zentrum. Es sollen Visionen einer zufriedenstellenden Zukunft entwickelt werden.

Phase 3 Lösungsverschiebung: Aus den entwickelten Visionen sucht sich die ratsuchende Person eine Lösungsidee, mit der sie sich identifizieren kann. Gemeinsam werden konkrete Umsetzungsvorschläge überlegt.

Phase 4 Lösungsbegleitung: Die Phase kann als „Hausaufgabe" für die Ratsuchenden betrachtet werden. Sie befinden sich in ihrem gewohnten Umfeld und versuchen, die vereinbarten Lösungsschritte zu realisieren. Dabei können sie von den Beratenden in Form von Briefen, Mails oder Telefonaten begleitet werden.

Phase 5 Lösungsevaluation: Stattgefundene Veränderungen im Leben der ratsuchenden Person werden gemeinsam betrachtet. Selbst kleinste positive Aspekte werden herausgearbeitet.

Phase 6 Lösungssicherung: In dieser Phase wird das Erreichte gefestigt und die Ratsuchenden werden zu weiterem aktivem Handeln ermutigt. Die Beratenden machen sich entbehrlich und der Beratungsprozess kann beendet werden.

Lösungsorientierte Beratungsansätze in der pflegebezogenen Edukation

Die Konzentration auf die Lösungssuche insbesondere durch Empowerment, Kompetenzförderung, Wissensvermittlung und anwaltschaftliche Unterstützung muss für die pflegebezogene Edukation als sehr hilfreich betrachtet werden. Allerdings darf die Lösungsorientierung den Beratungsprozess nicht verkürzen und zu vorschnellen Ratschlägen bzw. Rezepten führen. Die Bedeutung dieses Ansatzes liegt darin, einen Perspektivwechsel – weg von einer zu langen und daher vielleicht lähmenden Betrachtung des Problems, hin zu geeigneten Lösungen – zu ermöglichen. Dies passt genau für viele Beratungsanlässe im Bereich der pflegebezogenen Edukation.

5.11.6 Integrative Beratungsansätze

Hierbei handelt es sich um Beratungsansätze, die sich selbst als integrativ bezeichnen. Dies bedeutet einerseits, dass sie in ihrer theoretischen Ausrichtung verschiedene Therapie-/ Beratungsansätze und Methoden explizit zu einem pragmatischen und erfolgversprechenden Beratungskonzept verknüpfen. Auch bei den bereits beschriebenen Ansätzen sind Überschneidungen festzustellen. Dies wird jedoch weder negiert noch explizit betont. Andererseits bedeutet *integrativ* jedoch auch, dass Menschen neue – auch für sie negativ belegte Erfahrungen – in ihr Leben integrieren.

Gestaltberatung

Gestaltberatung versteht sich als methodenübergreifendes, integratives Beratungskonzept. Dabei bilden die *Gestalttherapie* (nach Fritz Perls, *1893–†1970, Laura Perls, *1905–†1990, Paul Goodman, *1911–1972†), das *Therapeutische Theater* (nach Vladimir Iljine) sowie das *Psychodrama* (nach Jacob Moreno, *1889–†1974) die theoretischen Grundlagen (Petzold 1978 in Rahm, 2011). Gestalttherapie und Psychodrama, die als erfahrungs- und erlebnisorientierte Verfahren als Gegenentwurf zur Psychoanalyse angelegt wurden, können der humanistischen Psychologie zugeordnet werden. Das Psychodrama beinhaltet zudem auch lerntheoretische und systemische Aspekte und wird als Methode daher häufig in der Familientherapie oder Transaktionsanalyse angewendet. Das Therapeutische Theater ist primär lösungs- und ressourcenorientiert ausgerichtet, blendet jedoch intrapsychische Konflikte der Ratsuchenden eher aus. Die Gestaltberatung ist im deutschsprachigen Raum eng mit Hilarion Petzold (*1944) verbunden, der die bereits genannten Grundlagen noch um theoretische Ansätze aus Biologie, Neurowissenschaften, Philosophie, Soziologie etc. zu seiner *integrativen Therapie* erweiterte.

Der Begriff der Gestalt wird aus der Wahrnehmung (Gestalten heben sich als umgrenzte, einheitliche Figuren/Bereiche vor einem Hintergrund ab) entlehnt. Übertragen auf das menschliche Erleben bedeutet dies, „dass jeweils das im Vordergrund steht (...), was im Moment vorrangig zur Bearbeitung ansteht." (Rahm, 2011, S. 208) Die Aufgabe der Beratenden ist daher die Unterstützung der Ratsuchenden, um herauszufinden, was im Vordergrund steht bzw. was in ihrem Erleben bearbeitet werden muss. Zudem wird gefragt, wovon es abhängig ist, was Hintergrund und was Gestalt ist. Dabei berücksichtigen die Beratenden gleichzeitig emotionale, kognitive, soziale Ebenen. Angesetzt wird dabei immer bei dem, was im Hier und Jetzt im Vordergrund steht. Dazu nutzt die Gestaltberatung die Achtsamkeit (awareness) steigernde Methoden.

> **Awareness**
>
> Die Gestalttherapie/-beratung arbeitet von Beginn an mit dem Begriff *awareness* (Achtsamkeit). Solche Konzepte kamen in den letzten Jahren u.a. durch Jon Kabat-Zinn zu erneuter Popularität. Er engagierte sich sehr dafür, Achtsamkeitsmeditationen/-übungen zum bessern Umgang mit Stress, Angst und Krankheiten bekannt zu machen. Allerdings verwendet er eher den Begriff *mindfullness* (Zustand besonderer Bewusstheit und Wahrnehmung).

Rahm (2011) beschreibt, dass bei ähnlichen Zielen, Methoden, Lernprozessen und zwischenmenschlichen Beziehungen, kaum Unterschiede zwischen Therapie und Beratung bestehen. Bezogen auf Intensität, Setting, fachliche Qualifikation der Beratenden/Therapierenden sowie auf die Zielgruppe (Ratsuchende versus Patient:innen) und deren Selbstverständnis sieht sie jedoch Unterschiede.

Kooperative Beratung

Der Ansatz der *Kooperativen Beratung* (nach Wolfgang Mutzeck, *1946–†2009) wurde primär für pädagogische Felder entwickelt und findet auch dort seine größte Verbreitung. Kooperative Beratung bezieht sich auf ein humanistisches Menschenbild, in dem Menschen sowohl zu sich selbst (Intraaktion) aber auch zu ihrer Umwelt (Interaktion) in Beziehung treten. Mutzeck nennt als weitere Wurzeln die *Psychologie des reflexiven Subjekts* sowie die personenzentrierte, systemische, kommunikationstheoretische und gestalttheoretische Psychologie.

Mutzeck kombiniert die *personenzentrierte Gesprächsführung* und seine *Kooperativen Beratungsschritte zur Klärung und Lösung von Problemen*. Hierbei besteht der Beratungsprozess aus neun Schritten, die sowohl die ratsuchende Person als auch ihr Umfeld in den Blick nehmen. Die neun Beratungsschritte müssen jedoch nicht immer alle im Fortgang einer Beratung durchlaufen werden. Auf der Grundlage von Gleichwertigkeit arbeiten Beratende und Ratsuchende an Erklärungen, Ressourcen und Lösungen für ein definiertes Problem (Mutzeck, 2008).

Mutzeck beschreibt, dass es Personen mit trainierten Beratungskompetenzen möglich sei, sich die Herangehensweise und Methoden der kooperativen Beratung im Selbststudium (am besten jedoch mit Lernpartner:in) anzueignen.

Integratives Beratungskonzept nach Sander

Das *integrative Beratungskonzept* nach Klaus Sander (*1940) benennt drei sogenannte Erfahrungsfelder, in denen Probleme entstehen können. Diesen Feldern werden unterschiedliche Beratungsangebote zur Lösung bzw. Bewältigung von Problemen zugeordnet. Sander verbindet Erfahrungsfelder und Beratungsangebote zu insgesamt neun Typen (**Tab. 5-2**). Durch diese Typisierung strebt er u. a. die Möglichkeit einer erleichterten Beratungsdokumentation sowie der besseren Abstimmung des Beratungsangebotes auf die Ratsuchenden an (Hüper & Hellige, 2015).

Den unterschiedlichen Typen von Beratungsanfragen kann durch verschiedene Unterstützungsangebote und -konzepte begegnet werden. So kann bei Typ 1 Informationsver-

Tabelle 5-2: Typen von Beratungsfeldern
(Eigendarstellung in Anlehnung an Sander & Ziebertz, 2010, S. 41)

	Erfahrungsfelder		
Zielrichtung der Beratungsangebote	*Lebensweltererfahrung* mit sachlich-materiellen Aspekten	*Beziehungserfahrung* mit Bezugspersonen (Familie, Freunde und andere)	*Selbsterfahrung* und *Reflexion* des eigenen Erlebens
Information und Orientierung	*Typ 1* Sachberatung zu Beruf, Arbeit, Recht, Gesundheit, Pflege etc.	*Typ 2* Sexualberatung, Erziehungsberatung, Pflege etc.	*Typ 3* Gesundheitsberatung, Berufsberatung, Eignungsberatung etc.
Deutung und Klärung	*Typ 4* Klärende und überschaubarmachende Beratung	*Typ 5* Familienberatung, Paarberatung, Organisationsberatung etc.	*Typ 6* Krisenberatung, Sterbeberatung und -begleitung, Selbstklärung etc.
Handlung und Bewältigung	Typ 7 Beratung zum Umgang mit Behörden, Pflegekasse, Schulden etc.	Typ 8 Familienberatung, Mediation, Verhaltensmodifikation (in Beziehungen) etc.	Typ 9 Stressberatung, Meditationstechniken, Verhaltensmodifikation (bei Störungen) etc.

mittlung, bei Typ 5 Schulung, bei Typ 8 lösungsorientierte Beratung usw. zum Einsatz kommen. Insofern integriert Sanders Konzept nicht nur unterschiedliche Beratungsmodelle, sondern auch weitere Unterstützungsangebote (Sander & Ziebertz, 2010).

Integrative Beratungsansätze in der pflegebezogenen Edukation

Pflegebezogene Edukation lebt davon, Theorien, Modelle und Konzepte für ihre Arbeit zu nutzen. Daher kommen selbstverständlich auch integrative Beratungsansätze bereits zum Einsatz – auch wenn sie nicht in konkreten Konzepten beschrieben werden wie die vorgestellten Ansätze. Das Beratungsmodell nach Sander ist für die pflegebezogene Edukation gut nutzbar. Während die Kooperative Beratung hier eher für die Interventionen der Information und Schulung anwendbar erscheint, sind gestaltberaterische Methoden eher im Bereich der Beratung von Familien einsetzbar. Dies setzt jedoch eine sehr hohe Methodenkompetenz der Beratenden voraus.

5.12 Pflegespezifische Beratungskonzepte

Beratung in der Pflege findet tagtäglich statt. Wie sie jedoch gestaltet wird, ist vielfach den individuellen Möglichkeiten und Erfahrungen der professionell Pflegenden geschuldet (Knelange & Schieron, 2000). Pflegespezifische Beratungskonzepte können und haben bereits dazu beitragen, dass Beratung in der Pflege einen anderen Stellenwert erhält. Es liegen bereits spezifische Beratungskonzepte für die Pflege vor. Sie sind jedoch unterschiedlich weit ausgearbeitet. Einige sind theoretisch reichhaltig unterlegt. Andere beschäftigen sich eher mit der Übertragung etablierter Beratungsansätze aus anderen Wissenschaftsbereichen (**Kap. 5.11**) auf pflegespezifische Kontexte. Für die pflegebezogene Edukation sind sie jedoch alle in großen Anteilen nutzbar. Nachfolgend werden vier solcher Konzepte im Überblick vorgestellt.

Aufgabe

Bevor Sie weiterlesen: Welche pflegespezifischen Beratungskonzepte kennen Sie?

5.12.1 Professionelle Pflegeberatung und Gesundheitsförderung für chronisch Kranke

Das Beratungsmodell von Hüper und Hellige zielt auf die Verknüpfung von Beratung und Pflege unter pflegewissenschaftlicher Perspektive. Dabei werden als Adressat:innen von Pflegeberatung primär chronisch kranke Menschen und ihre Bezugspersonen in den Blick genommen. Bei diesen Personengruppen wird der größte Beratungsbedarf gesehen.

Hüper und Hellige gehen davon aus, dass Pflegeberatung

- zur Unterstützung der Bewältigung von Pflegebedürftigkeit dient,
- sich inhaltlich auf den Beratungsbedarf der Ratsuchenden unter der Perspektive der Pflege- bzw. Krankheitsverlaufskurve und der Gesundheitsförderung bezieht,
- den Rahmen für gemeinsam entwickelte Problemlösungen auf unterschiedlichen Ebenen (z. B. Information, Deutung, Handlung) bietet und
- die Selbstbestimmung der Ratsuchenden fördert, wenn der Beratungsprozess kooperativ und systematisch gestaltet wird (Hüper & Hellige, 2015).

In diesen Überzeugungen werden zugleich die wesentlichen Grundlagen des Beratungsmodells deutlich. Dies ist einerseits das Trajekt-Modell (**Kap. 2.10**). Die Bedeutung der Pflege- und Krankheitsverlaufskurve für die Pflegeberatung und sich daraus ergebende Konsequenzen, z. B. die Einnahme einer „radikalen Patienten- und Angehörigenperspektive“

(Hüper & Hellige, 2015, S. 74), werden hierbei als zentral betrachtet. Alltagserleben und Biografie der Ratsuchenden müssen ebenso in den Beratungsprozess einbezogen werden wie die individuelle Bewältigung der krankheits- oder pflegebezogenen Situation. Dafür ist jedoch das Wissen um Pflege- und Krankheitsverlaufskurven und um die damit verbundenen Anpassungsleistungen der Pflegebedürftigen und ihrer Bezugspersonen notwendig.

Das Wissen um gesundheitsfördernde Ressourcen sowie die Bedeutung des Kohärenzgefühls und die Konzentrationen auf die gesunden Anteile einer Person sind für Hüper und Hellige wesentliche Aspekte des Konzeptes der Salutogenese (**Kap. 2.6**). Der Beratungsprozess ist daher so zu gestalten, dass die persönlichen Kompetenzen der Ratsuchenden gesteigert werden (Hüper & Hellige, 2015). Dazu wird u.a. auch das Konzept des Empowerments (**Kap. 2.1**) eingebunden.

Das integrative Beratungsmodell nach Sander wird als sinnvolle Möglichkeit betrachtet, Beratung in Pflegezusammenhängen professionell zu systematisieren. Auf der Basis eines an Carl R. Rogers (**Kap. 5.11.2**) orientieren Menschenbildes soll die Auswahl der jeweiligen Interventionsform am Bedarf der Ratsuchenden ausgerichtet sein (Hüper & Hellige, 2015). Zudem wird ein Bezug zum *leiborientierten Beratungsansatz* nach Koch-Straube (**Kap. 5.12.2**) hergestellt, indem Pflege als eine Begegnung zwischen „Leib-Geist-Seele-Subjekten" (ebd. S. 100) betrachtet wird.

Für die Beratungspraxis wird ein Assessmentschema (**Tab. 5-3**) zur Verfügung gestellt, das dem Typisierungsschema von Sander folgt, es aber um den Aspekt der Gesundheitsförderung ergänzt.

Hummel-Gatz und Doll (2007) ordnen diesen Ansatz den humanistischen Beratungsansätzen zu. Da sich Hüper und Hellige jedoch auf das integrative Beratungsmodell nach Sander beziehen, kann ihr Konzept ebenso als integrativer Ansatz betrachtet werden.

5.12.2 Das Konzept der leiborientierten Beratung

Koch-Straube betrachtet Beratung als eine zentrale pflegerische Intervention. Als Ausgangspunkt aller pflegerischen Maßnahmen sieht sie in ihrem Konzept gesundheitliche Einschränkungen, die sich jedoch entsprechend eines ganzheitlichen Verständnisses auf alle Dimensionen des menschlichen Lebens auswirken können. Wenn Pflege nicht nur als „Reparaturleistung am Körper der Menschen (...), sondern als ganzheitliches leiborientiertes Geschehen" (Koch-Straube, 2008, S. 88) betrachtet wird, werden Pflegende auch mit vielen

Tabelle 5-3: Assessmentschema (Eigendarstellung nach Hüper & Hellige, 2015, S. 126)

Beratungsebenen	**(Problemerfahrungsfelder)**			**Gesundheitsförderung**
	Selbsterfahrung/Reflexion	**Beziehungserfahrung**	**Lebensweltfahrung**	
Information und **Orientierung**				
Deutung und **Klärung**				
Handlung und **Bewältigung**				

anderen Dimensionen menschlichen Daseins konfrontiert. Diese Konfrontation findet statt, egal ob die Pflegenden sich darauf einlassen oder nicht.

Wesentlicher Bezugspunkt dieses Konzeptes ist die Gestalttherapie (nach Perls) bzw. die integrative Gestaltberatung (nach Petzold und Rahm) (**Kap. 5.11.6**) mit ihrer Definition des Leibes als Träger der unterschiedlichen Dimensionen menschlichen Lebens (Hummel-Gaatz & Doll, 2007). Hierbei macht Koch-Straube jedoch deutlich, dass integrative Beratung in der Regel verschiedene Beratungsansätze vereint. Sie beschreibt zudem, dass in der Realität die Beratung sowieso Beratungsansätze nur selten in Reinkultur zum Einsatz kommen. Daher benennt sie tiefenpsychologische und verhaltensorientierte Ansätze ebenso als Quelle ihres integrativen Konzeptes wie philosophische, naturwissenschaftliche und sozialwissenschaftliche Bezüge (Koch-Straube, 2008).

Wichtig ist Koch-Straube, dass *Integration* hierbei nicht auf die reine Zusammenführung unterschiedlicher Konzepte reduziert wird. Es geht vielmehr darum, dass Menschen ständig neue Erfahrungen machen, bei denen sie sich entscheiden müssen, ob sie diese in ihr Leben integrieren möchten oder nicht, ob sie die Ereignisse in ihr Leben eintreten lassen oder annehmen wollen oder ob sie sie ausblenden, ignorieren oder verdrängen möchten. Beratung kann als Unterstützung dienen, Ereignisse wie Krankheit, Pflegebedürftigkeit oder Verlusterfahrungen in das eigene Leben zu integrieren (Koch-Straube, 2008). Insofern ist Beratung als Lernprozess zu betrachten, der persönliches Wachstum und die Veränderung von als belastend wahrgenommen Situationen zum Ziel hat. Sie unterstützt somit die *Heilung des Leibes*. Wobei es hier nicht nur um das Reparieren körperlicher Gebrechen etc. geht, sondern um das *Ganz-werden* eines Menschen. Dieses Ganzwerden kann beispielsweise die Akzeptanz körperlicher Beeinträchtigungen und entsprechend auch die Einsicht für notwendige Änderungen (z.B. regelmäßige Krankengymnastik oder bauliche Veränderungen in der eigenen Häuslichkeit) bedeuten. Ebenso kann die Beschäftigung mit unterschiedlichen Rollen in der Familie von Bedeutung sein (eben noch die Mutter, die sich um alles kümmert, jetzt die Mutter, um die sich gekümmert werden muss).

Koch-Straube entwirft kein Beratungskonzept, das praktische Checklisten zur Gestaltung von Beratungsgesprächen liefert. Entsprechend des integrativen Grundgedankens beschreibt sie anhand alltäglicher Situationen in der Pflege einerseits unterschiedliche Beratungsbedarfe. Andererseits schildert sie Beratungsgespräche, die diese Bedarfe aufgreifen und letztlich für die Ratsuchenden und die gesamte Pflegesituation bedeutsam sind. So werden hilfreiche Einstellungen und Grundhaltungen aufseite der Beratenden deutlich. Dabei betont sie die Notwendigkeit, dass „Pflegende sich bewusstwerden, dass sie Menschen begegnen, die mit einem für ihr Leben bedeutenden Ereignis“ (Koch-Straube, 2008, S. 116) konfrontiert sein können. „Integrative Beratung wird so dem Anspruch ganzheitlicher Pflege gerecht, wie er den meisten Pflegetheorien (...) eigen ist.“ (ebd. S. 117).

5.12.3 Systemisches Beratungsmodell HUGADO

Das Beratungsmodell nach Hummel-Gaatz und Doll betrachtet die Wechselbeziehungen, Interaktionen und unterschiedlichen Kontexte der am Beratungsgeschehen beteiligten Personen. Unter einer systemischen Sichtweise werden als Hauptkomponenten die „Lebenswelt Patient“ und das „Betreuungssystem“ definiert und in ihrer Wechselseitigkeit betrachtet. Hierbei werden beteiligte Personen einem der definierten Systeme zugeordnet.

So beinhaltet das System „Lebenswelt Patient“ neben der erkrankten Person auch ihre primäre Bezugsperson/en sowie ihr nahes (Angehörige, Freunde) sowie weiteres (Nachbar:innen, Arbeitskolleg:innen etc.) Umfeld.

Zugrunde liegt ein Menschenbild, das Menschen als Wesen mit körperlichen, psychischen, sozialen und spirituellen Dimensionen beschreibt. Diese sind nicht klar voneinander abgegrenzt, sondern korrespondieren miteinander und versuchen immer, ein Gleichgewicht herzustellen. Erkrankungen beeinflussen alle Dimensionen. Der Beratungsprozess muss dies beachten. Gleiches gilt auch für die Bezugspersonen, die ebenfalls als Adressat:innen der Beratung betrachtet werden. Sie benötigen Beratung sowohl bezüglich ihrer eigenen Krisenbewältigung als auch bezogen auf Pflege- und Betreuungsaufgaben (Hummel-Gaatz & Doll, 2006).

Das „Betreuungssystem" beinhaltet neben der beratenden Pflegefachperson weitere professionell Pflegende, aber auch Kolleg:innen aus dem ärztlichen oder therapeutischen Bereich. Für die beratende Pflegefachperson werden Fach-, Methoden-, Sozial- und Personalkompetenz gefordert.

Beide Systeme sind eingebettet in politische und gesellschaftliche Rahmenbedingungen. Der Beratungsprozess und auch Beratungsinhalte sind somit immer auch durch Normen und Werte der Gesellschaft sowie gesundheitspolitische Vorgaben und Regelungen mitbestimmt.

Die Interaktionen zwischen der beratenden Pflegefachperson, dem „Betreuungssystem" und der „Lebenswelt Patient" werden als dynamisch und wechselseitig abhängig beschrieben und als Beratungsprozess bezeichnet. Dieser „wird beeinflusst von der Wechselbeziehung zwischen den Komponenten" (Hummel-Gaatz & Doll, 2007, S. 23) und stellt u. a. deswegen hohe Anforderungen an die Beratungskompetenz der Pflegefachpersonen.

Beratungsanlässe ergeben sich sowohl aus direkten Pflegehandlungen als auch aus Interaktionen des therapeutischen Teams mit der „Lebenswelt Patient". Hier nimmt die beratende Pflegefachperson oftmals die Position der Dolmetschenden ein. Als weitere Beratungsanlässe der Beratenden werden die Patient:innen- und Angehörigenberatung sowie das Entlassungs- und Versorgungsmanagement benannt. Auch wenn das Modell zunächst für den stationären Krankenhausbereich beschrieben wurde, ist es jedoch auch auf andere Pflegesettings übertragbar. So betonen Hummel-Gaatz und Doll (2007) selbst, dass beispielsweise der Beratungsanlass „Entlassungsmanagement" grundsätzlich stellvertretend für den Übergang von einem Pflegesetting in ein anderes (z. B. von ambulanter Versorgung ins Krankenhaus für eine notwendige OP) zu verstehen ist.

Die systemische Familientherapie nach Satir (**Kap. 5.11.2**) bildet eine zentrale Grundlage dieses Modells. Daher zielt dieses Beratungsmodell primär auf konkrete Lösungen für das gesamte System. Die Beratenden unterstützen das System dabei, Handlungsmöglichkeiten und Ressourcen zu erkennen. Insofern bezieht sich HUGADO auch explizit auf lösungsorientierte Ansätze. Durch den Fokus auf die Interdependenzen zwischen erkrankten Menschen und ihren Bezugspersonen nimmt das Modell zudem Bezug auf den leiborientierten Ansatz nach Koch-Straube.

5.12.4 Das Wittener Konzept und die Wittener Werkzeuge

Das Wittener Konzept zur pflegebezogenen Edukation fasst unter dem Begriff *Patienten- und Familienedukation* Lern- und Bildungsmaßnahmen zur Verbesserung des Gesundheitszustandes und des Kohärenzgefühls von Einzelpersonen oder Familien zusammen. Interaktionsarbeit wird als originäre Pflegeaufgabe betrachtet. Beraten, Informieren und Schulen bilden die kommunikativen Kernaktivitäten des Konzepts. Zunehmend rückt aber auch die Moderation z. B. von Selbsthilfegruppen oder innerhalb der pflegenden Familie ins Zentrum der Patienten- und Familienedukation (Abt-Zegelin, 2014).

Dass jedes Gesundheitsproblem für die Betroffenen eine Lernaufgabe darstellt, ist eine Grundannahme des Wittener Konzepts. Zudem wird vorausgesetzt, dass die Betroffenen grundsätzlich bereit und in der Lage sind, an ihrer Gesundung aktiv mitzuarbeiten, um wieder Kontrolle über ihre Situation zu erlangen (Kocks & Segmüller, 2012). Diese Motivation wird als sehr mächtig angenommen. Als bedrohlich empfundene Krankheits- oder Verlusterfahrungen lösen jedoch häufig die Frage nach dem Sinn der jeweiligen Erfahrung aus. Daher begleiten Ermutigung und Hoffnungsunterstützung alle Aktivitäten des Wittener Konzepts (Abt-Zegelin, 2009b).

Der Patienten- und Familienedukationsbegriff des Wittener Konzepts stützt sich auf verschiedene theoretische Ansätze. Hier sind insbesondere Ansätze zur Salutogenese, zu subjektiven Gesundheits- und Krankheitstheorien, zur Gesundheitskompetenz, zum Empowerment, zur sozialen Unterstützung, aber auch das transtheoretische Modell und das Trajekt-Modell (**Kap. 2**) sowie Kenntnisse der pädagogischen Psychologie – z.B. über das Lernen und Behalten von Informationen – von Bedeutung.

Im Wittener Konzept wurden für die unterschiedlichen Kernaktivitäten angepasste Instrumente entwickelt. So hilft beispielsweise die *Wittener Liste* professionell Pflegenden dabei, Informationsbroschüren für erkrankte oder pflegebedürftige Personen und ihre Angehörigen in Bezug auf Nutzer:innenorientierung, Gestaltung und Wissensbasierung zu bewerten. Die dort aufgeführten Beurteilungskriterien können jedoch auch bei der Erstellung eigenen Informationsmaterials genutzt werden (Tolsdorf, 2010). Für die Aktivität Schulung wurden z.B. Konzepte für *Mikroschulungen* entwickelt (s.u.a. Netzwerk Patienten- und Familienedukation in der Pflege e.V.).

Die *Wittener Werkzeuge* bilden den Beratungsansatz des Wittener Konzepts. Er wurde ausgehend von phänomenologischen Betrachtungen pflegerischen Verhaltens in Beratungsgesprächen von Pflegenden für Pflegende entwickelt. Es handelt sich hierbei um einen Ansatz, der Pflegenden Fertigkeiten und Haltungen vermittelt, die es ihnen ermöglichen sollen, die Kommunikation mit Patient:innen, Angehörigen und anderen förderlich zu gestalten.

Bezugspunkt für die bedeutsamen *Haltungen* ist hier insbesondere das humanistische Menschenbild, das sich u.a. mit dem Beratungsansatz von Carl R. Rogers (**Kap. 5.11.2**) manifestiert. Die in diesem Menschenbild inhärente Verbundenheit mit den zu Beratenden wird für pflegerische Beratung als besonders wichtig erachtet, da sie Solidarität mit den zu Beratenden ausdrückt. Für den Erwerb von *Fertigkeiten* dient das Konzept der lösungsorientierten Beratung (**Kap. 5.11.5**) als Orientierung. Die Wittener Werkzeuge wurden in enger Zusammenarbeit mit dem deutschen Psychologen Günter G. Bamberger entwickelt, einem der prominentesten Vertreter der lösungsorientierten Beratung in Deutschland. Diese Zusammenarbeit begann etwa 2007. Das Konzept wurde in einer Arbeitsgruppe fortlaufend verfeinert und in Pflegeeinrichtungen und Kliniken umgesetzt. Bamberger kommentierte in einer Artikelserie kurze Beratungen in Pflegesituationen und bescheinigte diesen alle Merkmale eines guten Vorgehens (Tolsdorf et al., 2009).

Die insgesamt zehn zentralen Werkzeuge (**Abb. 5-3**) orientieren sich an den fünf Beratungsmodalitäten: Sehen, Hören, Sprechen, Fühlen und Handeln. Dabei richten jeweils fünf Werkzeuge ihren Fokus auf die Ratsuchenden (PatientCare) – das Besondere der Wittener Werkzeuge ist die gleichzeitige Fokussierung des Beratenden. In der Beratungsszene ist dies selbstverständlich, in der Pflege unüblich.

Selbstachtung, *Intuition*, *Selbstspürung*, *Selbstermutigung* und *Selbststärkung* sind die Werkzeuge des „Self Care"-Ansatzes. Menschen, die Rat suchen, merken sehr schnell, ob das Eingehen auf sie ernst gemeint oder vorgetäuscht ist. In Leidenssituationen haben sie jedoch Anspruch auf eine ungeteilte Gegenwart der helfenden Person. Die Überzeugung, dass Beratung nur von Menschen geleistet werden kann, die sich selbst so wertschätzend behandeln wie ihr Gegenüber, führte zur der Ansicht, dass „Pa-

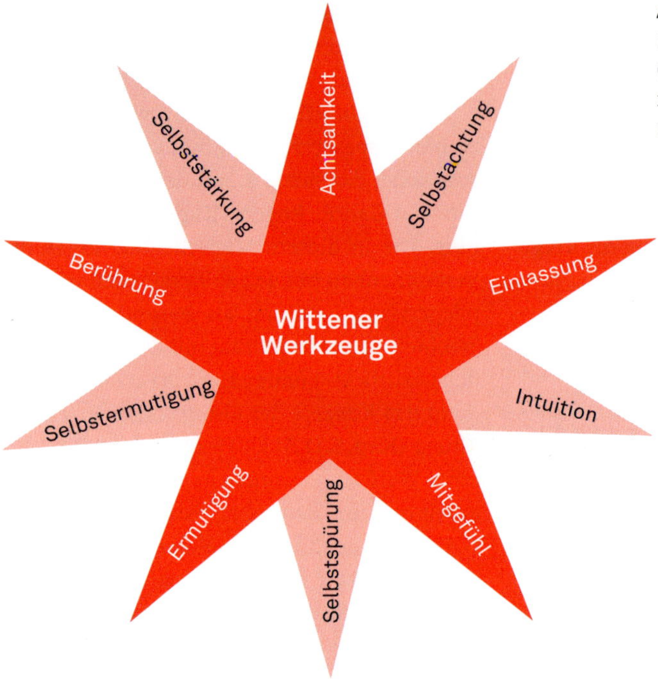

Abbildung 5-3: Beratungsstern (Quelle: http://www.wittener-werkzeuge.de/wittener-werkzeuge/, mit freundlicher Genehmigung)

tientCare" nur auf der Basis einer ausreichenden „SelfCare" möglich ist. Nur wer sich selbst achtet, ermutigt etc., ist in der Lage, die Werkzeuge des „Patient Care" – *Achtung, Einlassung, Mitgefühl, Ermutigung, Berührung* – sinnvoll einzusetzen (Abt-Zegelin, 2014).

Die Verbindung der Aufmerksamkeit für die andere Person und sich selbst wird als „Double Care-Ansatz" bezeichnet. Die Beachtung beider Personen führt zu einem qualitätsvollen Kontakt. Gerade wenn die direkte „Pflegezeit" – der direkte Kontakt mit Klient:innen und Angehörigen – immer kürzer wird, ist dies besonders wichtig. Der Rahmen für diesen Ansatz wird durch „TeamCare" gesetzt (Teigeler, 2019). Darunter werden insbesondere die Wertschätzung innerhalb des Teams und die gegenseitige Unterstützung verstanden. Die TeamCare-Werkzeuge sind besonders in Haus Malta, einem Berliner Altenheim, weiterentwickelt worden, diese Einrichtung wurde deswegen zu einer Referenz-Einrichtung für die Wittener Werkzeuge gewählt, ähnlich wie das Brüderkrankenhaus in Trier. Als Qualitätsentwicklungsinstrument in der gesamten pflegerischen Interaktionsarbeit wurde die „Kollegiale Beratung" bekannter gemacht und weiterentwickelt. Der Ansatz der Wittener Werkzeuge hat Eingang in die wichtigsten Pflegelehrbücher gefunden, zahlreiche Veröffentlichungen sind dazu entstanden. Unter www.wittener-werkzeuge.de finden sich Texte, auch über eine Preisverleihung wird berichtet.

Durch die Beherrschung und Anwendung der Wittener Werkzeuge wird ursprünglich werkzeuggeleitetes zu werteorientiertem Handeln, das die förderlichen Aspekte der Beziehung zu Ratsuchenden und zu sich selbst reflektiert (Bamberger, 2016).

Aufgabe

Informieren Sie sich ausführlich über die Wittener Werkzeuge unter www.wittener-werkzeuge.de

Exkurs: Das Kommunikations-Quadrat

Der deutsche Psychologe und Kommunikationswissenschaftler Friedemann Schulz von Thun (*1944) entwickelte eines der wohl bekanntesten Kommunikationsmodelle. Auch wenn es sich nicht um ein Beratungskonzept handelt, wird es an dieser Stelle kurz aufgeführt. Das Kommunikations-Quadrat dient der Beschreibung von Kommunikation und des Entstehens von Missverständnissen.

Das Modell geht davon aus, dass jede Nachricht auf vier Ebenen gesendet und empfangen werden kann (**Abb. 5-4**). Dies bedeutet, dass es zwischen Sendenden und Empfangenden leicht zu Missverständnissen kommen kann, da im Allgemeinen eher selten nachgefragt wird, wie eine Aussage gemeint sein könnte. Stattdessen wird häufig sofort darauf reagiert.

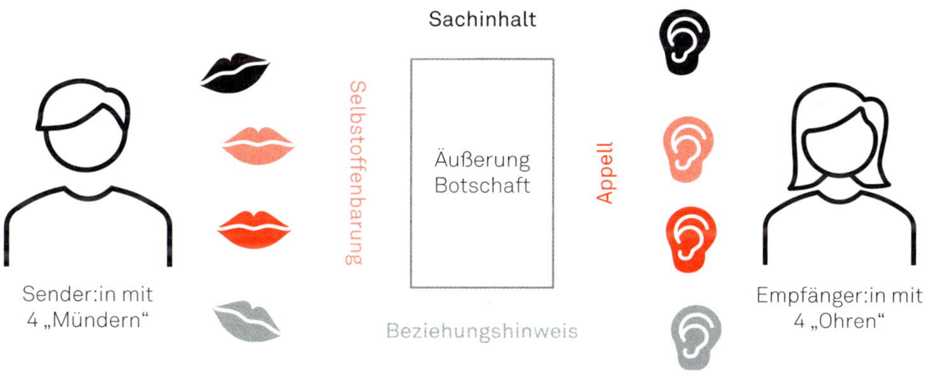

Abbildung 5-4: Kommunikations-Quadrat (Eigendarstellung nach Schulz von Thun, 2010; mit freundlicher Genehmigung des Schulz von Thun Instituts)

Äußert beispielsweise eine Patientin einer Pflegenden gegenüber: „Ihre Kollegin hat den Verband ganz anders gemacht.", kann dies z. B. bedeuten:

1. Die Kollegin hat den Verband anders gemacht. (Sachinhalt)
2. Ich möchte, dass Sie den Verband so machen, wie Ihre Kollegin. (Appell)
3. Ich traue Ihnen nicht zu, dass Sie den Verband richtig anlegen können. (Beziehungsebene)
4. Ich befürchte für mich gesundheitliche Konsequenzen, wenn der Verband anders angelegt wird. (Selbstoffenbarung)

Die den Verband anlegende Pflegende wird in der Regel nicht alle vier Aussagen gleichzeitig ‚hören' und entsprechend der von ihr gehörten Aussage reagieren. Dies entspricht am ehesten unserer alltäglichen Art zu kommunizieren.

Wie kann die Pflegende nun herausfinden, was die Patientin ihr eigentlich sagen wollte? Einerseits könnte die Pflegende konkret nachfragen, was die Patientin ihr damit sagen möchte. Sie könnte auch versuchen, über Paraphrasieren oder das Verbalisieren emotionaler Erlebnisinhalte (**Kap. 5.11.2**) die Absicht der Aussage zu entschlüsseln. Oft ist ein solches Vorgehen jedoch gar nicht nötig. In der Regel werden Aussagen z. B. zusätzlich durch Tonfall oder Mimik verdeutlicht, sodass eine Fehlinterpretation unwahrscheinlicher wird. Es wäre auch nicht lebensnah, jeden Satz einer anderen Person immer erst zu hinterfragen, bevor darauf reagiert wird. Reagiert man jedoch nicht auf der gleichen Ebene, auf der die Aussage gesendet wurde, kann dies zu Störungen der Kommunikation führen.

Das Kommunikations-Quadrat erklärt Kommunikation nicht nur. Misslungene Kommunikation kann anhand dieses Modells auch gut analysiert werden.

Das Wissen um verschiedene Kommunikationsebenen kann Menschen in nahezu jeder Situation helfen, andere besser zu verstehen und auch selber besser verstanden zu werden. Die nachfolgende **Tabelle 5-4** verdeutlicht, was sendende und empfangende Personen sagen bzw. hören können.

Tabelle 5-4: Sagen und Hören/Verstehen auf den Ebenen (Eigendarstellung nach Schulz von Thun, 2010)

Ebenen	Sendende Person	Empfangende Person
Sachinhalt	worüber ich informiere	wie ist der Sachverhalt zu verstehen
Appell	wozu ich dich veranlassen will	was soll ich tun, denken, fühlen
Beziehungshinweis	was ich von dir halte und wie ich zu dir stehe	wie redet die Person mit mir, wen glaubt sie, vor sich zu haben
Selbstkundgabe	was ich von mir zu erkennen gebe	was ist dies für eine Person, was ist mit ihr

5.13 Praxisbeispiel: Patientenedukation in der Stomatherapie

Beate Wessel und Gabriele Ungethüm

Die Vielfalt der Edukation zeigt sich auch im Bereich der Stomatherapie, sie ist dort ein zentrales Instrument. Die Stomatherapie, ein spezialisierter Bereich in der Gesundheits- und Krankenpflege, hat sich im Laufe der letzten Jahrzehnte permanent weiterentwickelt. In den 1970er Jahren wurden die ersten Enterostomatherapeutinnen in Deutschland an der Uniklinik Erlangen eingesetzt. Auf der Grundlage einer Weiterbildung ist die Stomatherapie heutzutage als ein fester Bestandteil in der pflegerischen Versorgung nicht mehr wegzudenken. Formulierungen zum Berufsbild und der Weiterbildungsordnung der Fachgesellschaft Stoma, Kontinenz und Wunde (FgSKW) machen deutlich, dass Edukation die zentrale Aufgabe der Pflegeexpert:innen darstellt. Die geforderten Kompetenzen umfassen „die Pflege, Schulung, und Anleitung zur Rehabilitation von Menschen mit künstlichen Stuhl- und Harnableitungen oder Kontinenz- und Wundheilungsstörungen“ (Berufsbild FgSKW, o.J., S. 4).

Um allen Aspekten gerecht werden zu können, bedarf es einer guten Mischung aus evidenzbasiertem Wissen und beruflicher Erfahrung im Umgang mit Patient:innen. Dabei ist u.a. das Wissen zu Krankheitsbildern, OP-Techniken und Material genauso von Bedeutung wie die Kenntnis über pädagogisch-psychologische Aspekte, Fach- und Methodenkompetenz oder Wissen zu den Phasen der Krankheitsbewältigung. Das Ziel der Pflegeexpert:innen ist es, den Betroffenen Wege und Lösungen aufzuzeigen, die ihnen ein selbständiges und unabhängiges Leben mit einem Stoma bei höchstmöglicher Lebensqualität ermöglichen. Hier gilt es, gemeinsam Nah- und Fernziele zu formulieren und Perspektiven aufzuzeigen. Das bedeutet, „die Patientin oder den Patienten dort abzuholen, wo sie/er steht“ (Gruber & Droste, 2006, S. 52).

Bei aller Fachlichkeit und Standardisierung sind aber auch kreative Lösungen erforderlich, denn trotz gleicher OP-Techniken stehen individuelle Aspekte der Betroffenen im Focus. Diese können sein:

- die Stomaanlage selbst
- anatomische Bedingungen
- die Prägung im Umgang mit und die Bewältigung der Grunderkrankung oder
- die Persönlichkeit und mögliche Erfahrungen und Vorstellungen zu einem Leben mit einem Stoma.

So ist es im klinischen Alltag erforderlich, unterschiedlichste Edukationsinstrumente einzusetzen. Beispielhaft zu nennen sind u. a. Ratgeber, Stomamodelle, Hörbücher, DVDs oder eine Auswahl der verschiedensten Stomaartikel zum „Ansehen“ und „Erfühlen“. Zudem kann z. B. eine von den Pflegeexpert:innen individuell erstellte Anleitung in Bild und Wort eine wertvolle Unterstützung im Rehabilitationsprozess darstellen (Droste et al., 2016).

Verdeutlicht wird das abwechslungsreiche Aufgabengebiet der Stomatherapeut:innen anhand von Beispielen.

Beispiel 1

Es handelte sich um eine 58-jährige Patientin mit einem Rektumkarzinom. Das präoperative Gespräch fand im Zuge der OP-Aufklärung ca. eine Woche vor dem OP-Termin statt. Zunächst wurde die Patientin durch den behandelnden Arzt im Beisein der Pflegeexpertin (mir) über die Rektumresektion mit einer doppelläufigen Ileostomaanlage aufgeklärt. Danach sprach ich in ungestörter Umgebung im Stomatherapiezimmer mit der Patientin. Voraussetzung für das eigentliche Gespräch war es aber zunächst, Informationen der Patientinnen- und Sozialanamnese zu erfragen. Zudem konnten der postoperative und auch poststationäre Unterstützungsbedarf erläutert und das Pflegeziel „selbstständige Versorgung des Stomas“ definiert werden. Angemerkt sei, dass es in der Edukation sehr wichtig ist, den Umfang der Informationen an den individuellen Bedürfnissen der Betroffenen auszurichten, da zu viele Informationen in der Regel kognitiv nicht aufgenommen werden können (Horz, 2015). Deutlich wurde im Verlauf des Gesprächs, dass sich die Patientin die vom Arzt erklärte Technik der Stomaanlage nicht wirklich vorstellen konnte. Mit Hilfe eines selbstangefertigten Modells aus einem „Gartenschlauch“ konnte ich dann die Technik der doppelläufigen Anlage visualisieren. Die Patientin konnte sich jetzt ein Bild machen, warum zwei Öffnungen am Stoma entstehen. Des Weiteren zeigte sie sehr großes Interesse an der Durchführung eines Stomaversorgungswechsels. Sie hatte sich für ein einteiliges System entschieden und nutzte das Angebot, sich einen Wechsel am Stomamodell zeigen zu lassen. Unter Zuhilfenahme von Anschauungsmaterial wie einem einteiligen Ileostomiebeutels, Stomapaste, Kompressen zum Reinigen, Schablone etc. wurden ihr die einzelnen Schritte der Versorgung erklärt und anschaulich dargestellt. Die Patientin führte danach einzelne Schritte des Produktwechsels unter meiner Anleitung erstmalig selbstständig am Modell durch – inklusive des Ausschneidens der Basisplatte und Entleerens des Ausstreifbeutels. Im Rahmen des präoperativen Gespräches wurden der Patientin ein produktbezogener Ratgeber sowie eine standardisierte Bildanleitung eines einteiligen Stomaversorgungssystems mit nach Hause gegeben, mit dem Angebot, bei weiteren Fragen Kontakt mit der Stomatherapie des Darmkrebszentrums aufzunehmen.

Beispiel 2

Eine 72-jährige Frau mit der Diagnose Rektumkarzinom sollte eine endständige, permanente Colostomaanlage erhalten. Nach der notfallmäßigen Stomamarkierung erzählte mir die Tochter von ihrer Mutter. Sie berichtete, dass die gesamte Familie vor einigen Jahren aus Russland nach Deutschland übergesiedelt war und sie gemeinsam ein normales, zufriedenes Leben führten. Des Weiteren beschrieb sie die Mutter als bodenständig und anpackend und dass sie schon viele schwere Situationen in ihrem Leben hatte meistern müssen. Diese Äußerungen vermittelten mir den Eindruck, dass die Patientin schnell in der Lage sein würde, die selbständige Versorgung zu erlernen.

Postoperativ zeigte sich mir aber eine scheinbar ganz andere Patientin. Sie wirkte verschlossen, sah mich nicht an, reagierte nicht auf Fragen und stellte auch selbst keine. Sie war nicht dazu zu bewegen, sich das Stoma anzuschauen oder gar den ersten Schritt der Versorgung zu erlernen. Da es nicht an der sprachlichen Verständigung liegen konnte und auch die Tochter sich das Verhalten der Mutter nicht erklären konnte, fragte ich mich, was die Ursache dieses Verhaltens sein könnte. Die Zeit drängte, denn die Entlassung stand an und noch hatte sich die Patientin nicht selbstständig versorgt.

Am Entlassungstag ging ich mit der Patientin nochmals ins Badezimmer, um vor dem Spiegel, einsehbar für sie, einen Versorgungswechsel durchzuführen. Nach der langen Zeit des Schweigens sagte sie plötzlich: „Das hält ja alles ganz gut ... wissen Sie, meine Freundin hat auch ein Stoma und sie lebt in Kasachstan und können Sie sich vorstellen, wie die sich versorgen muss? So mit Joghurtbecher, Tüchern und Gürtel? Das ist so schrecklich, sie leidet Tag für Tag, alles riecht, die Haut ist wund und die Kleidung verschmutzt. Ich hatte so furchtbare Angst, dass das bei mir auch so wird, aber nun ist alles gut." Anschließend nahm sie, ohne auch nur einen Moment zu zögern, die Materialien und führte ohne Probleme die Versorgung ihres Stomas durch.

Seit dieser prägenden Begegnung frage ich jede Patientin und jeden Patienten zu ihren/seinen Erfahrungen mit einem Stoma oder ob sie/er jemanden kennt, der eine Stomaanlage hat. Mit so einem Verlauf hatte ich überhaupt nicht gerechnet und zum Schluss bleibt die Frage offen, wer mehr von uns beiden gelernt hat.

Diese Beispiele zeigen nur einen kleinen Ausschnitt der Vielfältigkeit der Edukationsaufgaben in der Stomatherapie. Schwierig scheint es für die Betroffenen in unserem aktuellen Gesundheitssystem zu sein, jederzeit und auf Dauer einen Zugang zu einer kompetenten, effektiven und effizienten Unterstützung zu haben. So würden wir uns wünschen, dass Pflegeexpert:innen SKW, z. B. finanziert durch eine Pauschale der Kostentragenden, eine unabhängige Beratung in der Klinik oder auch im ambulanten Bereich im Sinne einer Stomasprechstunde anbieten könnten.

5.14 Literatur

Abt-Zegelin, A. (2009a). Beratungsgespräche in der Pflege. *Beratung aktuell, 3*(9), 22–37.

Abt-Zegelin, A. (2009b). Hoffnung – Energiequelle in schwierigen Zeiten. *Die Schwester/Der Pfleger, 48*(5), 290–294.

Abt-Zegelin, A. (2014). Beraten, Informieren und Schulen als Pflegeaufgabe: Das Wittener Konzept. In B. Plessl-Schorn (Hrsg.), *Patienten- und Angehörigenedukation* (S. 11–23). Wien: Facultas.

Adler, A. (2008). *Der Sinn des Lebens.* Köln: Anaconda. https://doi.org/10.13109/9783666405549

American Association for Humanistic Psychology (AHP). (o. J.). *Historical Review of Humanistic Psychology.*

Humanistic Psychology Overview. Verfügbar unter https://www.ahpweb.org/what-is-humanistic-psychology

Arbeitsgemeinschaft Kurzgespräch in Seelsorge und Beratung e. V. (o. J.). *Das Kurzgespräch.* Verfügbar unter https://kurzgespraech.de/kurzgespraech/

Bamberger, G. G. (2015). *Lösungsorientierte Beratung* (5. Aufl.). Weinheim/Basel: Beltz.

Bamberger, G. G. (2016). Wittener Werkzeuge: Pflege durch Kommunikation. In E. R. Jurkowitsch & G. Schröder (Hrsg.), *Edukation und Kommunikation im Gesundheitswesen* (S. 33–47). Wien: Facultas.

Belardi, N., Akgün, L., Gregor, B., Pütz, T., Neef, R. & Sonnen, F. R. (2011). *Beratung – Eine sozialpädagogische Einführung* (6. Aufl.). Weinheim/Basel: Beltz Juventa.

Berufsbild FgSKW. (o. J.). *Pflegeexperten Stoma, Kontinenz und Wunde – Berufsbild.* Selm: Geschäftsstelle FgSKW.

Bienstein, C. (2017). Vorwort. In T. Segmüller (Hrsg.), *Beraten, Informieren, Schulen in der Pflege. Rückblick auf 20 Jahre Entwicklung* (2. Aufl., S. 11–12). Frankfurt am Main: Mabuse.

Büker, C. (2015). *Pflegende Angehörige stärken. Information, Schulung und Beratung als Aufgaben der professionellen Pflege* (2. Aufl.). Stuttgart: Kohlhammer.

Büker, C. & Sunder, N. (2017). Patientenedukation per Mouse Click – Onlineberatung als neue Aufgabe der Pflege. In T. Segmüller (Hrsg.), *Beraten, Informieren und Schulen* (S. 44–56). Duisburg: Eigenverlag Deutsche Gesellschaft für Pflegewissenschaft (DGP) e.V.

De Shazer, S. & Dolan, Y. (2013). *Mehr als ein Wunder: Die Kunst der lösungsorientierten Kurzzeittherapie* (3. Aufl.). Heidelberg: Carl-Auer.

Droste, W., Sachsenmaier, B., Wessel, B. & Krah, S. (2016). *Die Bildanleitung als Methode der Edukation in der Stomatherapie*. Göppingen: Spectra.

Elzer, M. (2007a). Der Beitrag der Psychoanalyse zur Kommunikation. In M. Elzer & C. Scoborski (Hrsg.), *80 Kommunikative Kompetenzen in der Pflege* (S. 68–79). Bern: Huber.

Elzer, M. (2007b). Professionelle Kommunikation und Beziehung. In M. Elzer & C. Scoborski (Hrsg.), *Kommunikative Kompetenzen in der Pflege* (S. 147–166). Bern: Huber.

Elzer, M. (2007c). Der Beitrag der Lerntheorie zur Kommunikation. In M. Elzer & C. Scoborski (Hrsg.), *Kommunikative Kompetenzen in der Pflege* (S. 88–100). Bern: Huber.

Emmrich, D., Hotze, E. & Moers, M. (2006). *Beratung in der ambulanten Pflege*. Seelze: Kallmeyer.

Falk, J. (2016). *Die Vermittlung und Aneignung von Beratungskompetenz*. Weinheim/Basel: Beltz Juventa.

Freud, S. (1923). *Das Ich und das Es*. Musaicum Books – OK Publishing 2019.

Gregusch, P. (2013). *Auf dem Weg zu einem Selbstverständnis von Beratung in der Sozialen Arbeit*. Verfügbar unter https://www.socialnet.de/materialien/attach/203.pdf

Gruber, G. & Droste, W. (2006). *Sektorenübergreifender Leitfaden Stomatherapie* (2. Aufl.). Hannover: Schlütersche.

Hacker, M., Slobodenka, S. & Titzer, H. (2017). *Edukation in der Pflege*. Wien: Facultas.

Harris, T.A. (1975). *Ich bin o.k. Du bist o.k.* Reinbek bei Hamburg: Rowohlt TB.

Hintenberger, G. (2009). Der Chat als neues Beratungsmedium. In S. Kühne & G. Hintenberger (Hrsg.), *Handbuch Online-Beratung* (S. 69–78). Göttingen: Vandenhoek & Ruprecht. https://doi.org/10.13109/9783666401541.69

Hollstein-Brinkmann, H. & Knab, M. (Hrsg.). (2016). *Beratung zwischen Tür und Angel*. Wiesbaden: Springer VS. https://doi.org/10.1007/978-3-658-03420-7

Horz, H. (2015). Medien. In E. Wild & J. Möller (Hrsg.), *Pädagogische Psychologie* (S. 121–149) (2. Aufl.). Berlin: Springer. https://doi.org/10.1007/978-3-642-41291-2_6

Hüper, C. & Hellige, B. (2015). *Professionelle Pflegeberatung und Gesundheitsförderung für chronisch Kranke* (3. Aufl.). Frankfurt am Main: Mabuse.

Hummel-Gaatz, S. & Doll, A. (2006). Lernfeld Beratung in der Pflege. *PrinterNet, 4*(6), 206–217

Hummel-Gaatz, S. & Doll, A. (2007). *Unterstützung, Beratung und Anleitung in gesundheits- und pflegerelevanten Fragen fachkundig gewährleisten*. München: Elsevier.

Knelange, C. & Schieron, M. (2000). Beratung in der Pflege – als Aufgabe erkannt und professionell ausgeübt? *Pflege & Gesellschaft, 5*(1), 4–11.

Koch-Straube, U. (2008). *Beratung in der Pflege* (2. Aufl.). Bern: Huber.

Kocks, A. & Segmüller, T. (2012). Patientenedukation – Beratung, Schulung, Information in der Pflege. In S. Schwerior-Popp, F. Sitzmann & L. Ullrich. *Thiemes Pflege. Das Lehrbuch für Pflegende in der Ausbildung* (S. 171–181) (12. Aufl.). Stuttgart: Thieme.

Langmaack, B. (2001). *Einführung in die themenzentrierte Interaktion TZI*. Weinheim/Basel: Beltz.

London, F. (2010). *Informieren, Schulen, Beraten. Praxishandbuch zur pflegebezogenen Patientenedukation* (2. Aufl.). Bern: Huber.

Lück, H.E. & Miller, R. (Hrsg.). (2005). *Illustrierte Geschichte der Psychologie*. Weinheim/Basel: Beltz.

Mutzeck, M. (2008). *Kooperative Beratung*. Weinheim/Basel: Beltz.

Rahm, D. (2011). *Gestaltberatung* (10. Aufl.). Paderborn: Junfermann.

Rogers, C.R. (1983). *Therapeut und Klient*. Frankfurt am Main: Fischer TB.

Rogers, C.R. (1985). *Die nicht-direktive Beratung*. Frankfurt am Main: Fischer TB.

Sander, K. & Ziebertz, T. (2010). *Personzentrierte Beratung: Ein Lehrbuch für Ausbildung und Praxis*. Weinheim: Juventa.

Schieron, M., Sunder, N. & Büker, C. (2020). Kurzgespräche – „Kostbarkeiten" im Pflegealltag. *Pflegewissenschaft, 22*(1), 61–67.

Schulz von Thun, F. (2010). *Miteinander reden 1. Störungen und Klärungen* (48. Aufl.). Reinbek bei Hamburg: Rowohlt TB.

Sciborski, C. (2007a). Der Beitrag der humanistischen Psychologie zur Kommunikation. In M. Elzer & C. Scoborski (Hrsg.), *Kommunikative Kompetenzen in der Pflege* (S. 80–87). Bern: Huber.

Sciborski, C. (2007b). Beratung in der Pflege. In M. Elzer & C. Scoborski (Hrsg.), *Kommunikative Kompetenzen in der Pflege* (S. 167–178). Bern: Huber.

Sciborski, C. (2007c). Der kommunikationstheoretische Beitrag. In M. Elzer & C. Scoborski (Hrsg.), *Kommunikative Kompetenzen in der Pflege* (S. 101–117). Bern: Huber.

Sickendieck, U., Engel, F. & Nestmann, F. (2008). *Beratung – Eine Einführung in sozialpädagogische und psychosoziale Beratungsansätze*. Weinheim/München: Beltz Juventa.

Sunder, N. & Segmüller, T. (2017). Pflegebezogene Patientenedukation in Deutschland – ein deskriptives Update. In T. Segmüller (Hrsg.), *Beraten, Informieren und Schulen* (S. 5–34). Duisburg: Eigenverlag Deutsche Gesellschaft für Pflegewissenschaft (DGP) e.V.

Teigeler, B. (2019). Pflegende brauchen auch seelische Unterstützung. Interview mit Dr. Angelika Zegelin. *Die Schwester/Der Pfleger, 58*(3), 46–48

Tietze, K.O. (2008). *Kollegiale Beratung* (3. Aufl.). Reinbek bei Hamburg: Rowohlt TB.

Tolsdorf, M., Bamberger, G.G. & Abt-Zegelin, A. (2009). „Bitte bleiben Sie hier ...“. *Die Schwester/Der Pfleger, 48*(7), 652–656

Tolsdorf, M. (2010). Mit Broschüren gezielt. *CNE. fortbildung, 2*, 7–9. https://doi.org/10.1055/s-0033-1349389

Warmbrunn, A. (Hrsg.) (2006). *Unterstützung, Beratung und Anleitung in gesundheits- und pflegerelevanten Fragen fachkundig gewährleisten* (1. Aufl.) München: Urban & Fischer

Watzlawick, P., Beavin, J.H. & Jackson, D.D. (2017). *Menschliche Kommunikation* (13. Aufl.). Bern: Hogrefe. https://doi.org/10.1024/85745-000

Weinberger, S. (1996). *Klientenzentrierte Gesprächsführung* (7. Aufl.). Weinheim/Basel: Beltz.

Wingchen, J. (2014). *Kommunikation und Gesprächsführung für Pflegeberufe* (3. Aufl.) Hannover: Brigitte Kunz.

6 Grundlagen der Moderation

Martin Schieron

Im pflegerischen Arbeitsalltag sprechen professionell Tätige nicht nur mit einzelnen Personen. Oft entstehen Gesprächssituationen mit Klient:innen und deren Partner:innen oder anderen Familienangehörigen. Je nach Arbeitssetting ergeben sich solche Gespräche nicht nur, sondern werden von Paaren oder Familien direkt nachgefragt. Vielfach handelt es sich um reine Informationsgespräche. Manchmal suchen Paare oder Familien jedoch auch nach Klärung im Rahmen ihrer Pflegesituation. Wenn dabei unterschiedliche Bedürfnisse und Meinungen deutlich werden, kann Moderation als Klärungshilfe notwendig werden. Entsprechend ist Moderation als pflegerische Aufgabe schon länger existent. Unter den Hauptstrategien pflegebezogener Edukation ist sie jedoch die zuletzt beschriebene und somit jüngste Intervention. Moderation ist hier – vereinfacht formuliert – als inhaltlich neutrale Gesprächsführung bei Gruppengesprächen zu verstehen und nicht im Sinne der Moderation einer Veranstaltung oder Fernsehsendung.

Auch wenn sich die methodische Leitung von Gesprächen grundsätzlich auf viele verschiedene Gruppen (z. B. Selbsthilfegruppen) beziehen kann, richtet sich der Fokus hierbei jedoch primär auf Familien sowie andere Lebensgemeinschaften oder „Versorgungs-Netzwerke“ (Zegelin, 2015).

Aufgabe

Erinnern Sie sich an berufliche Situationen, in denen Sie sich selbst schon einmal als Moderator:in gefühlt haben?

6.1 Entwicklungen der Moderation als Strategie

Neuheit für Pflege

Im Rahmen des Projektes „Neuheit für Pflege“ der Unfallkasse Nordrhein-Westfalen (2013) mit dem Departement für Pflegewissenschaft der Universität Witten/Herdecke berichtete eine pflegende Angehörige über eine schwierige Situation mit ihren Brüdern. Sie hatte ihren Beruf als Managerin aufgegeben, um ihre Eltern zu pflegen. Die Brüder hielten sich einerseits völlig aus der Pflege heraus, stellten aber gleichzeitig an ihre pflegende Schwester hohe Ansprüche bezüglich der Versorgung der Eltern. Über diese Situation hatten sich die Geschwister völlig zerstritten. Die Schwester bemerkte, dass es ihr aufgrund der eigenen Betroffenheit und trotz ihrer guten Kommunikationskompetenz nicht gelang, die Situation zu entspannen. Sie suchte daher in verschiedenen Beratungsstellen Unterstützung, wurde aber leider nicht fündig. Als Begründung wurde ihr mehrfach mitgeteilt, dass die Beratungsstellen sich eine Moderation zum Thema Pflegebedürftigkeit nicht zutrauten oder sich thematisch nicht zuständig sahen.

Situationen wie diese können für Familien zur Zerreißprobe werden. Chronische Erkrankungen, Pflegebedürftigkeit und andere Gesundheitseinschränkungen betreffen oft nicht nur eine Person, sondern auch deren gesamte Familie. Im genannten Projekt entstand so die Idee, ein Angebot zur „Konfliktmoderation bei Pflegebedürftigkeit“ zu entwickeln. Dabei spielten nachfolgend beschriebene Überlegungen eine entscheidende Rolle.

Die Pflege eines Familienmitglieds und dadurch entstehende Probleme werden häufig als Privatsache betrachtet. Hilfe von außen wird – anders als im beschriebenen Fall – kaum gesucht oder angenommen. Eine positive Ausnahme stellt allerdings die Unterstützung durch ambulante Pflegedienste dar. Deren Dienste werden von einer Vielzahl pflegebedürftiger Personen und ihren Familien genutzt. Entsprechend haben professionell Pflegende Zutritt zu Privathaushalten. Gleichzeitig besitzen sie Expertise in Fragen der Pflege. Einige Pflegefachpersonen sind zwar in der Moderation von Gruppen geschult (Selbsthilfegruppen, Pflegekurse etc.). Dies unterscheidet sich jedoch erheblich von der Moderation konfliktbezogener Familiengespräche.

Unter diesen Grundannahmen wurde im Projekt „Neuheit für Pflege“ die Fortbildung *Moderation von Konfliktgesprächen in Familien im Rahmen von Pflegebedürftigkeit* für Pflegefachpersonen entwickelt. Unter systemischer Perspektive werden einerseits u. a. familienwissenschaftliche Inhalte sowie Instrumente und Methoden der *Moderation* und Beratung vermittelt. Aber auch die Reflexion der eigenen Berufsrolle erhält einen bedeutenden Anteil im Rahmen der mehrtägigen Seminarreihe. Die Teilnehmenden werden befähigt, schwierige Gespräche in Familien zu moderieren, ohne sich in die Schwierigkeit oder den Konflikt hineinziehen zu lassen. Die Entwicklung dieses Angebots markiert den Beginn von *Moderation* als jüngste Hauptstrategie der pflegebezogenen Edukation. Die Unfallkasse NRW bietet diese hochqualitative Fortbildung weiterhin (und unter bestimmten Voraussetzungen auch kostenlos) an (**Abb. 6-1**). Nicht alle bisherigen Teilnehmer:innen bieten jedoch explizit Familiengespräche als Dienstleistung an. Die meisten integrieren die neu gewonnenen Kompetenzen einfach in ihren Arbeitsalltag. Dies kann daran liegen, dass es bisher nicht gelang, ein solches Angebot regelhaft über die Pflegekassen finanziert zu bekommen.

Familiale Pflege

Dies ist zwischenzeitlich im Zusammenhang mit einem Projekt der Universität Bielefeld gelungen – allerdings auch nur auf die am Projekt beteiligten Pflegekassen bezogen. Das Modellprogramm „Familiale Pflege unter den Bedingungen der G-DRG“ der Universität Bielefeld hatte zum Ziel, Unterstützungsstrukturen für pflegende Angehörige bereits im Vorfeld der Entlassung einer pflegebedürftigen Person aus dem Krankenhaus in die häusliche Pflege zu etablieren (**Kap. 7.6**). Pflegende Angehörige sollten während des stationären Aufenthalts der pflegebedürftigen Person in Form von Information, Schulung und Beratung unterstützt werden. Dazu wurden in Krankenhäusern beschäftigte Pflegefachpersonen zu sogenannten Pflegetrainer:innen ausgebildet, die pflegenden Angehörigen verschiedene Unterstützungsleistungen anbieten können.

Familiale Pflege versteht sich als umfassendes Bildungsangebot zur Kompetenzförderung und Begleitung pflegender Angehöriger. Dabei wird die Rolle *pflegender Angehöriger* als Entwicklungsaufgabe im Lebenslauf betrachtet, die gestaltet werden muss (Gröning, 2018). Im Projekt stellte sich heraus, dass Familien mit Entscheidungen bezüglich der Gestaltung der Pflegesituation oft überfordert waren. Damit die Pflegetrainer:innen auf solche Situationen professionell reagieren können, wurde das Angebot der *Familienberatung* (Gröning, 2016) entwickelt. Ziel war es, pflegenden Familien Begleitung und Unterstützung bei notwendigen Entscheidungs- und Gestaltungsprozessen anzubieten (Universität Bielefeld, 2018). Wie alle anderen Angebote des Projekts dient auch die Moderation von Gesprächen im Rahmen der Familienberatungsgespräche dem übergeordneten Ziel, die weitergehende Versorgung der pflegebedürftigen Personen im vertrauten häuslichen Umfeld für alle Beteiligten befriedigend zu gestalten.

In den beschriebenen Projekten entwickelten sich unabhängig voneinander Angebote der Moderation in pflegenden Familien. Wenn Familien oder andere Gruppen Unterstützung bei

Familienmoderation/Konfliktmoderation im Rahmen von Pflegebedürftigkeit

Inhalt

- Überblick über die gesetzliche Unfallversicherung und Handlungsfelder der Unfallkasse NRW
- die „Pflegeunfallversicherung"
- Wie funktionieren Familien?
- Elemente eines Familiengesprächs
- systemische Instrumente
- die Rolle des Beraters in der Familie

Zielgruppe

- Pflegefachkräfte aus Alten- und Krankenpflege, die Kurse für pflegende Angehörige leiten
- Pflegefachberaterinnen und Pflegefachberater, Pflegekräfte der Pflegekassen
- Pflegewissenschaftlerinnen und Pflegewissenschaftler, die in der Beratung für pflegende Angehörige tätig sind
- Sozialarbeiterinnen und Sozialarbeiter aus Pflegeberatungsbüros und Pflegestützpunkten

Hinweise/Bemerkungen

Die Anzahl der Teilnehmenden ist auf 12 begrenzt. Das Seminar besteht aus zwei Teilen, die nicht einzeln besucht werden können. Die Teilnahme setzt eine schriftliche Bewerbung voraus, in der dargelegt werden muss, inwieweit Inhalte des Seminars im beruflichen Alltag angewendet werden können.

Zur Bewerbung gehört auch ein Nachweis über die Teilnahme an Kommunikations- und Gesprächsführungsseminaren. Bitte melden Sie sich bis 12 Wochen vor dem ersten Termin an.

Termin	Seminar-Nr.	Ort	Leitung
16. – 17.08.2021	21-8-12-033	Münster	Alexandra Daldrup
25. – 26.10.2021	19-8-12-043	Münster	Alexandra Daldrup

Abbildung 6-1: Seminarausschreibung der Unfallkasse NRW (Quelle: Unfallkasse NRW, mit freundlicher Genehmigung)

einer Entscheidungsfindung oder auch beim gegenseitigen Verständnis benötigen, ist Moderation gefragt. Dies ist nicht nur auf konfliktträchtige Situationen bezogen. Erfahrungen mit der Familienmoderation zeigen insgesamt, dass Familien, die ein solches Angebot nutzten, davon sehr profitierten. Ein besseres gegenseitiges Verständnis, die Entwicklung zufriedenstellender und v. a. praktikabler Lösungen und der konstruktive Umgang mit Konflikten konnte durch Moderation gefördert werden (Quatedem Tolsdorf, 2017). Diese positiven Rückmeldungen dürfen jedoch nicht darüber hinwegtäuschen, dass die Hemmschwelle, ein solches Angebot überhaupt erst anzunehmen, immer noch sehr hoch ist.

6.2 Rolle und Aufgaben in der Moderation

Die Rolle der Moderator:innen ist geprägt durch ihre Grundhaltung (**Kap. 5.9**). Wie die Beratung ist die Moderation inhaltlich neutral durchzuführen. Dies bedeutet, dass die moderierende Person keine eigenen Interessen vertreten darf, um die Standpunkte aller Teilnehmenden gleichermaßen würdigen zu können. Sie ist dementsprechend auch nicht für die inhaltlichen Ergebnisse der Gespräche verantwortlich. Ihre Aufgabe ist es vielmehr, den Gesprächsprozess zu gestalten, damit die Teilnehmenden für sich gute Ergebnisse erzielen können (von Kanitz, 2020). Moderation gestaltet den Prozess, nicht den Inhalt.

Moderationsaufgaben
Um die Aufgaben der Rolle entsprechend ausüben zu können, benötigen Moderator:innen neben kommunikativer Kompetenz auch die soziale und methodische. Menschliche Wärme, eine positive Grundeinstellung und Akzeptanzvermögen anderen Menschen gegenüber sind von großer Bedeutung, um Beziehungsgeflechte in einer Gruppe wahrzunehmen und darauf reagieren zu können. Methoden und Techniken entsprechend der Moderationsaufgaben (Malorny & Langner, 2007) sinnvoll einsetzen zu können, beschreibt hier die methodische Kompetenz. Folgende Moderationsaufgaben sind hervorzuheben (von Kanitz, 2020):

- die Sitzung insbesondere durch Strukturierung, Zeitmanagement und dezente Gesprächsführung organisieren
- die Gruppe bei der Zielformulierung unterstützen
- die Gruppe bei der dauerhaften Zielfokussierung unterstützen
- die Gruppe bei der Etablierung einer konstruktiven Kommunikationskultur unterstützen
- die Gruppe bei konstruktiven Konfliktlösungen unterstützen
- allen Teilnehmenden ausreichend Raum einräumen
- geeignete Methoden einsetzen
- besprochene Inhalte zusammenfassen
- Arbeitsschritte, Zwischenideen und Lösungsideen visualisieren
- getroffene Vereinbarungen dokumentieren.

Auch bei der Moderation im Rahmen pflegebezogener Edukation bleibt die Gruppe, die Familie für den Inhalt verantwortlich. Dennoch erscheinen hier für die Moderation auch Feld- und Fachkompetenz erforderlich. Vielfach ist ein inhaltlicher Input notwendig (z. B. zu Versorgungsmöglichkeiten). Oft haben die Teilnehmenden nur sehr allgemeines Wissen zu Pflege- und Gesundheitsthemen. Die große Herausforderung für die Moderierenden liegt dann darin, inhaltliche Informationen zu geben und dabei die eigene Neutralität zu bewahren. Dies erfordert eine hohe Fähigkeit zur Selbstreflexion.

Aufgabe

Warum müssen professionelle Moderator:innen eine neutrale Grundhaltung einnehmen?

6.3 Der Moderationsprozess

Derzeit wird eine pflegebezogene Familienmoderation eher selten direkt nachgefragt. Mit Ausnahme des beschriebenen Projektes bzw. Modellprogramms sind solche Angebote nicht weit verbreitet, nicht sehr bekannt und werden auch kaum beworben. Häufig zeigt sich der Bedarf für ein solches Angebot im Rahmen von Informationsvermittlung, Beratungen oder Schulungen. Wird in solchen Situationen deutlich, dass eine Familienmoderation die Situation einer Familie verbessern könnte, sollte ein solches Angebot jedoch an die Klient:innen herangetragen werden. Willigen diese dann in das Angebot ein, könnte folgende Vorgehensweise sinnvoll sein:

Vorplanung:

- Es muss zunächst geklärt werden, welche Personen teilnehmen sollten.
- Dann ist festzulegen, wer diese Person kontaktiert und die Einladung ausspricht zu einem Gespräch mit neutraler Moderation: die Klient:innen, die eine Moderation wünschen, oder die geplant moderierende Person.
- Ort, Termin und Zeitrahmen müssen festgelegt werden. Hierbei gilt es zu klären, ob die Moderation in der Häuslichkeit einer der beteiligten Personen oder „auf neutralem Boden" (z. B. Büro der moderierenden Person) stattfinden soll.

Vorbereitung der Sitzung:

Eine Moderation muss organisatorisch, inhaltlich, mental-emotional und praktisch vorbereitet werden (von Kanitz, 2020):

- Zur organisatorischen Vorbereitung gehört die Vorplanung sowie die Materialvorbereitung (z. B. Flipchart, Informationsbroschüren, Notizblock etc.).
- Inhaltlich kann die Familienmoderation nur vage vorbereitet werden. Findet sie nach einem vorherigen Termin statt, können die Moderator:innen ihnen bekannte Aspekte notieren. Dabei ist zu beachten, dass sie nur Kenntnisse über die Sicht der ihnen bereits bekannten Personen haben.
- Mental-emotional sollte eine Familienmoderation ähnlich einer Beratungssituation vorbereitet werden. Rolle und Aufgaben sowie Haltung der Moderierenden müssen verinnerlicht sein.
- Praktische Vorbereitungen, die über die organisatorischen Aspekte hinausgehen, spielen in erster Linie dann eine Rolle, wenn die Familienmoderation z. B. im Büro der moderierenden Person stattfindet. Sie beziehen sich z. B. auf das Umleiten des Telefons, ein Bitte-nicht-stören-Schild an der Tür, angenehme Raumtemperatur, Sitzmöglichkeiten und Getränke. Findet die Moderation in der Häuslichkeit einer der beteiligten Personen statt, können Moderator:innen im Vorfeld darauf hinweisen, welche Rahmenbedingungen für die Durchführung sinnvoll sind.

In der Sitzung:

- In der Sitzung übernimmt die moderierende Person die bereits beschriebenen Aufgaben.
- Die Begrüßung der Teilnehmenden, die Erläuterung der Methode, der moderierenden Rolle und auch der gewünschten Kommunikationsregeln eröffnen die Sitzung.
- Den nächsten Schritt bestimmt die individuelle Situation. Die moderierende Person könnte darstellen, wie der Auftrag zustande kam oder wie sie den Auftrag verstanden hat, oder sie bittet die auftraggebenden Teilnehmenden um diese Erklärung. Danach beginnt die inhaltliche Arbeit. Alle Anwesenden müssen verstanden haben, worin der Sinn der Familienmoderation liegt, damit ein Ziel vereinbart werden kann.
- Die moderierende Person unterstützt die Gruppe/Familie durch dezente Gesprächsführung bei der Entwicklung eigener Lösungsideen. Sie fasst dazu Zwischenergebnisse zusammen und visualisiert diese bei Bedarf.
- Die Ergebnisse der Sitzung werden für die Teilnehmenden dokumentiert, damit für alle getroffene Absprachen nachlesbar sind. Die moderierende Person dokumentiert jedoch auch für sich selbst: Im Rahmen der Qualitätssicherung der eigenen Tätigkeit kann sie den Verlauf reflektieren und bei einer evtl. Abrechnungsmöglichkeit für den Kostentragenden dokumentieren.
- Sind weitere Sitzungen vereinbart, können „Aufgaben" oder „Denkanstöße" bis zur nächsten Sitzung formuliert werden.
- Zeichnet sich ein Moderationsprozess über mehrere Sitzungen ab, sollte mit der Familie/Gruppe eine Höchstzahl von Sitzungen vereinbart werden. Auch bei der Familienmoderation steht die Erweiterung der Handlungskompetenzen der beteiligten Personen im Mittelpunkt. Diese sollen zukünftig ähnliche Situationen möglichst selbstständig be-

wältigen können. Die kontinuierliche Begleitung einer Familie kann daher nicht das Ziel einer Familienmoderation sein.

Ergibt sich im Rahmen einer anderen Intervention, z. B. der Beratung einer Familie die Notwendigkeit einer Moderation, entfallen Vorplanung und Vorbereitung. Die anderen beschriebenen Prozessaufgaben können jedoch mit kleinen Änderungen beibehalten werden. So muss z. B. die Methode der Moderation nicht beschrieben werden, da es vermutlich einen reibungslosen Übergang von der Beratung zur Moderation gibt, den die Moderierenden aber wahrnehmen müssen. Die Klient:innen werden dies jedoch in der Regel kaum mitbekommen.

Moderation als Handlungsstrategie pflegebezogener Edukation ist ein hochkomplexes Geschehen. Sie stellt an die moderierenden Personen hohe Anforderungen und benötigt zahlreiche Kompetenzen Die Moderierenden müssen ihre persönlichen und beruflichen Grenzen kennen, erkennen und bei Bedarf auch klar benennen. Weisen schwierige Situationen in Familien Berührungspunkte z. B. zu therapeutischem Bedarf auf, müssen sich die Moderierenden bewusst sein, dass dies sensibel angesprochen wird. Damit sie Familien in solchen Situationen jedoch durch die Vermittlung an andere Stellen unterstützen können, sollten sie einen Überblick über regionale Angebote haben oder auf ein eigenes lokales Netzwerk zurückgreifen können (Netzwerk Patienten- und Familienedukation in der Pflege e. V., o. J.).

6.4 Praxisbeispiel: Familienmoderation bei Pflegebedürftigkeit

Mareike Tolsdorf Quatedem

Der Vater erleidet einen Schlaganfall, die Ehefrau wird zunehmend dementer, das ersehnte Kind behält nach Geburtskomplikationen bleibende Schäden oder die Schwiegereltern werden durch zahlreiche chronische Erkrankungen immer hinfälliger. Pflegesituationen sind vielschichtig und ihre Organisation ist nicht im „luftleeren Raum" planbar. Pflegebedürftige und pflegende Angehörige sind in Familiensysteme eingebettet, die maßgeblich Einfluss auf die Situation nehmen (Wright et al., 2020). In den seltensten Fällen wird die Bewältigung der Pflegesituation jedoch in einer Familienkonferenz besprochen, sondern eine nahestehende Person, meist Ehepartner:in oder (Schwieger-)tochter, rutscht in die Verantwortung der Organisation und Pflege, ohne eine bewusste Entscheidung darüber getroffen zu haben.

Anfangs wird die selbstverständliche Übernahme auch selten hinterfragt. Familiäre Konflikte stellen sich oftmals erst mit steigenden Anforderungen an die Pflege und gleichzeitig sinkender Selbstbestimmung über das eigene Leben ein. Es kann zu Diskrepanzen innerhalb der Familie kommen, oft unterschwellig und unausgesprochen. Nicht selten liegen die Ursachen weit zurück, z. B. bei Geschwistern, deren Sichtweisen sich völlig unterscheiden: Die eine Schwester findet, dass die vermeintlich schon immer bevorzugte Schwester, die ein enges Verhältnis zur Mutter hat, natürlich auch die Pflege übernehmen sollte. Diese fühlt sich jedoch wie immer von ihrer Schwester alleingelassen und ist wütend darüber, dass sie sich allein um die Mutter kümmern muss. Solche Konflikte können über Jahrzehnte hinweg ruhen und unterschwellig in der Pflegesituation gären, bis sie aufbrechen. Oft ist die Situation dann bereits so verfahren, dass ohne eine neutrale, außenstehende Person der Konflikt, der massiv auf die Pflegesituation Einfluss nimmt, nicht mehr lösungsorientiert angesprochen, geschweige denn für alle befriedigend gelöst werden kann.

Dieses Problem wurde auch in den Angehörigenfokusgruppen zum Projekt „Neuheit für Pflege" (Netzwerk zum Gesundheitsschutz nicht erwerbsmäßig Pflegender) der Unfallkasse NRW/DGUV, unter wissenschaftlicher Begleitung der Universität Witten/Herdecke, von den Teilnehmenden thematisiert. Eine Teilnehmerin, deren ganzes Leben sich mit Übernahme der Pflegesituation sukzessive verschlechtert hatte, fühlte sich alleine mit der Pflege überfordert und erhielt keinerlei Hilfe von ihren Geschwistern. Sie berichtete, dass sie von Pro Familia zu Mediatoren, sprichwörtlich von Pontius zu Pilatus lief – ohne dass es ein Angebot für ihre spezifische Situation gab. Nach einer deutschlandweiten Recherche stand fest: Sie hat Recht. Es gab kein Angebot der Familienmoderation, welches sich gezielt an pflegende Angehörige in ihrer spezifischen Situation richtet und durch professionell Pflegende angeboten wird. Darauf wurde reagiert und 2011 erstmals das Seminar für professionelle Pflegende „Familien- und Konfliktmoderation in Pflegesituationen" durch die Unfallkasse NRW angeboten.

Die Intention war zunächst erfahrene, professionell Pflegende für eine Konfliktmoderation im Rahmen von Pflegebedürftigkeit zu schulen, die dann eine „reine" Konfliktmoderation, ähnlich einer Mediation, in der Praxis anbieten. Schnell zeigte sich jedoch, dass die familiären Konflikte nie „losgelöst" von den Problemen und Herausforderungen der Pflegesituation betrachtet werden können. Umfangreiches Wissen über die Pflegeversicherung, Entlastungsmöglichkeiten usw. waren erforderlich, um Möglichkeiten aufzeigen zu können, damit die Familien überhaupt eine Entscheidungsgrundlage erhalten. Beispielsweise liegen Geschwister im Streit, da niemand den Beruf aufgeben will, um sich um die Eltern zu kümmern. Das Wissen um Entlastungsmöglichkeiten wie Tagespflege kann hier helfen, aufeinander zuzugehen.

Die Hemmschwellen zur Inanspruchnahme des Angebotes in der Praxis waren erwartungsgemäß hoch. Probleme in der Familie sollen auch in der Regel in der Familie bleiben. Trotz Öffentlichkeitsarbeit per Radio, Tageszeitung, Homepage etc. meldeten sich kaum Familien direkt. Dieser Trend setzt sich fort. Der Erstkontakt, der dann zu einer Familienmoderation führt, findet in der Regel aufgrund einer anderen Nachfrage statt (z. B. Wie finde ich einen ambulanten Pflegedienst?). Im Gesprächsverlauf werden dann die Konflikte sichtbar (es kümmert sich ja sonst niemand).

Die zweite Hürde besteht darin, alle in die Pflege (und den Konflikt) Involvierten für die Familienmoderation zu gewinnen. Diese sollte möglichst an einem neutralen Ort stattfinden. Ist eine Teilnahme nicht möglich, beispielsweise weil die Parteien so zerstritten sind, dass ein Kommen abgelehnt wird oder die pflegebedürftige Person aufgrund ihrer Erkrankung mit der Teilnahme an der Familienmoderation überfordert wäre, sollte ein leerer Stuhl denjenigen symbolisieren und auch seine Sichtweise gehört werden („Was würde XY jetzt sagen?"). Falls Sie sich fragen, wie ein Verstorbener Einfluss nehmen kann? Beispielsweise wenn eine pflegende Tochter eigentlich erkennt, dass sie mit der Pflege neben ihren zahlreichen anderen Verpflichtungen völlig überfordert ist, aber keine Konsequenzen aus dieser Einsicht zieht, „Denn ich habe es Mutter doch versprochen, mich um Papa zu kümmern, wenn sie nicht mehr ist".

In der Moderation wird mit Mitteln der systemischen Beratung gearbeitet, dem Zuhören, Nachfragen, Wertschätzen, Aufdecken, Aufzeigen ... Jedes Familienmitglied erhält Raum für die eigene Sichtweise, alle Puzzleteile ergeben den Blick auf das Ganze. Wichtig ist, dass Moderator:innen mit den Fragetechniken und Mitteln arbeiten, mit denen sie sich wohlfühlen. Sie selbst sind ihr wichtigstes Werkzeug und können nur „echt" agieren, wenn sie „sie selbst" in der Moderation bleiben. Jede Situation ist anders – es gibt keinen Leitfaden. Wichtig ist, Grenzen zu erkennen. Moderator:innen sind gut beraten, ein breites Netzwerk an weiterführenden Hilfen aufzubauen, um im Bedarfsfall vermitteln zu können. Insbesondere muss klar sein, dass keine therapeutische Hilfe geleistet werden darf und kann.

In der Praxis zeigt sich: Familien, die die Hemmschwelle zur Inanspruchnahme einer

Familienmoderation überwinden, profitieren davon. Das Hören aller Sichtweisen, das „Aufbereiten" der Situation durch die Moderierenden ermöglicht den Familienmitgliedern, Verständnis für den andern aufzubauen. Ebenso zeigt sich, dass das Wissen der aus der Pflege kommenden Moderierenden, gute Netzwerke und das Aufzeigen der Möglichkeiten unabdingbar für Familien sind, die sich oftmals im Dschungel der Hilfemöglichkeiten nur schwerlich zurechtfinden. Erst so können die Familien befähigt werden, eine Grundlage zur Lösungsfindung zu erarbeiten. Das Schaffen von Verbindlichkeiten durch eine außenstehende Person gibt zuletzt allen Beteiligten Sicherheit.

Die telefonische „Nachsorge" der Beratenden zeigte durchweg: Familienmoderation wirkt nach. Die Situationen haben sich in unterschiedlichem Maße zum Positiven verändert. Familienmoderation ist eine Chance Veränderungen anzustoßen, gerade in Familien, in denen die Kommunikation stark gestört oder gar zum Erliegen gekommen ist. Welche Lösungen individuell als „richtig" empfunden werden und inwieweit Familien die Ergebnisse nutzen und ihre Situation nachhaltig verändern, bleibt jedoch letztendlich ihnen überlassen.

6.5 Literatur

Gröning, K. (2016). *Familienberatung in der pflegenden Familie*. Verfügbar unter https://www.uni-bielefeld.de/erziehungswissenschaft/ag7/familiale_pflege/materialien/studienbriefe/StB_Familienberatung-2016.pdf

Gröning, K. (2018). Grundannahmen des Modellprogramms „Familiale Pflege unter den Bedingungen der G-DRG". In K. Gröning, C. Schiller & J.W. Waterböhr (Hrsg.). *Jahrbuch Familiale Pflege* (S. 9–31). Bielefeld: Universität Bielefeld.

Malorny, C. & Langner, M.A. (2007). *Moderationstechniken* (3. Aufl.). München-Wien: Carl Hanser. https://doi.org/10.3139/9783446415201

Netzwerk Patienten- und Familienedukation in der Pflege e.V. (o.D). *Familienmoderation*. Verfügbar unter https://patientenedukation.de/themen/familienmoderation

Quatedem Tolsdorf, M. (2017). Hilfe für Konflikte in der Familie. In Kirchliche Sozialstation Elsenztal e.V. (Hrsg.), *Gepflegt zu Hause* (S. 2–3). Meckesheim: Eigenverlag.

Unfallkasse Nordrhein-Westfalen (Hrsg.). (2013). *Abschlussbericht des Modellprojekts „Neuheit für Pflege"*. Düsseldorf: Eigenverlag

Universität Bielefeld. (2018). *Handbuch geltende Konzepte im Programm Familiale Pflege.* Verfügbar unter https://www.uni-bielefeld.de/erziehungswissenschaft/ag7/familiale_pflege/materialien/handbuch-geltende-konzepte.pdf

Von Kanitz, A. (2020). *Crashkurs Professionell Moderieren* (3. Aufl.). Freiburg-München-Stuttgart: Haufe Group. https://doi.org/10.34157/9783648138069

Wright, L.M., Leahey, M., Shajani, Z. & Snell, D. (2020). *Familienzentrierte Pflege. Lehrbuch für Familien-Assessment und Interventionen.* Bern: Hogrefe. https://doi.org/10.1024/86075-000

Zegelin, A. (2015). Alltag leben trotz Krankheit – pflegerische Unterstützung umfasst Informieren, Beraten und Schulen. In T. Segmüller (Hrsg.), *Beraten, Informieren und Schulen in der Pflege. Rückblick auf 20 Jahre Entwicklung* (S. 15–37). Frankfurt am Main: Mabuse.

7 Handlungsfelder pflegebezogener Edukation

Martin Schieron

In den letzten Jahren haben edukative Tätigkeiten innerhalb der Pflegeberufe in Mitteleuropa deutlich zugenommen – zum Teil auch als Haupttätigkeit Pflegender.

In diesem Buch wurden dazu bereits einige Beispiele aus der Praxis vorgestellt. In diesem Kapitel werden weitere Handlungsfelder pflegebezogener Edukation kurz beschrieben und durch Praxisbeispiele ergänzt. Diese individuell verfassten Berichte geben Einblicke in die Umsetzung pflegebezogener Edukation in einigen ausgesuchten spezifischen Feldern. Für andere Bereiche gibt es gleich mehrere Beispiele, da pflegebezogene Edukation dort bereits schon länger etabliert ist. Auch ließen sich einige Praxisberichte mehreren Handlungsfelder zuordnen. Die Zuordnung der Praxisbeiträge erfolgte mit der Absicht, thematisch möglichst viele Arbeitsbereiche zu berücksichtigen.

Die vorgestellten Handlungsfelder beziehen sich z. B. auf Personengruppen wie Klient:innen und Angehörige, auf Arbeitsbereiche (z. B. Krankenhaus) oder auf spezielle Gesetzesgrundlagen (z. B. SGB XI). So kann es bei der Darstellung einzelner Tätigkeitsbereiche zu inhaltlichen Überschneidungen kommen. Diese sind jedoch nicht als redundant zu betrachten, da sie aus unterschiedlichen Blickwinkeln geschrieben wurden.

Es war nicht möglich, alle potenziellen Handlungsbereiche pflegerischer Edukation zu berücksichtigen. Die in diesem Kapitel getroffene Auswahl stellt keine Priorisierung dar, z. B. gegenüber der Palliativversorgung, psychiatrischer Pflege, Sanitätsfachhandel, Elternschule, Wohnberatung, Katastrophenhilfe, Schmerzambulanz, Behindertenhilfe oder Schwangerschaftskonfliktberatung. Es gibt einfach inzwischen sehr viele Tätigkeitsfelder, in denen die Expertise in pflegebezogener Edukation geschätzt wird. Zudem entstehen weiterhin kontinuierlich neue Arbeitsbereiche (auch) für beruflich Pflegende, von denen einige äußerst kritisch diskutiert werden (z. B. Advanced Care Planning – ACP).

Die Vielfältigkeit der dargestellten Handlungsfelder bietet dennoch sowohl einen guten Überblick über existente Angebote als auch Impulse für zukünftige Arbeitsbereiche pflegebezogener Edukation.

7.1 Advanced Practice Nursing (APN)

Martin Schieron

Der Begriff *Advanced Practice Nursing* (APN) – auch Advanced Nursing Practice (ANP) beschreibt vereinfacht dargestellt, eine erweiterte, auf wissenschaftliche Erkenntnisse gegründete Pflegepraxis. Durch ein Masterstudium erwerben Pflegefachpersonen ein akademisch basiertes und anwendungsbereites Expertenwissen.

Die Akademisierung der Pflege wurde im deutschsprachigen Raum und insbesondere in Westdeutschland lange Zeit eher zwiespältig betrachtet. Das zum 01.01.2020 in Kraft getretene Pflegeberufegesetz (PflеBG) sieht zwar die primärqualifizierende Hochschulausbildung vor – bewahrt jedoch weiterhin auch die bisherige Ausbildung an Pflegeschulen. International sind akademisierte Pflegefachpersonen jedoch unverzichtbarer Teil der Versorgungssicherheit und -qualität und sichern einen wesentlichen Anteil der primären Gesundheitsversorgung.

In den USA war die Pflegeausbildung beispielsweise von Beginn an als Hochschulstudium konzipiert. Wie dies auch in vielen anderen Disziplinen (z. B. der Medizin) der Fall ist, entwickelten sich später akademische Spezialisierungen auf Masterniveau wie die Nurse Practioner (NP) oder die Clinical Nurse Specialists (CNS). Eine solch hohe Qualifikation der Pflegenden hat auch Auswirkungen auf die Arbeitsteilung im Gesundheitswesen. So praktizieren in den USA beispielsweise 40,5 NPs pro 100 000 Einwohnern (Ayerle, et al., 2020). Sie arbeiten in eigener Praxis oder in einer Praxisgemeinschaft mit ärztlichen Kolleg:innen. Ihre Arbeitsaufgaben sind vielfältig. Sie erstellen Anamnesen, führen körperliche Untersuchungen durch, kümmern sich um das Medikamentenmanagement, versorgen Wunden und beraten zu vielen Gesundheitsthemen. CNSs dagegen sind Pflegeexpert:innen für bestimmte Bereiche wie spezielle Erkrankungen (z. B. Onkologie, Diabetes), Personengruppen (z. B. Ältere, Kinder, Frauen), Settings (z. B. Notaufnahme, Intensivbereich) oder spezielle Gesundheitsprobleme (z. B. Wunden, Schmerz). Ähnlich wie die NPs verbringen auch die CNSs einen großen Teil ihrer Zeit mit Schulungen oder Beratungen der Patient:innen. Pflegebezogene Edukation ist somit ein zentraler Bestandteil ihrer Tätigkeit.

In den 1990er Jahren etablierte sich APN bzw. damals ANP als Oberbegriff für diese erweiterten Pflegequalifikationen. Pflegefachkräfte mit dieser Qualifikation haben die Berufsbezeichnung Advanced Practice Nurse (APN). Dieses Qualifikationsniveau ist inzwischen auch in Australien, Finnland, Großbritannien, Holland, Irland, Kanada und Neuseeland etabliert. In Deutschland, Österreich, der Schweiz und anderen Ländern befindet sich dieser Prozess noch in der Entwicklung (Steinbrüchel-Boesch, 2019).

Vielfach übernehmen die APNs auch Aufgaben, die zuvor dem ärztlichen Bereich zugeordnet waren. Dabei arbeiten sie in ihren Bereichen weitestgehend eigenständig. Dies ist nicht nur in den USA, sondern beispielsweise auch in Großbritannien so. Das Recht, über Aufnahme, Entlassung oder Überweisung von Patient:innen zu entscheiden, die Erstellung von Pflegeplänen, aber auch beratende Tätigkeiten, die Gesundheitsedukation sowie Teile des Disease-Managements, also der Behandlungsprogramme für chronisch kranke Menschen, liegen in den Händen der APNs.

Auch wenn im deutschsprachigen Raum der Einsatz von APNs noch lange nicht so strukturiert erfolgt wie beispielsweise im angloamerikanischen Raum, werden sie zunehmend adäquat eingesetzt und sorgen für eine Qualitätssteigerung in der pflegerischen Versorgung. Praktische Beispiele aus dem klinischen Bereich finden sich neben den hier zugeordneten Praxisbeispielen in **Kapitel 7.4** und **7.9**.

Über den klinischen Bereich hinaus gibt es international weitere Settings, in denen APNs tätig sind, z. B. in der Familiengesundheitspflege (Family-Health-Nurse). Hierbei wird einem von der Weltgesundheitsorganisation (WHO) entwickelter Ansatz zur Stärkung der Gesundheit der Bevölkerung gefolgt. Ziel ist die Etablierung von familien- und gesundheitsorientierten sowie gemeindenahe Diensten. Allerdings erfolgt die Weiterbildung für Pflegefachpersonen und Hebammen nicht auf akademischem Niveau, sondern wird als zweijährige Weiterbildung angeboten (**Kap. 7.7**). Auch die international etablierte Schulgesundheitspflege (School-Nurse) ist im deutschsprachigen Raum noch nicht sehr verbreitet (**Kap. 7.12**). Community-Health-Nurses (CHNs) (**Kap. 7.4**) sind in vielen Ländern bereits eingesetzt, insbesondere in kommunalen Gesundheitszentren (Agnes-Karll-Gesellschaft für Gesundheitsbildung und Pflegeforschung mbH, 2019).

Aufgabe

Überlegen Sie: Gibt es in Ihrem direkten Arbeitsumfeld/in Ihrer Einrichtung APNs?

7.1.1 Praxisbeispiel: Patientenedukation bei oral antikoagulativer Therapie

Alexandra Knisch-Wesemann

Hinführung zur Zielgruppe

In der klinischen Versorgung von Patient:innen mit kardiovaskulärer Erkrankung stellen orale Antikoagulanzien (OAK) eine häufig eingesetzte Arzneimitteltherapie dar. Die Indikation für eine OAK ist vielfältig und kann Patient:innen mit Herzrhythmusstörungen, z. B. Vorhofflimmern, thromboembolischen Ereignissen wie Lungenarterienembolie oder mechanischem Herzklappenersatz betreffen. Die OAK können ein erhöhtes Risiko innehaben, z. B. für Blutungskomplikationen (Perrey & Erbel, 2012).

Für Patient:innen ist die Alltagsbewältigung und das damit verbundene Selbstmanagement bedeutsam, um mit der Situation im zeitlichen Verlauf umgehen zu können. Es kommen neue Aufgaben wie Therapiemanagement, Umgang mit Emotionen und Umgang mit (neuen) Rollen im Konstrukt der Familie hinzu (Lorig & Holman, 2003). Wissensdefizite zu neu angeordneter oder veränderter Medikation begünstigen unerwünschte Arzneimittelereignisse. International ist die Patientenedukation zu Vitamin-K-Antagonisten (VKA) etabliert und wird zum Teil von spezialisierten Pflegenden, z. B. Clinical Nurse Specialists durchgeführt, allerdings variieren die methodischen Ansätze. Die Einbeziehung von nahen Angehörigen wird empfohlen, da sie als wichtige Bezugsperson in der medikamentösen Therapie eingeschätzt werden (Clarkesmith et al., 2013).

Seit einigen Jahren werden neben den VKA auch Direkte Orale Antikoagulanzien (DOAK) eingesetzt, daraus resultiert ein anderes Therapiemanagement für die Patient:innen (Einnahmeschemata) und für die professionellen Akteure (Therapiemonitoring) (Perrey & Erbel, 2012).

Manifestiert sich eine chronische Erkrankung, entwickeln sich die Patient:innen im zeitlichen Verlauf zu „Experten" der eigenen Erkrankung und insbesondere bei medikamentösen Therapien kann das Abwägen von Nutzen/Risiko täglich präsent sein (Haslbeck, 2010). Die Komplexität für Patient:innen wird zum einen im Umgang mit der Erkrankung deutlich, z. B. Symptome interpretieren. Zum anderen ist der Umgang mit der Therapie, z. B. tägliche Einnahme sicherstellen, Werte messen etc., bedeutsam.

Strukturierte Wissensvermittlung, Materialien

Eine Antwort auf diese komplexen Aufgaben kann die pflegegeleitete Wissensvermittlung für Patient:innen und Angehörige sein. Im Florence-Nightingale-Krankenhaus in Düsseldorf wird die Patient:innen- und Angehörigenedukation zu OAK von mir als Pflegeexpertin APN angeboten. Ziel ist es, stationären Patient:innen relevante Informationen zur gerinnungshemmenden Therapie zur Verfügung zu stellen und so auf den Alltag vorzubereiten. Das Angebot richtet sich auch an Patient:innen mit Komplikationen, wie gastrointestinalen Blutungen unter OAK.

Dafür wird der Ansatz der strukturierten Wissensvermittlung zu VKA genutzt, folgende Säulen sind relevant: Krankheitsverständnis, Einflussfaktoren auf die Therapie und Selbstbeobachtung (Moss et al., 2014). Für die DOAK wurden diese drei Säulen übernommen und die Inhalte entsprechend adaptiert. Neben der strukturierten Wissensvermittlung ist es sinnvoll, gezielt auf die aktuellen Bedarfe der Patient:innen einzugehen und die Informationen entsprechend zuzuschneiden. Beispielsweise bei Personen mit einer onkologischen Erkrankung und einer OAK-Neueinstellung zeigt die Erfahrung, dass häufig andere Themen Priorität haben, z.B. Nebenwirkungen von Chemotherapien. Die OAK wird als zusätzliche Therapie angesehen, die in den Alltag integriert werden soll. Hier ist es sinnvoll, schriftliche Informationsmaterialien auszuhändigen oder auf internetbasierte Informationen hinzuweisen, die nach eigenem Bedarf (zum passenden Zeitpunkt) genutzt werden können.

Folgende Materialien werden ergänzend zum Gespräch eingesetzt:

- Flyer zu den unterschiedlichen Arzneimitteln
- Videos (Erklärung von Krankheitsbildern)
- Anleitung zur nichtmedikamentösen Thromboseprophylaxe
- Patient:innenausweise.

Struktur/Einbettung der Patientenedukation im stationären Alltag

Im Krankenhausinformationssystem (KIS) besteht die Möglichkeit, die Edukation über ein Konsil anzufordern. Dies kann durch pflegerische und ärztliche Kollegen:innen geschehen. Zudem ist es möglich, mich telefonisch zu kontaktieren, dies erleichtert die stationsübergreifende Arbeit.

Bevor ich mit den Patient:innen ins Gespräch gehe, ist ein kollegialer Austausch mit dem ärztlichen Dienst, z.B. zum Stand der Diagnostik, sinnvoll. Während die ärztlichen Kolleg:innen für die Indikationsstellung, Aufklärung etc. zuständig sind, liegt der pflegerische Fokus auf der Alltagsbewältigung und der Förderung des Selbstmanagements in Bezug auf die Erkrankung und die Therapie.

Häufig finden die Gespräche im Patient:innenzimmer statt, es besteht jedoch die Möglichkeit, sich in einen separaten Raum zurückzuziehen. Als gutes Zeitfenster hat sich der Nachmittag herausgestellt, denn meistens werden die Gespräche weniger unterbrochen und die Chance, einen nahen Angehörigen einbeziehen zu können, ist höher.

Evaluation und Outcomes

Mit der Dokumentation von Patient:innengesprächen im KIS ist es möglich, formativ zu evaluieren. Das verhilft zu einem Überblick über Anzahl und Dauer der Gespräche, Alter der Patient:innen, Krankheitsbilder, Nutzung poststationärer Kontaktaufnahme etc. Diese Daten sind hilfreich, um die Zielgruppe möglichst genau beschreiben zu können und die Methoden/Materialien anzupassen.

Bei der Patientenedukation besteht die Herausforderung, ein zielgerichtetes und messbares Outcome auf der Interventionsebene zu finden. Das Akutsetting Krankenhaus hat die Besonderheit, dass Patient:innen in kurzer Zeit, mit akutem Handlungsbedarf betreut werden und ein Austausch von vielen (neuen) Informationen stattfindet.

Im internationalen Kontext wird bei der Patientenedukation zur OAK häufig der Grad des Wissens, Patient:innenzufriedenheit, Stabilität von INR-Werten als Zielgröße angewendet (Clarkesmith et al., 2013). Allerdings lassen diese Outcomes nur bedingt eine Übertragbarkeit auf das akutstationäre Setting zu. Im klinischen Alltag wird daher ein Zwischenschritt im Sinne eines patient:innenbezogenen Outcome angewendet, das sogenannte „Real Time Feedback" (Schmidt-Kaehler et al., 2017). Es lässt sich gut am Ende eines Gesprächs integrieren und ist darauf ausgerichtet, die wichtigsten Aspekte von Patient:innen zusammenfassen zu lassen. Für die nachstationäre Zeit besteht für die Patient:innen die Möglichkeit, mich telefonisch oder per E-Mail zu kontaktieren, falls Fragen zur OAK vorhanden sind. Das Angebot wird genutzt, die Anliegen sind vielfältig, sie reichen von Informationsbedarfen bis hin zur Lotsenfunktion bei bestehenden Problemen.

Ausblick

Insgesamt lässt sich resümieren, dass Patient:innen und Angehörige das edukative Angebot zur OAK als hilfreich ansehen und es gerne annehmen. Allerdings ist in Zeiten hohen Patient:innenaufkommens bzw. bei Personalengpässen spürbar, dass die Bedarfe teilweise nicht weitergegeben werden. Hierfür frage ich aktiv auf den Stationen nach und informiere über das Angebot. Im interprofessionellen Team gelingt die Zusammenarbeit und im Laufe der Zeit hat die Patient:innenedukation einen festen Stellenwert in der akutstationären Versorgung bekommen.

7.1.2 Praxisbeispiel: Institutionsübergreifende Pflegesprechstunde Lebertransplantation

Patricia Künzler-Heule
und Sonja Beckmann

Eine Lebertransplantation ist oft die letzte Therapieoption bei irreversiblen Lebererkrankungen wie Leberzirrhose oder Leberzellkarzinom. Aufgrund der Komplexität werden Betroffene und ihre Angehörigen durch multiprofessionelle Behandlungsteams betreut. Am Kantonsspital St. Gallen (KSSG) und am Universitätsspital Zürich (USZ) gehört jeweils eine Pflegeexpertin Advanced Practice Nurse (APN) zum Team. Die APNs leiten die Pflegesprechstunde Lebertransplantation, die als zusätzliches Versorgungsangebot zu den Sprechstunden anderer Fachpersonen angeboten wird.

Ausgangssituation und konzeptionelle Grundlagen

Die klinische Versorgung bei einer Lebertransplantation ist aufgrund des komplexen und wechselhaften Krankheitszustandes herausfordernd. Vor der Transplantation leiden die Betroffenen unter einer hohen Symptombelastung, beispielsweise an Aszites, Kognitionsstörungen oder Fatigue. Die Symptome schränken den sozialen und beruflichen Alltag ein und gehen mit einer emotionalen Belastung einher. Diese wird verstärkt durch die Ungewissheit, ob rechtzeitig ein geeignetes Spenderorgan gefunden wird. Nach der Lebertransplantation ist die Grunderkrankung in der Regel therapiert, trotzdem gelten transplantierte Personen weiterhin als chronisch krank. Bedingt durch Vorerkrankungen sowie Nebenwirkungen der nun lebenslang notwendigen immunsuppressiven Medikamente leben sie mit einem erhöhten Risiko für Komorbiditäten wie kardiovaskuläre, metabolische oder maligne Begleiterkrankungen (EASL, 2015). Daraus ergibt sich für die Betroffenen vor und nach der Lebertransplantation der Bedarf an wiederholter Unterstützung im Selbstmanagement.

Wenn Betroffene nicht in der Nähe des Transplantationszentrums USZ wohnen, ist die kontinuierliche Betreuung zwischen verschiedenen Spitälern herausfordernd. In stabilen Phasen erfolgt die ambulante und stationäre Betreuung primär im wohnortnahen Spital KSSG. Bei einer Verschlechterung des Gesundheitszustandes oder zur Transplantation kommt es zur Verlegung ans USZ. Das hat zur Folge, dass Betroffene und Angehörige mehrere Ansprechpersonen haben. Um eine fragmentierte Versorgung bei der Unterstützung im Selbstmanagement zu verhindern, wurde die pflegerische Zusammenarbeit zwischen dem KSSG und dem USZ neu gestaltet mit dem Ziel, die Pflegesprechstunde Lebertransplantation an beiden Standorten gleich zu konzipieren und zu implementieren.

Die Inhalte der Sprechstunde wurden auf der Basis der Bedürfnisse aller Beteiligten entwickelt. Dazu wurden Interviews mit Betroffenen, Angehörigen und Fachpersonen geführt. Konzeptioneller Fokus ist die Unterstützung im Selbstmanagement im Umgang mit medizinischen Themen, mit der eigenen Rolle im sozialen Umfeld und emotionale Themen. Für die Wahl dieses Ansatzes gab es zwei Gründe: Erstens ist die Unterstützung im Selbstmanagement ein Grundpfeiler des Chronic Care Models und führt in der Versorgung chronisch kranker Menschen zu besseren Resultaten (Wagner et al., 1996). Zweitens tragen transplantierte Personen durch ein effektives Selbstmanagement entscheidend zum langfristigen Erfolg der Transplantation bei (Lerret et al., 2016).

Komplexe Beratungsthemen

Im Edukationskonzept ist die strukturierte Vermittlung der wichtigsten Informationen zum Umgang mit der Transplantation festgehalten. Mindestens drei Beratungen werden im Verlauf der Lebertransplantation fest geplant. In den meisten Fällen benötigt es jedoch mehr als diese beiden Termine, da die Bedürfnisse der Betroffenen abhängig vom Krankheitsverlauf und der Situation sehr unterschiedlich sein können. Folgende Themen werden häufig in den Beratungen angesprochen:

- Medizinische Themen: Anforderungen Listung, Ablauf Transplantation, Symptommanagement, Medikamentenmanagement, Prävention von Komorbiditäten (z. B. Infektionsprophylaxe, Sonnenschutz zur Vermeidung von Hautkrebs, Impfempfehlungen), Umsetzung eines gesunden Lebensstils (z. B. Ernährung, Bewegung, Umgang mit Alkohol/Nikotin)
- Die eigene Rolle im sozialen Umfeld, Angehörige: Aktive Teilnahme am Alltag, berufliche und finanzielle Sicherheit, Sexualität, Verhütung, Schwangerschaft
- Emotionale Themen: Gefühle von Unsicherheit, Angst und Überforderung, Stigmatisierung, Leben mit einem Spenderorgan, Sorgen in der Partnerschaft.

Unterstützt werden die Beratungen durch evidenzbasierte Broschüren. Diese enthalten nebst Informationen auch Beispiele für Aktionspläne, Bilder mit Aussagen von Betroffenen und Angehörigen sowie Selbstbeobachtungspläne zur Einschätzung und Handhabung von Symptomen. Als zusätzliche Hilfsmittel wurden gemeinsam mit einer Zeichnerin Illustrationen entwickelt, um komplexe physiologische Zusammenhänge einfach und visuell darzustellen.

Die institutionsübergreifende Zusammenarbeit

Die identische konzeptionelle Ausrichtung der Pflegesprechstunde ist eine wichtige Voraussetzung für die institutionsübergreifende Zusammenarbeit der beiden Pflegeexpertinnen APN und ein Benefit für alle Beteiligten. Folgendes Beispiel illustriert die gemeinsame Betreuung einer Patientin.

Frau Jänni (Name geändert) war lange in ambulanter Behandlung am KSSG, als sich ihr Gesundheitszustand innerhalb kurzer Zeit verschlechterte. Auf die Möglichkeit einer Lebertransplantation angesprochen, reagierten Frau Jänni und ihr Ehemann mit Angst und Ablehnung. In der Pflegesprechstunde nahm die APN diese Sorgen auf und stellte fest, dass die emotionale Reaktion durch unklare Vorstellungen vom Leben mit einer Organspende verstärkt wurde. Die persönliche Beratung und schriftlichen Informationen beseitigten die Unklarheiten. Nach einer Bedenkzeit und Rücksprache mit der Familie entschied sich Frau Jänni für die Abklärungen hinsichtlich einer Transplantation. Drei Monate später war sie am USZ für die Aufnahme auf die Warteliste und eine Beratung mit der dortigen APN. Diese wusste durch den Austausch mit Ihrer Kollegin bereits von Frau Jänni und passte die Beratung auf aktuelle Bedürfnisse an: Klärung von organisatorischen Themen rund um die Transplantation. Die ambulanten Kontrolltermine während der Zeit auf der Warteliste erfolgten am KSSG. Dort wurde Frau Jänni auch wegen einer schweren hepatischen Enzephalopathie stationär behandelt. Die APN besprach das Symptommanagement, um das Ehepaar auf den Umgang mit einer erneuten Episode hepatischer Enzephalopathie vorzubereiten. Nach zehn Monaten auf der Warteliste wurde Frau Jänni am USZ transplantiert. Noch während des Spitalaufenthalts wurden die relevanten Themen der Akutphase wie Immunsuppression oder Organabstoßung besprochen. Das Ziel war, dass sich Frau Jänni vor der Rehabilitation und der Entlassung nach Hause im Selbstmanagement sicher fühlte. Nach einem problemlosen Heilungsverlauf übernahm das KSSG wieder die langfristige Betreuung. Etwa ein Jahr nach der Transplantation wandte sich Frau Jänni an die APN mit dem Wunsch, im Berufsalltag wieder Fuß zu fassen. Die APN übernahm die Koordination mit dem Sozialdienst und die Rückkehr an den Arbeitsplatz wurde erfolgreich initiiert.

In der Schweiz wird die Bedeutung der APN im klinischen Setting zunehmend erkannt und umgesetzt. Die Pflegesprechstunde Lebertransplantation bot für uns die Möglichkeit, dieses einzigartige Praxisprojekt gemeinsam zu entwickeln und zu wachsen. Der fachliche Austausch bewirkte die Stärkung der Rolle der Pflegefachpersonen im multi-professionellen Team. Heute zeigt sich die spitalübergreifende Zusammenarbeit in einer qualitativ hohen und bedürfnisgerechten Betreuung der Betroffenen und ihrer Angehörigen. Dabei ist die abgestimmte Edukation der beiden APNs von besonderer Bedeutung.

7.2 Altenhilfe und Altenpflege

Martin Schieron

Der Begriff *Altenhilfe* umfasst im Gegensatz zur *Altenpflege* auch die Bereiche der Sorge um alte Menschen, die nicht auf die Pflege bezogen sind. Er vereint alle Aktivitäten und Hilfeleistungen zur Verbesserung der Lebensqualität alter Menschen. Die Einrichtungen der Altenpflege sind hier insofern ebenso inkludiert wie kommunale Seniorenbüros oder kirchliche Seniorennachmittage. Da in diesem Buch jedoch die *pflegebezogene Edukation* im Fokus steht, konzentriert sich dieser Abschnitt auf Bereiche, die einen Pflegebezug aufweisen.

Es gibt im weiten Feld der Altenhilfe unterschiedliche Möglichkeiten, pflegebezogene Edukation präventiv einzusetzen, um beispielsweise Pflegebedürftigkeit zu vermeiden. Ein gutes Beispiel hierfür ist der präventive Hausbesuch (**Kap. 7.7**), der in Deutschland modellhaft und in Teilen Österreichs bereits etabliert durchgeführt wird (Wild, 2020). Aber auch Selbstpflegekurse für ältere Menschen oder pflegende Angehörige fallen darunter (**Kap. 4.3**).

In Deutschland ist pflegebezogene Edukation im Bereich der Altenhilfe insgesamt sehr stark durch das Pflegeversicherungsgesetz – SGB XI geprägt (**Kap. 7.13**). Dies trifft insbesondere für den Zeitraum vor bzw. zu Beginn der Pflege zu. Menschen suchen Informationen und Beratung zu Pflegethemen, bevor eine Pflegesituation eintritt oder zu Beginn einer solchen Situation. Hierzu werden insbesondere Pflegeberatungsstellen (**Kap. 7.10**) aber auch Seniorenbüros oder der Krankenhaussozialdienst angefragt. Häufig werden in diesen Zusammenhängen primär leistungsrechtliche Aspekte thematisiert, da die Organisation der Pflegesituation – egal, ob ambulant oder stationär – zunächst im Vordergrund steht. Aber auch in solchen Situationen können Themen wie „Ich habe ein schlechtes Gewissen, weil ich meine Mutter in einem Heim unterbringen möchte" zur Sprache kommen und auch bearbeitet werden. Solche Gespräche gehen über sozial- oder leistungsrechtliche Inhalte hinaus und können als *Beratung zur Pflegesituation* betrachtet werden.

Im SGB XI finden sich insbesondere bezogen auf die ambulante Pflege Anlässe für edukative Interventionen, z. B. Pflegekurse und Beratungen (**Kap. 7.13**). Sie setzen nicht nur zu Beginn einer Pflegesituation an, sondern begleiten die ambulante Pflege sozusagen durchgängig. Sie sind inzwischen seit einigen Jahren etabliert. Dies erklärt auch den Eindruck, dass Pflegefachpersonen in der ambulanten Versorgung viel selbstverständlicher solche Leistungen erbringen, als dies in Krankenhäusern oder auch in stationären Einrichtungen der Altpflege stattfindet. Während die edukativen Leistungen im ambulanten Bereich gemäß SGB XI vergütet werden, ist dies in der stationären Altenpflege hingegen nicht der Fall (Becker, 2017). Aber auch in der ambulanten Pflege findet beispielsweise Beratung nicht nur gegen Vergütung statt. Emmrich et al. (2006) beschreiben pflegebegleitende Beratung in der ambulanten Pflege. Damit meinen sie einerseits Beratungsanlässe wie den Beratungsbesuch nach § 37

Abs. 3 SGB XI (**Kap 7.13**), die die ambulante Pflege begleiten. Sie betonen aber auch explizit die Beratungsgespräche, die Pflegende der ambulanten Pflege in der Häuslichkeit begleitend oder ergänzend zu ihren händisch zu verrichtenden Tätigkeiten (z.B. Körperpflege, Verbandwechsel) leisten (**Kap. 5.1**). Zielgruppe sind hier eher pflegende Angehörige als die Patient:innen bzw. Kund:innen. Auch wenn dies nicht vergütet wird, betonen Hösl-Brunner und Herbig bereits 1998, dass Pflegefachpersonen im ambulanten Bereich edukative, primär beraterische Tätigkeiten als den Beziehungsprozess zu den Kund:innen kontinuierlich begleitend betrachten (Hösl-Brunner & Herbig, 1998).

Für stationäre und teilstationäre Einrichtungen wie Pflegeheime oder Tagespflegeeinrichtungen gibt es im SGB XI keine expliziten Vergütungen für edukative Leistungen. Dennoch sind z.B. Bildungsangebote wie Kurse zur Gesundheitsförderung durch das Präventionsgesetz (PrävG) und finanziert durch die Krankenversicherung (§ 20a SGB V) möglich.

Obwohl gerade in stationären Altenpflegeeinrichtungen aufgrund längerfristiger Versorgungsbeziehungen günstige Voraussetzungen für edukative Interventionen vorliegen, gibt es darüber kaum Veröffentlichungen. Und wenn doch, werden als Beratungsanlässe auch hier häufig kosten- und leistungsrechtliche Aspekte benannt. So beschreibt z.B. Link (2019) sechs Beratungsanlässe im stationären oder teilstationären Bereich, von denen sich allerdings vier auf die genannten Aspekte beziehen. Dass jedoch auch ‚das schlechte Gewissen Angerhöriger' oder ihr Umgang mit der ‚neuen Rolle als Angehörige' als Beratungsanlässe aufgeführt werden, zeigt ein breiter aufgestelltes Beratungsverständnis. In der Summe scheint dies jedoch hinter Kosten- und Organisationsfragen zurückzustehen. Es kann allerdings vermutet werden, dass auch im stationären und teilstationären Bereich pflegebegleitend Beratungsgespräche usw. mit Bewohner:innen, Gästen und Angehörigen durchgeführt werden. Da aber insbesondere das SGB XI dafür keine explizite Vergütung vorsieht, wird dies eher selten konzeptionell hinterlegt und strukturell eingebunden stattfinden.

Aufgabe

Recherchieren Sie die sechs Beratungsanlässe nach Jürgen Link.

7.2.1 Praxisbeispiel: Beratung Demenzbetroffener und deren Angehöriger

Rebecca Mensah

In der Tagespflege der Familien- und Krankenpflege Witten gGmbH bieten wir eine teilstationäre Versorgung für pflegebedürftige Senior:innen an. Diese Betreuungsform soll helfen, den Verbleib in der eigenen häuslichen Umgebung zu verlängern und pflegende Angehörige zu entlasten. In familiärer Atmosphäre erleben bis zu 22 Besucher:innen einen strukturierten Tagesablauf, in den sie nach ihren individuellen Möglichkeiten aktiv einbezogen werden. Durchschnittlich leiden ca. zwei Drittel der Besucher:innen an kognitiven Einschränkungen. Demenziell veränderte Tagesgäste benötigen meist Zuspruch, Anerkennung und Lob bei Wahrung individueller Autonomie. Qualifizierte Pflegefachpersonen und geschulte Betreuerinnen gestalten den Tagesablauf, eine Hauswirtschaftskraft und eine Köchin sorgen mit frisch zubereiteten Mahlzeiten für eine ausgewogene Verpflegung.

Gerade im Kontext demenzieller Veränderungen gilt, dass sowohl bei unseren Gästen wie auch bei sonstigen Hilfesuchenden die Patient:innen- und Angehörigen- bzw. Familien-Edukation Hand in Hand gehen. Häufig wird erst in Problemsituationen oder bei sofortigem Handlungsbedarf – z.B. Überforderung, Isolation, Progressionen – professionelle Kooperation gesucht. Dies wird sehr häufig im ersten Schritt von den Angehörigen angefragt. Bei

Kontaktaufnahme durch demenziell veränderte Personen selbst steht grundsätzlich auch die Frage im Raum, ob Bezugspersonen oder Angehörige zur Unterstützung bei Beratungen hinzugezogen werden. Bei telefonischen Erstkontakten wäge ich ab, ob vor einem Probetag ein klärendes Gespräch nötig erscheint oder, z. B. beim Eindruck, dass die Tagespflege für die Person womöglich nicht der passende Ort ist, zuerst eine allgemeine Beratung angeraten ist. Während des Erstkontaktes werden basale Informationen notiert, um im Beratungsgespräch nicht in eine zu starke Interviewsituation zu geraten. Hierzu gehören im Wesentlichen:

- Stammdaten
- eine grobe Skizze der Gesamtsituation
- an der Beratung teilnehmende Personen
- Gründe für einen möglichen Tagespflege-Besuch
- Bedürfnislagen
- falls vorhanden – die exakte Demenzdiagnose und weitere Erkrankungen.

Da Patient:innen und Angehörige häufig nur über rudimentäres Basiswissen zum Thema Demenz verfügen, erscheinen sie in der Regel mit den Symptomen, der Diagnosestellung und den gesetzlichen Bestimmungen überfordert. Hier bedarf es umfassenderer professioneller Aufklärung, Expertise und praktischer Unterstützung.

In einer Beratungssituation wird dann zunächst der Istzustand erhoben, vorhandene Ressourcen abgeklärt und fallspezifische Details und Faktoren eruiert. Aktives, konzentriertes Zuhören sowie eine wertschätzende Haltung sind besonders wichtig, um den Ausführungen der Beteiligten zu folgen und signifikanten Details und Gewichtungen Aufmerksamkeit zu schenken. Angehörige suchen oft Bestätigung und Ermutigung. Sie fragen sich, ob sie in diversen Situationen „richtig gehandelt" haben. Im Kontakt mit den erkrankten Personen spielen die Rezeption der individuellen Persönlichkeit und – wenn möglich – erste Erkenntnisse zur Biografie eine zentrale Rolle. Oft entwickelt sich die Kommunikation mit den demenziell Erkrankten von „Ich kann das schon alles" hin zu Fragen und Erläuterungen spezifischer Ängste. Mit zunehmendem Vertrauen öffnet sich die Person immer mehr und teilt sich offener mit. Zum Ende des Gesprächs stehen Hilfestellungen bei der Auswahl weiterführender Angebote an (z. B. spezifische Beratungsstellen). Meist sind diese für Betroffene und Angehörige unübersichtlich oder sogar schwer zugänglich.

Nach der ersten Beratung besteht häufig Interesse, in einen weiterführenden und fortlaufenden Prozess der Beratung einzusteigen. Dies kann sich zu einer engen Begleitung und Unterstützung mit einer breiter werdenden Vertrauensbasis ausweiten. Zudem besteht das Angebot, sich bei sämtlichen Fragen auch telefonisch an uns zu wenden. Dieses Angebot wird sehr häufig genutzt und versorgt hierdurch auch die Einrichtung zeitnah mit tagesaktuellen Informationen über die jeweiligen Problemlagen unserer Gäste.

Weiterhin organisieren wir einmal im Monat das „Café Atempause", bei dem für pflegende Angehörige in einer gemütlichen Frühstücksrunde die Möglichkeit besteht, sich untereinander und mit Experten:innen auszutauschen, während die zu Pflegenden in der Tagespflege betreut werden. Informelle und intuitiv-hilfreich-schulende Kommunikation zwischen den Angehörigen verbindet sich hier mit Gesprächsrunden, an denen Experten:innen teilnehmen. Frei gewählte wie moderierte Themenstellungen wechseln sich zumeist ungezwungen ab und können zu tränenreichen bis zu sehr vergnügten Momenten führen.

Fallbeispiel

Ein 85-jähriger Herr, der die komplette Versorgung seiner demenziell veränderten und auf den Rollstuhl angewiesenen Ehefrau übernommen hatte, wandte sich an uns, da ihm die gesamte Situation sehr über den Kopf gewachsen sei und er sich sozusagen komplett für die Pflege aufopfere. Er habe darüber hinaus das dringende Gefühl, dass seine Frau sich aufgegeben hätte, und mache sich große Sorgen. Nach dem telefonischen Erstkontakt kam das Ehepaar zeitnah zu einem ersten Besuch inklusive Beratung in die Einrichtung. Die Frau sprach kaum noch und konnte nur kurz mit Hilfestellung stehen. Der Mann wirkte sichtlich erschöpft und deprimiert. In der Folge führten intensive Gespräche und ein positiver Blick auf das gesamte Umfeld und die potenziell-positiven Möglichkeiten zu einer Zielerarbeitung. Diese beinhaltete einen mehrtägigen Tagespflegebesuch der Ehefrau pro Woche mit regelmäßig stattfindender Physiotherapie und Logopädie. Schon nach kurzer Zeit waren positive Entwicklungen bei der Ehefrau festzustellen, die darin mündeten, dass diese inzwischen wieder passabel mit einem Rollator laufen kann und sich auch ihre sprachlichen Fähigkeiten gravierend zum Positiven verbessert haben. Durch diese Verbesserung und steigende Stabilität der Ehefrau und durch weitere Beratungen verbesserte sich nicht nur die Kommunikation zwischen den Eheleuten. Auch das allgemeine Stimmungsbild des Ehemanns entwickelte sich deutlich positiver. Ganz praktisch konnte der Ehemann, auch durch die zeitliche Entlastung, eins seiner liebsten Hobbys – Saunabesuche – wieder aufnehmen.

Erfolge und Momente wie diese illustrieren meinen ungebrochenen Enthusiasmus für meine Tätigkeit und die Empfindung beruflicher Erfüllung. Aber gerade auch die „kleinen Dinge“ machen meinen Arbeitsplatz zu mehr als einer Arbeitsstelle. Die Atmosphäre und Dynamiken im Team, das Flair der Einrichtung, die freudigen Blicke der Gäste, wenn sie morgens die Einrichtung betreten. Dankbare Gesten, glücklichere Menschen, emotionale Gespräche, liefernde Hilfestellungen, Impulse zu geben, individuelle Verbesserungen, kleine und große Gemeinschaftserlebnisse, Lachen, Weinen – zu viel, um all die positiv konnotierten Wahrnehmungen und Gefühle, die ich alltäglich erlebe, hier zu erwähnen. Aber auch die zwangsläufig eintretenden Tragödien, die die Tagespflege mit sich bringt, von Verschlechterungen bis hin zum Tod einzelner Gäste, erfüllen mich mit Demut und Trauer, die meine Persönlichkeit bereichern.

Leider muss jedoch gesagt werden, dass Beratungsleistungen in der teilstationären Pflege bisher quasi kostenfrei erbracht und damit nicht gewürdigt werden. Im Kontext politischer und gesamtgesellschaftlicher Diskurse zur Situation pflegebedürftiger Menschen, ihrer Angehörigen und der Pflegenden, darf sich jedoch eine Würdigung dieser Aktivitäten nicht nur auf moralischer Ebene zeigen, sondern muss auch monetär erfolgen.

7.2.2 Praxisbeispiel: Patientenedukation in der Altenpflege

Sonja Schiff

Altenpflege ist mehr als Körperpflege. Sie ist Lebensbegleitung in den letzten Lebensjahren, -monaten, -wochen, -tagen. Davon berührt sind nicht nur Patient:innen oder Bewohner:innen, sondern auch Systeme wie Familien oder Paare, wie das folgende Beispiel eines zeigt Beratungs-Settings zeigt.

Als Pflegeberaterin im Auftrag einer öffentlichen Einrichtung beriet ich ein Ehepaar im häuslichen Setting. Der pflegende Ehemann (87 Jahre) hatte mit den Worten: „Es geht um Demenz, um meine Frau“ einen aufsuchenden Hausbesuch angefordert.

Beim ersten Gespräch waren der Ehemann und seine Ehefrau (85 Jahre, Demenz im fortgeschrittenen Stadium) anwesend. Eine Woche später fand ein zweites Gespräch statt, an dem zusätzlich die 24-Stunden-Betreuerin, eine ausgebildete Pflegefachkraft, teilnahm.

Das erste Beratungsgespräch

Im ersten Gespräch pflege ich v.a. gut zuzuhören, um den Beratungsauftrag zu klären. So bedankte ich mich zuerst für die Einladung und das entgegengebrachte Vertrauen, stellte mich vor und verwies darauf, dass mein Hausbesuch kostenfrei ist und von der öffentlichen Hand getragen wird.

Zunächst bezog ich mich auf die telefonische Kontaktaufnahme des Mannes und formulierte dazu eine offene Frage „Sie meinten am Telefon, es ginge um Demenz und um Ihre Frau. Darf ich Sie beide einfach bitten, mir zu erzählen?“ Danach ließ ich Zeit, um Nachdenken und Antworten im eigenen Tempo zu ermöglichen.

Ich erlebte ein Paar, welches viel Körperkontakt hält. Der Mann hielt die Hand seiner Ehefrau. Während er sprach, sah er sie immer wieder zärtlich an und sie schmiegte ihr Gesicht wiederholt an seine Schulter. Mich dagegen beäugte sie etwas ängstlich. Während ich dem Ehemann aufmerksam zuhörte, versuchte ich gleichzeitig mit einem Lächeln und einer Spiegelung ihrer Gesichtshaltung mit der dementen Frau in Kontakt zu kommen. Irgendwann lächelte sie zurück und entspannte sich sichtbar.

Der Ehemann pflegte seine Frau bereits seit neun Jahren. Mit Stolz berichtete er, dass seine Frau früher eine sehr attraktive Erscheinung war. Ein Leben lang führten sie gemeinsam einen bekannten Modesalon, bis seine Frau begann, sich seltsam zu verhalten. Er erzählte von der Anfangszeit der Demenz und dem langen Weg zur Diagnose, den Verhaltensveränderungen seiner Frau und wie er sie lange allein betreut hätte. Jetzt unterstütze ihn eine 24-Stunden-Betreuung aus Osteuropa. Ich hörte mit bewusst offener Körperhaltung zu und verlor der Ehemann beim Erzählen den Faden, ermutigte ich ihn weiterzusprechen, indem ich seine letzten Worte paraphrasierte. Nach rund 15 Minuten schloss er mit den Worten: „Ja, da stehen wir.“ Und fügte hinzu: „Wissen Sie, alle in unserem Umfeld bedauern mich wegen meiner Frau. Aber auch eine demente Ehefrau kann noch Geborgenheit geben.“

Diese Aussage fand ich ganz wunderbar und sagte: „Ihre Liebe berührt mich gerade sehr. Danke für Ihr Vertrauen mir davon zu erzählen.“ Daraufhin zog der Mann seine Frau an sich, gab ihr einen Kuss auf die Stirn und lächelte mich an. Seine Frau strahlte ihn an und lachte.

Nun begann der fachliche Teil des Gespräches. Um die Fragestellung an die Beratung zu eruieren, verwende ich v. a. W-Fragen:

- Wobei genau kann ich Ihnen helfen?
- Welche Fragen haben Sie an mich?
- Was würden Sie gerne wissen?
- Wo fehlen Ihnen Informationen?

Hier stellte sich heraus, dass das telefonisch genannte Thema gar nicht das Problem war. Der Mann erzählte mir plötzlich, dass die 24-Stunden-Betreuerin ihn bedrängen würde, endlich ein Pflegebett für seine Frau zu besorgen. Mit Tränen in den Augen meinte er: „Wissen Sie, wir schlafen doch seit über 60 Jahren jeden Abend zusammen ein. Zuerst liegen wir immer lange Arm in Arm, danach drehen wir uns beide auf die andere Seite, Rücken an Rücken und dann sagen wir: Gute Nacht Schatz, bis morgen. Und Sie müssen sich vorstellen, das hat auch meine demente Frau noch nie zu sagen vergessen. Noch nie!“ Nach dem Bericht fing er an zu weinen, drückte seine Frau an sich und meinte: „Wir wollen nicht getrennt schlafen.“

Daraufhin bat ich, mir das Schlafzimmer ansehen zu dürfen. Auf dem Weg dorthin konnte ich die Mobilität der Ehefrau beobachten. Außer leichter Gangunsicherheit und leichten Problemen beim Aufstehen vom Sofa sah ich keine Einschränkungen. Im Schlafzimmer stand ein altes Ehebett aus Holz. Ich bat die alte Dame darum, sich ins Bett zu legen und wieder aufzustehen. Als sie nicht verstand, bat ich den Mann sich hinzulegen und seine Frau zu sich zu rufen. Sie legte sich neben ihn. Danach bat ich den Mann wieder aufzustehen, zu mir zu kommen und seine Frau erneut zu rufen. Sie versuchte sofort aufzustehen. Es zeigte sich, dass es sie viel Kraft kostete an den Bettrand zu rücken und sich aufzurichten. Auch beim Aufstehen brauchte sie leichte Unterstützung. Hier erwies sich das Ehebett als ein wenig zu niedrig. Auch hier reichte eine leichte

Unterstützung der physiologischen Bewegungsabläufe. Aus meiner Sicht war ein Pflegebett noch nicht notwendig. Ich empfahl einen Tischler zu konsultieren, der das alte Ehebett ein wenig aufbockt und damit erhöht. Der Ehemann strahlte mich zuerst an, dann aber verdüsterte sich sein Gesicht und er meinte: „Das wird unsere Pflegerin nicht dulden. All unsere Perserteppiche mussten ja auch schon raus, weil sie meinte, meine Frau hätte eine Sturzgefahr. Sie drohte, sonst den Dienst zu quittieren."

Nach diesem Gespräch bot ich an, für ein gemeinsames Gespräch mit der 24-Stunden-Betreuerin und dem Paar wiederzukommen.

Das zweite Beratungsgespräch

Das zweite Gespräch hatte einerseits zum Ziel, die Anliegen der Betreuerin zu hören. Außerdem wollte ich die Bedeutung des Ehebettes für das Ehepaar deutlich machen.

Nach einer kurzen Vorstellung meinerseits und der Replik auf den ersten Termin, erklärte ich der Betreuerin, dass es um das von ihr gewünschte Pflegebett gehen würde. Ich bat sie zu schildern, welche Probleme sich für sie im Betreuungsalltag ohne Pflegebett ergaben. Sie benannte kaum konkrete Probleme, verwies aber darauf, dass in allen Familien, in denen sie zuvor tätig war, ein Pflegebett vorhanden war. Genaueres Nachfragen zeigte, dass die ehemals Betreuten in ihrer Mobilität bereits sehr eingeschränkt (ortsfixiert oder bettlägerig) waren. Außerdem hatte sie Sorge, dass sie, wenn es jetzt kein Pflegebett gäbe, auch später, wenn die demente Dame bettlägerig sein sollte, würde ohne Pflegebett arbeiten müssen.

Ich hatte zudem den Eindruck, dass die Betreuerin mit dem Pflegebett Wertschätzung ihr gegenüber verband, mehrmals formulierte sie: „Ich werde ja wohl so ein Pflegebett wert sein."

Danach bat ich, den Ehemann zu schildern, warum ihm der Abschied vom Ehebett so schwerfällt, was er mit Tränen in den Augen tat. Die Betreuerin war sichtlich bewegt.

Danach schlug ich den Kompromiss vor, dass ein Tischler das Bett etwas aufbocken könnte, damit es für die alte Dame beim Aufstehen und Hinsetzen eine bessere Höhe hat. Dem Ehemann erläuterte ich, dass es später – sollte sich die Mobilität seiner Frau verschlechtern – tatsächlich für alle besser sein wird, ein Pflegebett zu besorgen, da dieses von zwei Seiten her zugänglich und höhenverstellbar ist.

Auf diese Weise einigten sich der Ehemann und die Betreuerin vorerst auf das Aufbocken des Bettes. Ich vermittelte einen Tischler, der diese Arbeit übernahm. Außerdem übte ich mit der Betreuerin einfache Handgriffe, mit der sie die alte Dame beim Drehen und Vorrücken an die Bettkante unterstützen kann.

Qualitätssicherung der Beratung

Nach zwei Wochen rief ich bei dem Paar an und fragte, wie sich die Situation nun gestaltet. Der Ehemann erklärte mir, dass alles gut funktioniere und die Betreuerin zufrieden sei. Außerdem habe er sich auch schon Prospekte über Pflegebetten organisiert. Der Tischler habe angeboten, im Falle eines Pflegebettes das alte Ehebett zu einem Einzelbett so umzubauen, dass man Pflegebett und Ehebett nachts aneinanderrücken kann.

7.3 Ambulante Krankenpflege

Martin Schieron

Unter ambulanter oder mobiler Pflege wird in erster Linie die professionelle pflegerische und zum Teil auch hauswirtschaftliche Versorgung erkrankter und/oder pflegebedürftiger Menschen in häuslicher Umgebung verstanden. In Deutschland wird sie hauptsächlich durch ambulante Pflegedienste erbracht. In der deutschsprachigen Schweiz wird ambulante Pflege als SPITEX (spitalexterne Pflege) bezeichnet, in Österreich wird von mobiler Pflege und Betreuung gesprochen (Eder, 2018).

Sowohl in Fachkreisen als auch in der deutschen Öffentlichkeit wird ambulante Pflege fast ausschließlich unter dem Blickwinkel der häuslichen Versorgung pflegebedürftiger Menschen im Sinne des SGB X betrachtet (**Kap. 7.2, 7.4, 7.6, 7.10, 7.13**). Ambulante Pflegedienste erbringen jedoch auch „Maßnahmen der ärztlichen Behandlung, die dazu dienen, Krankheiten zu heilen, ihre Verschlimmerung zu verhüten oder Krankheitsbeschwerden zu lindern, die üblicherweise an Pflegefachkräfte/Pflegekräfte delegiert werden können" (Gemeinsamer Bundesausschuss, 2020, S. 4). Diese werden primär nicht durch die Pflegeversicherung, sondern durch die Krankenversicherung (§ 37 SGB V) finanziert und als Behandlungspflege bezeichnet (im Gegensatz zur Grundpflege, die primär durch das SGB XI finanziert wird). In die Sozialgesetzgebung haben diese Begriffe Eingang gefunden, obwohl sie aus pflegewissenschaftlicher Sicht als überholt zu betrachten sind, da sie einer personenzentrierten pflegerischen Versorgung nicht gerecht werden (Krohwinkel, 2013).

Während Aufgaben pflegebezogener Edukation im SGB XI deutlich formuliert sind (**Kap. 7.13**), werden sie im SGB V nicht ganz so deutlich beschrieben. In § 43 werden „wirksame und effiziente Patientenschulungsmaßnahmen für chronisch Kranke, (...) Angehörige und ständige Bezugspersonen (...)" benannt (**Kap. 4.2.3**). Häusliche Krankenpflege als Leistung des SGB V wird in § 37 beschrieben. Dort finden sich auf den ersten Blick keine edukativen Interventionen. Die vom Gemeinsamen Bundesausschuss (G-BA) vorgelegten Richtlinien zur Häuslichen Krankenpflege (HKP-RL) beinhalten in der Anlage das Verzeichnis verordnungsfähiger Maßnahmen der häuslichen Krankenpflege. An mehreren Stellen im Leistungsverzeichnis wird Anleitung als verordnungsfähige Leistung beschrieben. Im Verständnis der HKP-RL beinhaltet Anleitung „Beratung und Kontrolle der Patientin oder des Patienten, Angehöriger oder anderer Personen in der Häuslichkeit bei Unfähigkeit zur Durchführung der Maßnahmen und vorhandenem Lernpotential" (G-BA, 2020, S. 16). Insofern ist pflegebezogene Edukation im Rahmen ambulanter Krankenpflege nicht nur als „Nebenprodukt" – pflegebegleitend und vergütungsfrei – (Emmrich et al., 2006), sondern auch als verordnungsfähige und somit refinanzierte Maßnahme möglich.

Dies bezieht sich jedoch zunächst nur auf den aktuell beschriebenen Leistungskatalog der HKP-RL. So beschreibt beispielweise Bergner (2020), dass es für die assistierte Peritonealdialyse bei geriatrischen Patient:innen keine einheitlichen Vergütungsregelungen gibt. Im aktuellen Leistungsverzeichnis (2020) der HKP-RL ist diese Leistung nicht explizit aufgeführt. Daher muss ein Pflegedienst, der eine solche Leistung bei Patient:innen übernehmen will und vergütet haben möchte, in Einzelfallverhandlungen mit den jeweilig Kostenträgenden gehen (z.B. Krankenkassen). Bei der assistierten Peritonealdialyse handelt es sich insbesondere bei geriatrischen Patient:innen nicht nur um das Vermitteln von Informationen und Fertigkeiten. Vielmehr muss die Behandlung in die jeweilige Lebenswelt der so behandelten Personen eingefügt werden. Dialysepflichtig zu sein schränkt nicht nur die Gesundheit ein. Das Leben muss anders als bisher organisiert werden. Soll die medizinische Maßnahme (hier Peritonealdialyse) im häuslichen Bereich erfolgreich durchgeführt werden, muss ihre Planung und Umsetzung an den Bedarfen der Patient:innen orientiert sein (Bergner, 2020). Durch eine verordnungsfähige Anleitung kann auf diese Bedarfe eingegangen werden. Darüber hinaus müssen selbstverständlich auch medizinische und hygienische Inhalte vermittelt werden.

Aufgabe

Informieren Sie sich über die Richtlinien zur Häuslicher Krankenpflege.

7.3.1 Praxisbeispiel: Hygiene bei der ambulanten Peritonealdialyse

Franz Sitzmann

Chronisch kranke Menschen versorgen sich zunehmend selbst oder werden durch Angehörige gepflegt, evtl. mit ambulanter pflegefachlicher Unterstützung. Beispiele für Selbstpflegeaufgaben sind:

- Injektionen
- Porterhalt zur langdauernden parenteralen Ernährung
- Mitwirkung bei palliativer Wundversorgung
- Intermittierender Katheterismus in der Langzeitanwendung
- Trachealkanülenwechsel in der Heimbeatmung
- Multirestente Erreger (MRE) im ambulanten Setting
- Einsatz von (nasogastral oder perkutan zugeführter) Sondenkost.

Insbesondere bei älteren und multimorbiden Patient:innen ist die Peritonealdialyse (PD) gegenüber einer Hämodialyse (HD) in einem Dialysezentrum empfehlenswert (Bergner, 2020). Ältere Menschen erleben die dreimal wöchentliche Beförderung zur Dialyse und wieder nach Hause als belastend. Schlafprobleme können entstehen durch Angst vor der nächsten für sie schmerzhaften Punktion des Shunt, auch die lange Liegezeit wird als problematisch erlebt. Sie müssen sich dem Rhythmus des Zentrums anpassen, was wenig Spielraum für selbstbestimmtes Handeln lässt. Betagte erleiden zudem häufiger Zwischenfälle während einer HD-Behandlung (z.B. Blutdruckabfall mit Übelkeit und Erbrechen, Müdigkeit und sog. postdialytische Schwäche). Weiter muss bei der HD eine große Disziplin bei der Nahrungs- und Flüssigkeitsaufnahme praktiziert werden.

Oft sind diese Patient:innen für die Prozedur einer kontinuierlichen ambulanten Peritonealdialyse (CAPD) oder automatisierten Peritonealdialyse (APD) jedoch nicht selbstständig genug. Sie benötigen eine Assistenz (assistierte Peritonealdialyse = aPD). Ein hoher Effekt kann erreicht werden, wenn Pflegende mit der Zusatzqualifikation „Hygienebeauftragte:r" in der Primärschulung der Patient:innen im Dialysezentrum eingesetzt werden und sie geriatrische Menschen in deren Zuhause bei der aPD unterstützen, eventuell in Zusammenarbeit mit Mitarbeitenden eines Pflegedienstes. Aufgrund ihrer Zusatzqualifikation verfolgen sie das primäre Ziel der Infektionsprävention.

Die Lebensqualität bei den älteren und meist mit einer Kombination mehrerer chronischer Krankheiten lebenden Patient:innen kann durch die aPD verbessert werden. Dafür ist jedoch Voraussetzung, jede Patientin und jeden Patienten individuell in den Entscheidungs- und Behandlungsprozess für eine HD oder aPD einzubeziehen, um Eigenständigkeit und mehr Einfluss auf das eigene Wohlbefinden zu fördern.

Prinzipien der Händehygiene

Beim wachsenden Trend zu Heimtherapien besteht die fachpflegerische Aufgabe, Klient:innen und evtl. An-/Zugehörige zu einer komplikationsverhütenden Händehygiene mit einzelnen Hygieneprinzipien angepasst anzuleiten und sie fördernd zu begleiten. Bei der assistierten oder selbstständigen Peritonealdialyse (PD) tragen dialysepflichtigen Personen selbst die Verantwortung für die hygienische Durchführung, was zwingend die Schulung der Reinigung und Desinfektion der Hände erfordert.

Patient:innen-Training zur Peritonealdialyse

Im Regelfall kann die PD selbstständig ohne fremde Hilfe in der Häuslichkeit vorgenommen werden (Sitzmann, 2020). Den Wechsel der Beutel mit Spüllösung führt die dialysepflichtige Person entweder tagsüber manuell (CAPD) aus oder er erfolgt nach vorbereitender händischer Konnektion aller Lösungsbeutel maschinell in der Nacht (APD).

Das Risiko einer Peritonitis ist als spezifischer Nachteil der PD gefürchtet. Die mehrmals täglich in den Bauchraum eingebrachte Spülflüssigkeit (Temperatur 37 °C) ist als Nährboden für Bakterien bestens geeignet. Zentrale Ursache ist hier oft die kontaminierte Hand! Eine minimale Keimkontamination reicht, um eine bakterielle Peritonitis mit erheblichen Auswirkungen auszulösen. Dieses Risiko erfordert eine gute Schulung der Patient:innen im hygienischen Umgehen mit Peritonealkatheter, der Spülflüssigkeit sowie Verband- und Überleitungswechsel der PD-Katheter-Verlängerung (Sitzmann, 2021). Die häufigsten Erreger sind Staphylokokken, dabei sind nasopharyngeal mit Staphylokokkus aureus besiedelte Patient:innen am meisten infektionsgefährdet. Folgende Präventionsmaßnahmen sind angemessen (**Tab. 7-1**).

Das Praktizieren der **Non-Touch-Technik*** (engl. *no touch*, nicht berühren), z. B. bei der Konnektion und beim Verbandwechsel, heißt keine Berührung von Wunden oder sterilen Dingen mit bloßen Händen oder unsterilen Instrumenten, um Kontaminationen zu minimieren. Dazu gehören gründliche Händehygiene und eine gereinigte Arbeitsumgebung, wie Arbeitstisch zum Vorbereiten der Materialien. Keine Umgebungsgegenstände berühren während der unmittelbaren Vorbereitung einer PD, z. B. kann SARS-CoV-2 bei 20 °C bis zu 28 Tage auf Glas wie auf dem Handy- und Tablet-Display, infektiös bleiben.

Aseptik = Methode keimfreien Arbeitens zur Verhinderung mikrobieller Kontamination

Asepsis = Zustand der Keimfreiheit (steril) (Sitzmann, 2007), zum aseptischen Öffnen der Sterilverpackung der benötigten Lösungsbeutel **Peel-off-System** nutzen, d. h. Umverpackung auseinanderziehen, nur die Außenseite berühren; ebenso beim Überleitungsset.

Antiseptik (griech. *anti* – gegen, *sepsis* – Fäulnis) bedeutet Anwenden antimikrobieller Maßnahmen zur *Verminderung* der Keimzahl am Ausgangsort oder der Eintrittsstelle einer möglichen Infektion, z. B. durch Desinfektion über 30 s mit einem alkoholischen Hautantiseptikum bei remanenter Wirkung.

Hilfreiche Schulungsunterstützung und Trainingsmaterial

Wie ist zu erreichen, die peritonealdialysepflichtigen Patient:innen zu jeder Zeit professionell und qualitativ erstrangig anzuleiten, zu betreuen und zu überwachen? Eine Studie zeigt, dass die Rate grampositiver Peritonitiden geringer ist, je mehr Berufserfahrung die pflegenden Mitarbeiter:innen haben, die die Patient:innen-Schulung durchführen (Chow, 2007). Neue Entwicklungen zur Schulung von Nutzer:innen und Mitarbeiter:innen sind aussichtsreich, z. B.:

- Einsatz von *Hygienebeauftragten nephrologische Pflege* zur Primärschulung und im ambulanten Einsatz bei den Klient:innen.
- Schulungen im Dialysezentrum mit Handouts zu einzelnen Bereichen, wie Beutelwechsel, Probeentnahme und Beimpfen mikrobiologischer Probenbeutel. Dazu kann selbst erarbeitetes oder Informationsmaterial von speziellen Anbieter:innen von Produkten und Dienstleistungen für Menschen mit chronischem Nierenversagen genutzt werden.
- Ambulante pflegerische/ärztliche Visite
- Edukativer Einsatz von virtuellem Realitätstraining, um die einzelnen Schritte einer PD in standardisierter Reihenfolge zu erlernen (Zgoura et al., 2020). Als „Trockenübungen" können die einzelnen Schritte nach Wunsch wiederkehrend bis zur Verinnerlichung und Selbstständigkeit der Klient:innen eingesetzt werden.
- Einsatz der Telemedizin in der Heimdialyse, z. B. das Heimdialysesystem NxStage (Fresenius Medical Care) zusammen mit der Telemedizinplattform Nx2me und einer Patient:innen-App. Vorteile liegen in weniger Notfallvorstellungen und Krankenhausaufenthalten, besserer Therapieadhärenz, verbesserte Dialysequalität, Blutdruckkontrolle und schnellerer Identifikation von Problemen (Becker et al., 2020).

Tabelle 7-1: Aspekte professioneller Händehygiene (Eigendarstellung nach Sitzmann, 2021, S. 556)

Aspekte	Dos and Don'ts hygienischer Praxis
Wichtiger Rat der Händehygiene: „Beherrsche deine Hände …"	… und vermeide unkontrollierte Hand-, Gesichts- und Haar-Kontakte, insbesondere nach Händedesinfektion • mit Händen nicht ins Gesicht fassen: Vermeide zuverlässig Berührungskontaminationen mit der eigenen Körperflora (u. a. Nase, Mund, Haare), der Partner:in und der Umgebung (mögliche krankmachende Keime) • niemals in Hände niesen, sondern in Armbeuge • evtl. gezielt Mund-Nasenschutz-Maske nutzen.
korrektes Händewaschen mit Wasser, Seife und (Einmal-) Handtuch	• richtige Wassertemperatur (unbedingt < 40 °C) nutzen, wärmeres Wasser entfettet die Haut stärker • keine antibakterielle Seife mit Bakterienhemmer und Konservierungsstoffen, wie Triclosan und Triclocarban, verwenden (wirken schädigend auf Immunsystem und Umwelt) • Hände ausreichend lange waschen (20–30 s) • Tensidreste gründlich abspülen • Wasserhahn rekontaminationsfrei abdrehen mit eigens dafür genutztem Papierhandtuch • Hände sorgfältig abtrocknen, inklusive der Fingerzwischenräume (erhält die Hautintegrität und reduziert zusätzlich Bakterienbesiedlung) • Kombination der Händewaschung und Händedesinfektion ist nur selten nötig und nicht empfehlenswert (Hautschutz); lediglich stark verschmutzte Hände zuerst waschen, dann desinfizieren; bei Infektion mit Clostridioides difficile oder Verdacht (Sporenbildner) erst desinfizieren (vegetative Keime), dann waschen (Sporenreduktion) • häufiges Waschen der Hände wirkt stärker schädigend auf die Haut als die konsequent wiederholte Händedesinfektion.
Vorbedingung: „nackte" Hände und Unterarme	Verzicht auf • Schmuck (auch Eheringe), Piercings und Uhren an Händen und Handgelenken • handgelenklange Kleidung • bei getragenem Unterarm- oder Fingerschmuck sowie Langarmkleidung erfolgen Händewaschung und -desinfektion zurückhaltend und ineffektiv.
hygienische Händedesinfektion	• korrekte Technik: Ausreichend Händedesinfektionsmittel in die trockenen Hände geben („es darf tropfen"), Hände ringsum benetzen, gründlich verreiben, bis die Hände trocken sind (30 s) • Anzahl der notwendigen Händedesinfektionen wird durch den Programmablauf der PD bestimmt.
Prinzip der Distanzierung	• gezielt und kurzfristig keimarme Schutzhandschuhe tragen, falls vom PD-Zentrum empfohlen • Non-Touch-Techniken* praktizieren, z. B. sterile Instrumente wie Pinzette, Schutzhandschuhe verwenden.
Mit „heiler Haut davonkommen" (Hautpflege)	• zum Vermeiden von Hautschäden sorgfältig und mehrmals täglich Hautpflege mit Hautpflegemitteln gemäß des individuellen Hauttyps durchführen.
Gezielt keimarme Schutzhandschuhe nutzen und dabei …	• Gesichts-Haar-Kontakte vermeiden • Tragezeit begrenzen • Anziehen nur mit vollständig trockenen Händen • Vermeiden der Kontamination durch Handschuh-Außenseite bei falscher Ausziehtechnik.

7.3.2 Praxisbeispiel: Edukation in der Wundversorgung

Kerstin Protz

Das Verständnis der Situation und der Bedürfnisse der Betroffenen sowie die Kenntnis ihrer individuellen Schwerpunkte sind Grundlagen jeder Edukation. Dies gilt gleichermaßen für edukative Maßnahmen, die in den Pflegeprozess eingebunden sind und beispielsweise während des Verbandwechsels stattfinden, als auch für solche, die unabhängig von der tatsächlichen Wundversorgung erfolgen. Eine zu Beginn der Behandlung vereinbarte Zielvorgabe erleichtert allen Beteiligten das gemeinschaftliche Vorgehen. Zudem kann hieran im Nachhinein eine Beurteilung der Ergebnisse der Maßnahmen erfolgen. Eine solche Zielvorgabe fokussiert stets auf die Bedürfnisse und Wünsche der Betroffenen und orientiert sich nicht an den Erwartungen der Versorger.

Grundlagen schaffen

Vor Beginn der Maßnahmen wird im Rahmen der pflegerischen Anamnese der individuelle Unterstützungsbedarf, der aufseiten der Patient:innen und ihrer Angehörigen besteht, erfasst. Hierauf gründet das weitere Vorgehen. Zudem wird hieraus ersichtlich, wie sich Patient:innen in den Edukationsprozess miteinbringen können. Die Pflegefachperson erfasst, wie sich Wunde und Therapie auf die Lebensqualität der Betroffenen auswirken und welche Einschränkungen sich daraus für sie ergeben. Darauf bauen die Erfassung der gesundheitsbezogenen Selbstmanagementfähigkeiten und die Abfrage des individuellen Beratungs- und Unterstützungsbedarfs auf. Hierfür können folgende Assessmentinstrumente genutzt werden:

- Lebensqualität bei chronischen Wunden (Wound-QoL)
- Würzburger Wundscore (WWS)
- Fragebogen zur Lebensqualität bei Wunden (FLQA-w)

Erhebungen weisen darauf hin, dass die eigentliche Abheilung der Wunde von Patient:innen als Hauptbehandlungsziel nicht so sehr im Fokus steht, wie die meisten Versorgenden vermuten. Für die Betroffenen stehen oft andere Aspekte im Vordergrund, die ihre Krankheitserfahrung und ihren Alltag mehr beeinflussen als die eigentliche Wunde. Hierzu gehören beispielsweise Schmerzen, Geruch, Bewegungseinschränkungen und hohes Exsudataufkommen.

Pflegende Angehörige sollten in die edukativen Maßnahmen stets mit einbezogen sein. Dies macht die selbständige häusliche Versorgung einfacher und bietet den Betroffenen zudem eine seelische Stütze. Effektive und frühzeitig einsetzende Edukationsstrategien tragen dazu bei, die Patient:innenzufriedenheit zu erhöhen, den Erfolg der Therapie zu gewährleisten, Komplikationen zu senken und letztlich die Kosten zu reduzieren.

Beim Verbandwechsel

Für viele Patient:innen beginnt die Auseinandersetzung mit ihrer Wunde bei jedem Verbandwechsel von Neuem, da dann die Wunde auch im Wortsinn sichtbar wird. Zudem nimmt diese pflegerische Maßnahme einen gewissen Zeitraum in Anspruch und stellt im Tagesablauf der Betroffenen einen Bruch und im Verlauf der Behandlung eine wiederkehrende Konstante dar. Daher ist der Verbandwechsel gut für edukative Maßnahmen geeignet. Patient:innen sollten eingangs über folgende Aspekte informiert werden:

- Vor der Anwendung sollte grundsätzlich das Verfallsdatum der Materialien überprüft werden. Es wird durch das Sanduhr-Symbol auf der Verpackung kenntlich gemacht.
- Eine durchgestrichene 2 weist darauf hin, dass es sich um ein Einmalprodukt handelt. Verbandmittel und andere Produkte, die in direktem Kontakt mit der Wunde stehen, müssen steril sein. Dies bedeutet, dass keine Aufbewahrung von Verbandmittelresten erfolgt.

- Viele Wundauflagen dürfen nicht zugeschnitten werden. Informationen hierzu gibt die Packungsbeilage.
- Wundauflagen werden immer mit der unbeschriebenen Seite auf die Wunde gelegt. Hier gilt der Merksatz: „Die Wunde kann nicht lesen".

Patient:innen, die im häuslichen Bereich versorgt werden, sind für die korrekte Aufbewahrung ihrer Verbandmittel selbst verantwortlich. Deren sachgerechte Lagerung ist die Voraussetzung für ihre sachgerechte Anwendung. Daher sollten Patient:innen darauf hingewiesen werden, hierfür entsprechende Möglichkeiten zu schaffenz, z. B. durch Nutzung von durchsichtigen Kunststoffboxen, die verschließbar und abwischbar sind.

Haustiere übertragen Keime und größere Tiere können manchmal unerwartet reagieren. Daher sollten sie vor Beginn der Wundversorgung den Raum verlassen. Da sie für Betroffene eine wichtige seelische Stütze und manchmal einzige:r Bezugspartner:in sind, ist dies einfühlsam und vorsichtig anzusprechen.

Individuelle Gesichtspunkte

Nicht jede edukative Maßnahme muss alle bereits beschriebenen Bereiche enthalten. Angesprochene Inhalte und Art der vermittelten Informationen orientieren sich am Bedürfnis und an der Auffassungsgabe der Patient:innen. Manchen Betroffenen geht es nur darum, ein grundsätzliches Verständnis gegenüber einer Maßnahme zu entwickeln oder einen bestimmten Handlungsablauf zu erlernen. Andere wünschen eine tiefergehende Information über Ursachen ihrer Wunde und Perspektiven der Entwicklung ihrer zugrunde liegenden Erkrankung. Hieraus ergeben sich auch weitere Inhalte der Edukation.

Diabetisches Fußulkus: Patient:innen, deren Wunde in Folge von Diabetes mellitus entstanden ist, sind auf regelmäßige Kontrollen ihres Blutzuckerspiegels aufmerksam zu machen. Ein sorgfältig geführter Diabetespass gibt zudem Aufschluss über Veränderungen. Wesentlich ist auch die regelmäßige Kontrolle der eigenen Füße, inklusive Zehennägel und Zehenzwischenräume, wobei ein langstieliger Spiegel für bewegungseingeschränkte Menschen eine gute Unterstützung darstellt. Ausreichendes Sehvermögen ist hierfür Voraussetzung. Dabei ist besonders auf Blasen, Hornhautbildung, entstehende Druckstellen oder Schwielen, Risse, Einblutungen, Anzeichen von Pilzbefall, Verletzungen oder Entzündungen zu achten. Durch die Schädigung der Nerven wirkt sich der Diabetes mellitus auf die Schmerz- und Temperaturwahrnehmung der Betroffenen aus. Daher haben sie oft kein Krankheitsverständnis und erkennen Gefahren nicht. Zur Vermeidung von Fußverletzungen sollten Betroffene darauf hingewiesen werden, nie barfuß, nur auf Socken oder in offenen Schuhen zu laufen. Aus Gründen der Verbrennungsgefahr ist auf die Verwendung von Wärmflaschen oder Heizdecken zu verzichten. Schuhe sollten vor dem Anziehen auf Fremdkörper ausgetastet werden. Ideal sind Socken oder Strümpfe ohne einengende Bündchen und drückende Nähte, die aus atmungsaktivem Material wie Mikrofaser, Wolle oder Baumwolle bestehen. So kann mögliche Feuchtigkeit gut verdunsten und Hautprobleme sowie Pilzrisiken werden dadurch reduziert. Zudem sollte auf helle Farben geachtet werden, um mögliche Exsudatreste oder Fußverletzungen zu bemerken.

Ulcus cruris venosum (UCV): Eine sach- und fachgerechte Kompressionstherapie ist wesentlich für den Heilungserfolg eines UCV. Sie bewirkt eine Reduktion der Druck- und Volumenüberlastung im Venensystem. Wesentlich hierfür ist die ausreichende Eigenbewegung. Daher ist ein besonderes Augenmerk darauf zu legen, den Patient:innen die Wirkweise der Kompressionstherapie zu vermitteln und sie zu motivieren, sich mit angelegter Kompression zu bewegen. Ein sachgerechter Umgang der Kompressionsmaterialien verlängert ihre Lebensdauer. Im häuslichen Bereich obliegt es den Betroffenen oder ihren Angehörigen, die Produkte selbständig zu reinigen. Daher ist es angeraten, über die sach- und fachgerechte Materialpflege zu informieren. An- und Ausziehhilfen schonen das Strumpfmaterial und unterstützen die Betroffenen beim selbständigen Umgang. Diese Produkte sollten nach individueller Beratung verordnet werden und sind als Hilfsmittel verordnungs- und erstattungsfähig.

Aus der Perspektive Betroffener
Manche Therapiemaßnahmen bergen individuelle Herausforderungen. So verstehen Patient:innen oft nicht, warum Wundexsudat, von ihnen häufig als Eiter interpretiert, durch die Kompressionstherapie scheinbar ins Bein zurückgedrückt wird. Solche Missverständnisse sind Kennzeichen dafür, dass die Therapie häufig im Ganzen als unbegreiflich empfunden wird. Krankheitsbezogene Broschüren, die Aspekte der jeweils zugrundeliegenden Erkrankung thematisieren, können eine selbstständige Informationsaufnahme und -verarbeitung unterstützen. Entsprechende Materialien, die von Fachgesellschaften oder Vereinen herausgegeben werden, dienen zudem als Gedächtnisstütze oder als Gesprächsanreiz. Die Unterstützung der Patient:innen im alltäglichen Umgang mit ihrer Erkrankung, die Stärkung ihres Empowerments und die Verbesserung bzw. Erhaltung der Lebensqualität sind die Ergebnisse einer individuell angepassten Edukation im Rahmen der Wundversorgung. Mitarbeit, Vertrauen und Akzeptanz sind immer die Grundvoraussetzung für die Adhärenz der Patient:innen. Im Ergebnis haben die Betroffenen ihr gesundheitsbezogenes Selbstmanagement in Zusammenarbeit mit ihren Angehörigen und im Rahmen ihren Möglichkeiten verbessert.

7.4 Angehörige in der pflegebezogenen Edukation

Martin Schieron

Pflegebezogene Edukation richtet ihren Blick auch immer auf die Angehörigen erkrankter, pflegebedürftiger oder anderweitig unterstützungsbedürftiger Personen. Dies wird bereits im Namen des Netzwerks Patienten- und Familienedukation in der Pflege e.V. deutlich. Die Bedeutung familialer Strukturen für edukative Interventionen wird auch durch ihre theoretischen Bezugspunkte erläutert (**Kap. 2.2**, **2.5**, **2.8**). Als Angehörige werden dabei nicht nur Familienangehörige, sondern auch Freunde, Bekannte oder Arbeitskollegen usw. angesehen, die für die zu unterstützende Person bedeutsam sind.

Angehörige, die in die Versorgung pflegebedürftiger oder erkrankter Menschen eingebunden sind, gibt es seit Beginn der Menschheitsgeschichte. Es macht den Eindruck, dass sie lange Zeit in Einrichtungen wie Krankenhäusern und Pflegeheimen eher als Störfaktor betrachtet wurden. Sie durften nur zu bestimmten Zeiten zu Besuch kommen, um die Abläufe nicht zu stören. Dennoch war es angenehm, wenn sie die Pflegenden unterstützen, z.B. beim Essen anreichen. Dass sie selbst Klient:innen sein können oder sogar (Pflege-)Partner:innen der beruflich Pflegenden und Versorgenden, scheint in Deutschland erst mit Einführung der Pflegeversicherung (SGB XI) in den öffentlichen Fokus gekommen zu sein. Beratung für Angehörige war vor Inkrafttreten der Pflegeversicherung als pflegerische Leistung gar nicht und als ärztliche Leistung nur geringfügig über die gesetzliche Krankenversicherung finanziert (Bruder, 1996). Bildungsangebote wie Beratung und Schulungen für pflegende Angehörige sind nun über die Pflegeversicherung finanzierbar (**Kap. 7.13**). Im stationären Krankenhausbereich kann die Beratung Angehöriger vielfach über den Pflegekomplexmaßnahmen-Score

(PKMS) abgerechnet werden (Rollnick, 2013). Dies hat den Blick vieler professionell Pflegender auf Angehörige verändert.

Aufgabe

Recherchieren Sie im Pflegekomplexmaßnahmen-Score edukative Interventionen.

Im Zusammenhang mit pflegebezogener Edukation besetzen Angehörige verschiedene Rollen. Ist eine Person pflegebedürftig oder erkrankt, werden Angehörige als Ressource für diese Person betrachtet. Sie dürfen jedoch keinesfalls ausschließlich als ‚Instrument' zur Versorgung der unterstützungsbedürftigen Person angesehen werden. Eine solche Tendenz war zunächst zu befürchten, als die deutsche Pflegeversicherung (SGB XI) im Jahr 1995 in Kraft trat. Mit Ausnahme der Leistungen zur sozialen Absicherung pflegender Angehöriger waren die dort für sie beinhalteten Leistungen (Beratungsbesuche nach § 37 Abs. 3 und Pflegekurse nach § 45 SGB XI) darauf ausgerichtet, sie für die Übernahme pflegerischer Versorgung zu qualifizieren. Die Sorge um ihre eigene Gesundheit, ihr eigenes Wohlbefinden floss erst später in gesetzliche Formulierungen und daraus resultierende Angebote ein (**Kap 7.13**). So waren z. B. Pflegekurse zunächst ausschließlich verrichtungsorientiert konzipiert. Später entwickelte Pflegekurskonzepte (Abt-Zegelin et al., 2010) weisen dagegen bis heute unverzichtbare Anteile zu Selbstpflege und Entlastung pflegender Angehöriger auf.

Angehörige erleben beispielsweise aufgrund der Pflegebedürftigkeit einer nahestehenden Person selber Lebensveränderungen, Verluste oder Trauer. Ihre eigenen Bedarfe sind daher im Rahmen pflegebezogener Edukation unbedingt zu beachten. Hierbei sind sie als Individuen zu betrachten und genauso wertschätzend zu behandeln wie Patient:innen oder pflegebedürftige Personen. Berichte darüber, dass Angehörige eben diese Wertschätzung nicht erfahren, gibt es leider immer wieder. Sie übernehmen häufig Unterstützungsleistungen, die von außen gar nicht wahrgenommen werden. Benötigen sie dann selbst Unterstützung und nehmen erste Kontakte zum Hilfesystem (z. B. Pflegekassen, Beratungsstellen) auf, fühlen sie sich oft wie Bittstellende, deren bisherige Leistungen für die erkrankte oder pflegebedürftige Person nicht wahrgenommen wird (Unfallkasse Nordrhein-Westfalen, 2013). Gerade der Erstkontakt ist jedoch für zukünftige Kontakte von Bedeutung und muss entsprechend gestaltet werden (Unfallkasse Nordrhein-Westfalen, o. J.).

Angehörige bilden keine homogene Gruppe. Ihre Gruppe ist genauso heterogen wie die Gruppe der zu unterstützenden Personen. Vielleicht ist sie sogar noch heterogener, da sich häufig mehrere Angehörige um eine unterstützungsbedürftige Person kümmern. Eltern, die ihre Kinder pflegen, haben in der Regel andere Entscheidungen für sich und ihr Leben zu treffen (Bachmann, 2008) als eine 75-jährige Dame, die ihren langjährigen Ehemann versorgen möchte. Männer zeigen als Hauptpflegeperson andere Bedarfe als Frauen (Langehennig et al., 2012). Diese Beispiele lassen die Diversität innerhalb der Gruppe der Angehörigen erahnen. Sie weisen auch darauf hin, dass Angebote für Angehörige entsprechend weit gefächert werden müssen. Dies findet zunehmend statt. Langehennig et al. (2012) zeigen beispielsweise Aspekte auf, die bei Beratungsangeboten für pflegende Männer hilfreich sein können.

Angebote für Angehörige, die in Deutschland insbesondere im Zusammenhang mit der gesetzlichen Pflegeversicherung (SGB XI) entstanden, sind Information und Beratung, Pflegekurse und Gesprächskreise. Diese bilden zugleich die Interventionsformen pflegebezogener Edukation ab. Auch Selbsthilfegruppen, die es schon lange vor Einführung des SGB XI gab, sind als Angebote für Angehörige zu betrachten. Sie zeichnen sich insbesondere dadurch aus, dass Betroffene sich selbst organisieren. Die Unterstützung beim Aufbau einer Selbsthilfegruppe und eine anfängliche Begleitung kann jedoch auch Teil pflegebezogener Edukation sein. In den deutschen Bundesländern Berlin und Nordrhein-Westfalen wurde zur Unterstützung von Selbsthilfe und Ehrenamt rund um die häusliche Pflege eine ausgedehnte Unterstützungsstruktur eingerichtet.

Aufgabe

Informieren Sie sich zum Thema „Pflege-Selbsthilfe"!

7.4.1 Praxisbeispiel: Angehörigenedukation in der neurologischen Frührehabilitation

Kerstin Dengler

Die neurologische Frührehabilitation ist ein Bereich, in dem Angehörigenedukation einen hohen Bedarf an Beratung und Schulung aufweist. Die Patient:innen befinden sich in einer Situation, in der eine schwere neurologische Erkrankung, ein Schlaganfall, eine Gehirnblutung, ein Schädel-Hirn-Trauma, das Leben und die eigene Stabilität bedrohen. Sie kommen häufig von einer Stroke Unit oder Intensivstation, wo primäres Ziel „Leben retten und stabilisieren" war. Doch die Folgen dieser schweren Gehirnerkrankungen sind Bewusstseins- und Wahrnehmungsstörungen, Lähmungen und andere körperliche Beeinträchtigungen sowie Veränderungen der Persönlichkeit. Damit verbunden ist eine große Ungewissheit, ob und wie eine Wiederherstellung möglich ist.

Bei der Überleitung aus dem Akutbereich in die (Früh-)Rehabilitation kommen dann die großen Fragen auf, die nach dem Verstehen der Gesamtsituation suchen. Es geht um eine Perspektive, welche die Hoffnung auf Besserung und Wiederherstellung aufrechthält, aber auch um den Wunsch nach Information, nach Transparenz und nach Erklärung.

Und an dieser Stelle laufen Angehörige oft ins Leere! Denn Beratung und Begleitung von Angehörigen findet im Klinikalltag auch heute noch häufig auf den Fluren oder gar nicht statt.

Unser „Angehörigenzimmer", ein Beratungsraum eigens für Angehörige eingerichtet, bietet die notwendige Anlaufstelle. Schon beim Eintritt auf die Station werden Angehörige durch ein großes Plakat (DIN A0) auf *„Angebote für Angehörige der neurologischen Frührehabilitation"* aufmerksam gemacht. Angehörige sind besonders erleichtert, wenn sie bei Ankunft auf der Station mit der Information empfangen werden: Es gibt hier eine feste Ansprechpartnerin, die für Beratung, Information und Schulung für den gesamten Aufenthalt zuständig ist. Denn genau dieser Problematik der Angehörigen, dem dringenden Bedürfnis von Anfang an informiert und in den Prozess eingebunden zu sein, wird hier begegnet. Als klinischer Pflegeexpertin und Diplom- Berufspädagogin war mir zu Beginn meiner Tätigkeit wichtig, Angehörige transparent in den Rehabilitationsprozess einzubinden, mit der Aussicht auf eine positive Entwicklung der Patient:innen durch gut beratene Unterstützer:innen.

Angehörigenedukation verläuft im Prozess und kann aus nunmehr zehnjähriger Erfahrung wie folgt beschrieben werden:

Zu Beginn des Aufenthaltes von schwer betroffenen Patient:innen in der Frührehabilitation zeigt sich großer Informationsbedarf bei den Angehörigen. Es geht hier noch sehr wenig um Beratung oder Schulung, denn Inhalte können zumeist noch gar nicht richtig aufgenommen werden. Die gedankliche Beschäftigung mit der schweren, oft plötzlichen Erkrankung, schlaflose Nächte und kreisende Gedanken – all dies braucht Zeit. Werden Informationen vermittelt, müssen diese häufig wiederholt werden. Oft reicht ein Gedanke, ein Stichwort, bei dem man hängen bleibt, um nachfolgende Informationen nicht mehr aufnehmen zu können. Mit diesem Wissen kann Beratung und Schulung entsprechend vorbereitet werden.

Hierfür sind regelmäßige Gespräche und die Rückversicherung über aufgenommene Inhalte notwendig.

Angehörige, die in der neurologischen Frührehabilitation des Klinikums Bremen-Ost Angehörigenberatung in Anspruch nehmen, wissen es zu schätzen, informiert und beraten zu werden. Durch die Einbindung in den Verlauf der Rehabilitation kann ein notwendiger Schulungsbedarf individuell und zeitnah abgeleitet und entsprechend organisiert werden.

Angehörige wollen etwas tun, sie ziehen Handeln der Untätigkeit vor. So bringen sie schon die notwendige Motivation mit, um sich schulen zu lassen. Auf Wunsch werden Angehörige schon während der Rehabilitationsphase individuell geschult und damit eingebunden. In den Beratungsgesprächen werden die Themen für individuelle Schulungen deutlich. Diese werden dann häufig schon im Rahmen von Angehörigengesprächen im Beratungsraum durchgeführt. Am Beispiel „Trachealkanüle" wird das sehr deutlich: Sind Patient:innen nach langer Beatmungszeit, aufgrund einer schweren Schluckstörung und bei fehlenden Schutzreflexen, mit einer Trachealkanüle versorgt, sehen Angehörige nur das herausragende Ende aus dem „Loch im Hals". Ziel in der Frührehabilitation ist das sogenannte „Abtrainieren" und letztlich die Entfernung der Kanüle. Das wirft bei Angehörigen viele Fragen auf. Im Beratungsgespräch werden diese beantwortet und anhand von Querschnittmodellen und der Trachealkanüle im Ganzen wird erläutert, nach welchem therapeutischen Prinzip ein Training erfolgt, bis es zur „Dekanülierung" kommt.

Ein weiteres Beispiel ist die Aufklärung zur Anlage einer PEG (Magensonde über die Bauchdecke). Kann über einen längeren Zeitraum eine zuverlässige Ernährung nur über eine Magensonde erfolgen, wird die Anlage einer PEG erforderlich, da ein „Schlauch über die Nase" ein höheres Aspirationsrisiko birgt. Zusammen mit den für die medizinische Versorgung verantwortlichen ärztlichen Kolleg:innen erkläre ich, anhand des Querschnittmodells mit liegender Magensonde, die Vorteile für ein effektives Schlucktraining und die Aussicht auf eine Entfernung bei erfolgreichem Kostaufbau. Hier grenzt sich eindeutig eine therapeutische Zielsetzung von dem allgemeinen „Schreckgespenst" der künstlichen Ernährung ab.

In der letzten Phase des Aufenthaltes, wenn eine Entlassung in die häusliche Umgebung geplant wird und Angehörige die pflegerische Versorgung übernehmen möchten, ist eine strukturierte Einarbeitung und damit Schulung dringend erforderlich. So kann auf die unterschiedlichen Herausforderungen im pflegerischen Alltag vorbereitet werden. Den Angehörigen wird eine zehntägige Schulung angeboten und auch angeraten. Mit der Qualifikation als Berufspädagogin Pflegewissenschaft und langjähriger Erfahrung in der pflegerischen Versorgung habe ich ein Konzept entwickelt, welches praktische Anleitung in der Alltagssituation, Vermittlung von theoretischem Wissen und Evaluation beinhaltet. In konstruktiv-kritischem Austausch mit den professionell Pflegenden, die den Angehörigen anleiten, wird Schulung individuell gestaltet und an die jeweilige Situation angepasst. Viele Angehörige reagieren positiv und erleichtert auf das Angebot einer Schulung noch in der Klinik. Sie bietet die Sicherheit, den Pflegealltag mit dem eigenen Angehörigen erleben zu können und im Hintergrund professionell Pflegende zu haben, die ihr Wissen und Können vermitteln und für Fragen zur Verfügung stehen.

Die Schulung wird an zehn aufeinanderfolgenden Tagen, jeweils vor- oder nachmittags durchgeführt und schließt mit zwei Übernachtungen, direkt im Zimmer der Patient:innen, ab. Nur so hat ein Angehöriger die Möglichkeit, sich in die Situation, v.a. aber in die Belastung einer kontinuierlichen Pflegesituation hineinzufühlen. Wird die Schulung über den gesamten Zeitraum angenommen, so fällt am Ende der Zeit auch eine realistische Entscheidung, ob die Pflege des Angehörigen realistisch zu Hause gewährleistet werden kann. Häufig erleben wir aber auch die Erkenntnis: „So schwer und pflegeintensiv habe ich mir das nicht vorgestellt". Fällt dann die Entscheidung für eine Versorgung in einer Pflegeeinrichtung, relativiert sich oft auch die moralische Verpflichtung für eine Pflege zu Hause.

Aufgrund der zahlreichen Rückmeldungen der Angehörigen, die für Beratung, Information und Schulung nicht nur dankbar waren, sondern auch nachhaltig davon profitiert haben, kann Angehörigenedukation als „Best-Practice-Beispiel" zur Nachahmung sehr empfohlen werden.

7.5 Community Health Nurses (CHN)

Martin Schieron

Die primäre Gesundheitsversorgung wird in vielen Ländern (z.B. Kanada, Finnland) sowohl in Städten als auch im ländlichen Bereich maßgeblich über kommunale Gesundheitszentren geleistet. Dort findet die Bevölkerung Ansprechpartner:innen für Fragen und Probleme rund um Krankheit und Gesundheit. Interprofessionelle Teams bieten Angebote für Menschen mit Behinderung, für Pflegebedürftige, für werdende Eltern und viele andere mehr. Mediziner:innen, Therapeut:innen, Sozialarbeiter:innen und Pflegende arbeiten dort gemeinsam auch im Sinne der Gesundheitsförderung und Prävention. Die Community-Health-Nurses (CHN) übernehmen hierbei steuernde, koordinierende, beratende, überwachende und leitende Rollen (Agnes-Karll-Gesellschaft für Gesundheitsbildung und Pflegeforschung mbH, 2019).

Im europäischen Raum kann Finnland als Vorreiternation für den Einsatz von CHN angesehen werden. Dort als Public Health Nurses (PHN) bezeichnet, übernehmen sie v.a. in den kommunalen Gesundheitszentren einen Großteil der primären Versorgung. Dabei begleiten sie die Bevölkerung in jeder Lebensphase – von der Geburt bis ins hohe Lebensalter. Sie führen selbstständig Assessments und Screenings durch und können Untersuchungen anordnen. Sie versorgen Wunden, impfen, behandeln chronische Erkrankungen, betreuen vor- und nachgeburtlich Mütter und Neugeborene. Bei entsprechender Qualifikation können sie eigenständig bestimmte Medikamente verordnen. CHN/PHN sind in den Gesundheitszenten sowohl direkt als auch telefonisch erreichbar und führen auch Hausbesuche durch (Marks, 2019).

Wie autonom CHN arbeiten können, richtet sich jedoch immer nach nationalen Bestimmungen und Gegebenheiten. So ist in Finnland beispielsweise die medizinische Versorgung über Steuern finanziert und daher für die Bürger:innen kostenfrei. Es gibt keine klassischen Hausarztpraxen wie in Deutschland. Die primäre Versorgung der Menschen erfolgt über die örtlichen Gesundheitszentren.

In Österreich, wo Gesundheitsleistungen über die Österreichische Sozialversicherung finanziert werden, wurde entsprechend ein anderer Ansatz gewählt. So soll das 2014 vereinbarte Konzept „Das Team um den Hausarzt" eine multiprofessionelle und interdisziplinäre Primärversorgung sicherstellen. Hierbei bilden Hausärzt:innen, diplomierte Gesundheits- und Krankenpfleger:innen sowie eine Ordinationsassistenz (vergleichbar medizinischen Fachangestellten in Deutschland) das Kernteam zur Primärversorgung (Bundesministerium für Gesundheit, 2014). Im Jahr 2015 wurden erste Pilotprojekte gestartet. Durch das Primärversorgungsgesetz (PrimVG) erfuhr der Ausbau einer solchen Primärversorgung im Jahr 2017 eine weitere Stärkung. Derzeit wird in Österreich zudem die Implementierung von Community Nurses angestrebt. Community Nurses sollen zentrale Ansprechpersonen für die zu Pflegenden und ihre Angehörigen sein. Darüber hinaus sollen sie medizinische, soziale und pflegerische Leistungen koordinieren, durch präventive Hausbesuche präventiv tätig werden und durch ihre Verankerung in der Gemeinde in der Lage sein, gesundheitliche Chancenungleichheiten und lokale Gesundheitsbedürfnisse zu erkennen (Wild, 2020).

In den meisten Ländern werden im Community Health Nursing Pflegende mit einem Abschluss auf Masterniveau (Advanced Practise Nurse) eingesetzt (**Kap. 7.1**). Mit Förderung der Robert Bosch Stiftung hat die Agnes-Karll-Gesellschaft im Deutschen Berufsverband für Pflegeberufe und mit diesem das Projekt „Community Health Nursing in Deutschland" ins Leben gerufen. Zunächst wurde ein mögliches Aufgaben- und Leistungsprofil für die Verhältnisse in Deutschland beschrieben. Danach wurden mit drei Hochschulen Master-Studiengänge entwickelt, die im Wintersemester 2020/2021 gestartet sind. Es gibt noch weitere Hochschulen, die ein solches Studium anbieten, aber nicht Teil des Projektes sind. Ziel des Projektes ist es, Community Health Nursing als pflegerisches Berufsfeld mit eigenen Handlungsfeldern zu etablieren. Für Deutschland wurden folgende Aufgaben beschrieben (Agnes-Karll-Gesellschaft, 2019):

- Medizinische Grundversorgung (Erstkontakt, Routinetätigkeiten etc.)
- Koordinierung und Therapie-Management (insbesondere bei chronisch Erkrankten, Schulung, Beratung, Case-Management etc.)
- Gesundheitsförderung und Prävention (Bedarfserhebung, Planung und Durchführung von Maßnahmen etc.)
- Leitung und Entwicklung (Leitungsaufgaben etc.)
- Einsatz neuer Technologien (E-Health und M-Health).

Unter den dafür notwendigerweise zu beherrschenden Kompetenzen spielen Fähigkeiten zur pflegebezogenen Edukation eine große Rolle. Explizit benannt sind insbesondere Beratungskompetenzen sowohl im Sinne von Informationsvermittlung als auch Sicherheit in der Anwendung psychosozialer Beratungsansätze sowie Schulungskompetenzen, z.B. für zielgruppenbezogene Schulungen (Marks, 2019).

Aufgabe

Recherchieren Sie, an welchen Hochschulen „Community Health Nursing" studiert werden kann.

7.6 Modellprogramm Familiale Pflege

Martin Schieron

Im Kontext der Entlassung pflegebedürftiger Menschen aus dem Krankhaus in die Häuslichkeit zeigen sich vielfach Brüche oder andere Schwierigkeiten in der Versorgung. Die *Familiale Pflege* bietet Bildungsangebote zur Kompetenzförderung und Begleitung pflegender Angehöriger, damit sowohl der Übergang als auch die weitergehende Versorgung der pflegebedürftigen Personen im vertrauten häuslichen Umfeld für alle Beteiligten befriedigend gestaltet werden kann. Hierbei werden als pflegende Angehörige bzw. Familie jedoch nicht nur Verwandte, sondern z.B. auch Freunde, Bekannte oder Nachbarn verstanden. Als durch die Pflegeversicherung (SGB XI) finanziertes Modellprogramm gestartet, entwickelte sich die Familiale Pflege als Projekt der Umsetzungsforschung stetig weiter und wurde aufgrund ihres Erfolges ab 2019 in die Regelversorgung der beteiligten Pflegekassen übernommen.

Entwickelt wurde das Modellprogramm „Familiale Pflege unter den Bedingungen der G-DRG" (German Diagnosis Related Groups) 2004 an der Universität Bielefeld unter der Leitung von Prof. Dr. Katharina Gröning, um Unterstützungsstrukturen für die Vorbereitung häuslicher Pflegesituationen bereits im Krankenhaus zu etablieren. Dies war während des Projektverlaufs in Abhängigkeit zu den finanzierenden Pflegekassen auf die deutschen Bundesländer Nordrhein-Westfalen, Hamburg und Schleswig-Holstein begrenzt. In einigen anderen deutschen Bundesländern wurden Anteile des Modellprogramms unter anderem Namen und nicht wissenschaftlich begleitet teilweise übernommen (z.B. „PfiFf – Pflege in Familien fördern" in Berlin, Brandenburg und Mecklenburg-Vorpommern).

Ethische Grundannahmen

Menschsein bedeutet, in verschiedenen Phasen des Lebens auf Hilfe angewiesen zu sein. Dies ist eine zentrale Annahme des Modellprogramms. In humanen Gesellschaften wird darauf mit dem Prinzip Sorge reagiert. Sorge bzw. Fürsorge (man kümmert sich um diejenigen, die einem anvertraut sind), Solidarität (alle kümmern sich um alle) und Gerechtigkeit (Autonomie wird mit Sorge und Solidarität ergänzt) werden als benachbarte Prinzipien betrachtet. Alle Lebensphasen werden zudem als gleich wertvoll für ein gutes Leben erachtet. Dies gilt auch für Lebensphasen mit eingeschränkter oder ohne Autonomie (z.B. Pflegebedürftigkeit) oder Vernunft (z.B. bei demenziellen Erkrankungen).

Die Aneignung einer solchen Ethik wird als ein wichtiger Schutz vor Gewalt betrachtet. „Wer um diese Philosophie weiß und so denken kann, wird ein Gewissen entwickeln, welches ihm hilft, alltägliche Dilemmasituationen und Stress zu verarbeiten, gleichzeitig aber auch die eigene Position zu vertreten, sich nicht zu unterwerfen oder zum Opfer zu werden, das sich schließlich ‚in der Falle' fühlt." (Gröning, 2018, S. 13).

Familientheoretische Grundannahmen

Die Übernahme der Verantwortung für die alten Eltern kann als Belastung mit Aufgabe der eigenen Individualität und entsprechend starker Überforderungsgefahr betrachtet werden. Man kann sie jedoch auch als Entwicklungsaufgabe im Lebenszyklus sehen. Diese Sicht bezieht sich auf die Theorie des Lebens- und Familienzyklus, die sich in ein Konzept individueller und familialer Entwicklungsaufgaben gut einfügt (Gröning, 2005). Nachdem die Kinder großgezogen wurden, befinden sich Eltern in der sogenannten nachelterlichen Phase. Häufig kündigt sich dann jedoch bereits eine weitere, absehbare Lebensphase an: die Phase der Verantwortung der Kinder für die alten Eltern. Durch das gemeinsame Leben teilen Eltern und Kinder viele ethische Erfahrungen. Erwachsene Kinder können die eigenen Eltern als Personen einer bestimmten historischen Zeit und eines bestimmten sozialen Hintergrunds besser verstehen. Krisen aus der Zeit der Adoleszenz sind überwunden und es entsteht die Fähigkeit, das eigene Leben im eigenen historischen, sozialen, gesellschaftlichen Kontext zu betrachten. Dies wird als Generativität bezeichnet. Auch der Erwerb von Generativität ist eine Entwicklungsaufgabe. Conzen (2007) beschreibt diesbezüglich, dass nur bei einem geringen Teil von Eltern und Kindern eine gestörte Beziehung vorliegt und dass primär gesunde Erwachsene ihre Eltern pflegen – nicht diejenigen, die in Abhängigkeiten verhaftet seien.

Die Familiale Pflege betrachtet daher Familie als Ressource, die primär aus ihrem Alltag heraus verstanden werden muss. Selbstverständlich gibt es Probleme in Familien. Diese sollen jedoch nicht überdimensional in den Vordergrund gerückt werden – sie sind Teil des Alltags (Gröning, 2018).

Bedeutung der Bildung

Der funktionale Bildungsbegriff im SGB XI (§ 45) zielt auf den Erwerb von Fertigkeiten, die Förderung sozialen Engagements und die Reduzierung von Belastungen bei pflegenden Angehörigen und ehrenamtlich Pflegenden. Dies erscheint unter Bildungsaspekten zu eng gefasst. Familiale Pflege greift daher für pflegende Angehörige insbesondere die Lernfelder Rollenlernen, Identitätslernen/Selbstveränderung, pflegerisches Verrichtungslernen und Lernen in Belastungssituationen auf. Inhaltlich gehören die Geschlechter- und Alltagsdimension (doing family), die Dimension innerfamilialer Gerechtigkeit, die Vereinbarkeit von Pflege und Beruf, die Integration von Pflege in die Biografie sowie die Präzisierung der Rolle der Pflegeperson zu den Bildungsschwerpunkten (Gröning, 2018).

Unter Bildung wird nahezu jeder Kontakt der pflegenden Familie mit professionellen Unterstützer:innen verstanden. Die Angebote des Modellprogramms bilden insofern eine Antwort auf Bildungsdefizite der pflegenden Angehörigen, aber auch auf Versorgungsdefizite der professionellen Unterstützungssysteme. Davon ausgehend, dass Angehörige hoch motiviert sind, häufig aber noch praktische Fähigkeiten und notwendiges Wissen zu ihrer neuen Rolle sowie zur Integration dieser in ihr alltägliches Leben benötigen, sollen die Angebote der Familialem Pflege sie beim Erwerb dieser Kompetenzen unterstützen.

Pflegetrainer:innen in den Krankenhäusern

Die Akteure der Familialen Pflege sind Pflegefachpersonen aus den beteiligten Krankenhäusern, die zu Pflegetrainer:innen qualifiziert wurden. Im Rahmen des Modellprogramms konnten bis Ende 2018 ca. 1000 Pflegefachpersonen in Wissenschaftlichen Weiterbildungen (WWB) zu Pflegetrainer:innen qualifiziert werden. Zwölf Präsenztage verteilt auf zwei Jahre, ergänzt durch insgesamt acht Studienbriefe (z.B. „Bildungsbedarf und Bildung für pflegende Angehörige – Pflegekurse, Pflegetrainings und Gruppen für uns mit Angehörigen gestalten" und „Familienberatung in der pflegenden Familie") und kontinuierliche wissenschaftliche Begleitung vonseiten der Universität charakterisierten die WWB. Darüber hinaus wurde eine sechstätige Aufbau-WWB angeboten. Damit wurden Pflegetrainer:innen insbesondere befähigt,

- Pflegekurse und Gesprächskreise zu konzipieren und durchzuführen,
- Pflegetrainings im Krankenhaus und in häuslicher Umgebung zu planen, durchzuführen und zu evaluieren,
- Informations- und Schulungsmaterialien zu erstellen und/oder zu bewerten,
- Angehörige und Patient:innen unterschiedlicher Kulturkreise individuell zu unterschiedlichsten Themen zu informieren, zu beraten, zu schulen und zu begleiten,
- Familiengespräche zu moderieren,
- Angehörige zum Aufbau individueller Hilfenetzwerke zu befähigen und
- mit Unterstützungssystemen (Pflegekassen, Sozialdienst, Ambulante Pflege etc.) innerhalb und außerhalb des Krankenhauses kooperieren zu können.

Zur Erlangung dieser Handlungskompetenzen ist eine theoretisch hochwertige und praxisbegleitende Qualifikation im beschrieben Zeitrahmen notwendig. Die hier nur in Ausschnitten beschrieben Bildungsaufgaben der Pflegetrainer:innen im Übergang von stationärer Krankenhaushandlung in die häusliche, familiale Versorgung pflegedürftiger Personen zeigen deutlich, dass die Tätigkeit als Pflegetrainer:in eine durch und durch edukative Aufgabe ist. Hierbei beginnen die Pflegetrainer:innen ihre Arbeit mit den Familien bereits während des Krankenhausaufenthaltes des pflegebedürftigen Familienmitglieds und begleiten die pflegende Familie über die Entlassung aus dem Krankenhaus hinaus in die häusliche Umgebung. Sie sorgen insofern für einen möglichst reibungslosen Übergang von einem Hilfesystem in ein anderes und helfen der pflegenden Familie, diese Situation nicht nur organisatorisch, sondern auch seelisch zu meistern.

Der Übergang des Angebotes in die Regelversorgung zeigt den Erfolg des Modellprogramms. Leider entfiel gleichzeitig in den Verträgen zwischen Pflegekassen und Krankenhäusern die Voraussetzung, dass nur weitergebildete Pflegetrainer:innen für dieses Angebot eingesetzt werden dürfen. Ob dies zu einem Qualitätsverlust des Angebots führen wird, muss weiter beobachtet werden.

Aufgabe

In welchen Krankenhäusern/Kliniken in Ihrer Umgebung wird „Familiale Pflege" angeboten?

7.7 Familiengesundheitspflege und präventiver Hausbesuch

Angelika Zegelin

Beide Felder stellen Entwicklungslinien auch für psychologisch-pädagogische Unterstützung durch Pflegende dar. In diesem Kapitel wird die Situation in Deutschland beschrieben. Familiengesundheitspflege und präventiver Hausbesuch werden seit den 1990er Jahren diskutiert und modellhaft erprobt, konnten sich aber nicht recht durchsetzen – obwohl die Notwendigkeit deutlich besteht. Vorbilder für beide sind Tätigkeitsfelder für professionell Pflegende aus vielen Ländern – allerdings sind dort viele dieser Qualifikationen auf einem Masterniveau angesiedelt. Die Gruppe der studierten Pflegenden ist im deutschsprachigen Raum noch relativ klein, spezielle Masterstudiengänge sind neu – deswegen wurden für viele Entwicklungen eher Weiterbildungen angeboten (**Kap. 1.7.1**).

Familiengesundheitspflege

Die Family-Health-Nurse ist international etabliert mit vielen Aufgaben, gemäß dem Settingansatz der WHO, dass Familie ein wichtiger Ort der Gesundheitsbildung ist. Prävention und gesundheitsbezogene Hilfen im Alltag standen im Vordergrund. An mehreren Instituten wurden Pflegende über Jahre in Deutschland in zweijährigen Weiterbildungen berufsbegleitend ausgebildet, 720 Stunden Unterricht in Modulen und 720 Stunden Selbststudium wurden vorgesehen, dazu zwei mehrwöchige Praktika. Die Entwicklungen wurden evaluiert (Wagner & Schnepp, 2010), die Robert-Bosch-Stiftung unterstützte die Vorhaben, der Deutsche Berufsverband für Pflegeberufe (DBfK) bündelt bis heute die Aktivitäten. Tagungen und Publikationen sollten Öffentlichkeit herstellen – trotzdem konnte die Rolle nicht flächig etabliert werden. Manche Absolvent:innen arbeiteten einfach wieder im normalen Regelwerk der ambulanten Pflege, mit vorgegebenen (refinanzierten) Aufgaben in Leistungskorridoren.

Es ist schwierig, in festgefügten Strukturen und segmentierten Zuständigkeiten Innovationen zu etablieren. Zugehende, gesundheitsfördernde Tätigkeiten sind eher in Ländern mit staatlichem Gesundheitsdienst etabliert, etwa im Vereinigten Königreich oder in Skandinavien. Hier nehmen „District Nurses" eine Vernetzungs- und Lotsenfunktion ein.

Präventive Hausbesuche

Damit sind regelmäßige Besuche bei hochbetagten, noch nicht pflegebedürftigen Menschen gemeint, die Vorschläge gehen von mindestens zwei Besuchen pro Jahr aus. Es geht um den Erhalt der Selbstständigkeit und um das Herauszögern von Pflegebedürftigkeit. Fokussiert werden die gesundheitliche Lage (u.a. Mobilität, Schmerzen), die Wohnsituation, der Haushalt, Kontakte, Hobbys usw. – die Besuche sind kostenlos. Nach umfangreichen Assessments (multidimensional) wird der Hilfebedarf festgestellt und Interventionen werden eingeleitet. In Deutschland sind dabei die Zuständigkeiten unklar. Eines der ersten Projekte (mobil) wurde vom dip (Deutsches Institut für angewandte Pflegeforschung e.V.) durchgeführt und von der Robert-Bosch-Kranken-/Pflegekasse finanziert, weitere Projekte vom dip folgten. Andere Anbindungsmöglichkeiten wären Kommune oder die Hausärzte. Inzwischen gab es mehrere Modellprojekte, alle mit guten Ergebnissen. Allerdings werden die Ergebnisse hinsichtlich Kosten-Nutzen auch kritisch diskutiert, es handelt sich ja um komplexe Interventionen mit vielen Einflüssen, eindimensionale Kriterien reichen zur Beurteilung nicht aus.

Im Grunde knüpfen diese Konzepte auch an die frühere „Gemeindepflege" an – seit 1995 hat sich durch Einführung der Pflegeversicherung diese Landschaft völlig geändert. Das Projekt „Gemeindeschwester plus" in Rheinland-Pfalz geht ab 2019 in eine zweite Projektphase, es wird vom dip wissenschaftlich begleitet, die bisherigen Ergebnisse sind gut (Gebert et al.,

2019). Viele ältere Menschen leiden an diversen körperlichen Leiden, diese wirken sich dann auf seelische und soziale Belange aus. Ein erster Blick sollte deswegen auf Unterstützung der Selbstpflege gehen, aus diesem Grund ist Fachexpertise nötig (Schluckstörungen, chron. Wunden usw.) – gleichzeitig wird aber auch Kenntnis über rechtlich-soziale Aspekte und lokale Hilfemöglichkeiten erforderlich.

Diese Mehrfachfunktionen, zwischen Alltagsaktivitäten (Pflege), Prävention und Sozialarbeit sind noch selten. Dieses Problem zeigte sich auch in einem Projekt zu einem speziellen präventiven Hausbesuch bei Familien mit Demenz (Riesner, 2010). Das Bedarfsassessment Carenap wird in Schottland überall in der häuslichen Pflege eingesetzt, die Version CarenapD bezieht sich auf Demenz, aber es werden auch andere Krankheiten fokussiert. An der Universität Witten/Herdecke wurde das Instrument autorisiert übersetzt und getestet, vom Bundesfamilienministerium und der Robert-Bosch-Stiftung wurde dann ein zweijähriger Feldversuch finanziert. 55 Familien wurden zweimal besucht, 15 Mitarbeiterinnen geschult. Etwas Besonderes ist, dass beim Hilfebedarf zwischen *erfüllt* und *unerfüllt* unterschieden wurde. Die Selbstpotenziale der Familien sollten unterstützt werden. Im Projekt zeigte sich, dass es fast keine systematisch etablierten Hilfemöglichkeiten bei unerfüllten Hilfebedarfen gab – von Beratungen abgesehen. Es zeigte sich auch, dass die Perspektive der Berufsgruppen unterschiedlich war. Die Sozialarbeiter:innen ignorierten Atemnot oder Inkontinenz, die Pflegenden wussten nichts über Hilfe bei Umbauten oder Beschaffung von Heizkosten. Es war sehr eindrücklich, dass der zweite Besuch in einigen Fällen nicht stattfinden konnte, weil die pflegenden Angehörigen selbst im Krankenhaus oder sogar verstorben waren – die Pflegebedürftigen mussten ins Heim. Trotz guter Ergebnisse und gelungener Öffentlichkeitsarbeit konnte diese Form des präventiven Hausbesuches nach dem Projekt nirgendwo „angedockt" werden.

Die Bedingungen in der häuslichen Pflege sind komplex. Um die Situation zu stabilisieren, werden dringend qualifiziert ausgebildete Fachpflegende mit einer multiprofessionellen Ausrichtung gebraucht. Obwohl die Durchführung präventiver Hausbesuche im Koalitionsvertrag vereinbart wurde („Wir wollen möglichst frühzeitig Pflegebedürftigkeit vermeiden. Dafür fördern wir den präventiven Hausbesuch durch Mittel des Präventionsgesetzes." CDU, CSU & SPD, 2018, Zeile 4487 f.), stemmen sich die Strukturen dagegen. Möglicherweise könnte dies eine neue Aufgabe für den öffentlichen Gesundheitsdienst sein.

Aufgabe

Was glauben Sie: Können präventive Hausbesuche Pflegebedürftigkeit verhindern oder zumindest herauszögen?

7.8 Beratung und Schulung in der Hebammenarbeit

Christina Lusebrink

Handlungsorientierte Strategien der Information, Beratung, Aufklärung, Anleitung und Schulung bei allen Themen rund um Schwangerschaft, Geburt, Wochenbett und Neugeborenes/Säugling gehören zu den originären Aufgaben einer Hebamme. Eine „nicht sprechende" Hebammenarbeit ist nahezu unvorstellbar. Exemplarisch wird nachfolgend beleuchtet, wie Hebammen Frauen und Familien auf die Schwangerschaft, die Geburt, das Wochenbett und die Elternschaft vorbereiten, sie befähigen und bei anstehenden Entscheidungsprozessen unterstützen.

Geburt: Eine Zeit mit Fragen und Verunsicherungen

Vor und nach der Geburt haben die Frau und ihr/e Partner:in viele Fragen. Gerade beim ersten Kind sind die Verunsicherung und das Bedürfnis nach Orientierung sehr groß (Franke, 2019). Wann schlafen Neugeborene durch? Welche Impfungen sind verpflichtend und welche sind zu empfehlen? Worauf soll ich als Schwangere achten? Kann man einen Säugling verwöhnen? Fülle und Bandbreite möglicher Fragen sind riesig (Hellmers et al., 2016), was sich auch in einem nicht überblickbaren Markt an Informationsschriften, Webseiten oder Video-Tutorials zeigt. Gleichzeitig stellt individuelles Erfahrungswissen aus vorherigen eigenen Schwangerschaften und Geburten oder von Freunden und Familienangehörigen oft eine Herausforderung für eine ergebnisoffene, fundierte Information und Beratung dar. Letztendlich sind Schwangerschaft, Geburt und Wochenbett ein sehr persönliches, sensibles, intimes Thema, welches mit Erwartungen, Sorgen, Hoffnungen und Wünschen verbunden ist. Vielfach wünschen sich Frauen und beide Elternteile aber Unterstützung bei der Erkundung der vielen Möglichkeiten.

Hebammen: kompetent, erfahren und in der Schlüsselposition

Hebammen sind bei ihrer Arbeit immer wieder gefordert, Informationen, Beratungen und Schulungen anzubieten. Sie sind in Krankenhäusern und in der häuslichen Versorgung die Berufsgruppe aus dem Gesundheitswesen, die im Kontext der Geburt den engsten und kontinuierlichsten Kontakt zu Frauen, Familien und Kindern hat. Sie sind präsent in der Versorgung bis in die Häuslichkeit, haben tiefe Einblicke in die individuellen Umstände und können Momente des Dialoges sowie Bedarfes erkennen. Die Hemmschwelle, mit ihnen in Kontakt und Austausch zu treten, ist vielfach niedriger als beispielsweise gegenüber der Ärzteschaft (Kocks, 2009). Die Vertrauensstellung, das Sprechen einer verständlichen Sprache, die Kommunikation auf Augenhöhe sowie Alltagsnähe sind hierfür die Basis. So können Hebammen sich als Ansprechpartnerinnen sowohl bei fachlichen Fragen als auch bei sehr intimen, privaten Problemen anbieten oder von den Frauen und Familien dazu ausgewählt werden. Hebammen werden z. B. nach einem inhaltlich nicht verstandenen Ärzt:innenbesuch angesprochen. Sie erklären physiologische Prozesse, Eingriffe und Diagnostik, beraten berufspraktisch und geben alltagspraktische Hinweise. Hebammen können sich aber auch beispielsweise auf Themen wie partnerschaftliche Probleme oder die Problematik vernachlässigter Kinder einlassen. Hier ist auch der wichtigste Grund für die edukativen, beratenden Funktionen von Hebammen zu sehen. Sie sind in der idealen Schlüsselposition, um professionelle, alltagsorientierte Angebote zu machen: eine Chance, wie sie sich kaum einer anderen Berufsgruppe im Gesundheitswesen bietet.

Befähigung und Begleitung – ein breites Feld

Hebammenarbeit ist von einem hohen Anteil an Kommunikation gekennzeichnet. Im Prozess von der Feststellung der Schwangerschaft bis zum Ende der Stillzeit ergeben sich vielfältige Möglichkeiten, auf das individuelle Informationsbedürfnis und die Vermittlung von relevantem Wissen und Fertigkeiten einzugehen (**Tab. 7-2**). Zentraler Fokus dabei ist die Alltagsorientierung. Hinweise, Anregungen und Demonstrationen müssen sich im jeweils individuellen Alltag erst bewähren.

Praxisbeispiel: Stillberatung im Wochenbett

Sarah (27 Jahre) wird am zweiten Tag nach der Geburt ihres ersten Kindes aus der Klinik nach Hause entlassen. Mit ihrer Hebamme hat sie direkt für diesen Tag einen ersten Wochenbettbesuch vereinbart. Ziel dieses Besuches ist insbesondere die Unterstützung und Befähigung der Eltern und für die junge Elternschaft. Ein wichtiges Thema ist hier z. B. die Säuglingsernährung. Wird das Kind gestillt, ist es wichtig für die Hebamme, die Mutter aufmerksam zu beobachten und dort – wo nötig – weiter zu unterstützen: Wird das Kind richtig angelegt? Welche Position nehmen Mutter und Kind ein?

Tabelle 7-2: Beispiele der Patienten- und Familienedukation in der Hebammenarbeit (Eigendarstellung)

Schwangerenvorsorge/ Hebammensprechstunde (in der Klinik oder ambulant zuhause)	**Informationen** zur Physiologie der Schwangerschaft, zu Geburt und Wochenbett, Erhebung der Anamnese, Erleben der Schwangerschaft, Erfahrungen mit Geburt, Sexualität, Kindersitzen, Rauchen, … **Beratung** zu unterschiedlichen Geburtsmodellen und Geburtsorten (Krankenhaus, Hebammenkreißsaal, Geburtshaus, Hausgeburt), Partnerschaft, Wochenbett, Schwangerschaftsbeschwerden, Gesundheitsverhalten in der Schwangerschaft Vorstellungen und Wünschen bezgl. der Geburt, … **Anleitung** zum Gesundheitsverhalten in der Schwangerschaft, Umgang mit Stress, … Klärung von Fragen und zugehende Beratung (persönlich, telefonisch oder per Mail)
Geburtsvorbereitungskurs (Gruppenangebot oder Einzelschulung, in der Klinik oder ambulant zuhause)	**Informationen** zu ausgewählten Themen wie Ängste, Geburtsort, Partnerschaft, Vorbereitung des Wochenbettes, … **Schulung** von Bewegungsverhalten, Gymnastik und Entspannung, … **Beratung** als Peer-Group-Edukation möglich Klärung von Fragen
Geburtsbegleitung (in der Klinik oder ambulant zuhause)	**Informationen** handlungsbegleitend (Partizipation von Frau und Partner) **Beratung** bei Bedarf, z.B. Möglichkeit der besseren Schmerzverarbeitung, Umgang mit Ängsten, … **Anleitung** zu unterschiedlichen Gebärpositionen, Partnerbeteiligung, Bonding und dem ersten Stillen, … Klärung von Fragen
Wochenbettbetreuung (in der Klinik oder ambulant zuhause)	**Informationen** zu Bedürfnissen des Neugeborenen, Rückbildungsvorgängen, … **Beratung** z.B. zum Thema Ernährung, Impfung, Kleidung, Selbstpflege, Umgang mit Schreien, Abstillen, Sexualität, … **Anleitung** zur Ernährung des Säuglings/Stillberatung, Handling des Neugeborenen, … Klärung von Fragen (persönlich, telefonisch oder per Mail)
Rückbildungskurs (Gruppenangebot oder Einzelschulung, in der Klinik oder ambulant zuhause)	**Informationen** zur Physiologie der Rückbildung, zu Beckenboden, rückenschonendem Verhalten, … **Beratung** mit Möglichkeit der Peer-Group-Edukation, z.B. zum Thema Säuglingsschlaf, Beikost … **Anleitung** von Rückbildungsübungen Klärung von Fragen

Wie häufig und unter welchen Umständen wird gestillt? Wie kann ich sehen, dass der Säugling satt und zufrieden ist? Wie beeinflusse ich die Milchbildung?... Die Befähigung der Frauen in dieser sehr sensiblen und vielfach auch sehr emotionalen Situation erfordert Fachkompetenz, Geschick und Einfühlungsvermögen.

Bei Abweichungen von einer physiologischen Schwangerschaft, Geburt und Wochenbett, z.B. einer Früh- oder Totgeburt oder möglichen Erkrankungen des Neugeborenen, intensiviert sich die Unterstützung der Hebammen entsprechend. Die existentielle und emotionale Erfahrung einer Geburt ist dabei in der Regel mit vielen Wünschen, Hoffnungen und Ängsten verbunden, was hohe Anforderungen an die kommunikativen Kompetenzen von Hebammen stellt. Mit der Qualifizierung von Familienhebammen als Fachkraft der Frühen Hilfen wird auf diese Anforderung beispielsweise im Kontext des Kinderschutzes besonderes Augenmerk gerichtet (Lusebrink et al., 2018).

Aufgabe

Erinnern Sie sich oder fragen Sie in Ihrem Bekanntenkreis nach Erinnerungen: Welche Aufgaben übernehmen Hebammen?

7.9 Pflegebezogene Edukation im Krankenhaus

Martin Schieron

Krankenhäuser, Kliniken und Spitäler als medizinische Einrichtungen, in denen ärztliche, pflegerische und weitere Hilfeleistungen zur Diagnose, Behandlung und Linderung, insbesondere von Erkrankungen oder unfallbedingten körperlichen Schäden vorgehalten werden, können als das historische ‚Erstsetting' pflegebezogener Edukation betrachtet werden.

Professionell Pflegende sind dort in vieler Hinsicht seit langem edukativ tätig, ohne dass dies explizit so benannt wurde. Sie versorgen Patient:innen, sprechen mit Angehörigen, nehmen sich der Sorgen beider Gruppen an. Sie erläutern wie mit krankheitsbedingten Einschränkungen umgegangen werden kann und übersetzen Fachsprache in allgemeinverständliche Worte. Edukative Interventionen im Krankenhaus sind in erster Linie auf das Erleben und den Umgang mit Erkrankungen oder Unfallfolgen ausgerichtet. Patient:innen und Angehörige werden oftmals überraschend oder ‚aus heiterem Himmel' mit einer veränderten Lebenssituation konfrontiert. Beistand und edukative Begleitung in diesen Akutphasen ist hilfreich, um sich an neue Lebensumstände zu adaptieren. Edukativ tätige Pflegende unterstützen auch bei der Vorbereitung auf den Alltag nach dem stationären Aufenthalt und leiten Patient:innen und Angehörige bei Bedarf für ganz konkrete Situationen an. Selbstverständlich sind pflegebezogene Interventionen jedoch nicht nur für chronisch oder schwersterkrankte Patient:innen und ihre Angehörigen vorgesehen. Auch Patient:innen mit vermeintlich ‚leichten' Problemen wie Beinbruch oder Blinddarmentfernung erleben eine akute Phase, in der ihr Leben anders verläuft als sonst und benötigen Unterstützung.

Dass diese Form kommunikativer und interaktiver Aufgaben eine feste Säule pflegerischer Tätigkeit sind und nicht nur auf der ‚Herzensgüte der Pflegenden' beruhendes Beiwerk, hat sich in Gesetzen viel später niedergeschlagen als beispielsweise in Lehrbüchern zur Pflege. So ist im deutschen Krankenpflegegesetz (KrPflG) von 1985 gerade einmal die „Anregung und Anleitung zu gesundheitsförderlichem Verhalten" (§ 4 KrPflG 1985) als Ausbildungsziel benannt. Erst in der Fassung von 2003 wird in § 3 die Befähigung zur „Beratung, Anleitung und Unterstützung von zu pflegenden Menschen und ihrer Bezugspersonen in der individuellen Auseinandersetzung mit Gesundheit und Krankheit" (§ 3 KrPflG 2003) aufgeführt. Hier war das deutsche Pflegeversicherungsgesetz (SGB XI) schneller. Dort wurde Beratung durch professionell Pflegende als zu vergütende Tätigkeit bereits 1995 beschrieben (**Kap 7.13**). Die aktuellen Gesetzesfassungen zu Pflegeberufen in Deutschland (Pflegeberufegesetz – PflBG), in Österreich (Gesundheits- und Krankenpflegegesetz – GuKG) und der Schweiz (Gesundheitsberufegesetz – GesBG) beschreiben pflegebezogene Edukation alle als Aufgaben professioneller Pflege.

Tätigkeiten, die im alltäglichen pflegerischen Tun seit langem etabliert sind, fanden nun auch Einzug in die entsprechenden Gesetze zur Ausbildung. Die Rahmenbedingungen im pflegerischen Alltag im Krankenhaus sind jedoch nicht immer einfach (**Kap. 5.1**). Vielfach entwickeln sich jedoch auch dort Arbeitsbereiche und Berufsbilder, in denen pflegebezogene Edukation Kernaufgabe ist. Die folgenden Praxisberichte zeigen dies auf (auch in den **Kap. 3.8**, **7.1**, **7.4**). In Deutschland sind edukative Tätigkeiten im Krankenhaus z. B. im Rahmen der Familialen Pflege (**Kap. 7.6**) und des Pflegekomplexmaßnahmen-Score (PKMS) abrechenbar.

Aufgabe

Informieren Sie sich über Abrechnungsmöglichkeiten für edukative Interventionen im PKMS.

7.9.1 Praxisbeispiel: Edukation bei Herzinsuffizienz

Gabriele Meyer

Die häufigste Ursache für stationäre Krankenhausaufenthalte ist die Herzinsuffizienz (Herzschwäche). Dies wird mit der steigenden Lebenserwartung der Betroffenen und dem besseren Überleben nach Myokardinfarkt begründet (Deutsche Gesellschaft für Kardiologie [DKG], 2017). Die Fünf-Jahre-Überlebensrate liegt bei 45–50 % (Mamas et al., 2017). Zur Therapie der Herzinsuffizienz gibt es die Leitlinien der DGK (2016). Zu den Bereichen Untersuchungen, Schrittmacher und Medikamente werden die Leitlinien von den Ärzt:innen umgesetzt. Die zu Recht ebenfalls in den Leitlinien geforderten edukativen Maßnahmen, welche sich auf Lebensmodifikation und Selbstmanagement der Betroffenen beziehen, werden im stationären Kontext jedoch nur selten angeboten und durchgeführt. Als mögliche Ursachen sehe ich die nicht vorhandene Refinanzierung der Leistungen, aber auch den Mangel an qualifiziertem Fachpersonal.

Die kardiologische Abteilung des Klinikums Nürnberg hat sich zum Ziel gesetzt, diese Behandlungslücke zu schließen. Aus diesem Grund wurden Pflegeexpert:innen für Herzinsuffizienz ausgebildet. Deren Aufgabenbereich beinhaltet die Beratung, Information und Schulung zur Lebensmodifikation von Patient:innen und deren Angehörigen. Patient:innen, welche sich mit neu diagnostizierter oder dekompensierter Herzinsuffizienz in stationärer Behandlung befinden, werden von der Pflegeexpert:in aktiv aufgesucht. Besonders in der akuten Krankheitsphase ergeben sich für die Patient:innen, aber auch deren Angehörige viele Fragen und es entstehen auch Ängste. Das erste Gespräch enthält daher Informationen über grundlegende Verhaltensweisen, z. B.:

- die Kontrolle des täglichen Gewichtes und warum dies wichtig ist
- warum, wie oft und wie Blutdruck und Puls gemessen werden soll
- was zur Trinkmenge zählt und wie hoch diese sein sollte
- dazugehörige Informationen über Lebensmittel mit hohem Flüssigkeits- oder Salzgehalt
- wann Diuretika gezielt eingesetzt oder erhöht werden müssen
- wann der Hausarzt kontaktiert werden soll
- was die Medikamente bewirken sollen.

Um das neu erhaltene Wissen nachhaltig zu verankern, wurden von CardioNet Noris (Zusammenschluss des Praxisnetzwerks Nord in Nürnberg mit dem Klinikum Nürnberg) und den Pflegeexpert:innen ein Tagebuch und eine Informationsbroschüre für die Patient:innen entwickelt. Beides wird den Betroffenen nach dem ersten Gespräch ausgehändigt. Die Informationsbroschüre fasst die wesentlichen Informationen übersichtlich zusammen. Das Tagebuch hingegen dient der täglichen Dokumentation der Vitalparameter, deren Einschätzung bei Veränderung und der folgerichtigen Handlung.

Der Bedarf an Informationen, Beratung und unterstützender Begleitung ist enorm und besteht auch über den Krankenhausaufenthalt hinaus. Eine Maßnahme, die diesem Bedarf gerecht werden kann, ist die monatliche Gruppenschulung für Betroffene, Angehörige und Interessierte. Diese findet jeden ersten Dienstag im Monat statt und behandelt Themen wie Sport, Ernährung, Depressionen, Medikamente und Reisen. Diese Themen sind im Rahmen der Zertifizierung zur Heart Failure Unit vorgeschrieben und sollen den Betroffenen angeboten werden (Ertl et al., 2016). Bei einigen Terminen besteht die Möglichkeit, dass die Teilnehmenden die Themen individuell nach den eigenen Bedürfnissen wählen. Im Rahmen dieser Schulungen werden Fragen beantwortet und Unsicherheiten beseitigt. Zu den häufig angesprochenen Themen zählen z. B. der Umgang mit Schrittmachern oder Gerinnungshemmern, Herz-Rhythmusstörungen oder frei verkäuflichen Medikamenten.

Die Rückmeldungen der Betroffenen zeigten, dass neben den Sachthemen ein intensives Bedürfnis nach einem Austausch untereinander besteht. Deshalb wurde die Selbsthilfegruppe „Herzschwäche“ gegründet. Eine weitere Möglichkeit für Patient:innen und Angehörige, individuelle Fragen zu stellen, bietet die Herzberatung des Klinikum Nürnberg. Hierbei handelt es sich um eine telefonische Beratung, die durch eine der weitergebildeten Pflegeexpert:innen für Herzinsuffizienz angeboten wird. Sprechzeit ist Montag bis Freitag von 15:00 bis 16:00 Uhr. Außerdem ist die Kontaktaufnahme über E-Mail möglich.

Im stationären Bereich finden auf den kardiologischen Stationen täglich Ad-hoc-Beratungen durch die professionell Pflegenden statt. Um über den aktuellen Stand der Wissenschaft zu verfügen, werden sie in einer zweitägigen Fortbildung geschult. Diese wird von einer Pflegeexpertin (momentan nur durch mich) durchgeführt und umfasst die Inhalte: Grundlagen, Ernährung, Reisen, Sexualität, Depressionen, palliative Versorgung, Medikamente, Schrittmacher, Myokardinfarkt, Schlaf usw. Um alle Kolleg:innen erreichen zu können, wurden die Schulungen über einen Zeitraum von drei Jahren monatlich durchgeführt.

Im häuslichen Alltag suchen Patient:innen bei einer Verschlechterung des Gesundheitszustandes, beispielsweise einer Gewichtszunahme, Ödeme oder Atemnot, ihre hausärztliche Praxis auf. In der Regel sind die Medizinischen Fachangestellten (MFA) Ansprechpartner:innen in den Praxen. Um die Dringlichkeit einer Terminvergabe professionell einzuschätzen und die Tagebücher interpretieren zu können, werden auch die MFAs durch Pflegeexpert:innen, aber auch durch Ärzt:innen geschult. Somit ist es ihnen möglich, im Falle einer Verschlechterung des Gesundheitszustandes schnell und adäquat zu reagieren. Durch die Zusammenarbeit aller beteiligten Berufsgruppen kann eine gute und umfassende Betreuung der Patient:innen gewährleistet werden.

Wenn Betroffene in der Lage sind, ihre Krankheit selbstständig zu managen, können sie ihren Alltag mit einer hohen Lebensqualität bewältigen. Um diese Ziele zu erreichen ist eine kompetente Beratung, Informationsvermittlung und Schulung für Patient:innen, Angehörige, Kolleg:innen und andere Berufsgruppen sinnvoll und notwendig.

7.9.2 Praxisbeispiel: Angstreduktion bei Kindern und den Eltern

Sarah Plum

Eine stationäre Aufnahme ist für die meisten Kinder ein Ereignis, das mit vielen Ängsten und Stress einhergeht. Eine mit diesem Aufenthalt verbundene Operation (OP) führt laut verschiedener Studien dazu, dass bis zu 70 % der Kinder unter massiven Ängsten leiden. Diese wirken sich nicht nur auf das präoperative, sondern auch auf das postoperative Verhalten aus und können bis zu einem Jahr nach dem Aufenthalt noch Ursache für verstärkte Trennungsängste und Schlafstörungen sein (Draskovic et al., 2015). Die Ausprägungen dieser Ängste sind aber nicht nur von den Umgebungsfaktoren, sondern auch vom Alter und der individuellen kognitiven, sozialen, physischen und emotionalen Entwicklung des Kindes abhängig. Ebenso kann es in Zusammenhang mit einer Krankheit zu einem Rückfall in eine frühere Entwicklungsphase kommen (Hearst, 2009). Um nun adäquate Maßnahmen zur Angstprävention auszuwählen, müssen die Entwicklungsphasen und andere Faktoren wie bereits gemachte Erfahrungen berücksichtigt werden (Chieng et al., 2014).

Auslösende Faktoren, Angstprävention und Bewältigung

Es gibt zahlreiche Gründe für kindliche Ängste während eines stationären Aufenthaltes. Zum einen befinden sich die Kinder in einer ungewohnten Umgebung, in der ihnen fast täglich neue, fremde Personen begegnen. Eventuell sind sie durch Infusionen oder Überwachungsmonitore in ihrer Bewegung eingeschränkt. Dies und die Durchführung medizinisch notwendiger Maßnahmen bedeuten immer einen Verlust der eigenen Autonomie. Dazu kommt, dass das Essen nicht wie zu Hause schmeckt und die Kinder aus ihrem gewohnten Tagesablauf gerissen werden. Die Gespräche in den Visiten finden oft über den Kopf der Kinder hinweg und in einer für sie unverständlichen Sprache statt. Kinder und Jugendliche erleben im Rahmen eines stationären Aufenthaltes also einen enormen Verlust an Geborgenheit und Sicherheit (Hinterwirth, 2018).

Eine gängige und effektive Methode, präoperative Ängste zu mindern, ist der Einsatz einer anxiolytischen Prämedikation. Kindliche Ängste sind jedoch nicht nur im präoperativen Setting vorhanden und die Gabe von Medikamenten ist auf diesen präoperativen Zeitraum begrenzt. Deshalb bedarf es weiterer Möglichkeiten, die Ängste von Kindern während eines stationären Aufenthaltes zu reduzieren, sodass sie diesen als weniger traumatisierend empfinden.

Ein wichtiger Aspekt bei Babys und Kleinkindern ist das Einbeziehen der Eltern in alle Entscheidungsprozesse und Maßnahmen, da sich ihre Angst auf die Kinder überträgt (Hinterwirth, 2018). Zwar können die Kinder diese Ängste altersbedingt meist nicht verbal formulieren, jedoch äußern sie sich beispielsweise durch eine erhöhte Unruhe (Hearst, 2009). Ebenso kann es hilfreich sein, eigenes Spielzeug, das Lieblingskuscheltier oder eine Decke mit ins Krankenhaus zu bringen, um dem Kind ein Gefühl von Sicherheit zu vermitteln. Davon abgesehen sollte eine alters- und kindgerechte Sprache verwendet werden, um dem Kind Vorgänge sowie Notwendigkeit und Zweck von Maßnahmen zu erklären (Hinterwirth, 2018). Durch die Integration der Kinder in Entscheidungsprozesse erlangen sie einen Teil ihrer Autonomie zurück und haben nicht das Gefühl, dass über ihren Kopf hinweg entschieden wird. Zudem sollte man verstärkt auf die nonverbale Kommunikation beim Kind, aber auch bei sich selbst achten (Hearst, 2009). Auch ist eine ehrliche Kommunikation von enormer Bedeutung. Formulieren Kinder offen ihre Ängste, dürfen diese nicht heruntergespielt werden, da sie sonst das Gefühl bekommen, dass Angst zu haben etwas Falsches wäre. Gleichzeitig darf der Angst jedoch nicht zu viel Aufmerksamkeit geschenkt werden.

Ebenso sollte man dem Kind ehrlich sagen, wenn etwas weh tut, da alles andere einen Vertrauensbruch darstellt, was die weitere Zusammenarbeit während des Aufenthaltes stark beeinträchtigen kann (Hinterwirth, 2018).

Eine Informationsbroschüre für Kinder

Während der Arbeit auf einer pädiatrischen Station und der Versorgung operativer Kinder kam es immer wieder zu Situationen, die verdeutlichten, dass sowohl die Kinder als auch deren Eltern oft nur unzureichend über die Abläufe und Maßnahmen rund um eine OP aufgeklärt waren. Dies führte zu zusätzlichen Belastungen und verstärkte bereits vorhandene Ängste. So entstand die Idee, eine Informationsbroschüre für Kinder zu entwerfen, die im Rahmen der regelhaften Aufklärung durch die Anästhesist:innen präoperativ ausgehändigt werden könnte. Auf diese Weise sollte den Kindern eine Möglichkeit geboten werden, sich auf die bevorstehenden Maßnahmen vorzubereiten, um ihre Ängste und Unsicherheiten zu minimieren.

Da sich die Broschüre primär an Kinder im Alter von drei bis zehn Jahren richten sollte, wurde sie in der „Du-Form“ und in leicht verständlichen, kurzen Sätzen verfasst und der Text durch Bilder (**Abb. 7-1**) ergänzt. Es wurden bewusst nicht alle medizinischen Maßnahmen detailliert beschrieben und dargestellt, um die Ängste der Kinder nicht zu verstärken. Auch auf Fachbegriffe wurde in diesem Zusammenhang verzichtet – dies wäre ein Widerspruch zur Verwendung einer kindgerechten Sprache gewesen. Die dargestellte Geschichte in der Broschüre orientiert sich an den regulären Abläufen, die vor und nach einer OP stattfinden und basiert somit v. a. auf den persönlichen, praktischen Erfahrungen der Autorin. Sie handelt von einem kleinen Mädchen, welches mit ihren Eltern für eine OP ins Krankenhaus kommt, und beschreibt primär die Prozesse, die in der Anästhesieaufklärung kaum oder keine Beachtung finden. Um eine Identifizierung mit den gezeichneten Figuren zu gewährleisten, wurden immer die gleichen Personen dargestellt. Gleichzeitig wurden medizinische Geräte zwar realistisch, jedoch nicht detailliert abgebildet, um zusätzliche Ängste zu vermeiden.

Durch diese multimodale Stimulation können Kinder die Erklärungen besser nachvollziehen und sich durch den zusätzlichen Einsatz ihrer Fantasie verständlich machen (Hinterwirth, 2018). Da positive Auswirkungen einer informierenden Comic-Broschüre anhand einer Studie in einem Krankenhaus in Lyon nachgewiesen wurden (Kassai et al., 2016), scheint eine solche Methode eine einfache und kostengünstige Möglichkeit darzustellen, die Angst von Kindern vor einer OP zu reduzieren.

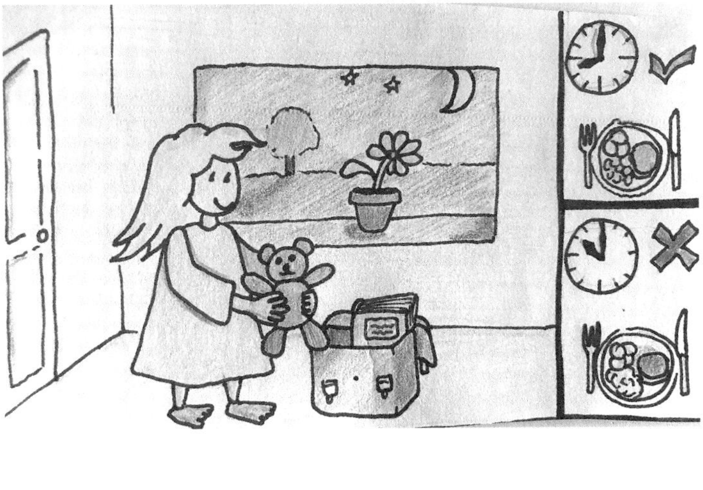

Abbildung 7-1: Das erste Bild aus der Informationsbroschüre für Kinder (Quelle: Phillip Grauert, Sarah Plum, mit freundlicher Genehmigung)

Zusammenfassend kann also festgehalten werden: Im Rahmen der stationären (präoperativen) Versorgung gibt es eine Vielzahl von Möglichkeiten zur Angstminderung der Kinder und der Eltern. Von enormer Bedeutung ist eine offene und dem Alter des Kindes angepasste Kommunikation sowie das Einbeziehen der Kinder und Eltern in Entscheidungsprozesse. Durch das Mitbringen eigener Kuscheltiere, Spielzeuge oder einer Decke erhält das Kind zudem ein Gefühl von Geborgenheit und Sicherheit in einer ihm fremden Umgebung.

Alle diese Maßnahmen erfordern keinen besonderen Aufwand, haben aber einen großen positiven Einfluss auf das Verhalten und Erleben der Kinder sowohl während der stationären Versorgung sowie danach. Denn die Angst bei Kindern und Eltern kann alleine dadurch reduziert werden, dass sie die medizinischen Maßnahmen verstehen.

7.10 Pflegeberatungs- und andere Beratungsstellen

Martin Schieron

Der Begriff *Pflegeberatung* wird in Deutschland nicht mit einem einheitlichen Verständnis verwendet. Vor und auch noch zur Zeit der Einführung der Pflegeversicherung (SGB XI) in Deutschland wurde darunter allgemein ‚Beratung zur Pflege' verstanden. Diese konnte sowohl leistungsrechtliche, gesundheitsförderliche, psychosoziale oder andere Aspekte beinhalten.

Zunehmend ließ sich jedoch eine Verengung dieses Begriffs auf sozial- und leistungsrechtliche Fragen rund um das Thema Pflegebedürftigkeit vermerken (Huhn, 2013). Veröffentlichungen zur Pflegeberatung beziehen sich daher inzwischen häufig fast ausschließlich auf die Beratungsanlässe des SBG XI (Dohmeyer, 2020; Fröse, 2010). Die Einführung des Rechtsanspruches auf Pflegeberatung nach § 7a SGB XI (**Kap. 7.13**) zum 01.01.2009 verstärkte dies. Pflegeberatung wurde als Leistung von Kostentragenden (Pflegekassen, Kommunen etc.) gesetzlich fixiert. Dies und die Tatsache, dass diese Form der Pflegeberatung auch von anderen Berufsgruppen als der Pflege (z. B. Sozialarbeiter:innen, Sozialversicherungsfachangestellte) durchgeführt werden kann, verengte die ursprüngliche weitere Auslegung. Für die Qualifikation der Pflegeberater:innen wurden vom Spitzenverband Bund der Pflegekassen (GKV-Spitzenverband) Empfehlungen abgegeben. Dies führte zu einer großen Weiterbildungswelle und zementierte die allgemeine Zuschreibung des Begriffs Pflegeberatung als primär leistungsrechtliche Beratung. Dabei war es eigentlich so nur für die *Pflegeberatung nach § 7a SGB XI* definiert (GKV-Spitzenverband, 2020).

Dieser Entwicklung wurde schon frühzeitig durch die Verwendung des Begriffes ‚Beratung in der Pflege' (Koch-Straube, 2001) entgegengetreten. ‚Beratung in der Pflege' beschreibt dabei insbesondere, dass Beratung durch Pflegefachpersonen mit Beratungskompetenz in den Pflegeprozess integriert stattfindet (Becker, 2017). Dies meint handlungsbegleitende Beratung genauso wie die Beratung in einer Beratungsstelle und ist somit inhaltlich viel weiter gefasst als der derzeitige Gebrauch des Begriffs Pflegeberatung. Auch der „Qualitätsrahmen zur Beratung in der Pflege" des Zentrums für Qualität in der Pflege (ZQP) benennt Pflegeberatung nur noch in Verbindung mit dem SGB XI und grenzt diese von der weitreichenden Betrachtungsweise von ‚Beratung in der Pflege' ab (ZQP, 2016).

In Deutschland bringen Pflegende inzwischen auch in vielen Beratungsstellen ihre Kompetenzen ein. Menschen mit Informations- oder Beratungsbedarf zum weitläufigen Thema Pflege bzw. zu Teilaspekten finden unterschiedliche Einrichtungen vor. Dazu zählen

- Pflegeberatungsstellen, Pflegeberatungsbüros, Pflegestützpunkte, aber auch
- Wohnberatungsstellen
- Seniorenberatungsstellen, Seniorenbüros
- Kontaktbüros für Pflegeselbsthilfe
- etc.

Dass diese Einrichtungen unterschiedliche Namen tragen und auch unterschiedlich organisiert sind, ist auf mehrere Ursachen zurückzuführen. Zuerst sind natürlich die unterschiedlichen Themenschwerpunkte zu nennen. So ist eine Wohnberatungsstelle inhaltlich selbstverständlich anders ausgerichtet als ein Pflegestützpunkt, auch wenn es in vielen Bereichen Überschneidungen oder thematische Nachbarschaften gibt. Ebenso trägt die föderalistische Grundordnung in Deutschland, die den einzelnen Bundesländern in vielen Bereichen Teilsouveränität zuspricht, zu unterschiedlichen Beratungsstrukturen bei, da die einzelnen Bundesländer diese eigenständig organisieren.

Andererseits ist auch die jeweilige Trägerschaft (kommunal, freigemeinnützig, kommerziell etc.) der Einrichtung bedeutsam – und dies nicht nur bezogen auf die Bezeichnung der jeweiligen Beratungsstelle. Vielmehr steht hier auch die Frage im Raum, ob alle Einrichtungen immer in der Lage sind, Menschen vom Standpunkt vollkommener Neutralität und ohne Eigeninteresse zu beraten. So sind kommunale Beratungsstellen einerseits zu Neutralität verpflichtet, aber sie sind beispielsweise bezogen auf Hilfe zur Pflege (SGB XII – Sozialhilfe) auch Kostentragende. Auch von Pflegekassen betriebene Pflegestützpunkte unterliegen dem gleichen Spannungsfeld. Kommerzielle Anbieter und auch die Wohlfahrtsverbände bieten in der Regel nicht nur Beratung an, sondern in anderen Unternehmensteilen auch Dienstleistungen wie ambulante oder stationäre Pflege. Auch solche Themen werden schließlich in den Beratungsstellen angesprochen.

Inwieweit die dort Beratenden eine Widersprüchlichkeit zur neutralen Beratung empfinden, ist bisher nur unzureichend untersucht. Der Abschlussbericht des IGES-Institutes zur Evaluation der Pflegeberatung und Pflegeberatungsstrukturen im Auftrag des GKV-Spitzenverbandes (IGES-Institut, 2020) geht darauf beispielsweise kaum ein. Er beschreibt jedoch, dass Nutzer:innen mehrheitlich das Gefühl haben, unabhängig und neutral beraten zu werden.

Daher kann vermutet werden, dass die meisten Beratenden ihrer Verpflichtung zur neutralen Information und Beratung – unabhängig von der Trägerschaft – nachkommen. Ob dies an der vorgegebenen Verpflichtung zur Neutralität oder an intrinsischen Überzeugungen der Beratenden liegt, ist unter dem Aspekt der Nutzer:innenfreundlichkeit zweitrangig. Wichtig ist, dass sich diese gut beraten fühlen.

Es wird deutlich, dass Beratung in einer Wohnberatungsstelle, einem Seniorenbüro oder einem Pflegestützpunkt neutral und qualitativ hochwertig erfolgen kann. Und selbst die Empfehlungen des GKV-Spitzenverbandes zur Pflegeberatung nach § 7a SGB XI (2020) zeigen auf, dass die Fokussierung auf leistungsrechtliche Aspekte zwar gewollt ist, aber auch in diesem Rahmen mehr Themen möglich und gewünscht sind:

„Die Pflegeberatung nach § 7a SGB XI ist eine individuelle und umfassende Beratung und Hilfestellung durch eine Pflegeberaterin oder einen Pflegeberater bei der Auswahl sowie Inanspruchnahme von bundes- oder landesrechtlich vorgesehenen Sozialleistungen und sonstigen Hilfsangeboten, die auf die Unterstützung von Menschen mit Pflege-, Versorgungs- und Betreuungsbedarf ausgerichtet sind." (GKV-Spitzenverband, 2020, S. 4)

Beratung zu Hilfeangeboten jenseits leistungsrechtlicher Aspekte ist hier dezidiert benannt. Dies ermöglicht den Pflegeberater:innen, eine umfassende Dienstleistung anzubieten und eröffnet so den Nutzer:innen die Chance, eine umfassende, an ihrer Lebenswelt orientierte Unterstützung zu erhalten.

Beratung zur Pflege und damit zusammenhängenden Aspekten kann zunehmend auch bei selbstständig tätigen Berater:innen eingeholt werden. Sie sind als Selbstständige in der Regel nicht in institutionelle Strukturen und ‚potenzielle Loyalitäten' eingebunden. Wenn sie sich ihre Unabhängigkeit jedoch u. a. dadurch bewahren wollen, dass sie nicht für Kostentragende wie Kommunen oder Pflegekassen tätig werden oder mit diesen abrechnen können, muss ihre Dienstleitung in der Regel privat finanziert werden.

Aufgabe

Recherchieren Sie die drei, ihrem Arbeitsplatz nahegelegensten Beratungsstellen (inkl. freiberuflich tätiger Pflegeberater:innen), in denen zu „Pflegethemen" beraten wird.

7.10.1 Praxisbeispiel: Selbstständig in der Gesundheits- und Familienedukation

Nadine Sunder

Mit der Gründung des „Unterstützpunkt Gesundheit" realisierte sich im Jahr 2017 mein Start in die Selbstständigkeit im breiten Handlungsfeld pflegebezogener Patientenedukation. Dies gestaltet sich von Beginn an ohne monetäre oder vertragliche Bindung an etablierte Institutionen der Versorgungslandschaft, beispielsweise Kranken- und Pflegekassen oder Pflegedienste. Beim Unterstützpunkt Gesundheit handelt es sich um eine neutrale und unabhängige Anlaufstelle für Hilfegesuche und Expertise im Gesundheitswesen mit Sitz in Ostwestfalen-Lippe. Hier werden für vielgestaltige Unterstützungsanfragen im Bereich Gesundheit und Pflege sowohl zugehende als auch aufsuchende Angebote von mir vorgehalten. Um Neutralität und Unabhängigkeit zu gewährleisten, ist eine Übernahme der Kosten für die offerierten Angebote durch Kostenträgende wie Kommune, Sozialversicherungen oder Kreis nicht möglich. Dies impliziert, dass Unterstützung suchende Personen, die bei mir in Auftrag gegebenen Leistungen selbst finanzieren müssen. Diese Gegebenheit wird ihnen bereits unmittelbar im Rahmen der kostenlosen und unverbindlichen Erstkontaktaufnahme transparent und unter Offenlegung aller anfallenden Kosten zu ihrem Hilfegesuch dargelegt. Im Gegenzug ist so uneingeschränkt gewährleistet, dass hier jeder einzelne Mensch mit seinen gänzlich individuellen Unterstützungsgesuchen im Mittelpunkt steht und sowohl subjektiv als auch situativ passgenaue Unterstützungsangebote aus einer Hand erhält. Insbesondere durch die gegebene Unabhängigkeit des Unterstützpunkt Gesundheit können so völlig unterschiedliche Unterstützungsangebote, wahlweise einzeln oder aber in maßgeschneidert arrangierten Kombinationen, bei mir nachgesucht werden.

Im Praxisalltag sind die Anliegen der Menschen, die hier Unterstützung anfragen, mindestens so vielfältig wie sie selbst. Eines eint sie allerdings: Sie suchen den Unterstützpunkt Gesundheit auf, da sie hinsichtlich ihres persönlichen Anliegens oder Bedarfes an anderweitigen Stellen oder in sonstigen vorgehaltenen Angeboten keine hinreichend passgenaue Unterstützung aufgefunden haben! Dies macht meine Arbeit zugleich interessant, reizvoll und abwechslungsreich, aber auch nicht selten besonders herausfordernd. Basierend auf einer klientenzentrierten, salutogenetischen und empowermentorientierten Ausrichtung wird im Unterstützpunkt Gesundheit die Bereitstellung bestmöglich wissenschaftlich fundierter, spezifisch zugeschnittener Angebote zum Erwerb individueller Gesundheits- und Handlungskompetenz jedes Unterstützungssuchenden fokussiert. Dabei fußt meine Arbeitsweise auf Sachkunde und Fachlichkeit, gepaart mit einer großen Portion Herz und Leidenschaft für die Sache. Sie zeichnet sich durch einen hohen Qualitätsanspruch sowie gelebte Verlässlichkeit, Vertraulichkeit und Diskretion aus. Vor diesem Hintergrund verfolge ich durchgängig zwei zentrale Zielsetzung: Zum einen strebe ich an, kurz- wie auch langfristig begleitend mittels gesundheits-, Patient:innen- und familienedukativer Befähigungsinterventionen nachhaltig Grundvoraussetzungen für autonome Entscheidungsfindungen im persönlichen Lebenskontext Unterstützungssuchender zu schaffen. Zum anderen visiere ich stets die Generierung deren größtmöglich selbstbestimmter, gesundheitsorientierter Lebensführung und bedarfsadäquater Versorgungssicherstellung an.

Dementsprechend agiere ich aus dem Unterstützpunkt Gesundheit heraus in verschiedenen Funktionen sowie mit unterschiedlichen Arbeitsschwerpunkten, z. B.

- als Lotsin, um Desorientierung bei Hilfegesuchen im Dickicht der Versorgungslandschaft in bestmögliche Orientierung zu verwandeln.
- als Informationsquelle in gesundheits-, pflege- oder versorgungsspezifischen Nachfragen, beispielsweise durch Anfragen nach Informationsveranstaltungen und Vorträgen zu vielgestaltigen Themen aus den Bereichen Gesundheit und Pflege.
- als Expertin in der Klärung von Fachfragen im Kontext unterschiedlicher Gerichtsbarkeiten, wie etwa im Rahmen:
  - von Verfahren zur Feststellung von Pflege- sowie Rehabilitationsbedürftigkeit,
  - der Prüfung der Erfüllung der Voraussetzungen für eine Schwerbehinderung,
  - von Beurteilungen zur Erfüllung der Voraussetzungen von Betreuungs- und Unterbringungsbedürftigkeit,
  - der Bewertung des Vorliegens von Pflegefehlern, Gewaltausübungen oder Verletzungen der Sorgfaltspflicht gegenüber abhängigen Schutzbefohlenen.
- als Sachverständige, beispielhaft durch die Erstellung von Gutachten und gesundheits- und pflegewissenschaftlichen sowie sozialmedizinischen Stellungnahmen im Kontext sozialrechtlicher Widerspruchsangelegenheiten oder Gerichtsverfahren.
- als Beraterin im Hinblick auf Sozialleistungsanliegen, z. B.
  - in Kombination aus Pflegeberatung, Vorbereitung und Begleitung von Besuchen des Medizinischen Dienstes der Krankenversicherungen und individuell häuslichen Einzelschulungen,
  - in der Realisierung zugleich gesundheitsförderlicher und präventiver häuslicher Pflegesettings für Pflegebedürftige selbst sowie von Entlastungsmöglichkeiten und optimaler Vereinbarkeit von Pflege und Beruf für pflegende Angehörige.
- als unmittelbare Fürsprecherin der Unterstützungssuchenden im Sinne von Case Management, die einen besonders intensiven Unterstützungs- und Versorgungsbedarf mit entsprechend erforderlicher Netzwerkbildung, Leistungskoordination und Herstellungserfordernis tragfähiger Versorgungs- sowie Pflegearrangements unter Einbindung von Grund- und Behandlungspflege sowie Heil- und Hilfsmittelversorgungen aufweisen,
- als Begleiterin beim Vorliegen von Gesundheitsstörungen, z. B. durch:
  - präventive Hausbesuche zur Sicherstellung eines langfristigen Verbleibs in der eigenen Häuslichkeit,
  - Beratungen zur persönlichen Gesunderhaltung und Gesundheitsstabilisierung,
  - Unterstützung bei der Erstellung personalisierter Vorsorgedokumente,
  - versierte Aufklärung, Beratung und psychosoziale Begleitung zur Bewältigungsunterstützung herausfordernder Gesundheitsstörungen und -krisen.

Oftmals finden in der Praxis Kombinationen der hier dargestellten Funktionen und Arbeitsschwerpunkte Anwendung, wie die nachstehenden zwei Kurzbeispiele verdeutlichen.

Beispiel 1

Patientin: 63 Jahre, verheiratet, zwei Töchter, zwei Enkel, berufstätig als Betriebswirtin kurz vor Renteneintritt, okkultes Blut in Stuhlprobe: Erstdiagnose Darmkrebs.

Funktionen: Lotsin, Informationsquelle und Beraterin. Unterstützungsdauer drei Monate mit folgenden Leistungen: Behebung von Wissensdefiziten, edukative und psychosoziale Begleitung von Diagnosesicherung über

Staging/Grading und Therapieerfordernisse, Versorgungskoordination und Überführung in Nachsorge.

Beispiel 2

Patient: 82 Jahre, verwitwet, alleinlebend in eigenem Haus, Anverwandte im Ausland, Morbus Parkinson nach 15 Jahren in Therapieerschöpfung, Verschlechterung des Allgemeinzustandes mit Kachexie und Unterstützungserfordernis in allen Lebensaktivitäten: Apomorphin-Pumpenversorgung als letzter Therapieversuch.

Funktionen: Lotsin und Informationsquelle, Beraterin, Fürsprecherin und Begleiterin. Unterstützungsdauer vier Monate mit folgenden Leistungen: palliativ ausgerichtetes Case Management mit Behebung von Wissensdefiziten, edukativer und psychosoziale Begleitung, Versorgungsorganisation (Leistungsanträge, Begleitung MDK-Besuche, Herstellung eines tragfähigen häuslichen Pflegearrangements mit Grund- und Behandlungspflege, Heil- und Hilfsmittelversorgung, Haushalts- und Betreuungsleistungen) inkl. Koordination und Netzwerkbildung.

Abschließend bleibt zu konstatieren, dass sich der Arbeitsalltag im Unterstützpunkt Gesundheit exakt durch diese dargestellte Tätigkeitsvielfalt, die Nähe zu den Unterstützungssuchenden und das intensive Arbeitsbündnis mit ihnen als überaus sinnspendend und bereichernd ausnimmt. Ungeachtet dessen ist es aber auch von Erfordernis, sich bei all dem selbst gut im Blick zu behalten und sich „ein dickes Fell zuzulegen“, damit es trotz der – mal mehr aber auch einmal weniger konstruktiven – Reibungen mit Kostentragenden und konkurrierenden Leistungserbringern zu keiner Erodierung der eigenen Ressourcen kommt.

7.11 Pflegegeleitete Entscheidungsberatungen als Self-Care-Support

Matthias Merthin

Ein Hauptziel der Behandlung von Menschen mit chronischen Erkrankungen ist die Förderung des Selbstmanagements (Giger & De Geest, 2008). Da es im Krankheitsverlauf zu Veränderungen kommt, die nahezu alle Lebensbereiche betreffen, erfordert dies von den betroffenen Menschen Anpassungs- und Bewältigungsleistungen (Schaeffer & Haslbeck, 2016). Hierzu benötigen sie Fähigkeiten des Selbstmanagements, die in der Self-Care-Theorie bei chronischen Erkrankungen beschrieben werden (Riegel et al., 2012). Unter Self-Care werden dort Prozesse verstanden, die von einer Person selbst ausgeführt werden und dazu dienen, die Gesundheit aufrechtzuerhalten oder eine Verschlechterung zu vermeiden. Durch eine kontinuierliche Selbstbeobachtung (Self-Care Monitoring) werden im besten Fall frühzeitig Veränderungen erkannt, die möglicherweise eine Anpassung der Therapie oder Behandlung erforderlich machen. Das Erkennen solcher Veränderungen führt dazu, dass die betroffenen Menschen sich in einen Entscheidungsprozess begeben, was in der veränderten Lage zu tun ist.

Dies ist oft mit Unsicherheiten verbunden, da sich häufig mehrere Optionen mit einem potenziellen Nutzen, aber auch mit Risiken oder Nachteilen bieten. Wenn Menschen damit konfrontiert sind, dass es mehrere Entscheidungsmöglichkeiten gibt und davon nicht eine als die beste Lösung gilt, führt dies zu einem inneren Konflikt, der auch als *Entscheidungskonflikt* bezeichnet wird. Dieser Begriff beschreibt die „Unsicherheit über die Vorgehensweise, wenn die Wahl zwischen konkurrierenden Handlungen Risiko, Verlust und Infragestellung von Werten und Glauben beinhaltet“ (Doenges et al., 2018, S. 318). Eine Aufgabe von Pflege kann es dann sein, dabei zu helfen, zu einer für den betroffenen Menschen guten Entscheidung zu gelangen. Die NANDA-Klassifikation der Pflegeinterventionen empfiehlt als pflegerische Maßnahme die *Entscheidungsfindungsunterstützung* (Bulechek et al., 2016).

Entscheidungskonflikte können sowohl behandlungsbezogen auftreten (z.B. die Wahl einer bestimmten Therapiemöglichkeit oder eines Medikamentes) als auch Fragen der pflegerischen Versorgung betreffen (z.B. Anlage einer PEG-Ernährungssonde). Für die Unterstützung bei behandlungsbezogenen Entscheidungskonflikten wurden in den letzten Jahren im Rahmen mehrerer Pilotprojekte sogenannte Decision Coachings etabliert. Diese können auch als *Pflegegeleitete Entscheidungsberatungen* bezeichnet werden, da in diesen Projekten spezialisierte Fachpflegekräfte als Beraterinnen und Berater eingesetzt wurden (exemplarisch: Decision Coaching durch spezialisierte Pflegefachpersonen in der Onkologie (Berger-Höger, 2019). Ziel der Entscheidungsberatungen ist es, die zur Verfügung stehenden Optionen mit den individuellen Werten und Überzeugungen in Einklang zu bringen. In diesem Sinn können Entscheidungsberatungen als Maßnahmen des Self-Care-Supports verstanden werden, da sie dazu beitragen, das Selbstmanagement zu fördern.

Pflegegeleitete Entscheidungsberatungen in Fragen der pflegerischen Versorgung sind in Deutschland bisher nicht umgesetzt worden. An der Fachhochschule Bielefeld wurde eines der bereits genannten Projekte durchgeführt. Unter Mitarbeit von Ariane Rolf (M.A.) und Beate Vonde (M.Sc.) wurde ein exemplarisches Konzept für die Umsetzung von Pflegegeleiteten Entscheidungsberatungen entwickelt. Das Beratungskonzept richtet sich an Angehörige von Menschen mit einer Demenz, da diese häufig vor schwierigen Entscheidungen im Hinblick auf die pflegerische Versorgung der betroffenen Menschen stehen. Wichtige Entscheidungskonflikte sind Entscheidungen zur Übernahme der Pflege, Entscheidungen hinsichtlich der Auswahl geeigneter Versorgungsformen, Entscheidungen zur Anlage einer PEG-Ernährungssonde sowie Entscheidungen zur Anwendung freiheitseinschränkender Maßnahmen. Die Konzeption der Entscheidungsberatungen erfolgte vor dem Hintergrund des Ottawa Decision Support Framework (O'Connor, 2006), in dem die Entscheidungsberatung in drei Schritten erfolgt:

a. Erhebung des Unterstützungsbedarfes,
b. Maßgeschneiderte Unterstützung durch Entscheidungsberatung und Entscheidungshilfen,
c. Bewertung des Entscheidungsprozesses und des Ergebnisses.

Der konkrete Ablauf einer Entscheidungsberatung kann am folgenden Fallbeispiel erläutert werden:

Herr Jonas Möller (Name geändert), ein 42-jähriger Lehrer, wendete sich an die Beratung, weil sein Vater, der an einer fortgeschrittenen Demenz erkrankt ist, aufgrund von Wahnvorstellungen und einem ausgeprägten Wanderverhalten nicht mehr zu Hause versorgt werden kann. Herr Möller ist sich unsicher, welche Versorgungsform (Demenz-WG oder ein stationäres Pflegeheim) in der aktuellen Pflegesituation die beste Versorgungsform für seinen Vater wäre.

Für die Entscheidungsberatung erhält Herr Möller vorab schriftliche Informationsmaterialien über die zur Verfügung stehenden Versorgungsformen, die dann als Grundlage für das Beratungsgespräch dienen. Im Rahmen der Beratung wird dann zunächst der konkrete Entscheidungsbedarf und das Vorverständnis der vorab erhaltenen Informationen erhoben. Im Fall von Herrn Möller liegt der konkrete Entscheidungskonflikt darin, dass er für seinen Vater gern eine auf Demenz spezialisierte stationäre Pflegeeinrichtung auswählen möchte, dieser aber früher mehrfach geäußert hat, dass er später niemals in einem Pflegeheim leben möchte. Herr Möller hat sich bereits eine Demenz-WG angesehen, ist sich aber sehr unsicher, ob das dort beschäftigte Personal angemessen auf die Verhaltenssymptomatik reagieren kann. Nachdem die Entscheidungsmöglichkeiten hinsichtlich ihrer jeweiligen Vor- und Nachteile dargestellt werden, erfolgt durch die Beraterin eine Unterstützung beim Abwägen der individuellen Werte und Präferenzen. Durch die intensive Auseinandersetzung hat Herr Möller die Möglichkeit, seine Bedürfnisse und Wünsche zu formulieren und sich diese bewusst zu machen. Bei der Entscheidungsberatung wird sowohl die Beraterin als auch Herr Möller durch eine schriftliche Entscheidungshilfe unterstützt. In dieser werden alle relevanten Schritte auf dem Weg der Entscheidungsfindung reflektiert, bewertet und dokumentiert. Herr Möller hat sich nach der Beratung für eine spezialisierte stationäre Pflegeeinrichtung entschieden, da für ihn eine kontinuierliche Versorgung durch spezialisiertes Pflegepersonal von hoher Bedeutung war.

Erste Erfahrungen zeigen, dass Pflegegeleitete Entscheidungsberatungen für die Ratsuchenden eine wertvolle Unterstützung sein können und auch in anderen pflegerischen Versorgungsbereichen angewendet werden könnten (z.B. in der palliativen Pflege). Auf der Webseite *gesundheitsinformation.de* wird eine Entscheidungshilfe zur Verfügung gestellt, die universell verwendet werden kann, um Pflegebedürftige und/oder ihre An- und Zugehörigen bei schwierigen Entscheidungen zu unterstützen. Auf der Webseite des kanadischen Ottawa Hospitals (https://decisionaid.ohri.ca/coaching.html) gibt es zudem für Interessierte zahlreiche Informationsmaterialien, Lernvideos sowie ein E-Learning-Programm, mit dem Pflegekräfte spezifische Kommunikationsfähigkeiten für Entscheidungsberatungen erlernen können.

Auch wenn Pflegegeleitete Entscheidungsberatungen in Deutschland bisher noch nicht zum Regelangebot gehören, zeigen die bisherigen Pilotprojekte, dass es sich hierbei um ein Handlungsfeld handelt, welches von Pflegefachpersonen weiter erschlossen werden könnte. Insbesondere in den bereits zahlreich vorhandenen Pflegeberatungsstellen (**Kap. 7.9**) könnte die Entscheidungsberatung konzeptionell aufgegriffen werden.

Aufgabe

Recherchieren Sie in der „NANDA-Klassifikation der Pflegeinterventionen" zu „Entscheidungsfindungsunterstützung".

7.12 Schulgesundheitspflege

Andreas Kocks

Gesundheits- und Kinderkrankenpflege ist auch außerhalb der bisherigen klassischen Arbeitsfelder in Deutschland wie im Krankenhaus oder der ambulanten Versorgung relevant. Das internationale Berufsbild der School Nurses – Schulgesundheitspflege – zeigt exemplarisch, dass die Themen Gesundheit, Krankheit und Verletzung bei Kindern und Jugendlichen ein allgemeines, relevantes Alltagsthema sind. Dieses lässt sich nicht ausschließlich auf eine institutionelle Versorgung bzw. die Familie beschränken, *„Gesundheit wird von Menschen in ihrer alltäglichen Umwelt geschaffen und gelebt: dort wo sie spielen, lernen, arbeiten und lieben" (Welt Gesundheitsorganisation WHO 1986, S. 5).*

Wer schulpflichtige Kinder hat oder sich an seine eigene Schulzeit erinnert, weiß: Gesundheit, Krankheit und Verletzung machen vor der Schultür nicht halt. Kinder erkranken während des Schulbesuchs akut, z.B. mit Übelkeit, Erbrechen oder mit Fieber. Es kommt zu Verletzungen oder Kinder und Jugendliche sehen sich mit der Herausforderung konfrontiert, ihre chronischen Erkrankungen mit dem Schullalltag zusammenzubringen. Derzeit werden all diese Aufgaben von Schulsekretär:innen, Hausmeister:innen, Lehrenden, Schülern oder Eltern ohne professionelle Unterstützung wahrgenommen. International ist auch die Schule ein etabliertes Aufgabengebiet für speziell qualifizierte Pflegende (Schmitt & Gorres, 2012). Dabei ist es evident, dass Gesundheit und Bildungserfolge wechselseitig zusammenhängen. Gute gesundheitliche Voraussetzungen haben positive Auswirkungen auf mögliche Bildungserfolge. Umgekehrt unterstützen gute schulische Ergebnisse das subjektive Wohlbefinden und die eigene Gesundheit. Auf Basis dieser Erkenntnisse bietet die Schule einen breiten Ansatz auch für Aspekte der Gesundheitsförderung, der Prävention, der Gesundheitsversorgung bis hin zur Rehabilitation von Kindern und Jugendliche. Für Pflegende stellt die Arbeit an Schulen hohe Anforderungen an eigenständiges, eigenverantwortliches Arbeiten. Neben den umfassenden nötigen manuellen Kompetenzen für körperliche Untersuchungen, die Versorgung von Verletzungen oder die Durchführung von Screenings ist der Pflegeberuf an der Schule insbesondere eine sprechende Tätigkeit (Deckelmann & Kocks, 2018). Dies reicht vom ersten Trösten und intensivem Zuhören bis hin zu umfassenden Beratungen und Informationen zu individuellen oder gruppenbezogenen Gesundheits- und Krankheitsfragen. Im Zentrum der Aktivität stehen dabei immer die Bedürfnisse der Schulkinder.

Schule: Vom Lernraum zum Lebensraum

Schule hat sich in Deutschland von einem reinen Lernraum zu einem relevanten Lebensraum von Kindern und Jugendlichen gewandelt. Nach der Familie ist die Schule der Ort, an dem Kinder und Jugendliche die meiste Zeit verbringen. Verstärkt wurde diese Entwicklung durch eine Verkürzung der Schulzeit, die Ausweitung von Schul- und Betreuungsangeboten bis in den Nachmittag und die zunehmende Erwerbstätigkeit beider Elternteile. Diese Veränderung hat Auswirkungen auf den Lehrbetrieb, was sich insbesondere darin zeigt, dass Themen des kindlichen und jugendlichen Alltags verstärkt auch in die Schule Einzug halten. Somit sind neben Fragen des Lernens und des sozialen Zusammenlebens selbstverständlich auch Fragen rund um Gesundheit und Krankheit relevant. Dabei ist die Vorstellung, dass Schule die Gesundheit von Kindern und Jugendlichen beeinflussen kann, nicht neu. Nach Schätzungen des Statistischen Bundesamtes leben aktuell etwa 83 Millionen Menschen in Deutschland, von denen etwa 8,3 Millionen eine allgemeinbildende wie Grund-, Haupt- und Realschulen, Gymnasien oder Privatschulen und etwa 2,5 Millionen eine berufliche Schule besuchen. Dies bietet bei bestehender Schulpflicht sehr viele Möglichkeiten, alle Kinder und Jugendlichen in Deutschland über einen sehr langen Zeitraum und in einem jungen Alter strukturiert erreichen zu können. Gute Beispiele für den Nutzen dieser Chance sind die schulärztlichen Eingangs- und Reihenuntersuchungen, gesundheitsbezogene Unterrichtsangebote oder der in den letzten Jahren zunehmende Einsatz von Schulpsycholog:innen oder Schulsozialarbeiter:innen.

Relevanz von Krankheit und Gesundheit

Dass sich das Personal an Schulen zwangsläufig auch mit Krankheitsthemen auseinandersetzen muss, zeigt sich exemplarisch an der Frage der Notfallversorgung von akut erkrankten oder verletzten Kindern und der zunehmenden Herausforderung von Kindern mit chronischen Erkrankungen. Nach Ergebnissen einer „Studie zur Gesundheit von Kindern und Jugendlichen in Deutschland" (KiGGS), durchgeführt vom Robert Koch-Institut (RKI), mussten 16,5 % der unter 18-Jährigen in den letzten zwölf Monaten wegen eines Unfalls ärztlich behandelt werden (Saß et al., 2019). Die summierte Anzahl der gemeldeten Schulunfälle wird von der Deutschen Gesetzlichen Unfallversicherung (DGUV) für das Jahr 2018 deutschlandweit mit rund 1,13 Millionen Fällen angegeben (DGUV, 2019). Nicht mit eingerechnet sind dabei die vielen kleinen Verletzungen, die die Kinder verheimlichen oder allein regeln.

Auch die vermeintlich einfache alte Schulregel *„Wer gesund ist, geht in die Schule, und wer* *krank ist, bleibt zu Hause*" gilt heute nicht mehr uneingeschränkt. Neben den „klassischen" Kinderkrankheiten wie einfache grippale Infekte oder Infektionskrankheiten wie Masern, Mumps, Windpocken oder Röteln gewinnen chronische Erkrankungen national im Schulalter immer mehr an Bedeutung. Etwa zehn bis 20 Prozent der Schüler und Schülerinnen an deutschen Schulen gelten heute als chronisch krank (Neuhauser & Poethko-Müller, 2014). Synchron zur Erwachsenenwelt verschiebt sich auch bei Kindern und Jugendlichen das Krankheitsspektrum von kurzzeitigen, zeitlich begrenzten Krankheitsgeschehnissen und Infektionen zu chronischen, lebensbegleitenden Erkrankungen und psychischen Auffälligkeiten. Zu nennen sind hier beispielsweise Herz-Kreislauf-Krankheiten, Allergien, Tumorerkrankungen, Stoffwechselstörungen oder rheumatische Erkrankungen. Chronische Krankheiten sind bei Kindern und Jugendlichen aufgrund der Auswirkungen auf die weitere Entwicklung und die schulische Leistungsfähigkeit aber von besonderer Bedeutung. Betroffene Kinder besuchen die Schule in der Regel so lange, wie es ihre Erkrankung zulässt. Nur bei akuten, nicht überwindbaren Problemen bleiben sie der Schule fern, was folglich dazu führt, dass chronische Erkrankungen im Schulalltag präsent sind. Kinder nehmen in der Schulzeit Medikamente ein, messen medizinisch relevante Daten oder müssen therapeutische Auflagen einhalten (Kocks, 2019). Das chronisch erkrankte Kind ist heute demnach in der Schule nicht mehr das „Sonderkind", sondern Normalität. Je nach Definition ist davon auszugehen, dass im Schnitt pro Klasse zwei bis fünf Kinder an einer chronischen Erkrankung leiden.

Erkrankungen und Verletzungen in der Schulzeit

Tagtäglich stellt sich demnach in Schulen die Frage, wer mit welcher Kompetenz für all diese Fragen von Gesundheit und Krankheit aktuell verantwortlich ist und wie die reale tägliche Integration in den Schulalltag gelingt. An erster Stelle sind hier die Lehrer:innen zu nennen. Sie sind während der Schulzeit verantwortlich, verbringen die meiste Zeit mit den Kindern, nehmen eher Veränderungen oder Bedarfe war und sind angehalten, ggf. auf Einschränkungen zu reagieren. Da die Auseinandersetzung mit Gesundheits- und Krankheitsthemen im Lehrplan für Lehrende nicht vorgesehen ist, kann die Konfrontation mit Krankheitsthemen bei Lehrenden Unsicherheiten bis hin zur Ablehnung auslösen. Je nach Landesschulgesetz ist Lehrenden auch beispielsweise die Gabe von Medikamenten untersagt. In der Regel erleben viele Eltern, dass die Zuwendung und Unterstützung bei Krankheitsthemen von der persönlichen Bereitschaft der Lehrenden abhängen. Realer Anlaufpunkt für viele akute Verletzungs- und Erkrankungsanfragen sind in der Regel die Schulsekretariate. Hier werden erste Verdachtsdiagnosen getroffen, Akutmaßnahmen wie das Aufbringen von Pflaster oder das Aushändigen von Coolpacks eingeleitet und ggf. Weiterleitungen zur ärztlichen Diagnostik oder nach Hause zu den Eltern entschieden. In vielen Fällen betreut das Sekretariat auch das „Krankenzimmer" mit und koordiniert, falls vorhanden, den Schulsanitätsdienst. Die letztendliche Verantwortung für die Krankheitsversorgung und Begleitung liegt aber in vielen Fällen bei den betroffenen Kindern und Eltern selbst. Eine Zuständigkeitszuschreibung, die in der täglichen Praxis immer wieder für viele Fragen und Unsicherheiten sorgt. Von einer regelhaften und bedarfsgerecht qualifizierten Versorgungssicherheit im Lebensraum Schule kann national derzeit nicht ausgegangen werden.

Pflegende an Schulen

Außerhalb Deutschlands hat der Einsatz von Schulgesundheitspflegenden/Schulgesundheitsfachkräften (School Nurses) für diese Aufgaben eine lange Tradition. In den USA gibt es Pflegende an Schulen bereits seit über 100 Jahren und der Berufsverband für Schulgesundheitspflegende (National Association of School Nurses NASN) weist heute über 16 000 aktive Mitglieder aus. Gleiches gilt für nahezu jedes Land in Europa. Anzuführen sind hier insbesondere die skandinavischen Länder, England, Spanien oder Frankreich (Deutscher Berufsverband für Pflegeberufe, 2014; Kocks, 2019). Pflegende sind die zentralen Ansprechpartner für alle Fragen rund um Gesundheit, Krankheit und deren bestmögliche Integration in den Schulalltag (Council on School Health, 2016). Ziel ist es, den primären schulischen Bildungsauftrag bestmöglich zu unterstützen. Dies können Untersuchungen und Versorgung bei akuten Erkrankungen oder Verletzungen sein, regelmäßige Screening- und Schuleingangsuntersuchungen, Beratungsgespräche und kleine Schulungen oder Unterrichtsangebote zu Fragen der Gesundheitsförderung oder der Unfallvermeidung. School Nurses leisten durch ihre Präsenz im Schulalltag und ihre Fachlichkeit einen entscheidenden Beitrag zur gesundheitlichen Versorgungssicherheit während der Schulzeit und unterstützen Kinder mit besonderen Gesundheitsbedarfen wie beispielsweise Kinder mit chronischen Erkrankungen (Deckelmann & Kocks, 2018).

Wie zentral für diese Angebote die Kommunikation und der Austausch mit den betroffenen Kindern, Eltern, Lehrenden wie auch weiteren Beschäftigten der Schule ist, zeigt sich in vielen Angeboten. Beispielsweise bieten Pflegende an Schulen den Lehrenden an, sie mit Kurzschulungen und Informationsmaterial über mögliche Erkrankungen chronisch erkrankter Kinder in ihrer Klasse zu informieren. Auf welche Symptome oder Auffälligkeiten kann geachtet werden? Was kann als normal akzeptiert werden und wann ist es sinnvoll, professionelle Unterstützung hinzuzuziehen? Welche Verhaltensregeln sind im Unterricht oder auf Klassenfahrten zu beachten? Nach Absprache mit einem betroffenen Kind und ggf. dessen Eltern kann die Information auch direkt in die Klasse getragen werden, beispielsweise wenn ein Kind nach einem längeren Krankenhausaufenthalt oder mit einer neuen Diagnose in den Klassenverband zurückkehrt. Für viele Kinder ist dieser erste Kontakt mit der Klasse mit vielen Unsicherheiten und Fragen verbunden. Eine professionelle Unterstützung an der Seite zu wissen, die mit dem Kind, der Klasse und den Lehrenden zusammen eine Erkrankung erklärt, Fragen beantwortet und vielleicht sogar aufzeigt, wie das betroffene Kind unterstützt werden kann, kann die Versorgungssicherheit unterstützen und reduziert das individuelle Belastungserleben. Viele Angebote von Pflegenden drehen sich um niederschwellige Beratungs- und Unterstützungsangebote für betroffene Kinder, indem ihr krankheitsbezogener Kompetenzerwerb begleitet wird und ihnen Sicherheit beispielsweise in akuten Notfallsituationen angeboten wird.

In der individuellen Arbeit der School Nurse mit den Kindern in ihrem Behandlungszimmer zeigt sich die nötige hohe kommunikative Kompetenz. Individuell und altersangepasst stellt sich die Herausforderung, Kinder und Jugendliche dabei zu unterstützen und sie zu ermutigen, ihre Symptome und Ihre Fragen zu äußern. Dabei ist die Vertrauensstellung der School Nurse für ihre Arbeit evident wichtig. Basis hierfür ist ihre Schweigepflicht. Nur nach Aushandlung und letztendlicher Erlaubnis durch das Kind und ggf. die Eltern darf die School Nurse Wissen aus der Beratung weitertragen. Vertrauensstellung bedeutet aber auch, für Themen von Kindern und Jugendlichen zugänglich zu sein. Was ist in der Mode für Kinder und Jugendliche gerade aktuell? Welche Musik wird gehört? Welche Sportarten und Sportklubs sind relevant? Viele dieser Alltagsthemen können Brücken der Kommunikation bauen, indem es von sehr allgemeinen zu vielleicht sehr persönlichen Themen wie Magersucht, Missbrauch oder kindlichen Pflegesituationen kommt. Einige dieser Themen sind wiederum auch Gesundheitsthemen für sich, z. B. der angemessene Umgang mit sozialen Medien oder der potenzielle Substanzmissbrauch zur Leistungssteigerung in Sport und Schule. Pflegende an Schulen müssen sehr breit aufgestellt sein und umfassende Kenntnisse sowie ein Verständnis für die Lebenswelt von Kindern und Jugendlichen mitbringen. Pflegende hören zu, vermitteln Sorge und Schutz, bieten professionelle Angebote. Sie ergänzen ihre Arbeit durch fachkompetente Dritte. Eine enge interdisziplinäre Zusammenarbeit mit Schulärzt:innen, Schulpsycholog:innen oder Schulsozialarbeiter:innen sind für die Qualität ihrer Arbeit essenziell.

Ein Modell Schulgesundheitspflege in Deutschland?

Das Modell der Schulgesundheitspflege ist für Deutschland nicht neu, wie ein Artikel der Zeitschrift „Unterm Lazaruskreuz“ aus dem Jahr 1917 belegt. Dort heißt es: „*Schulkrankenschwestern kümmerten sich um kranke und bedürftige Kinder in der Volksschule, bekämpften Kopfläuse und übertragbare Krankheiten, kontrollierten Gewicht und Größe und achteten auf Ernährung und Hygiene*“ (S. 1). Die Schulkrankenschwestern verschwanden im Nachklang des Dritten Reiches allerdings im Gegensatz zu internationalen Entwicklungen fast gänzlich aus dem Schulalltag in Deutschland. Die sich verändernden Bedarfslagen in Bildung und Gesundheit wie auch das große Potenzial eines auf die alltägliche Lebenswelt bezogenen schulischen Ansatzes der Gesundheitsförderung lassen das Berufsbild der Schulgesundheitspflege national wiederentdecken. Aktuell finden sich in Deutschland erst sehr vereinzelt Pflegende an Schulen, hier insbesondere an internationalen oder privaten Schulen oder in ersten begrenzten Pilotprojekten (Sauer et al., 2018). Insgesamt zeichnen sich aber auch in Deutschland ein breiter Bedarf und das große Potential für ein fachkompetentes und strukturiertes pflegerisches Versorgungsangebot in Schulen ab. Erste nationale Untersuchungen zu Wirksamkeit solch pflegerischer Angebote in der Schule bestätigen die Akzeptanz und die Notwendigkeit (Tannen & Adam, 2019).

Arbeitsgruppe Schulgesundheitspflege beim DBfK – Eine Austauschplattform für Pflegende an Schulen. Weitere Informationen: https://www.dbfk.de/de/themen/Schulgesundheitspflege.php

Aufgabe

Wie stehen Sie zum Thema Schulgesundheitspflege – insbesondere mit den Erfahrungen der Corona-Pandemie?

7.13 Pflegebezogene Edukation im Rahmen des SGB XI

Martin Schieron

Die Einführung der gesetzlichen Sozialen Pflegeversicherung (Sozialgesetzbuch XI – SGB XI) in Deutschland bot für pflegerische Information, Schulung und Beratung viele bedeutsame Impulse (**Kap 1.6**). Auch wenn das SGB XI primär an der Autonomie und Selbstbestimmung pflegebedürftiger Personen ausgerichtet ist, bietet es insbesondere auch für pflegende Angehörige Unterstützungsangebote aus dem Spektrum pflegebezogener Edukation. Dabei werden sowohl konkrete Ansprüche der Versicherten (z. B. §§ 7, 7a) als auch grundsätzliche Vorgaben beispielsweise zum Aufbau von Beratungsangeboten (z. B. §§ 7c, 123) formuliert. Die für die konkreten Interventionen pflegebezogener Edukation bedeutsamen Abschnitte werden im Folgenden kurz betrachtet.

§ 7 Aufklärung, Auskunft, § 7a Pflegeberatung

„*Die Pflegekassen haben die Versicherten und ihre Angehörigen und Lebenspartner in den mit der Pflegebedürftigkeit zusammenhängenden Fragen, insbesondere über die Leistungen der Pflegekassen sowie über die Leistungen und Hilfen anderer Trä-*

ger, in für sie verständlicher Weise zu informieren und (...) aufzuklären (...)" (§ 7 Abs. 2 SGB XI).

„*Personen, die Leistungen nach diesem Buch erhalten, haben Anspruch auf individuelle Beratung und Hilfestellung durch einen Pflegeberater oder eine Pflegeberaterin bei der Auswahl und Inanspruchnahme von bundes- oder landesrechtlich vorgesehenen Sozialleistungen sowie sonstigen Hilfsangeboten, die auf die Unterstützung von Menschen mit Pflege-, Versorgungs- oder Betreuungsbedarf ausgerichtet sind (Pflegeberatung) (...)*" (§ 7a Abs. 1 SGB XI).

§ 7 SGB XI konzentriert sich auf den Rechtsanspruch einer verständlichen „Aufklärung und Informationsvermittlung". Der Anspruch auf eine „individuelle Beratung und Unterstützung" wurde durch das Pflege-Weiterentwicklungsgesetz geschaffen und besteht seit 2009. Pflegeberatung nach § 7a SGB XI beinhaltet zwar auch Informationsvermittlung, geht in ihrer Zielausrichtung darüber aber weit hinaus. Sie umfasst insbesondere die systematische Erfassung und Analyse des Hilfebedarfs, die Erstellung eines individuellen Versorgungsplans und die Überwachung seiner Einhaltung. In § 7a SGB XI ist faktisch der Anspruch auf ein individuelles Case Management beschrieben (Zentrum für Qualität in der Pflege, 2016). Dies ist nur möglich, wenn die Beratenden über vielseitige Kompetenzen verfügen, die sie zum Teil aus ihrer Berufsausbildung (Pflege, Sozialarbeit etc.) mitbringen, aber durch eine zusätzliche Qualifizierung erweitern müssen. Der Spitzenverband Bund der Krankenkassen (GKV-Spitzenverband) hat im Mai 2018 seine Empfehlungen u.a. zur Qualifikation und Fortbildung der Pflegeberatenden aktualisiert (GKV-Spitzenverband, 2018). Kurz zuvor wurden die Richtlinien zur einheitlichen Durchführung der Pflegeberatung nach § 7a veröffentlicht (GKV-Spitzenverband, 2020).

Auch wenn es sich um eine Beratungsleistung handelt, die eng an sozialversicherungsrechtliche Themen gebunden ist, wird gerade in den Pflegeberatungs-Richtlinien (GKV-Spitzenverband, 2020) eine Beratungshaltung gefordert, die auch der pflegebezogenen Edukation zu eigen ist. So sollen die Pflegeberatenden eine kooperative, respektvolle, emphatische und kommunikative Grundhaltung einnehmen und die Beratung entsprechend der Bedürfnisse, Interessen und Werte der Ratsuchenden gestalten. Verknüpft mit ausführlichem Wissen zu Sach- und Fachinformationen sollen sie so eine Atmosphäre gestalten, in der die Ratsuchenden adäquat in ihrer Entscheidungsfindung unterstützt werden können.

§ 37 Abs. 3 Beratung in der eigenen Häuslichkeit

„*Pflegebedürftige, die Pflegegeld nach Absatz 1 beziehen, haben*
1. *bei Pflegegrad 2 und 3 halbjährlich einmal,*
2. *bei Pflegegrad 4 und 5 vierteljährlich einmal*

eine Beratung in der eigenen Häuslichkeit durch einen zugelassenen Pflegedienst, (...) durch eine von der Pflegekasse beauftragte, jedoch von ihr nicht beschäftigte Pflegefachkraft abzurufen. Die Beratung dient der Sicherung der Qualität der häuslichen Pflege und der regelmäßigen Hilfestellung und praktischen pflegefachlichen Unterstützung der häuslich Pflegenden (...). Die Vergütung für die Beratung ist von der zuständigen Pflegekasse (...) zu tragen. (...)

Pflegebedürftige des Pflegegrades 1 haben Anspruch, halbjährlich einmal einen Beratungsbesuch abzurufen. Beziehen Pflegebedürftige von einem ambulanten Pflegedienst Pflegesachleistungen, können sie ebenfalls halbjährlich einmal einen Beratungsbesuch in Anspruch nehmen (...)" (§ 37 Abs. 3 SBG XI).

Die „Beratung" nach § 37 Abs. 3 ist seit der Einführung der Pflegeversicherung etabliert, durchlebte aber im Laufe der Jahre verschiedene Schwerpunktlegungen. In der ersten Fassung des SG XI war noch von einem „Pflegeeinsatz" die Rede, der primär der Kontrolle der Qualität der Pflege durch die pflegenden Angehörigen diente und erst nachrangig der Beratung pflegender Angehöriger (Diekmann & Schieron, 2008). Der verpflichtend abzurufende Pflegeeinsatz wurde daher häufig als „Pflegekontrollbesuch" betrachtet und er wird zum Teil auch heutzutage von einzelnen Leistungserbringenden immer noch so beworben (Hauskrankenpflege Jung & Alt, o. J.). Mit dem Pflegeleistungs-Ergänzungsgesetz von 2002 veränderte der Gesetzgeber den Schwerpunkt des Einsatzes zu einer Beratung in der Häuslichkeit. Die Beratung der pflegenden Angehörigen wurde so zum Hauptziel des Einsatzes, die Kontrolle der Pflegequalität nur noch untergeordneter Punkt. Erstmals wird auch verlangt, dass für diesen Einsatz nur Pflegefachpersonen mit u. a. besonderer Beratungskompetenz eingesetzt werden. Das Pflegeweiterentwicklungsgesetz von 2008 änderte an dieser Schwerpunktlegung nichts. Es ermöglichte jedoch, dass Personen mit erheblichem Bedarf an allgemeiner Beaufsichtigung und Betreuung, die aber noch nicht die Voraussetzungen der ehemaligen Pflegestufe 1 erfüllten, halbjährlich einen Beratungsbesuch auf Kosten der Pflegekasse in Anspruch nehmen konnten. Hier wird besonders deutlich, dass der Beratung pflegender Angehöriger zunehmend Bedeutung beigemessen wurde (Diekmann & Schieron, 2008). Das Pflege-Neuausrichtungs-Gesetz von 2012, das 1. Pflegestärkungsgesetz von 2014 sowie das 2. Pflegestärkungsgesetz von 2015 änderten an der Ausrichtung nichts. Im letztgenannten Gesetz wurde jedoch der Kreis der Personen, die die Beratung durchführen können, u. a. auf Pflegeberater:innen nach § 7a SGB XI ausgeweitet. Auch ist als Ziel der Beratung inzwischen wieder die Sicherung der Pflegequalität und erst nachfolgend die Unterstützung der häuslich Pflegenden genannt.

Dieser Paragraph, dessen Hauptzielrichtung sich häufig änderte, ist dennoch für die Profession Pflege von besonderer Bedeutung: In Deutschland wurde erstmalig hier Beratung durch Pflegefachpersonen als singulär zu finanzierende Leistung festgeschrieben. Dies bedeutet im Klartext: Beratung ist eine Aufgabe der Pflege und sie muss vergütet werden.

Auch für den Beratungsbesuch nach § 37 Abs. 3 SGB XI steigerten sich die Anforderungen an die Qualifikation im Laufe der Jahre. Der GKV-Spitzenverband legte zuletzt 2019 Empfehlungen zur Qualitätssicherung der Beratungsbesuche nach § 37 Abs. 3 SGB XI vor. Auch hier werden ein hochanspruchsvolles Beratungsverständnis und Beratungsinhalte formuliert (GKV-Spitzenverband, 2019). Im Gegensatz zur Beratung nach § 7a SGB XI sind hier jedoch kaum Elemente eines Case Managements enthalten, da auch die Besuchsintervalle dafür zu lang wären.

§ 45 Pflegekurse für Angehörige und ehrenamtliche Pflegepersonen

„Die Pflegekassen haben für Angehörige und sonstige an einer ehrenamtlichen Pflegetätigkeit interessierte Personen unentgeltlich Schulungskurse durchzuführen, um soziales Engagement im Bereich der Pflege zu fördern und zu stärken, Pflege und Betreuung zu erleichtern und zu verbessern sowie pflegebedingte körperliche und seelische Belastungen zu mindern und ihrer Entstehung vorzubeugen. Die Kurse sollen Fertigkeiten für eine eigenständige Durchführung der Pflege vermitteln. Auf Wunsch der Pflegeperson und der pflegebedürftigen Person findet die Schulung auch in der häuslichen Umgebung des Pflegebedürftigen statt (…)" (§ 45 SGB XI).

Auch hier haben sich die Formulierungen im Laufe der Jahre geändert. Bereits in der ersten Fassung des SGB XI dienten die Kurse sowohl der Vermittlung von Fertigkeiten zur Pflege als auch zur Milderung körperlicher und seelischer Belastungen pflegender Angehöriger. In der Realität waren die meisten Kursangebote stark funktionsorientiert. Inhalte zu Entlastung der pflegenden Angehörigen setzten sich erst später durch (**Kap. 1.6**).

Laut SGB XI sind Gruppenkurse und individuelle häusliche Schulungen refinanzierbar. Die Gruppenkurse können in Basiskurse und Spezialkurse unterteilt werden (**Kap. 4.3**). Basiskurse vermitteln pflegerisches Wissen für eine häusliche Pflege und Betreuung. Die alltägliche Grundversorgung steht hier im Mittelpunkt. Mittlerweile sind aber in allen Kursen auch Selbstpflege- und Entlastungsthemen für die häuslich Pflegenden etabliert. Unter den Spezialkursen finden sich inzwischen auch Kurse, die ausschließlich auf die Entlastung pflegender Angehöriger ausgelegt sind. Andere thematisch eingegrenzte Kurse befassen sich z. B. mit dem „Umgang mit demenziell erkrankten Personen" oder der „Pflege und Betreuung von erkrankten Kindern" (Deutsches Institut für angewandte Pflegeforschung, 2006).

Individuelle häusliche Schulungen (HiS) finden in der Häuslichkeit der pflegebedürftigen Person statt. So besteht die Möglichkeit, den pflegenden Angehörigen pflegerelevantes Wissen für die individuelle Pflegesituation zu vermitteln. Gemeinsam können Problembereiche der häuslichen Versorgung ermittelt und analysiert, Beratungsbedarfe erkannt und Lösungsmöglichkeiten entwickelt werden. Thematisch können der Einsatz sinnvoller (Pflege-) Hilfsmittel, wohnumfeldverbessernde Maßnahmen, aber auch der Umgang mit Überforderungserfahrungen usw. bearbeitet werden. Der große Vorteil der HiS liegt darin, diese Themen speziell auf die vorhandene Situation ausgerichtet zu bearbeiten.

Die hier aufgezeigten Abschnitte des SGB XI zeigen deutlich den Einzug der Interventionen pflegebezogener Informationsvermittlung, Beratung und Schulung und somit die Hauptstrategien pflegebezogener Edukation in die Sozialgesetzgebung. Insofern bietet das SGB XI Pflegefachpersonen, die in der pflegebezogenen Edukation tätig sein möchten, viele Möglichkeiten. Auch sind die Empfehlungen zur Ausgestaltung dieser Interventionen inhaltlich nahezu identisch mit der Ausrichtung pflegebezogener Patienten- und Familienedukation. Auch das Projekt „Familiale Pflege" der Universität Bielefeld (**Kap. 7.6**) wurde über das SGB XI finanziert, da es mit einer Neuausrichtung von Pflegekursen begann.

Beratung in der eigenen Häuslichkeit nach § 37 Abs. 3 und Pflegekurse für Angehörige und ehrenamtliche Pflegepersonen nach § 45 SGB XI in Zeiten von Corona

Die Corona-Pandemie ist für nahezu alle Menschen eine große Herausforderung. Häuslich Pflegende sind jedoch in besonderer Weise betroffen.

Die Pandemie hat u. a. dazu geführt, dass das Angebot an Online-Pflegekursen gestiegen ist. Thematische Inhalte und auch Aspekte der Selbstpflege lassen sich so auch gut vermitteln. Ein anderes Ziel insbesondere der Gruppenpflegekurse – der Austausch zwischen pflegenden Angehörigen – lässt sich so leider nur sehr schwer umsetzen.

Die Beratungsbesuche nach § 37 Abs. 3 wurden zeitweise ausgesetzt bzw. es waren auch telefonische Beratungen möglich. Derzeit liegen bereits Studien zu Belastungen pflegender Angehöriger in der Covid-19-Krise vor (z. B. beim ZQP). Wie sich jedoch das Aussetzen der Beratungsbesuche auf die häusliche Pflegesituation ausgewirkt hat und auswirken wird, kann noch nicht abgeschätzt werden.

Aufgabe

Was meinen Sie: Inwiefern unterstützen die aufgezeigten edukativen Angebote des SGB XI pflegebedürftige Personen und ihre Angehörigen?

7.13.1 Praxisbeispiel: Aufsuchende Pflegeberatung nach § 7a SGB XI

Susanne Vollmer

„Die Pflegeberatung nach § 7a SGB XI dient dem Zweck, eine angemessene sowie erforderliche Pflege, Betreuung, Behandlung, Unterstützung und Versorgung zu erreichen und zu sichern. Die Pflegeberatung ist ein Prozess: Die Pflegeberaterin oder der Pflegeberater soll den individuellen Hilfe- und Unterstützungsbedarf ermitteln, bedarfsentsprechend beraten, einen Versorgungsplan erstellen, auf die erforderlichen Maßnahmen und die weitere Umsetzung des Versorgungsplans hinwirken, den Versorgungsplan gegebenenfalls anpassen und

Informationen über Leistungen zur Entlastung der Pflegepersonen vermitteln." (GKV-Spitzenverband, 2020, S. 4)

Die COMPASS Private Pflegeberatung GmbH wurde 2008 gegründet und stellt seit dem 01.01.2009 eine umfassende, kostenfreie, neutrale und bundesweit einheitliche Pflegeberatung nach § 7a SGB XI und § 37.3 SGB XI für alle privat Versicherten und ihre Angehörigen sicher. Die Klient:innen nehmen bei Bedarf Kontakt zu COMPASS auf.

Die telefonische Pflegeberatung gibt Orientierung und ermöglicht einen niedrigschwelligen Zugang zu Informationen und zur Beratung. Auf Wunsch der Klient:innen nehmen die Pflegeberater:innen innerhalb von 24 Stunden Kontakt auf, um einen Termin für einen Hausbesuch zu vereinbaren.

Ich bin seit Beginn als Pflegeberaterin vor Ort bei COMPASS tätig. Aufgrund meiner Berufsbiografie und Mitarbeit an Forschungsprojekten während meines Studiums war mir das Arbeitsfeld der Pflegeberatung nicht fremd und doch ist es immer wieder eine neue Herausforderung, sich den unterschiedlichsten und speziellen Bedürfnissen und Fragestellungen der Klient:innen zu stellen. Die Eingangsfragen der Ratsuchenden sind sehr unterschiedlich. Den Hauptfokus bildet überwiegend eine Beratung sowie Informationen zum Erstantrag für einen Pflegegrad. Des Weiteren gilt es durch den Dschungel von Ansprüchen, Leistungsvoraussetzungen, vorhandenen oder auch mangelnden Unterstützungsangeboten zu führen. Eine gute Zusammenarbeit mit Netzwerken und Arbeitskreisen vor Ort macht dieses möglich.

Am Anfang einer Pflegeberatung nach § 7a SGB XI steht die Erfassung der Ausgangsfrage und Priorisierung der nächsten Schritte. Ich komme oft in Situationen mit mehreren Beteiligten, die eine Familienmoderation unter Berücksichtigung unterschiedlicher Vorstellungen, Werte und Visionen notwendig machen.

COMPASS verfügt über ausführliche Assessments zur Bedarfsermittlung wie die ‚häusliche Pflegeskala' oder zur Belastung pflegender Angehöriger, die genutzt werden können. Das Dokumentationssystem ermöglicht, einen roten Faden im Prozess zu halten, verbunden mit der Nachvollziehbarkeit einzelner Schritte und das Einhalten und Evaluieren von Absprachen.

Die Möglichkeit einer wiederholten Beratung und gegebenenfalls den Beratungsauftrag separat auf Angehörige auszudehnen ist ein großer Vorteil im Beratungsprozess.

Zur Beratung, Information, Schulung vor Ort gehört nicht zuletzt das entlastende Gespräch, Unterstützung bei der Krankheitsbewältigung, Hinweise zum Umgang und Schulungen im Umgang mit Pflegebedürftigen, ein Beziehungsaufbau und Vertrauen.

Eine erfolgreiche Beratung ist z. B., eine Situation mit mehreren Beteiligten und unterschiedlichen Vorstellungen zu entspannen und sukzessive Lösungswege aufzuzeigen.

Beispiel 1

Ein älteres Ehepaar wohnt allein in einem großen Haus und war viele Jahre in der Beratung. Die Klientin hatte Kontakt zu COMPASS aufgenommen. Meine erste Aufgabe bestand darin, über Leistungsansprüche aufzuklären. Das Ehepaar unterstützte sich gegenseitig. Im Laufe der Zeit sprachen wir über Möglichkeiten der Implementierung von Hilfen und der Erläuterung des Anspruchs auf Kombinationsleistung, da ein ausreichendes soziales und familiäres Netz fehlte. Ich übergab Recherchelisten über Anbieter von Entlastungsleistungen. Das Ehepaar äußerte im Beratungsverlauf immer öfter Unterstützungsbedarf im Alltag, aber es fiel den beiden schwer, Unterstützung von „Fremden" anzunehmen und einen ersten Schritt zu tun. Bei einem nächsten Besuch bot ich an, gemeinsam bei verschiedenen Anbietern anzurufen. Danach wurde eine haushaltsnahe Dienstleistung erfolgreich implementiert. Zwischenzeitlich ereilte mich eine Nachricht auf der Mailbox. Der Ehemann war vor einiger Zeit wegen eines Infektes im Krankenhaus, fühlte sich nun geschwächt und wollte einen Erstantrag stellen. Beratungsauftrag: Begleitung seiner Ersteinstufung. Inzwischen beanspruchen beide Eheleute die Kombinationsleistung, sie bekommen mehrmals wöchentlich Unterstützung bei der Grundpflege durch einen Pflegedienst, ein Treppenlifter ist installiert, Nachbarn unterstützen und das Ehepaar lebt noch überwiegend selbstbestimmt in der Häuslichkeit.

Beispiel 2

Ein Ehepaar, mittleren Alters. Sie hat eine Demenz und Pflegegrad 3. Im Beratungsprozess wurden sechs Hausbesuche über neun Monate vereinbart. Die Beratung wurde durch zwei Söhne initiiert mit unterschiedlicher Auffassung der Situation. Beide Söhne und deren Familien haben sich zurückgezogen, wünschen aber eine Veränderung. Der eine Sohn ist beruflich viel unterwegs und möchte seine Eltern versorgt wissen, dem anderen war die Abgrenzung Diagnose Depression/Demenz sehr wichtig. Zwischenzeitlich erfolgte ein Krankenhausaufenthalt zur Abklärung der Diagnose. Weiter ging es um die Priorisierung der Hilfen. Was kann die Klientin annehmen und was kann der Ehemann abgeben? Eine Unterstützung durch einen ambulanten Dienst und die Inanspruchnahme einer Tagespflege wurde angedacht und es fand ein Austausch über Gesprächskreise und Angehörigenschulungen statt. Eine Kontaktherstellung zu Dienstleistern für Entlastungsleistungen erfolgte direkt beim ersten Hausbesuch. Die Klientin beteiligte sich bedingt an den Gesprächen. Ich zeigte im Laufe des Beratungsprozesses weitere Hilfen durch Ehrenamt, Begleitdienste und sozialpsychiatrischen Dienst auf (ein Hausbesuch des Dienstes hatte auch stattgefunden). Ich setzte Assessments ein und erstellte einen Hilfeplan. Die Situation spitzte sich zu und es folgte ein Krankenhausaufenthalt und wieder die Rückführung in die Häuslichkeit. Der Ehemann war auch kurzzeitig ausgezogen. Es folgten entlastende Gespräche und weitere Kontaktherstellung zu Dienstleistern und zur Alzheimer Gesellschaft, die auch vor Ort waren. Für einen Schnuppertag in der Tagespflege bot ich zur Entlastung meine Begleitung an. Während meiner Hausbesuche habe ich Hilfen zur Kommunikation und Umgang mit Verhaltensauffälligkeiten gegeben (Klientin räume nachts immer öfter Kleiderschrank aus).

Bei einem nächsten Besuch waren die implementierten Hilfen wieder abgesagt. Die Situation habe sich laut Aussage des Ehemanns wieder entspannt und die Klientin ginge zur Tagespflege. Der Ehemann gab an, dass es ihm guttue, mit mir zu sprechen und dass ich gut zuhöre. Darauf erfolgte ein Austausch über Rollen und Zuständigkeiten und der Abschluss der Beratung.

In beiden Beratungsbeispielen spielte der Beziehungsaufbau eine große Rolle. Eine einmalige Beratung wäre in diesen Fällen nicht ausreichend gewesen. Im letzten Beispiel war eine Abgrenzung und Fokussierung auf meine Beraterinnenrolle notwendig. Meine unterschiedlichen Berufserfahrungen in der Pflege und Einblicke in verschiedene Pflegesettings halfen und helfen mir bei der Beratung und geben mir Sicherheit. Die kollegiale Beratung im Team ist eine weitere, wichtige Möglichkeit, die im Bedarfsfall genutzt werden kann.

7.14 Literatur

Abt-Zegelin, A., Tolsdorf, M., Schönberger, C. & Tschainer, S. (2010). *Kurs für pflegende Angehörige. Manual zur Kursgestaltung.* München: Ernst Reinhardt.

Agnes-Karll-Gesellschaft für Gesundheitsbildung und Pflegeforschung mbH. (2019). *Community Health Nursing in Deutschland.* Berlin: Bundesverband Deutscher Berufsverband für Pflegeberufe.

Ayerle, G., Langer, G. & Meyer, G. (2020). Selbstständige Ausübung von Heilkunde durch Pflegekräfte. In K. Jacobs, A. Kuhlmey, S. Greß, J. Klauber & A. Schwinge (Hrsg.), *Pflege-Report 2019* (S. 179–188). Berlin: Springer. https://doi.org/10.1007/978-3-662-58935-9_14

Bachmann, S. (2008). Beratung von Eltern chronisch kranker Kinder. In U. Koch-Straube (Hrsg.), *Beratung in der Pflege* (S. 142–154) (2. Aufl.). Bern: Huber.

Becker, R. (2017). *Beratung als pflegerische Aufgabe*. Stuttgart: Kohlhammer.

Becker, S., Jahn, M., Mülling, N. & Kribben, A. (2020). Telemedizin 2.0 bei Heimdialyse. *Dialyse aktuell, 24*(7), 262–264.

Berger-Höger, B. (2019). *Entwicklung und Evaluation eines Programms zur Förderung von Informed Shared Decision Making: Decision Coaching durch spezialisierte Pflegefachkräfte in der Onkologie*. Verfügbar unter https://ediss.sub.uni-hamburg.de/handle/ediss/8214

Bergner, F. (2020). Assistierte Peritonealdialyse für den geriatrischen Patienten. *Dialyse aktuell, 24*(7), 272–275. https://doi.org/10.1055/a-1121-5551

Bruder, J. (1996). Vorwort. In H. Buijssen (Hrsg.), *Die Beratung pflegender Angehöriger (VII)*. Weinheim: Beltz Psychologie Verlags Union.

Bulechek, G.M., Butcher, H.K., Dochterman, J.M. & Wagner, C.M. (2016). *Pflegeinterventionsklassifikation (NIC)*. Bern: Hogrefe.

Bundesministerium für Gesundheit. (2014). *Das Team rund um den Hausarzt – Konzept zur multiprofessionellen und interdisziplinären Primärversorgung in Österreich*. Wien: Eigenverlag.

CDU, CSU & SPD. (2018). *Koalitionsvertrag für die 19. Legislaturperiode*. Verfügbar unter https://www.bundestag.de/resource/blob/543200/9f9f21a92a618c77aa330f00ed21e308/kw49_koalition_koalitionsvertrag-data.pdf

Chieng, Y.J.S., Chan, W.C.S., Klainin-Yobas, P. & He, H.G. (2014). Perioperative anxiety and postoperative pain in children and adolescents undergoing elective surgical procedures: a quantitative systematic review. *Journal of advanced nursing, 70*(2), 243–255. https://doi.org/10.1111/jan.12205

Chow, K.M. (2007). Influence of peritoneal dialysis training nurses' experience on peritonitis rates. *Clinical Journal of the American Society of Nephrology, 2*(4), 647–652. https://doi.org/10.2215/CJN.03981206

Clarkesmith, D.E., Pattison, H.M. & Lane, D.A. (2013). Educational and behavioural interventions for anticoagulant therapy in patients with atrial fibrillation. *The Cochrane database of systematic reviews, 4*(6), CD008600. https://doi.org/10.1002/14651858.CD008600.pub2

Conzen, P. (2007). Fürsorge für die alten Eltern – eine Kernaufgabe des Erwachsenenalters? Zu Eriksons Konzept der Generativität. In A. Bauer & K. Gröning (Hrsg.), *Die späte Familie. Intergenerationenbeziehungen im hohen Lebensalter* (S. 167–180). Gießen: Psychosozial-Verlag.

Council on School Health. (2016). Role of the School Nurse in Providing School Health Services. *Pediatrics, 137*(6), e20160852. https://doi.org/10.1542/peds.2016-0852

Deckelmann, B. & Kocks, A. (2018). Was machst du denn da den ganzen Tag? Arbeitsalltag einer Schulkrankenschwester. *Jukip, 7*(2), 63–67. https://doi.org/10.1055/s-0044-101130

Deutsche Gesellschaft für Kardiologie – Herz- und Kreislaufforschung e.V. (2016). *ESC Pocket Guidelines. European Society of Cardiology (ESC) Deutsche Gesellschaft für Kardiologie (DGK). Version 2016. Herzinsuffizienz* (2. Aufl.). Grünwald: Börm Bruckmeier.

Deutsche Gesellschaft für Kardiologie – Herz- und Kreislaufforschung e.V. (2017). *Herzinsuffizienz: Immer mehr Betroffene – bessere Therapien senken die Sterblichkeit*. Verfügbar unter https://dgk.org/daten/PA-Herzbericht-Herzschwaeche-Frei-form.pdf

DGUV. (2019). *Anzahl der gemeldeten Schulunfälle in Deutschland in den Jahren 1986 bis 2018*. Verfügbar unter https://de.statista.com/statistik/daten/studie/6053/umfrage/gemeldete-schulunfaelle-in-deutschland-seit-1986/

DIP (Hrsg.). (2006). *Pflegekurse im Blickpunkt*. Hannover: Schlütersche.

Diekmann, J. & Schieron, M. (2008). Pflegerische Beratung als Auftrag des Pflegeversicherungsgesetzes (SGB XI). In U. Koch-Straube (Hrsg.), *Beratung in der Pflege* (S. 172–182). Bern: Huber.

Doenges, M.E., Moorhouse, M.F. & Murr, A.C. (2018). *Pflegediagnosen und Pflegemaßnahmen*. Bern: Hogrefe. https://doi.org/10.1024/85831-000

Dohmeyer, H. (2020). Durchblick im Beratungsdschungel. *Häusliche Pflege, 2*, 32–37.

Draskovic, B., Simin, J. & Kvrgic, I. (2015). Psychological aspects of pediatric anesthesia. *Medicinski Pregled, 68*(1–2), 29–34. https://doi.org/10.2298/MPNS1502029D

EASL. (2015). Clinical Practice Guidelines: Liver transplantation. *Journal of Hepatology, 64*(2), 433–485. https://doi.org/10.1016/j.jhep.2015.10.006

Eder, A. (2018). *Wenn's alleine zuhause nicht mehr geht – Mobile Pflege und Betreuung in Österreich*. Verfügbar unter https://pflege-professionell.at/wenns-alleine-zuhause-nicht-mehr-geht-mobile-pflege-und-betreuung-in-oesterreich

Emmrich, D., Hotze, E. & Moers, M. (2006). *Beratung in der ambulanten Pflege*. Seelze: Kallmeyer.

Ertl, G., Angermann, C.E., Bekeredjian, R., Beyersdorf, F., Güder, G., Gummert, J., Katus, H.A., Kindermann, I., Pauschinger, M., Perings, S., Raake, P.W.J., Störk, S., Scheidt, W., Welz, S. & Böhm, M. (2016). Aufbau und Organisation von Herzinsuffizienz-Netzwerken (HF-NETs) und Herzinsuffizienz-Einheiten („Heart Failure Units", HFUs) zur Optimierung der Behandlung der chronischen Herzinsuffizienz. Gemeinsame Empfehlungen der DKG und der DGTHG zur Behandlung der Herzinsuffizienz. *Der Kardiologe, 10*, 222–235. https://doi.org/10.1007/s12181-016-0072-6

Franke, T. (2019). Leitplanke in der Beratung. Tara Franke hat fünf Hebammen gefragt, warum sie evidenzbasiert arbeiten. *Deutsche Hebammen-Zeitschrift, 71*(2), 20–25.

Fröse, S. (2010). *Was Sie über Pflegeberatung wissen sollten*. Hannover: Schlütersche.

Gebert, A., Weidner, F., Weber, C., Ehling, C., Seifert, K. & Sachs, S. (2019). *Abschlussbericht der wissenschaftlichen Begleitung zum Modellprojekt Gemeindeschwesterplus*. Verfügbar unter https://msagd.rlp.de/fileadmin/msagd/Aeltere_Menschen/AM_Dokumente/Abschlussbericht-GSplus-DIP-final.pdf

Gemeinsamer Bundesausschuss (G-BA). (2020). *Richtlinie des Gemeinsamen Bundesausschusses über die Verordnung von häuslicher Krankenpflege (Häusliche Krankenpflege-Richtlinie)*. Verfügbar unter https://www.g-ba.de/richtlinien/11/

Gesundheits- und Krankenpflegegesetz – GuKG (o.D.). Verfügbar unter https://www.ris.bka.gv.at/Geltende Fassung.wxe?Abfrage=Bundesnormen&Gesetzesnummer=10011026

Gesundheitsberufegesetz – GesBG (o.D.). Verfügbar unter https://fedlex.data.admin.ch/filestore/fedlex.data.admin.ch/eli/cc/2020/16/20200201/de/pdf-a/fedlex-data-admin-ch-eli-cc-2020-16-20200201-de-pdf-a.pdf

Giger, M. & De Gees, S. (2008). Neue Versorgungsmodelle und Kompetenzen sind gefragt. *Schweizerische Ärztezeitung/Bulletin des médecins suisses/Bollittino die medici svizzeri, 89*(43), 1839–1843. https://doi.org/10.4414/saez.2008.13879

GKV-Spitzenverband. (2018). *Empfehlungen des GKV-Spitzenverbandes nach § 7a Absatz 3 Satz 3 SGB XI zur erforderlichen Anzahl, Qualifikation und Fortbildung von Pflegeberaterinnen und Pflegeberatern vom 29. August 2008 in der Fassung vom 22. Mai 2018*. Verfügbar unter https://www.gkv-spitzenverband.de/media/dokumente/pflegeversicherung/richtlinien__vereinbarungen__formulare/richtlinien_zur_pflegeberatung_und_pflegebeduerftigkeit/180522_Pflege_Empfehlungen_7a_Abs._3_Satz_3_SGB_XI.pdf

GKV-Spitzenverband. (2019). *Empfehlungen nach § 37 Absatz 5 SGB XI zur Qualitätssicherung der Beratungsbesuche nach § 37 Absatz 3 SGB XI vom 29.05.2018*. Verfügbar unter https://www.gkv-spitzenverband.de/media/dokumente/pflegeversicherung/richtlinien__vereinbarungen__formulare/richtlinien_zur_pflegeberatung_und_pflegebeduerftigkeit/2019_08_13_Pflege_Empfehlungen_QS_37Abs. 5_21_05_2019.pdf

GKV-Spitzenverband. (2020). *Richtlinien des GKV-Spitzenverbandes zur einheitlichen Durchführung der Pflegeberatung nach § 7a SGB XI vom 7. Mai 2018 (Pflegeberatungs-Richtlinien) in der Fassung vom 5. Oktober 2020*. Verfügbar unter https://www.gkv-spitzenverband.de/media/dokumente/pflegeversicherung/beratung_und_betreuung/pflegeberatung/2020-10-05_Pflegeberatungs-Richtlinien.pdf

Gröning, K. (2005). Therapeutisierung der familialen Altenfürsorge. Formulierung eines Unbehagens. *Sozialer Fortschritt, 54*(3), 69–76.

Gröning, K. (2018). Grundannahmen des Modellprogramms „Familiale Pflege unter den Bedingungen der G-DRG". In K. Gröning, C. Schiller & J.W. Waterböhr (Hrsg.), *Jahrbuch Familiale Pflege* (S. 9–31). Bielefeld: Eigenverlag.

Haslbeck, J. (2010). *Medikamente und chronische Krankheit: Selbstmanagementerfordernisse im Krankheitsverlauf aus Sicht der Erkrankten* (1. Aufl.). Bern: Huber.

Hauskrankenpflege Jung & Alt. (o.J.). *Pflegekontrollbesuch*. Verfügbar unter https://hkp-jung-und-alt.de/unsere-leistungen/pflegekontrollbesuch/pflegekontrollbesuche.html

Hearst, D. (2009). The Runaway Child: managing anticipatory fear, resistance and distress in children undergoing surgery. *Paediatric anaesthesia, 19*(10), 1014–1016. https://doi.org/10.1111/j.1460-9592.2009.03146.x

Hellmers, C., Krahl, A. & zu Sayn-Wittgenstein, F. (2016). Themenbereiche einer peripartalen psychosozialen Beratung durch Hebammen. *Geburtshilfe und Frauenheilkunde, 76*(2). 76–V16. https://doi.org/10.1055/s-0036-1571378

Hinterwirth, P. (2018). Das ängstliche Kind im Krankenhaus: Angst und Angstbewältigungsstrategien von Kleinkindern im Krankenhaus. *Kinderkrankenschwester, 37*(1), 23–29.

Hösl-Brunner, G. & Herbig, C. (1998). Die Unterschiede zwischen ambulantem und stationären Bereich sind beachtlich. Das Pflegeverständnis von Pflegefachkräften. *Pflegezeitschrift, 51*(10), 779–782.

Huhn, S. (2013). *Beratung im Gesundheitswesen – Entwicklungsstand und Handlungsbedarf.* Norderstedt: GRIN.

IGES-Institut. (2020). *Evaluation der Pflegeberatung und Pflegeberatungsstrukturen gemäß § 7a Absatz 9 SGB XI.* Verfügbar unter https://www.gkv-spitzenverband.de/media/dokumente/pflegeversicherung/beratung_und_betreuung/pflegeberatung/20200331_IGES_Evaluation_Pflegeberatung_Abschlussbericht.pdf

Kassai, B., Rabilloud, M., Dantony, E., Grousson, S., Revol, O., Malik, S., Ginhoux, T., Tuoil, N., Chassad, D. & Pereira de Souza Net, E. (2016). Introduction of a paediatric anaesthesia comic information leaflet reduced preoperative anxiety in children. *British journal of anaesthesia, 117*(1), 95–102. https://doi.org/10.1093/bja/aew154

Koch-Straube, U. (2001). *Beratung in der Pflege* (1. Aufl.). Bern: Huber.

Kocks, A. (2009). Im Dialog – Patientenedukation für Hebammen. *Deutsche Hebammen Zeitschrift, 7*(9), 9–12.

Kocks, A. (2019). Von internationalen Erfahrungen lernen und auf nationale Bedarfe reagieren. *JuKiP, 8*(6), 245–248. https://doi.org/10.1055/a-1019-6211

Krankenpflegegesetz (KrPflG). (1985). *Bundesgesetzblatt Nr. 26 vom 11.06.1985. 893–901*

Krankenpflegegesetz (KrPflG). (2003). *Bundesgesetzblatt Nr. 36 vom 31.07.2003. 14421458*

Krohwinkel, M. (2013). *Fördernde Prozesspflege mit integrierten ABEDLs. Forschung, Theorie und Praxis.* Bern: Huber.

Langehennig, M., Betz, D. & Dosch, E. (2012). *Männer in der Angehörigenpflege.* Weinheim/Basel: Beltz Juventa.

Lerret, S., Cupples, S., Ohler, L. & McCalmont, V. (2016). *Core Curriculum for Transplant Nurses.* Lippincott: Williams & Wilkins.

Link, J. (2019). *Beratungskompetenz in der Altenhilfe.* Hannover: Schlütersche.

Lorig, K. & Holman, H. (2003). Self-Management Education: History, Definition, Outcomes and Mechanisms. *Annals of behavioral medicine, 26*(1), 1–7. https://doi.org/10.1207/S15324796ABM2601_01

Lusebrink, C., Kappel, N. & Kocks, A. (2018). Geht's den Eltern gut, geht's dem Kind gut. *JuKip, 7*(4), 167–171. https://doi.org/10.1055/a-0635-3862

Mamas, M. A., Sperrin, M., Watson, M., Coutts, A., Wilde, K., Burton, C., Kadam, U., Kwok, C., Clark, A. B., Murchie, P., Buchan, I., Hannaford, P. & Myint, P. K. (2017). Do patients have worse outcomes in heart failure than in cancer? A primary care-based cohort study with 10-year follow-up in Scotland. *European Journal of Heart Failure, 19*(9), 1095–1104. https://doi.org/10.1002/ejhf.822

Marks, F. (2019). Kompetenzen für die Primärversorgung – Finnlands Steilvorlage. *Die Schwester/Der Pfleger, 9*(19), 86–88.

Moss, R., Lowe, G., Frampton, C. & Revell, P. (2014). A nurse-led randomised controlled trial of a structured educational programme for patients starting warfarin therapy. *Journal of Research in Nursing, 19*(5), 402–412. https://doi.org/10.1177/1744987113515261

Neuhauser, H. & Poethko-Müller, C. (2014). Chronische Erkrankungen und impfpräventable Infektionserkrankungen bei Kindern und Jugendlichen in Deutschland; Ergebnisse der KiGGS-Studie – Erste Folgebefragung (KiGGS Welle 1). *Bundesgesundheitsblatt, 57*, 779–788. https://doi.org/10.1007/s00103-014-1976-6

O'Connor, A. M. (2006). *Ottawa Decision Support to Address Decisional Conflict.* Verfügbar unter https://decisionaid.ohri.ca/docs/develop/ODSF.pdf

Perrey, M. & Erbel, R. (2012). Antikoagulation. Moderne Konzepte. *Herz, 37*(4), 407–13. https://doi.org/10.1007/s00059-012-3622-0

Pflegeberufegesetz (PflBG) – Gesetz über die Pflegeberufe (o. D.). Verfügbar unter https://www.gesetze-im-internet.de/pflbg/PflBG.pdf

Präventionsgesetz – PrävG (o. D.). *Bundesgesetzblatt Nr. 31 vom 24.07.2015 Teil I*

Primärversorgungsgesetz – PrimVG (o.D.). Verfügbar unter https://www.ris.bka.gv.at/GeltendeFassung.wxe?Abfrage=Bundesnormen&Gesetzesnummer=20009948

Riegel, B., Jaarsma, T. & Strömberg, A. (2012). A middle-range theory of self-care of chronic illness. *Advances in Nursing Science, 35*(3), 194–204. https://doi.org/10.1097/ANS.0b013e318261b1ba

Riesner, C. (2010). *Menschen mit Demenz und ihre Familien. Das personzentrierte Bedarfsassessment CarenapD.* Hannover: Schlütersche.

Saß, A.-C., Kuhnert, R. & Gutsche, J. (2019). Unfallverletzungen im Kindes- und Jugendalter – Prävalenzen, Unfall- und Behandlungsorte, Mechanismen. *Bundesgesundheitsblatt – Gesundheitsforschung – Gesundheitsschutz, 62*(10), 1174–1183. https://doi.org/10.1007/s00103-019-03013-w

Sauer, M., Haase Nielsen, G., Jakobi, B., Melcher, B., Janiczek, O. & Braksch, G. (2018). *Curriculum zur Weiterbildung für examinierte Gesundheits- und Kinder-/Krankenpflegekräfte zu Schulgesundheitsfachkräften.* Verfügbar unter https://schulgesundheitsfachkraft.de/das-curriculum/

Schaeffer, D. & Haslbeck, J. (2016). Bewältigung chronischer Krankheit. In M. Richter & K. Hurrelmann (Hrsg.), *Soziologie von Gesundheit und Krankheit* (1. Aufl., 242–256). Wiesbaden: Springer VS. https://doi.org/10.1007/978-3-658-11010-9_16

Schmidt-Kaehler, S., Vogt, D., Berens, E. M., Horn, A. & Schaeffer, D. (2017). *Gesundheitskompetenz. Verständlich informieren und beraten. Material- und Methodensammlung zur Verbraucher- und Patientenberatung für Zielgruppen mit geringer Gesundheitskompetenz.* Bielefeld: Universität Bielefeld.

Schmitt, S. & Gorres, S. (2012). School nursing in Germany? – A review about tasks and roles of School Nurses. *Pflege, 25*(2), 107–117. https://doi.org/10.1024/1012-5302/a000186

Sitzmann, F. (2007). *Hygiene daheim: professionelle Hygiene in der stationären und häuslichen Alten- und Langzeitpflege.* Bern: Huber.

Sitzmann, F. (2020). Hygienische Anforderungen bei Patienten mit Dialyseshunt und Dialysekatheter. *QM-Praxis in der Pflege, 9*(5), 50–60.

Sitzmann, F. (2021). Professionelle Händehygiene. In S. Schewior-Popp, F. Sitzmann & L. Ullrich (Hrsg.), *Thiemes Pflege* (15. Aufl., S. 556). Stuttgart: Thieme.

Sozialgesetzbuch (SGB) – Elftes Buch (XI) - Soziale Pflegeversicherung. Verfügbar unter https://www.gesetze-im-internet.de/sgb_11/SGB_11.pdf

Steinbrüchel-Boesch, C. (2019). Advanced Practice Nurses in der Hausarztpraxis. *Der informierte Arzt, 3*, 24–26.

Tannen, A. & Adam, Y. (2019). Wie Schüler, Eltern und Lehrer das Konzept der Schulgesundheitspflege bewerten. *JuKiP, 8*(6), 254–259. https://doi.org/10.1055/a-1019-6604

Unfallkasse Nordrhein-Westfalen. (2013). *Abschlussbericht des Modellprojekts „Neuheit für Pflege" in Dortmund und Solingen.* Düsseldorf: Eigenverlag.

Unfallkasse Nordrhein-Westfalen. (o. J.). *Wertschätzung und Einschätzung im Erstkontakt mit pflegenden Angehörigen.* Düsseldorf: Eigenverlag.

Wagner, E. H., Austin, B. T. & Von Korff, M. (1996). Organizing care for patients with chronic illness. *The Milbank quarterly, 74*(4), 511–544. https://doi.org/10.2307/3350391

Wagner, F. & Schnepp, W. (2010). *Familiengesundheitspflege in Deutschland.* Bern: Huber.

Wild, M. (2020). *Die Community Nurse als Teil der Versorgungslandschaft.* Verfügbar unter https://pflege-professionell.at/cn

ZQP. (2016). *Qualitätsrahmen für Beratung in der Pflege.* Verfügbar unter https://www.zqp.de/wp-content/uploads/Qualitaetsrahmen_Beratung_Pflege.pdf

Zgoura, P., Kantzow, B. & Westhoff, T. H. (2020). Virtual Reality (VR) in der Nephrologie. *Dialyse aktuell, 24*(7), 257–261. https://doi.org/10.1055/a-1153-6387

8 Nach Symptomen googlen

Jörg große Schlarmann, Mitarbeit Christa Büker

In diesem Kapitel geht es darum, wie gesundheitsbezogene Informationen mittels Internet gesucht, gefunden und verwendet werden und wie sich Aussagekraft und Vertrauenswürdigkeit der Informationen beurteilen lassen. Schließlich kann heutzutage fast schon erwartet werden, dass Pflegefachpersonen über Angebote aus dem Internet zu bestimmten – ihr eigenes Arbeitsumfeld betreffend e– Informationen Bescheid wissen

Mit dem Internet und einem Smartphone steht uns jederzeit das Wissen der Menschheit zur Verfügung, zumindest theoretisch. In Deutschland nutzten 2019 circa 95 % der Haushalte das Internet mindestens einmal täglich (EUROSTAT, 2020). Wir informieren uns online, lesen Nachrichten, Social Media. Wir recherchieren über den besten Urlaubsort, die günstigsten Hotels, darüber, welchen Fernseher wir kaufen sollen, welcher Kindergarten oder Grundschule die beste ist. Wir bilden unsere Meinung anhand der Informationen, die wir im Netz finden.

Selbstverständlich trifft dies auch auf Gesundheitsthemen zu. Es stehen zahlreiche Webseiten für Patient:innen, Angehörige, Fachpersonal des Gesundheitswesens sowie Wissenschaftler:innen zur Verfügung (**Tab. 8-1**). Über die sozialen Netzwerke tauschen diese Gruppen zudem ihre Erfahrungen aus.

Die Bertelsmannstiftung ermittelte 2018, dass 46 % der Menschen, die sich über Gesundheitsthemen informiert haben, dafür das Internet nutzten (Haschke et al., 2018; Marstedt, 2018). Dies deckt sich mit Erfahrungen einer früheren Studie von AlGhamdi und Moussa, in welcher 58,4 % der Probanden das Internet zur Suche nach gesundheitsbezogenen Informationen nutzten; für 89,3 % der Proband:innen waren jedoch die Hauptinformationsquelle weiterhin die Ärzt:innen (AlGhamdi & Moussa, 2012).

Es wird erwartet, dass mit zunehmender Internetnutzung auch der älteren Generation sich diese Zahl in den kommenden Jahren noch deutlich erhöhen wird.

Aufgabe

Viele Internetdienste und Suchmaschinen erstellen sogenannte Nutzer:innenprofile. D. h., Sie bekommen nahezu „personalisierte" Suchergebnisse (entsprechend früherer, von Ihnen durchgeführter Suchaufträge).
Probieren Sie mit Kolleg:innen Folgendes aus: Alle geben **an ihrem privaten Gerät** (Mobiltelefon oder Tablet) denselben Suchbegriff in die Googlesuche ein, z. B. „Morbus Alzheimer". Vergleichen Sie die Ergebnisse.

8.1 Wer sucht?

Eine australische Studie (Nikoloudakis et al., 2018) kommt zu dem Ergebnis, dass für beide Geschlechter die Onlinesuche nach Gesundheitsinformationen stark mit der Verwendung von Social Media und der akademischen Bildung korreliert. Menschen, die online nach Gesundheitsinformationen suchen, sind eher weiblich, eher akademisch gebildet, eher Nichtraucher, erwerbstätig mit (über-)durchschnittlichem Einkommen (AlGhamdi & Moussa, 2012; Nikoloudakis et al., 2018). Je jünger die Personen sind, umso wahrscheinlicher suchen sie im Internet nach Gesundheitsinformationen. Frauen nutzen die Onlinesuche v.a., wenn sie Informationen über einen verschlechterten Gesundheitszustand (z.B. medizinische Diagnose) erhalten haben. Hierbei spielt es eine untergeordnete Rolle, ob die Diagnose sie selbst oder eine angehörige Person betrifft.

Die Onlinesuche dient beiden Geschlechtern überwiegend zum Zweck der Primärprävention. Menschen, die online nach Gesundheitsinformationen suchen, sind im Vergleich zu denen, die dies nicht tun, seltener von zwei oder mehr chronischen Erkrankungen betroffen (Nikoloudakis et al., 2018).

Ein nach Selbsteinschätzung schlechter Gesundheitszustand und ein hohes Level an psychischem Stress korrelieren mit einem höheren Aufkommen an Onlinesuchen (Nikoloudakis et al., 2018; Oh & Song, 2017). Die Onlinesuche nach Gesundheitsinformationen dient häufig als Copingstrategie zur Bewältigung dieser Stressoren und Probleme (Oh & Song, 2017). Das Hauptmotiv der Informationssuche ist, die eigenen Symptome oder Behandlungen zu verstehen. Weitere Motive sind Misstrauen in die Informationen des Arztes oder des therapeutischen Teams sowie reine Neugier (AlGhamdi & Moussa, 2012). **Tabelle 8-1** listet Gesundheitsportale auf.

8.2 Was steht drin?

Die Suche im Internet beginnt für die meisten Nutzer:innen mit einer Suchmaschine, z.B. Google, die für die eingegebenen Schlagwortkombinationen Ergebnisse anzeigt. Von den angezeigten Ergebnissen werden dann typischerweise nur die obersten angeklickt. Nach welchen Kriterien die Suchmaschine die Ergebnisse sortiert, ist nur teilweise bekannt. Einen gewissen Faktor spielt hierbei der sogenannte „PageRank“, der zählt, wie oft von anderen Webseiten auf eben diese verlinkt wurde. So wird als relevant angesehen, was von vielen Seiten aus verlinkt wurde.

Aufgabe

Bestimmen Sie die drei häufigsten Diagnosen/Themen/Problemfelder Ihres Arbeitsbereiches und googlen Sie diese. Betrachten Sie die Bandbreite der angezeigten Informationen.

Aber wonach wird überhaupt gesucht? Der Wissensdurst der Nutzer:innen unterteilt sich im Wesentlichen in folgende Kategorien:

a) Definitionen (z.B. „Was ist die Sternengucker-Lage des Kindes vor der Geburt? Was ist eine Borelliose?“)
b) Diagnostik (z.B. „Auf welche Krankheit deuten meine Symptome hin?“)
c) Handlungsanleitungen (z.B. „Was tun bei Kopfläusen? Was hilft gegen Migräne? Wieviel Ibuprofen darf ich in der Stillzeit nehmen?“)
d) Bewertungen (z.B. „Welches ist das beste Pflegeheim, welches das beste Antiallergikum?“)
e) Risikobewertungen (z.B. „Darf ich in der Schwangerschaft ein Glas Wein trinken? Soll ich meine Kinder impfen lassen?“)

Während für Punkt a) „Definitionen“ die Qualität der gefundenen Informationen fast immer wissenschaftlich korrekt sind, trifft dies beim Googeln der eigenen Symptome nur bedingt zu. Dass Menschen über die Suche nach ihren Symptomen zumindest teilweise erfolgreich sind, konnten Martin et al. zeigen (Martin et al., 2019). In ihrer durchgeführten Studie (RCT – andomised controlled trial) stimmten die von den Probanden gefilterten Differentialdiagnosen mit mindestens zwei von drei Differentialdiagnosen der Ärzte überein. Aber gerade bei unspezifischen Symptomen, wie „Kopfschmerzen, Unwohlsein, Abgeschlagenheit, Gelenkschmerzen“, ist das Angebot der potenziellen

Tabelle 8-1: Gesundheitsportale (Eigendarstellung)

Webseite	Adressat	Anmerkungen
achse-online.de	Betroffene seltener Erkrankungen	Betreiber: Allianz Chronischer Seltener Erkrankungen
aerzteblatt.de	Patient:innen und Interessierte	Herausgeber: Bundesärztekammer & Kassenärztliche Bundesvereinigung
alzheimer-schweiz.ch	Patient:innen und Angehörige	Betreiber: Alzheimer Schweiz (gemeinnützig)
anaesthesisten-im-netz.de	Patient:innen und Interessierte	Herausgeber: Berufsverband Deutscher Anästhesisten e.V. & Deutsche Gesellschaft für Anästhesiologie und Intensivmedizin e.V.
apotheken-umschau.de	Patient:innen und Interessierte	AFGIS-geprüft
barmer.de/gesundheit	Patient:innen und Interessierte	AFGIS-geprüft; HONcode
bzga.de	Aufklärung der Bevölkerung	
deutsche-alzheimer.de	Patient:innen und Angehörige	Selbsthilfeorganisation
deutsche-familienversicherung.de	Neukunden, Versicherte	
embryotox.de	Patient:innen und Interessierte	Herausgeber: Charité-Universitätsmedizin Berlin; HONcode
flexicon.doccheck.com	Gesundheitsberufe, Patient:innen und Interessierte	Wiki zum Mitmachen
frauenaerzte-im-netz.de	Patient:innen und Interessierte	Herausgeber: Berufsverband der Frauenärzte e.V. & Deutsche Gesellschaft für Gynäkologie und Geburtshilfe
gesund.bund.de	Bevölkerung	Zusammenarbeit mit Google durch Darstellung eines Infokastens als Suchergebnis
gesundheit.ch	Medizinische Laien	Privater Anbieter
gesundheit.gv.at	Bevölkerung	Bundesministerium für Soziales, Gesundheit, Pflege und Konsumentenschutz

Webseite	Adressat	Anmerkungen
gesundheit.de	Patient:innen und Interessierte	Herausgeber: Funke Zeitschriften Digital GmbH
gesundheitsinformation.de	Patient:innen und Interessierte	Betreiber: IQWiG; HONcode
gesundheitswissen.de	Patient:innen und Interessierte	Herausgeber: maxLG (FID Verlag GmbH), Fachverlag für Gesundheitswissen
gesundmed.de	Patient:innen und Interessierte	Betreiber: medproduction GmbH (Redaktionelles Team besteht aus Ärzten, Tierärzten, Naturwissenschaftlern, Fachjournalisten)
herzstiftung.de	Patient:innen und Interessierte	gemeinnützig
internisten-im-netz.de	Patient:innen und Interessierte	Herausgeber: Berufsverband deutscher Internisten e.V.;
kinderaerzte-im-netz.de	Eltern, Heranwachsende und Interessierte	Herausgeber: Berufsverband der Kinder- und Jugendärzte e.V.
kindergesundheit-info.de	Patient:innen und Interessierte	Betreiber: Bundeszentrale für gesundheitliche Aufklärung
krankheitserfahrungen.de	Patient:innen und Interessierte	Betreiber: Universität Freiburg; HONcode
krebsgesellschaft.de	Patient:innen und Interessierte	gemeinnützig
medizin.de	Patient:innen und Interessierte	Betreiber: Galileo Marketing GmbH; unter den AGB Verweis auf (teilweise) Experten als Autoren und Überprüfung/Aktualisierung „in angemessenen Zeitabständen"
msges.at	Patient:innen und Angehörige	Betreiber: Multiple Sklerose Gesellschaft Wien
netdoktor.de	Patient:innen und Interessierte	AFGIS-geprüft; HONcode
onmeda.de	Patient:innen und Interessierte	AFGIS-geprüft; HONcode

Webseite	Adressat	Anmerkungen
rki.de	Fachkundige	BMG
schlaganfallhilfe.de	Patient:innen und Interessierte	Alltagsfragen
selbsthilfeschweiz.ch	Betroffene	Betreiber: Stiftung Selbsthilfe Schweiz
stiftung-gesundheitswissen.de	Patient:innen und Interessierte	HONcode
teleclinic.com	aktuell Behandlungs-bedürftige	Alternative zum Hausarzt, Online-Sprechstunde, profitorientiert
tk.de	Neukunden, Versicherte	im Impressum einzelne verantwortlich benannt; kein expliziter Hinweis auf Evidenzbasiertheit der Informationen
zqp.de	Pflegende und Angehörige	

Diagnosen überwältigend. Gerade in Internetforen und Social-Media-Gruppen werden „alternative" Diagnosen gestellt und Erfahrungen Dritter auf sich selbst adaptiert, häufig mit dramatischen Verdachtsdiagnosen. In einer Radio-Satiresendung des WDR (Westdeutscher Rundfunk) bestand der Running-Gag darin, dass eine ALEXA-Alternative („Agnieszka") auf die Frage: „Agnieszka, ich habe Kopfschmerzen und bin so müde, was könnte das für eine Krankheit sein?" immer mit „Ich suche ..... Sie haben wahrscheinlich Krebs!" antwortete. Die Gefahr ist groß, dass, wenn eine „Verdachtsdiagnose" gestellt wurde, die Nutzer:innen die Suchergebnisse so filtern, dass sie immer mehr „Beweise" und Bestätigung für das Zutreffen ihrer Diagnose finden und kritische oder andere Deutungen ausblenden oder ablehnen.

Bezogen auf die Punkte „Handlungsanleitungen", „Bewertungen" und „Risikobewertung" ist für Laien eine objektive Einschätzung der gefundenen Suchergebnisse nur schwer zu gestalten.

Etwa die Hälfte der in Deutschland lebenden Menschen versteht nicht vollständig, was Ärzt:innen ihnen raten, die Apotheker:innen erklären oder der Beipackzettel vermittelt (Schaeffer et al., 2017). Es kann angezweifelt werden, dass die Verständlichkeit der Informationen – gerade bei komplexen Situationen – im Internet besser ist als in der hausärztlichen Praxis. Wozney et al. (2018) haben exemplarisch die Lesbarkeit von Onlineinformationen für Eltern zur psychiatrischen Versorgung von Kindern und Jugendlichen untersucht. Alle Dokumente überschritten dabei die empfohlene Lesestufe der 8. Klasse, 42 % der Dokumente waren „schwer" zu lesen. Arslan et al. kommen für den Bereich „Herzgeräusche" zu ähnlichen Ergebnissen (Arslan et al., 2020). Im Rahmen der COVID-19-Krise untersuchten Forscher der Universität Hohenheim die Verständlichkeit amtlicher Informationen zur Corona-Pandemie (Brettschneider et al., 2020). Dafür nutzten sie den „Hohenheimer Verständlichkeitsindex" (HIX). Er reicht von 0 (schwer verständlich) bis 20 (leicht verständlich). Sie ermittelten für die deutsche Bundesregierung einen HIX-Wert von 7. Erstrebenswert ist ein Wert von mindestens 14 (Brettschneider et al., 2020).

Wenn die gefundenen Informationen nicht verständlich beschrieben sind, schränkt dies den Zugang zu entsprechender Versorgung ein. Wenn die „offiziellen" Informationen zu kompliziert sind, ist davon auszugehen, dass ein Teil der Suchenden sich nach (scheinbar) „einfacheren" Lösungen umsehen. Die Suche im Internet fördert alles zu Tage, was sich in der Datenbank der Suchmaschine befindet. Eine Priorisierung nach der Qualität der Inhalte findet bei der Ergebnisanzeige nicht statt – und ist auch nicht möglich -, sodass auch fragwürdige Inhalte aus Diskussionsforen und Social-Media-Plattformen angezeigt werden. Während medizinischer Konsens über die Behandlung von beispielsweise Kopfläusen bei Kindern besteht, finden sich im Netz zahlreiche „alternative Methoden", wie Mayonnaise oder ätherische Öle. Ebenso finden sich generell Webseiten, die homöopathische Mittel bei ernsthaften Krankheiten empfehlen, obwohl wissenschaftlich gesichert ist, dass deren Wirksamkeit nicht über den Placeboeffekt hinausreicht (Stub et al., 2016).

Der These folgend, dass Inhaltsqualität kein prioritäres Kriterium bei der Ergebnissortierung darstellt, kommt eine Studie (Pías-Peleteiro et al., 2013) bei einer Analyse der Suchergebnisse zum Thema „HPV-Impfung" zu dem Schluss, dass die Suchergebnisse bei Google nicht nach wissenschaftlicher Evidenz aufgelistet werden und Nutzer:innen u. a. zu schlecht begründeten Argumenten und Fakten geleitet werden. Dies kann durchaus negative Folgen haben. Allam et al. (2014) konnten zeigen, dass Manipulationen an den Suchergebnissen zum Thema „Impfung" den Wissensgewinn und die Einstellung zu diesem Thema bei Informationssuchenden beeinflussen konnten.

Liebl et al. untersuchten das Informationsangebot für Krebspatient:innen (Liebl et al., 2015), wobei sie 77 Webseiten analysierten. Die Studie zeigt eine Diskrepanz zwischen Sichtbarkeit und Inhaltsqualität: Den höchsten Sichtbarkeitsindex wiesen vier profitorientierte Webseiten auf. Webseiten von Fachgesellschaften und Selbsthilfegruppen hatten niedrige Rankings. Was die Qualität betrifft, so stehen Webseiten von gemeinnützigen Anbietern und Selbsthilfegruppen an der Spitze. Webseiten mit Gewinninteresse haben die niedrigste Durchschnittsnote. Eine Studie im Bereich Osteoarthritis bestätigt die Ergebnisse (Shai et al., 2020).

Hinzu kommt, dass sich die Informationen ändern können, was wiederum Patient:innen verwirren oder abschrecken kann. Zu Beginn der Coronakrise 2020 waren sich Politiker:innen und auch Virolog:innen in Deutschland überwiegend einig, dass (Stoff-)Masken keinen Einfluss auf das Infektionsgeschehen haben. Auch die WHO empfahl im Januar das Tragen solcher Masken nur für Menschen, die Fieber, Husten oder Atembeschwerden aufweisen (WHO, 2020), obwohl vereinzelte frühere Studien auf die Wirksamkeit z. B. bei der Verbreitung von Grippeviren hindeuteten (Davies et al., 2013; MacIntyre et al., 2015). Mittlerweile besteht wissenschaftlicher Konsens, dass die Verwendung von Gesichtsmasken zu einer großen Verringerung des Infektionsrisikos führt (Cheng et al., 2020; Fischer et al., 2020). Wem sollen die Patient:innen glauben, wenn sich scheinbar „ständig" die wissenschaftliche Meinung ändert? Wie gestaltet sich die professionelle Patient:innenbeziehung, wenn Patient:innen eine „da gibt es auch andere Meinungen im Internet"-Haltung einnehmen?

8.3 Einfluss auf die Patienten-Arzt-Beziehung

In Bezug auf Pflege liegen keine empirischen Daten vor, aber im medizinischen Bereich untersuchten Tan und Goonawardene den Einfluss der Onlinesuche nach Gesundheitsinformationen auf die Patient:innen-Ärzt:innen-Beziehung (Tan & Goonawardene, 2017). In ihrer Studie durchsuchten 45 % der Patient:innen vor dem Arztbesuch das Internet nach gesundheitsrelevanten Informationen. Von diesen diskutierten 72,5 % die Ergebnisse mit den Ärzt:innen. Patient:innen, die online nach Gesundheitsinformationen suchten, stellten zusätzliche Fragen, machten Vorschläge, verifizierten die Inhalte des Gesprächs stillschweigend, äußerten direkt Ergebnisse aus ihrer Onlinesuche und brachten diese auch ausgedruckt mit. Sie bevorzugten die kritische Bewertung der Ergebnisse durch die Ärzt:innen und schätzten deren Expert:innenmeinung.

Als begünstigende Faktoren, die Suchergebnisse beim Termin in der ärztlichen Praxis anzusprechen, waren die Anwesenheit eines Familienmitglieds beim Termin, von Ärzt:innen initiierte Fragen sowie die Ermutigung zur Onlinesuche durch die Ärzt:innen. Patient:innen, die ihre Ergebnisse nicht mit den Ärzt:innen teilten,

a) hatten Sorge als „herausfordernd", „konfrontativ" erlebt zu werden,
b) hatten Angst, die Fähigkeit zur Suche adäquater Ergebnisse von den Ärzt:innen abgesprochen zu bekommen,
c) wollten sich nicht die Blöße geben, die Ergebnisse nicht adäquat bewerten zu können,
d) hatten keine Gelegenheit dazu (Zeitmangel) oder
e) hielten ihre Ergebnisse für nicht relevant.

Die Suche erzeugte ein Gefühl von Kontrolle, Sicherheit und Empowerment bei den Patient:innen. Sie hatten eine aktivere Rolle beim Krankheitsmanagement. Sie fühlten sich sicherer im Gespräch und anschließend sicherer mit der ärztlichen Diagnose.

Jedoch birgt die unterschiedliche Interpretation der Suchergebnisse Konfliktpotential. So führte der Widerstand von Ärzt:innen gegen die Onlineergebnisse zu einem höheren Maß an Angst, Verwirrung und Frustration. Manche Patient:innen ignorierten das Fachwissen der Ärzt:innen, wenn sie die online gefundenen Informationen höher einschätzten; ein Phänomen, welches sich auch bei Impfgegner:innen und Coronamaßnahmen-Kritiker:innen finden lässt. Vielleicht kennen Sie die Diskussionen unter Müttern im Kindergarten, nach dem Motto: „Mein Sohn war ganz krank und die Ärzt:innen haben nicht mal ein Antibiotikum verschrieben, die haben doch keine Ahnung".

8.4 Social Media

Gerade beim Umgang mit chronischer Krankheit suchen die Betroffenen Rat und Hilfe im persönlichen sozialen Umfeld, bei Familie, Freund:innen und medizinischem Fachpersonal. Sie wenden sich aber auch an solche Personen, die ähnliche oder gleiche Gesundheitsprobleme haben und die „verstehen", worum es geht (Chikhradze et al., 2015; Galatsch, 2015; große Schlarmann et al., 2011). Erfahrungsberichte anderer Patient:innen stillen ein Informationsbedürfnis, welches von klassischen Gesundheitsinformationen nicht adressiert wird. Hartzler und Pratt konnten zeigen, dass das Fachpersonal v.a. medizinische Sachthemen wie behandlungstherapeutische Optionen ansprechen, Patient:innen aber vorrangig persönliche Themen der Alltagsbewältigung (Hartzler & Pratt, 2011). Diese werden gerade in den persönlichen Erfahrungsberichten des sogenannten Web 2.0 (Internetforen, Social Media) thematisiert. Neben emotionaler Unterstützung bieten sie Handlungsstrategien und Empfehlungen zum Umgang mit der Erkrankung im täglichen Leben – z.B. wie Gefühle und Ängste überwunden werden können, wie man trotz Krankheit Haushaltspflichten bewältigen oder leistungsfähig bei der Arbeit sein kann. Armstrong und Powell (2009) kommen in ihrer Untersuchung zum Nutzen von Internetforen für Diabetes-Patient:innen zu dem Schluss, dass viele Informationen, die Patient:innen suchen, nicht von Angehörigen der Gesundheitsberufe gegeben werden können. Der Wunsch, die Erfahrungen anderer Menschen zu suchen und von ihnen zu hören, ist oft ein zentrales Element der Nutzung des Internets für Gesundheitsinformationen durch die Patient:innen (Armstrong & Powell, 2009). Dabei besteht jedoch das Problem, dass die Erfahrungen anderer hauptsächlich konsumiert werden, statt selbst mit eigenen Erfahrungen beizutragen. Am Beispiel Blasenkrebs konnten Lippka et al. zeigen, dass ein Drittel der Beiträge von gerade 1% der User:innen geschrieben wurde (Lippka et al., 2013). Die Ergebnisse werden von O'Neill et al. für Großbritannien bestätigt (O'Neill et al., 2014), und die Autoren warnen, dass diejenigen, die Inhalte verfassen, häufig gar keine repräsentative Gruppe darstellen, sondern eine Minderheit. Die Interpretation dieses Missverhältnisses (= das muss auf mich gar nicht zutreffen) ist den meisten „Konsument:innen" jedoch nicht bekannt.

Für Pflegende ist es wichtig zu wissen, wo sich Betroffene im Internet aufhalten und austauschen. Während in den Anfängen des Web 2.0 noch spezifische Internetforen genutzt wurden, hat sich der Austausch in die sozialen Medien verlagert. Menschen über 40 Jahre halten sich eher bei Facebook auf und informieren sich in speziellen „Gruppen" und Untergruppen. Zum Thema Demenz gibt es beispielsweise spezielle Gruppen für Angehörige und solche für medizinisches Fachpersonal. Jüngere Menschen nutzen eher Messengerdienste wie „Telegram" oder „WhatsApp" und die dort verfügbaren Gruppen.

8.5 Qualitätssicherung

Es wird nicht möglich sein, Beiträge aus Social Media oder Internetforen einer Qualitätssicherung zu unterziehen. Anders sieht es bei Informationsportalen aus und seit langem gibt es Bemühungen, Qualitätsstandards für gesundheitsspezifische Webseiten zu formulieren. Die drei bekanntesten sollen hier kurz vorgestellt werden.

Das „Aktionsforum Gesundheitsinformationssysteme" (AFGIS) wurde 1999 auf Initiative des Bundesgesundheitsministeriums gegründet. Es beteiligten sich 181 Kooperationspartner aus Behörden, Medizin und Wissenschaft, Patient:innen und Verbrauchern, Wirtschaft und Industrie mit einer kostenpflichtigen Mitgliedschaft.

Ziel des Forums war zunächst die Formulierung von Transparenzkriterien, die Webanbietern dabei helfen sollen, ihre Inhalte so zu gestalten, dass Nutzer:innen des Angebots die Vertrauenswürdigkeit und Verlässlichkeit der Informationen besser beurteilen können. Für die Kontrolle von Qualität und sachlicher Richtigkeit der Inhalte werden entsprechende wissenschaftliche Fachgesellschaften verantwortlich gemacht (Köpke et al., 2005). Die zehn Transparenzkriterien informieren über:

1. die Anbietenden
2. Zweck und Zielgruppe(n) der angebotenen Information
3. die Autor:innen und Informationsquellen
4. die Ersterstellung, Aktualität und geplante Pflege der Inhalte und Daten
5. Möglichkeit für Rückmeldungen seitens der Nutzer:innen
6. Verfahren der internen Qualitätssicherung
7. Trennung von Werbung und redaktionellem Beitrag
8. Finanzierung und Sponsoring
9. Kooperationen und Vernetzung
10. Datenschutz, Datenübermittlung und Datenverwendung.

Das von AFGIS vergebene Gütesiegel bzw. Qualitätslogo „*Gesundheitswebsites, die qualitativ hochwertige Gesundheitsinformationen bereithalten*" (AFGIS, 2020) darf ab der Überprüfung für ein Jahr geführt werden. Die AFGIS-Kriterien wurden noch kürzlich als Assessmentinstrument in Studien verwendet (Liebl et al., 2015; Lüchtenberg et al., 2009). Eine aktuelle Übersicht der geprüften Seiten findet sich unter
https://www.afgis.de/zertifizierung/aktive-logos/
Auf internationaler Ebene ist der „Health on the Net Code" (HONcode) bekannt (Team HON, 2019). HON ist eine non-profit Organisation, die einen acht Punkte umfassenden Kodex für Ge-

sundheitsinformationsseiten erstellt hat. Nach formalem Bewerbungs- und Begutachtungsverfahren können Anbieter:innen das HON-Label kostenlos auf der Webseite platzieren.

Die acht wesentlichen und qualitativen Prinzipien lauten (Team HON, 2019):

1. Sachverständigkeit: Die Qualifikation der Verfasser wird angegeben.
2. Komplementarität: Die Information unterstützt die Arzt-Patient-Beziehung, sie ersetzt sie keinesfalls.
3. Datenschutz: Die Vertraulichkeit persönlicher Daten wird gewährleistet.
4. Zuordnung: Die veröffentlichten Informationen enthalten Angaben zu den Quellen sowie zum Erstellungs- und Aktualisierungsdatum.
5. Belegbarkeit: Behauptungen zu Nutzen und Wirksamkeit von Behandlungen, Produkten oder Dienstleistungen müssen angemessen belegt werden.
6. Transparenz: Die Information wird so klar wie möglich dargestellt. Darüber hinaus stehen auf jeder Seite die Kontaktmöglichkeiten zum Anbieter der Information.
7. Offenlegung der Finanzierung: Der Anbieter informiert über Finanzierungsquellen und mögliche Sponsoren.
8. Werbepolitik: Mögliche Werbeinhalte werden klar von redaktionellen Texten getrennt.

Webmaster:innen, die sich zur Einhaltung der Kriterien verpflichten, können das HON-Siegel erwerben und auf ihrer Seite platzieren. Damit zeigen sie an, dass ihnen Objektivität und Transparenz der Gesundheitsinformationen wichtig ist. Da jedoch eine Qualitätskontrolle durch HON nicht stattfindet, kann die Richtigkeit und Vollständigkeit der Informationen nicht garantiert werden.

Laut einer Studie von Laversin et al. halten 89 % der HON-zertifizierten Seiten diese Standards ein (Laversin et al., 2011). Die HON hat zudem einen Algorithmus entwickelt, um Webseiten automatisiert auf ihre Kodexkonformität zu überprüfen. Das Programm erreicht allerdings nur eine Inter-Rater-Reliabilität (IRR) zur manuellen Überprüfung von 70 % (Boyer & Dolamic, 2015). Bei manueller Überprüfung durch drei Experten liegt die IRR jedoch bei über 95 % (ebd.).

Aufgabe

Schauen Sie sich die Homepage zum HONcode einmal an.

Das Instrument DISCERN (engl. für „verstehen“) wurde im Jahr 2000 für deutschsprachige Anwender adaptiert (Zentralstelle der Deutschen Ärzteschaft zur Qualitätssicherung in der Medizin, 2000). Ursprünglich sollte es Nutzern eine Einschätzung der Qualität von gedruckten Informationsmaterialien (z. B. Broschüren) ermöglichen. Die Anwendung auf Websites erfolgte seit Anfang der 2000er Jahre, ohne das Instrument zu verändern (ebd.). DISCERN eignet sich ausschließlich zur Beurteilung von Therapiemaßnahmen, eine Beurteilung diagnostischer oder prognostischer Informationen ist mit dem Instrument nicht möglich.

Eine Validierung von 2005 ergab für das Gesamtinstrument eine mäßige (Expert:innen) bis schwache (Verbraucher:innen) Übereinstimmung (Köpke et al., 2005). In der Kurzversion sollen sich die Leser:innen folgende Fragen stellen:

1. Ist es klar, welche Informationsquellen zur Erstellung der Publikation verwendet wurden?
2. Ist es klar, wann die in der Publikation verwendeten oder berichteten Informationen erstellt wurden?
3. Wird beschrieben, wie die Behandlungen funktionieren?
4. Wird für jede Behandlung der Nutzen beschrieben?
5. Werden die Risiken der einzelnen Behandlungen beschrieben?

6. Wird beschrieben, wie sich die Behandlungsentscheidungen auf die allgemeine Lebensqualität auswirken?

Zu jeder Frage bestehen likert-skalierte Antwortmöglichkeiten (5 = ja, 4–2 = teilweise, 1 = nein). Je höher der erreichte Summenwert, desto besser ist die Qualität des Informationsmaterials. Ab einem Wert größer 15 besteht „gute Inhaltqualität" (Zentralstelle der Deutschen Ärzteschaft zur Qualitätssicherung in der Medizin, 2000). Webseiten, die nach dem HONcode erstellt wurden, haben signifikant höhere Ergebnisse nach DISCERN (Banasiak & Meadows-Oliver, 2017). Das Instrument erwies sich zudem als valide und reliabel.

Mittels DISCERN lassen sich die Übereinstimmungen und Unterschiede zwischen Patient:innen und Gesundheitsberufler:innen bei der Bewertung von Informationen darstellen. Dies kann hilfreich sein, um Missverständnisse bezüglich der Behandlungen aufzudecken und im Patient:innengespräch aufzugreifen (Banasiak & Meadows-Oliver, 2017).

Ebenso wie beim HON-Code kann auch DISCERN nicht vermitteln, ob eine Information wahr ist oder auf richtigen Erkenntnissen beruht. Zudem beschränkt sich das Instrument nur auf einen Teilbereich der Gesundheitsinformationen, nämlich vorrangig auf die Prüfung von Behandlungsmöglichkeiten einer Erkrankung.

In Orientierung am DISCERN-Instrument haben die Bundesärztekammer und die Kassenärztliche Bundesvereinigung auf der Website *www.patienten-information.de* eine Checkliste zur Überprüfung der Qualität von Gesundheitsinformationen herausgegeben. Betreut wird die Website vom ÄZQ (Ärztliches Zentrum für Qualität in der Medizin).

Der Begriff MedCIRCLE steht für „Collaboration for Internet Rating, Certification, Labeling and Evaluation of Health Information". Es handelt sich dabei um ein im Jahr 2002 von der Europäischen Union gefördertes Projekt mit dem Ziel, das Bewusstsein für Qualität von Internetinformationen sowohl bei den Anbietern als auch bei den Nutzer:innen von gesundheitsbezogenen Websites zu schärfen. Letztere sollen bei der Suche nach qualitativ hochwertigen Informationen unterstützt werden (Eysenbach, 2003; Fiene et al., 2002). Grundlage bilden international vereinbarte Verhaltensregeln. Anbieter, die sich per Selbstauskunft zur Transparenz und zum Einhalten bestimmter Qualitätskriterien verpflichten, können für ihre Seite ein „Qualitäts-Label" erhalten. Beim Anklicken des Labels öffnen sich die von Anbieter:innen hinterlegten Informationen über die Website (z. B. interne Qualitätssicherungsmaßnahmen, Autorenschaft).

Das Label gibt es in drei Qualitätsstufen:

- Stufe 1: Selbstauskunft der Informationsanbieter:innen
- Stufe 2: Überprüfung der Korrektheit der Selbstauskunft durch medizinische Laien
- Stufe 3: Überprüfung der medizinischen Angemessenheit der Information durch ausgewiesene Expert:innen

Eine inhaltliche Überprüfung findet somit erst auf der dritten Stufe statt, aber auch damit kann letztendlich keine Garantie für die Korrektheit der Informationen gegeben werden. Vielmehr wird lediglich der Informationsanbieter als „vertrauenswürdig" eingestuft.

Die hier vorgestellten Instrumente fragen v. a. Strukturaspekte und Metainformationen ab. Weitgehend unberücksichtigt bleiben die Bewertungen inhaltlicher Aspekte sowie die Bewertung der Darstellung der Inhalte. Steckelberg et al. formulierten bereits 2005 elf Qualitätskriterien evidenzbasierter Patient:inneninformationen (Steckelberg et al., 2005), die solche Aspekte berücksichtigen:

1. Inhalt und Metainformationen
2. gleichwertige Kommunikation erwünschter und unerwünschter Wirkungen
3. fehlende Evidenz bezüglich patient:innenrelevanter Endpunkte wird kommuniziert

4. Erkenntnisse über Darstellung von Zahlen und Ergebnis werden berücksichtigt
5. keine alleinige sprachliche Darstellung von Risiken
6. Ergänzung durch angemessene grafische Darstellung
7. Darstellung von Verlust und Gewinn nebeneinander
8. Berücksichtigung kultureller Besonderheiten
9. Berücksichtigen von Layout-Aspekten
10. an Zielgruppe angepasste Sprache
11. Einbeziehen von Patient:innen in den Prozess der Informationserstellung

In ihrer Studie stellen Köpke et al. fest, dass die untersuchten Instrumente zur Beurteilung von Patient:inneninformationen (afgis, HON, DISCERN) diese Qualitätskriterien evidenzbasierter Patient:inneninformationen nur unzureichend berücksichtigen (Köpke et al., 2005).

Die Notwendigkeit zur Entwicklung weiterer Instrumente bleibt eher fraglich, denn ein großes Problem bei der Bewertung von Patient:inneninformationen ist immer noch der fehlende Goldstandard für das Konstrukt „Qualität" selbst – was eine Validierung von Instrumenten stark erschwert. Zudem kann generell ein mangelnder Bezug zum realen Patient:innenverhalten unterstellt werden: Wer arbeitet bei einer privaten Google-Recherche für jeden Treffer die Items der Instrumente ab? Dies ist wohl eher bei Expert:innen der Fall, die Patient:innen informieren, schulen und beraten und dabei auf durch sie überprüfte Webseiten hinweisen oder nach solchen gefragt werden.

Sinnvoller erscheint weiterhin ein langfristiges Konzept zur Gesundheitsbildung, auch, um die Kritikfähigkeit und Medienkompetenz der Patient:innen zu fördern.

Bereits 2003 hat Eysenbach einen „Internetwaschzettel für Patient:innen" erstellt (Eysenbach, 2003), der kaum an Aktualität verloren hat. Neben den bereits genannten Strukturelementen (Autor:in, Motivation, Quellen, Datum der Webseite etc.) liefert der Waschzettel Hinweise, mit welchen man dubiose Webseiten identifizieren kann:

- Berichte von sensationellen Erfolgen
- pseudomedizinische Terminologie, obwohl die Seite sich an Patient:innen/Verbraucher:innen richtet
- Schlagworte wie „wissenschaftlicher Durchbruch", „Wunderheilung", „exklusives Produkt", „Geheimformel", „Vitaminpräparate", „traditionelle Rezeptur", „Ärzte hassen dies", oder gar „biologisch-natürliche Inhaltsstoffe"
- Produkt wird „völlig ohne Nebenwirkungen" beworben
- angedeutete oder ausgeführte Verschwörungstheorien (Schulmedizin weigere sich, die gelieferten „Beweise" anzuerkennen, konspirative Unterdrückung des Produkts)
- Zitate sogenannter Koryphäen oder Professor:innen
- aggressive Werbesprache, z. B. „100 %-Erfolg", „Geld-zurück-Garantie", „Einführungspreis"
- undifferenzierte Darstellung des Krankheitsbildes und des Wirkungsspektrums einer Substanz, z. B. die Methode wirke bei allen Patient:innen aller Altersstufen und jeglicher Krankheitsausprägung

So können zumindest die wahrscheinlich schlechtesten Informationsquellen ausgeschlossen werden. Die **Tabelle 8-2** zeigt im Umkehrschluss eine Checkliste zur Vertrauenswürdigkeit von Webseiten auf.

Es wäre zu begrüßen, wenn es in den verschiedenen pflegerischen Arbeitsbereichen kurze und verständliche Informationen/Handreichungen für die Nutzer:innen mit zuverlässigen Internetquellen gäbe. Dies muss jedoch immer mit den Arbeitgebenden abgesprochen werden. Darüber hinaus müssen solche Daten mindestens halbjährlich auf ihre Aktualität überprüft werden.

Tabelle 8-2: Checkliste zur Vertrauenswürdigkeit von Webseiten (Eigendarstellung)

Fragen zur Qualität	So finden Sie es heraus
Ist klar, wer die Information geschrieben hat?	• Suchen Sie am Ende des Informationstextes oder im Impressum des Webangebotes nach Autor:innen. • Die Qualifikation der Autor:innen sollte dabei erkennbar sein. • In die Erstellung guter Gesundheitsinformationen sollten Autor:innen verschiedener Fachgebiete und möglichst auch Patient:innen einbezogen sein. • Achten Sie darauf, bei Internetinformationen die Webmaster:in (die Person, die die Seiten erstellt hat) oder die Besitzer:innen der Webseite nicht mit den Autor:innen zu verwechseln. Es kann jedoch vorkommen, dass Autor:innen gleichzeitig auch ihre eigenen Webmaster:innen sind.
Sind die Ziele der Information/Website klar?	• In einer guten Information/auf einer guten Webseite wird erklärt, an wen sich diese richtet und mit welcher Absicht. • In Broschüren können Sie sich am Inhaltsverzeichnis orientieren. Im Internet finden Sie diese Angaben hierzu oft unter Menüpunkten wie „Wer wir sind", „Was wir wollen", „Über unsere Organisation", „Impressum" etc. • Suchen Sie nach Angaben zu Inhalten der Informationen, z. B. einer Kurzbeschreibung. Sie haben ja recherchiert, um eine Antwort auf Ihre Fragen zu finden.
Auf welche Quellen stützt sich die Information/Website?	Diese Frage hat eine besondere Bedeutung, wenn es sich um Informationen handelt, in denen Diagnose und/oder Therapieverfahren erklärt werden. Hier sollten Sie unbedingt nach der Angabe von Quellen (Klinische Studien, Leitlinien, Literaturstellen) suchen, auf die sich der Inhalt der Publikation stützt. Diese sind meist in einem Literaturverzeichnis am Ende der Publikation angegeben. *Hinweis zu Quellenangaben*: Am sichersten sind in der Regel die Informationen, die sich auf die Ergebnisse großer klinischer Studien stützen, in denen die Wirksamkeit eines Untersuchungs- oder Behandlungsverfahrens nachgewiesen wurde. Am wenigsten sicher sind Informationen, die auf bloßen Expert:innenmeinungen beruhen (was natürlich nicht bedeutet, dass Meinungen von Expert:innen falsch sind).
Enthält die Information/Website Hilfsangebote?	Es reicht meist nicht, nur eine Information zu lesen. In den meisten Fällen werden damit Ihre Fragen nicht beantwortet. Gute Informationen enthalten deshalb Adressensammlungen von Stellen, an die Sie sich außerdem wenden können und Literaturangaben bzw. (funktionierende!) Links zu anderen Internetseiten, die sich mit der gleichen Thematik befassen.

Fragen zur Qualität	So finden Sie es heraus
Wie aktuell ist die Information/ Website?	Auch Informationen haben ein „Verfallsdatum". In der Literatur wird hierfür ein Zeitraum von zwei Jahren angegeben. Es ist daher wichtig, dass Sie wissen, wann eine Information erstellt oder überarbeitet wurde. Auch Informationen, deren Erstellungsdatum weiter zurückliegt als zwei Jahre können noch richtig sein. In diesem Fall sollten sie aber unbedingt einen Gültigkeitsvermerk haben. Informationen im Internet sind oft auf mehrere Internetseiten aufgeteilt. Jede einzelne dieser Seiten wird vielleicht nicht regelmäßig gepflegt. Hier ist es besonders wichtig, nach einem Gültigkeitsvermerk zu suchen. *Worauf Sie im Internet besonders achten sollten:* Manche Webseiten zeigen das jeweils aktuelle Datum an, dies hat nichts mit der Information selbst zu tun, wird aber oft mit der Aktualitätsangabe zu der betreffenden Information verwechselt. Wenn ein Datum angegeben ist, muss erkennbar sein, ob es einen direkten Bezug zur inhaltlichen Aktualität einer Information hat.
Ist die Information/Website ausgewogen und unabhängig?	• Achten Sie darauf, wer die Betreiber:innen oder Sponsor:-innen der Information/Seite sind und welche Interessen diese haben. Die Interessen der Informationsanbietenden bestimmen den Inhalt der Patient:inneninformation (z. B. Werbung für ein ganz bestimmtes Produkt oder Verfahren). • Sachverhalte sollten neutral und ohne Wertung formuliert sein (Beispiel: „halbvolles oder halbleeres Glas" oder „50 % Füllstand"), damit Sie mit Ihren Entscheidungen nicht unbemerkt in eine bestimmte Richtung gedrängt werden. • Wenn eine Information Sie verunsichert oder erschreckt, berücksichtigen Sie diese nicht bei Ihren Entscheidungen. **Vorsicht ist geboten:** • Bei Sensationsberichten und Berichten über Wunderheilungen. • Wenn Ihnen geraten wird, eine bewährte Therapie abzubrechen. • Wenn die Information Angst macht. • Wenn Werbung offensichtlich ist. • Wenn andere, seriöse Angebote schlecht gemacht werden.
Werden Unsicherheiten beschrieben?	Es gibt bei weitem nicht für alle Untersuchungs- oder Behandlungsmethoden Belege für die Wirksamkeit. Auch wenn solche Nachweise vorliegen, gilt: Manche Behandlungen wirken bei einigen Patient:innen, bei anderen aber nicht. Manche Untersuchungen/Behandlungen sind noch in einem „experimentellen Stadium". Das sollte ausdrücklich vermerkt sein!

Fragen zur Qualität	So finden Sie es heraus
Werden alle in Frage kommenden Untersuchungen und Behandlungen beschrieben?	• Es sollte vermerkt sein, ob bzw. ***welche anderen Möglichkeiten einer Untersuchung oder Behandlung*** außer den beschriebenen bestehen. • Jede Untersuchung/Behandlung/Maßnahme sollte für Sie **ausreichend und verständlich erklärt** sein. • Der **Nutzen**, die **Risiken** und **Nebenwirkungen** der einzelnen Untersuchungen/Behandlungen/Maßnahmen sollten beschrieben sein. • Sie müssen auch wissen, wie sich die Untersuchungen/Behandlungen **auf Ihre Lebensweisen auswirken**, das heißt, ob sie unter Umständen der Behandlung willen Einbußen an Lebensqualität in Kauf nehmen müssen und vor allem, welche das im Einzelnen sind. • Es sollte darauf hingewiesen werden, **was passiert, wenn die Erkrankung unbehandelt bleibt** bzw. entsprechende Maßnahmen nicht ergriffen werden.
Wie steht es mit der Sicherheit im Internet?	• Gesundheitsinformationen im Internet, die speziell für Patient:innen gedacht sind, sollten kostenfrei und ohne Passwortschutz angeboten werden. • Wenn jemand (z. B. auf einem Kontaktformular) Ihre persönlichen Daten erfragt, achten Sie auf eine Erklärung, wie die Betreiber:innen der Seite mit Ihren Daten umgehen. **Bedenken Sie**, dass eine E-Mail wie eine Postkarte ist, die auch diejenigen lesen können, für die sie nicht gedacht ist. Schicken Sie deshalb nicht einfach Ihre Krankengeschichte an die E-Mail-Adresse von Anbieter:innen von Gesundheitsinformationen.

Aufgabe

Übertragen Sie die Inhalte aus der Checkliste auf eine Handreichung für Patient:innen (Vorderseite: allgemeine Infos zur Beurteilung von Gesundheitsinformationen im Netz/Rückseite: Weblinks zu den für Ihren Arbeitsbereich wichtigsten Webseiten). Wenn ihre Arbeitgebenden damit einverstanden sind, können Sie die Handreichung bei Bedarf an Patient:innen und Angehörige herausgeben.

Abschließend soll noch ein Satz zu Bewertungsportalen von Ärzt:innen, Heimen und Krankenhäusern gesagt werden, denn Patient:innen fragen Pflegende häufig danach. Die gängigen Portale bieten zwar eine strukturierte Übersicht des vorhandenen Angebots, die Übertragbarkeit der hinterlegten Bewertungen muss jedoch als sehr niedrig eingeschätzt werden, da die Datenerhebung wissenschaftlichen Kriterien nicht entspricht. Zudem steckt hinter den meisten Portalen die Intention der Geldmacherei.

Empfehlungen für Patienten und Patientinnen

Fassen wir kurz zusammen. Für die Suche nach gesundheitsbezogenen Informationen gibt es zumeist einen bestimmten Anlass (Rossmann et al., 2018):

- Menschen suchen im Internet, wenn sie Symptome spüren, die sie nicht einordnen können, und Angst haben, eine bestimmte Krankheit zu haben.
- Patient:innen recherchieren in Vorbereitung auf einen Ärzt:innenbesuch online Informationen.
- Auch nach dem Besuch wird das Internet genutzt, um z. B. Erklärungen für Fachbegriffe einzuholen oder weiterführende Informationen über eine Diagnose zu erhalten.
- Chronisch kranke Menschen durchsuchen das Internet nach Informationen über ihre Erkrankung sowie über medikamentöse Therapien und sonstige Behandlungsmethoden.
- Für Patient:innen mit seltenen Erkrankungen sind Online-Quellen in Ergänzung zu ärztlichen Konsultationen häufig von zentraler Bedeutung, da anderweitig nur wenige Informationen gefunden werden können. Aus diesem Grund suchen Betroffene oft auch nach Selbsthilfegruppen.

Wohl kaum ein/eine Patient:in wird sich heutzutage von der Nutzung des World Wide Web zur Suche nach Gesundheitsinformationen abbringen lassen, auch wenn einige Ärzt:innen immer noch davon abraten (Marstedt, 2018). Eine erfolgreiche Suche nach den gewünschten Informationen hängt jedoch von der Medienkompetenz, dem allgemeinen Gesundheitsbewusstsein und der Gesundheitskompetenz der Nutzer:innen ab. Viele Menschen beklagten sich über die schier unüberschaubare Fülle gesundheitsbezogener Websites sowie ihre häufige Unübersichtlichkeit und Intransparenz. Sie wünschen sich konkrete Hinweise auf verlässliche Websites (ebd.). Pflegefachpersonen sollten es sich daher zur Aufgabe machen, Patient:innen sowie deren Angehörige über wichtige Kriterien qualitätsgesicherter Informationen aufzuklären und Ratsuchende auf seriöse Websites aufmerksam zu machen. Als seriös und verlässlich gelten Internetinformationen von Bundes- und Länderministerien, Instituten im Geschäftsbereich von Ministerien oder wissenschaftlichen Fachgesellschaften. Auch Websites von überregionalen Selbsthilfeverbänden und Patient:innenorganisationen können in der Regel empfohlen werden. Nachfolgend werden einige (wenige) Beispiele für empfehlenswerte Websites gegeben (**Tab. 8-1**).

- *Eine* empfehlenswerte Website ist die Homepage *www.gesundheitsinformation.de*, die seit 2006 vom **Institut für Qualität und Wirtschaftlichkeit im Gesundheitswesen** (IQWiG) betrieben wird. Das IQWiG hat einen gesetzlichen Auftrag zur Aufklärung der Bevölkerung in Bezug auf Gesundheitsfragen. Im Mittelpunkt steht die Information über Vor- und Nachteile wichtiger Behandlungsmöglichkeiten und Angebote der Gesundheitsversorgung. Dabei wird ausdrücklich darauf verwiesen, dass gesundheitsinformation.de sich nicht als Ersatz, sondern als Unterstützung für das Gespräch mit Ärzt:innen versteht. Ferner kann keine individuelle Beratung geleistet werden.
- Die Homepage des **Robert Koch-Instituts** *www.rki.de* hält umfangreiche Informationen über verschiedenste Erkrankungen, insbesondere Infektionskrankheiten bereit. Als Bundesinstitut im Geschäftsbereich des Bundesministeriums für Gesundheit ist das RKI die zentrale Einrichtung der Bundesregierung auf dem Gebiet der Krankheitsüberwachung und -prävention. Die Kernaufgaben liegen in der Erkennung, Verhütung und Bekämpfung von Krankheiten. Zwar liegt der Schwerpunkt des RKI in der Information und Beratung der Fachöffentlichkeit, zunehmend jedoch auch der breiteren Öffentlichkeit. Spätestens seit den Corona-Zeiten ist das Institut auch in der allgemeinen Bevölkerung bekannt und wird als Anlaufstelle für verlässliche Informationen wahrgenommen.
- Seit September 2020 gibt es das **Nationale Gesundheitsportal des Bundesministeriums für Gesundheit** (BMG). Auf

der Homepage *https://gesund.bund.de* werden wissenschaftlich fundierte und neutrale Informationen zu gesundheitsbezogenen Fragen zur Verfügung gestellt. Ziele dieser neuen Plattform sind:
- die Gesundheitskompetenz von Bürger:innen zu fördern,
- die Selbstbestimmung von Patient:innen zu stärken,
- die aktive Mitwirkung an der eigenen Behandlung und am Behandlungserfolg zu unterstützen.

Das Angebot, welches sich zunächst auf die häufigsten Erkrankungen konzentriert (u.a. Herz-Kreislauferkrankungen, Krebserkrankungen, Infektionskrankheiten, psychische Störungen), wird sukzessive erweitert und ausgebaut. Das Portal enthält auch einen Bereich „Pflege" mit Informationen über Pflegeversicherung und Pflegeleistungen sowie Hinweise für pflegende Angehörige.

- Empfehlenswert ist auch das Online-Angebot der **Bundeszentrale für gesundheitliche Aufklärung** (BZgA) *www.bzga.de* die den Auftrag der gesundheitlichen Aufklärung der Bevölkerung hat. Im Mittelpunkt stehen dringliche Gesundheitsprobleme mit Präventionsrelevanz, wie HIV/Aids und andere sexuell übertragbare Erkrankungen sowie Suchtprävention, Kinder- und Jugendgesundheit, Aufklärung über Organspende. Die BZgA hält umfangreiches, kostenfreies Informationsmaterial zum Bestellen oder Download bereit (Broschüren, Unterrichtsmaterialien, Filme, Plakate, Ausstellungen, Arbeitsmappen).
- Qualitätsgesicherte und wissenschaftsbasierte Informationen liefert auch das **Zentrum für Qualität in der Pflege** auf seiner Website *www.zqp.de*. Getragen von einer gemeinnützigen Stiftung ist es das Ziel des ZQP, die gesundheitliche Versorgung und insbesondere die Pflegequalität für ältere pflegebedürftige Menschen zu verbessern. Pflegewissen aus Theorie und Praxis soll leicht zugänglich gemacht werden. Das Angebot richtet sich an professionell Pflegende und andere Gesundheitsberufe, aber auch an pflegende Angehörige. Auf der Homepage stehen zahlreiche Ratgeber, Arbeitsmaterialien sowie Erklärfilme bereit, z.B. zu den Themen Gewaltprävention in der Pflege, Sicherheit bei der Medikation, Tipps zum sicheren Umgang mit dem Rollator, Mundgesundheit, Bewegungsförderung.
- Die bereits erwähnte Homepage *www.patienten-information.de* ist ein gemeinsames Portal von Bundesärztekammer und Kassenärztlicher Bundesvereinigung. Für die Betreuung ist das **Ärztliche Zentrum für Qualität in der Medizin** als wissenschaftliche Einrichtung zuständig. Die ÄZQ ist in den Bereichen Evidenzbasierte Medizin, Leitlinien, Patient:innensicherheit und -information aktiv. Auf der Homepage finden sich zu zahlreichen Themen wie Diabetes, Herz, Lunge, Krebs, Männergesundheit, Impfungen, Haut, Augen usw. leicht verständliche, wissenschaftsbasierte Informationen.
- Die **Deutsche Herzstiftung e.V.** als gemeinnützige und unabhängige Anlaufstelle für Ratsuchende im Bereich der Herz-Kreislauferkrankungen informiert auf ihrer Homepage *www.herzstiftung.de* umfassend über Vorbeugung, Erkennung und Behandlung von Herzkrankheiten. Die Informationsmaterialien berühren zahlreiche alltagsrelevante Themen wie Ernährung, Sexualität und Urlaubsreisen.
- Die **Deutsche Krebsgesellschaft** ist eine gemeinnützige Organisation, die sich der Bekämpfung von Krebskrankheiten verschrieben hat. Zu ihren Aufgaben gehört es, die Bevölkerung über Krebskrankheiten, deren Früherkennung und Behandlung sowie deren Rehabilitation und Nachsorge aufzuklären. Auf ihrer Homepage *www.krebsgesellschaft.de* stehen umfangreiche Basisinformationen über die verschiedenen Krebserkrankungen zur Verfügung. Auch dem Leben und dem Alltag mit Krebs sind vielfältige Informationen gewidmet. Die

Themenpalette umfasst Aspekte wie Sport, Beruf, Sexualität, Schönheit, Angehörige, Urlaub, Kinderwunsch usw.

- Die Multiple Sklerose Gesellschaft Wien setzt sich für die **Lebensqualität von Menschen mit MS und deren Angehörigen** ein, mit dem Ziel, dass Betroffene trotz der Erkrankung ein positives, selbstbestimmtes Leben führen. Sie stellt über ihre Webseite *www.msges.at* Informationen und Beratungsangebote für Betroffene und Angehörige zur Verfügung und betreibt darüber hinaus das MS-Telefon unter 0800 331340.
- Die **Stiftung Deutsche Schlaganfall-Hilfe** hat es sich zur Aufgabe gemacht, Schlaganfälle zu verhindern, betroffenen Menschen zu helfen und die Schlaganfallversorgung zu verbessern. Die Homepage *www.schlaganfall-hilfe.de* hält zahlreiche Informationsmaterialen bereit, in denen es nicht nur um medizinische Aspekte geht, sondern insbesondere auch um den Alltag mit einem Schlaganfall in Bezug auf Hilfsmittel und Wohnraumanpassung, Pflege, Angehörige, Selbsthilfe, Rehasport, Autofahren etc.
- Empfehlenswert ist auch die Homepage der **Deutschen Alzheimer Gesellschaft** *(www.deutsche-alzheimer.de)*. Als große Selbsthilfeorganisation engagiert sie sich seit 30 Jahren für Menschen mit Demenz und ihre Angehörigen. Auf ihrer Homepage finden sich verschiedene Informationsmaterialien rund um das Thema Demenz zum kostenlosen Download (Broschüren, Flyer, Empfehlungen zu ethischen Fragestellungen, Downloads zur Pflegeversicherung etc.). Dabei stehen Alltagsfragen und das Leben mit Demenz im Vordergrund (Entlastung pflegender Angehöriger, Urlaubsreisen mit Menschen mit Demenz, Autofahren und Demenz, mit Demenz im Krankenhaus, Sicherheit bei Rechtsgeschäften für Menschen mit Demenz usw.).
- Die **Nationale Kontakt- und Informationsstelle zur Anregung und Unterstützung von Selbsthilfegruppen** (NAKOS) ist als Dachverband der Selbsthilfegruppen in Deutschland *https://www.nakos.de* ein geeigneter Ansprechpartner bei der Suche nach und Vermittlung von Selbsthilfegruppenangebote.
- Am Universitätsklinikum Düsseldorf ist das **Zentrum für Seltene Erkrankungen** angesiedelt. Es dient als qualifizierter Ansprechpartner für Betroffene und vermittelt Selbsthilfegruppenangebote.

Aufgabe

Informieren Sie sich unter https://gesund.bund.de über die vom Deutschen Bundesministerium für Gesundheit herausgegeben Informationen.

Nicht alle, aber die meisten der hier genannten Websites können auch in Leichter Sprache und Gebärdensprache sowie in englischer Sprache abgerufen werden. Entscheidungen, welche die Gesundheit betreffen, sollten niemals allein auf einer Internetrecherche basieren. Nutzen Sie Ihr Hintergrundwissen und holen Sie in jedem Fall ärztlichen Rat in der „Praxis Ihres Vertrauens“, auch wenn Sie denken, es sei schon nicht so schlimm.

8.6 Literatur

AFGIS. (2020). *Aktionsforum Gesundheitsinformationssystem*. Verfügbar unter https://www.afgis.de

AlGhamdi, K.M. & Moussa, N.A. (2012). Internet use by the public to search for health-related information. *International Journal of Medical Informatics, 81*(6), 363–373. https://doi.org/10.1016/j.ijmedinf.2011.12.004

Allam, A., Schulz, P.J. & Nakamoto, K. (2014). The impact of search engine selection and sorting criteria on vaccination beliefs and attitudes: Two experiments manipulating google output. *Journal of Medical Internet Research, 16*(4), 1–20. https://doi.org/10.2196/jmir.2642

Armstrong, N. & Powell, J. (2009). Patient perspectives on health advice posted on Internet discussion boards: A qualitative study. *Health Expectations, 12*(3), 313–320. https://doi.org/10.1111/j.1369-7625.2009.00543.x

Arslan, D., Sami Tutar, M., Kozanhan, B. & Bagci, Z. (2020). The quality, understandability, readability, and popularity of online educational materials for heart murmur. *Cardiology in the Young, 30*(3), 328–336. https://doi.org/10.1017/S10479511190 0307X

Banasiak, N.C. & Meadows-Oliver, M. (2017). Evaluating asthma websites using the brief DISCERN instrument. *Journal of Asthma and Allergy, 10*(16), 191–196. https://doi.org/10.2147/JAA.S133536

Boyer, C. & Dolamic, L. (2015). Automated detection of HONcode website conformity compared to manual detection: An evaluation. *Journal of Medical Internet Research, 17*(6), 135. https://doi.org/10.2196/jmir.3831

Brettschneider, F., Keller, K. & Müller, U. (2020). *Die (Un-) Verständlichkeit der Corona-Kommunikation: Ein Vergleich der Kommunikation der deutschen und der österreichischen Bundesregierung 2020 sowie der deutschen Landesregierungen.* Verfügbar unter https://www.uni-hohenheim.de/uploads/media/2020-07-27_Versta_ndlichkeit_Corona.pdf

Cheng, V.C.C., Wong, S.C., Chuang, V.W.M., So, S.Y.C., Chen, J.H.K., Sridhar, S., To, K.K-W., Chan, J.F-W., Hung, I.F-N., Ho, P-L. & Yuen, K.Y. (2020). The role of community-wide wearing of face mask for control of coronavirus disease 2019 (COVID-19) epidemic due to SARS-CoV-2. *Journal of Infection, 81*(1), 107–114. https://doi.org/10.1016/j.jinf.2020.04.024

Chikhradze, N., große Schlarmann, J., Büscher, A. & Schnepp, W. (2015). Auswirkung einer fortgeschrittenen Brustkrebserkrankung auf die Familie. *Pflegewissenschaft, 17*(1), 30–37.

Davies, A., Thompson, K.A., Giri, K., Kafatos, G., Walker, J. & Bennett, A. (2013). Testing the efficacy of homemade masks: would they protect in an influenza pandemic? *Disaster Medicine and Public Health Preparedness, 7*(4), 413–418. https://doi.org/10.1017/dmp.2013.43

EUROSTAT. (2020). *Internet-Zugangsdichte – Haushalte.* Verfügbar unter https://ec.europa.eu/eurostat/tgm/table.do?tab=table&plugin=1&language=de&pcode=tin00134

Eysenbach, G. (2003). Qualität von Gesundheitsinformationen im World Wide Web. *Bundesgesundheitsblatt – Gesundheitsforschung – Gesundheitsschutz, 46*(4), 292–299. https://doi.org/10.1007/s00103-003-0591-8

Fiene, M., Sänger, S., Thomeczek, C. & Ollenschläger, G. (2002). Neuer Ansatz zur Qualitätssicherung medizinischer Informationen im Internet. *Der Onkologe, 11*(8), 1238–1239. https://doi.org/10.1007/s00761-002-0417-6

Fischer, E.P., Fischer, M.C., Grass, D., Henrion, I., Eric, W. & Warren, S.W. (2020). *Low-cost measurement of facemask efficacy for filtering expelled droplets during speech.* Verfügbar unter https://www.medrxiv.org/content/10.1101/2020.06.19.20132969v1.article-info https://doi.org/10.1101/2020.06.19.20132969

Galatsch, M. (2015). Familien in der ambulanten palliativen Betreuung. Operationalisierung von Bedarfen und Belastungen zur Entwicklung eines Screeninginstrumentes. *Pflegewissenschaft, 17*(1), 46–61.

große Schlarmann, J., Metzing, S. & Schnepp, W. (2011). *Verbesserung der Lebensqualität von pflegenden Kindern und Jugendlichen durch ein familienorientiertes Hilfeangebot.* Vortrag auf dem 10. Deutschen Kongress für Versorgungsforschung, Köln. https://doi.org/10.3205/11dkvf226

Hartzler, A. & Pratt, W. (2011). Managing the personal side of health: How patient expertise differs from the expertise of clinicians. *Journal of Medical Internet Research, 13*(3), 62. https://doi.org/10.2196/jmir.1728

Haschke, C., Westrick, M.G. & Schwenk, U. (2018). *Wer sucht, der findet – Patienten mit Dr. Google zufrieden. Gesundheitsinfos – Daten, Analysen, Perspektiven.* Verfügbar unter https://www.bertelsmann-stiftung.de/fileadmin/files/BSt/Publikationen/GrauePublikationen/VV_SpotGes_Gesundheitsinfos_final.pdf

Köpke, S., Berger, B., Steckelberg, A. & Meyer, G. (2005). In Deutschland gebräuchliche Bewertungsinstrumente für Patienteninformationen – Eine kritische Analyse. *Zeitschrift für ärztliche Fortbildung und Qualitätssicherung, 99*(6), 353–357.

Laversin, S., Baujard, V., Gaudinat, A., Simonet, M.A. & Boyer, C. (2011). Improving the transparency of health information found on the internet through the honcode: A comparative study. *Studies in Health Technology and Informatics, 169*(6), 654–658. https://doi.org/10.3233/978-1-60750-806-9-654

Liebl, P., Seilacher, E., Koester, M.J., Stellamanns, J., Zell, J. & Hübner, J. (2015). What cancer patients find on the internet: The visibility of evidence-based patient information – Analysis of information on German websites. *Oncology Research and Treatment, 38*(5), 212–218. https://doi.org/10.11 59/000381739

Lippka, Y., Patschan, O., Todenhöfer, T., Schwentner, C., Gutzeit, A., Merseburger, A.S. & Horstmann, M. (2013). Bladder cancer discussed on the internet: A systematic analysis of gender differences of initial posters on an online discussion board. *SpringerPlus, 2*(1), 1–6. https://doi.org/10.1186/21 93-1801-2-445

Lüchtenberg, M., Ohrloff, C. & Schalnus, R. (2009). Transparency of information on eye diseases on the internet. *Ophthalmologica, 223*(3), 145–154. https://doi.org/10.1159/000186499

MacIntyre, C.R., Seale, H., Dung, T.C., Hien, N.T., Nga, P.T., Chughtai, A.A., Rahman, B., Dwyer, D.E., Wang, Q. (2015). A cluster randomised trial of cloth masks compared with medical masks in healthcare workers. *BMJ Open, 5*(4), 1–10. https://doi.org/10.1136/bmjopen-2014-006577

Marstedt, G. (2018). *Das Internet: Auch Ihr Ratgeber für Gesundheitsfragen? Bevölkerungsumfrage zur Suche von Gesundheitsinformationen im Internet und zur Reaktion der Ärzte.* Verfügbar unter https://www.bertelsmann-stiftung.de/index.php?id=5772&tx_rsmbstpublications_pi2%5bdoi%5d=10.11586/2017052&no_cache=1

Martin, S.S., Quaye, E., Schultz, S., Fashanu, O.E., Wang, J., Saheed, M.O., Parakh, K. (2019). A randomized controlled trial of online symptom searching to inform patient generated differential diagnoses. *Npj Digital Medicine, 2*(1), 1–6. https://doi.org/10.1038/s41746-019-0183-0

Nikoloudakis, I.A., Vandelanotte, C., Rebar, A.L., Schoeppe, S., Alley, S., Duncan, M.J. & Short, C.E. (2018). Examining the Correlates of Online Health Information – Seeking Behavior Among Men Compared with Women. *American Journal of Men's Health, 12*(5), 1358–1367. https://doi.org/10.1177/1557988316650625

O'Neill, B., Ziebland, S., Valderas, J. & Lupiáñez-Villanueva, F. (2014). User-generated online health content: A survey of internet users in the United Kingdom. *Journal of Medical Internet Research, 16*(4), 1–11. https://doi.org/10.2196/jmir.3187

Oh, Y.S. & Song, N.K. (2017). Investigating relationships between health-related problems and online health information seeking. *CIN – Computers Informatics Nursing, 35*(1), 29–35. https://doi.org/10.1097/CIN.0000000000000234

Pías-Peleteiro, L., Cortés-Bordoy, J. & Martinón-Torres, F. (2013). Dr. Google: What about the human papillomavirus vaccine? *Human Vaccines and Immunotherapeutics, 9*(8), 1712–1719. https://doi.org/10.4161/hv.25057

Rossmann, C., Lampert, C., Stehr, P. & Grimm, M. (2018). *Nutzung und Verbreitung von Gesundheitsinformationen. Ein Literaturüberblick zu theoretischen Ansätzen und empirischen Befunden.* Verfügbar unter https://www.bertelsmann-stiftung.de/fileadmin/files/BSt/Publikationen/GrauePublikationen/VV_Studie_Gesundheitsinfosuche-Literaturueberblick.pdf

Schaeffer, D., Berens, E.M. & Vogt, D. (2017). Health literacy in the German population – Results of a representative survey. *Deutsches Ärzteblatt International, 114*(4), 53–60. https://doi.org/10.3238/arztebl.2017.0053

Shai, S.S., Shay, R.Z., Pretell-Mazzini, J., Tal, F.R., Nir, C., Barak, H. & Steven, V. (2020). *Platelet-Rich Plasma for Knee Osteoarthritis: Internet Marketing and Patient Education – An Appraisal of Content for Websites with the Greatest Search Engine Visibility.* Verfügbar unter https://journals.sagepub.com/doi/10.1177/1947603520906598 https://doi.org/10.1177/1947603520906598

Steckelberg, A., Berger, B., Köpke, S., Heesen, C. & Mühlhauser, I. (2005). Kriterien für evidenzbasierte Patienteninformationen. *Zeitschrift für Ärztliche Fortbildung und Qualitätssicherung, 99*(3), 343–351.

Stub, T., Musial, F., Kristoffersen, A.A., Alræk, T. & Liu, J. (2016). Adverse effects of homeopathy, what do we know? A systematic review and meta-analysis of randomized controlled trials. *Complementary Therapies in Medicine, 26*(2), 146–163. https://doi.org/10.1016/j.ctim.2016.03.013

Tan, S.S.L. & Goonawardene, N. (2017). Internet health information seeking and the patient-physician relationship: A systematic review. *Journal of Medical Internet Research, 19*(1), 1–20. https://doi.org/10.2196/jmir.5729

Team HON. (2019). *Discover the 8 principles of the HONcode in 35 languages.* Verfügbar unter https://www.hon.ch/cgi-bin/HONcode/principles.pl?Spanish

WHO. (2020). *Advice on the use of masks in the community, during home care and in health care settings in the context of the novel coronavirus (2019-nCoV) outbreak: interim guidance.* Verfügbar unter https://apps.who.int/iris/handle/10665/330987

Wozney, L., Radomski, A.D. & Newton, A.S. (2018). The Gobbledygook in Online Parent-Focused Information about Child and Adolescent Mental Health. *Health Communication, 33*(6), 710–715. https://doi.org/10.1080/10410236.2017.1306475

Zentralstelle der Deutschen Ärzteschaft zur Qualitätssicherung in der Medizin. (2000). *Das DISCERN-Handbuch*. München: W. Zuckschwerdt Verlag.

9 Patientenedukation und Pflegeprozess

Jürgen Georg

Der folgende Beitrag ordnet pflegerische Beratung in ein Gesundheitsversorgungskontinuum ein. Er zeigt die Bedeutung von Wissen als Ressource für Klient:innen und verknüpft den Beratungsprozess mit dem Pflegeprozess. Ferner stellt er dar, welche Faktoren eine Beratung behindern und wie ein Beratungsbedarf eingeschätzt, erkannt, differenziert und befriedigt werden kann.

9.1 Gesundheitsförderung, -beratung und Gesundheitsversorgung

Gesundheitsförderung steht am Beginn einer kontinuierlichen gesundheitlichen Versorgung, die Miriam Hirschfeld im Jahr 2000 für die WHO mit dem „Modell zur populationsbezogenen Leistungserbringung" skizzierte **(Abb. 9-1)**. Die Pflege ist Teil dieses Gesundheitsversorgungssystems. Sie ist darauf ausgerichtet, Individuen und Familien im Lauf ihres Lebens gesundheitlich zu fördern und zu versorgen. Die Pflege fördert die menschliche Gesundheit in den Lebensphasen der Empfängnis, Schwangerschaft, Geburt, Kindheit, Adoleszenz, des Erwachsenseins sowie des mittleren und hohen Alters. Sie informiert, berät und schult Kinder, Jugendliche, Erwachsene und alte Menschen. Pflegerische Prävention, Betreuung und Beratung wird über das gesamte Gesundheitsversorgungskontinuum mit gesundheitsförderlichen, kurativen, rehabilitativen, langzeitorientierten und palliativen Schwerpunkten angeboten. Pflegebezogene Gesundheitsförderung und Bera-

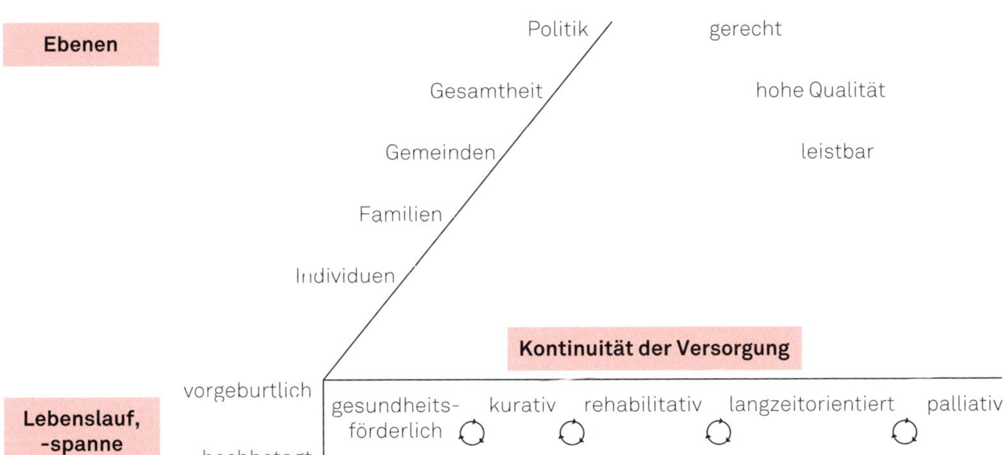

Abb. 9-1: Modell der populationsbezogenen Leistungserbringung der WHO von Miriam Hirschfeld (Quelle: Georg, J., 2018, S. 722)

tung findet schwerpunktmäßig im gesundheitsförderlichen Versorgungsbereich statt. Aber jeder Ein- und Übertritt in eine andere Stufe der gesundheitlichen Versorgung, bietet jeweils Chancen zur Gesundheitsförderung und macht pflegebezogene Gesundheitsberatung und Patientenedukation möglich. Gesundheitsförderliches Handeln von Pflegenden kann mit Hilfe von Pflege- und Gesundheitsförderungsdiagnosen begründet werden (Georg, 2004a).

9.2 Wissen als Ressource

Wissen, Verständnis und Einsichtsfähigkeit sind wesentliche Ressource zur Bewältigung (BS) belastender Lebenssituationen. Dieser Umstand wird durch Fitzgerald-Millers (2003) Ressourcenmodell zur Bewältigung chronischer Krankheiten veranschaulicht **(Abb. 9-2)**.

Wissen vermittelt ein Gefühl der Kontrolle über die Dinge, Geschehnisse, Alternativen und Entscheidungen, es lindert die Angst der Unsicherheit und Ungewissheit, es vermittelt kognitive Strukturen, um Ereignissen Bedeutungen beizumessen und diese sinnvoll zu interpretieren, es reduziert Stress durch Vorhersehbarkeit von Ereignissen. Wissen ermöglicht, an Entscheidungen teilzuhaben und es beinhaltet Kenntnisse über Alternativen und Konsequenzen einzelner Handlungen.

Wissen im Sinne eines Körperbewusstseins beschreibt die Fähigkeit einer Person, in sich „hineinhorchen" zu können und körperliche oder psychische Zeichen und Symptome erkennen und interpretieren sowie angemessene Schritte zur Symptomkontrolle (z.B. Hypo-/Hyperglykämie) und Aufrechterhaltung des psychischen Gleichgewichtes einleiten und Krisen abwenden zu können. Wissen um er-

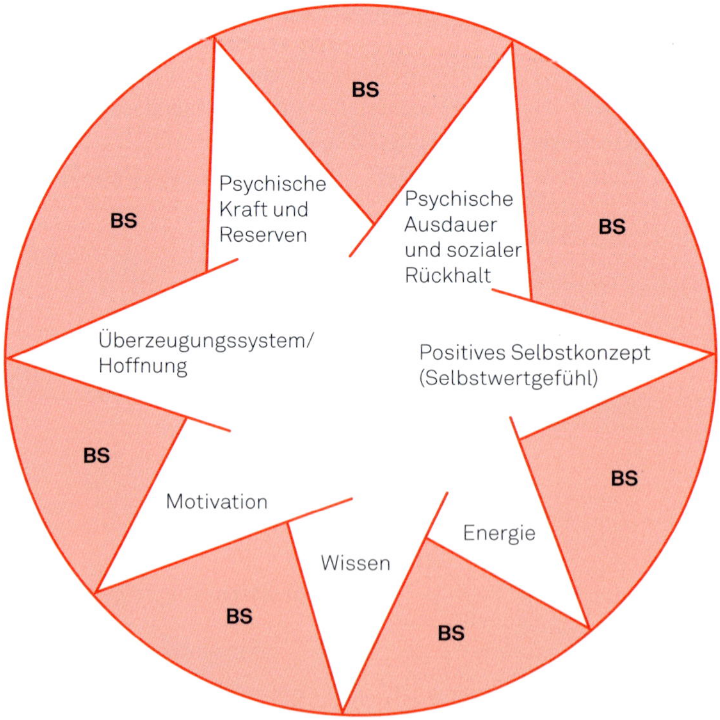

Abb. 9-2: Die Ressource „Wissen" im Ressourcenmodell von Fitzgerald Miller (2003, S. 26) mit Powerressourcen und Bewältigungsstrategien (BS)

wünschte Behandlungseffekte und den Sinn von Selbstbeobachtung und -management fördert das Therapiemanagement chronischer Krankheiten, z. B. die Notwendigkeit einer täglichen Gewichtskontrolle bei einer Herzinsuffizienz zu verstehen und die Selbstbeobachtung durch eine Blutdruckmessung bei Hypertonie oder die regelmäßige Peak-Flow-Messung von Asthma-Patient:innen zur Steuerung ihrer Antiasthmatika.

Fehlendes Wissen oder mangelndes Verständnis tragen zu Inaktivität und Trägheit bei und fördern die Entstehung von Kontrollverlusten und Machtlosigkeit (Fitzgerald Miller, 2003). Wissensressourcen systematisch einzuschätzen ist daher ein wesentliches Element eines Assessments des Beratungsbedarfs. Gleichzeitig zeigt die Einschätzung, welche Potenziale im Rahmen von Pflegeinterventionen genutzt und welche Wissens- oder Gesundheitsmanagementdefizite pflegerisch kompensiert oder beratend ausgeglichen werden müssen.

9.3 Pflege- und Beratungsprozess

Klient:innen zu informieren, zu beraten, zu schulen oder anzuleiten ist integrale Aufgabe der Pflege. Diese Aufgabe kann in ihren einzelnen Elementen als Beratungsprozess (■) im Pflegeprozess (●) beschrieben und dargestellt werden **(Abb. 9-3)**. Pflege- und Beratungsprozesse beginnen mit einem systematischen Pfle-

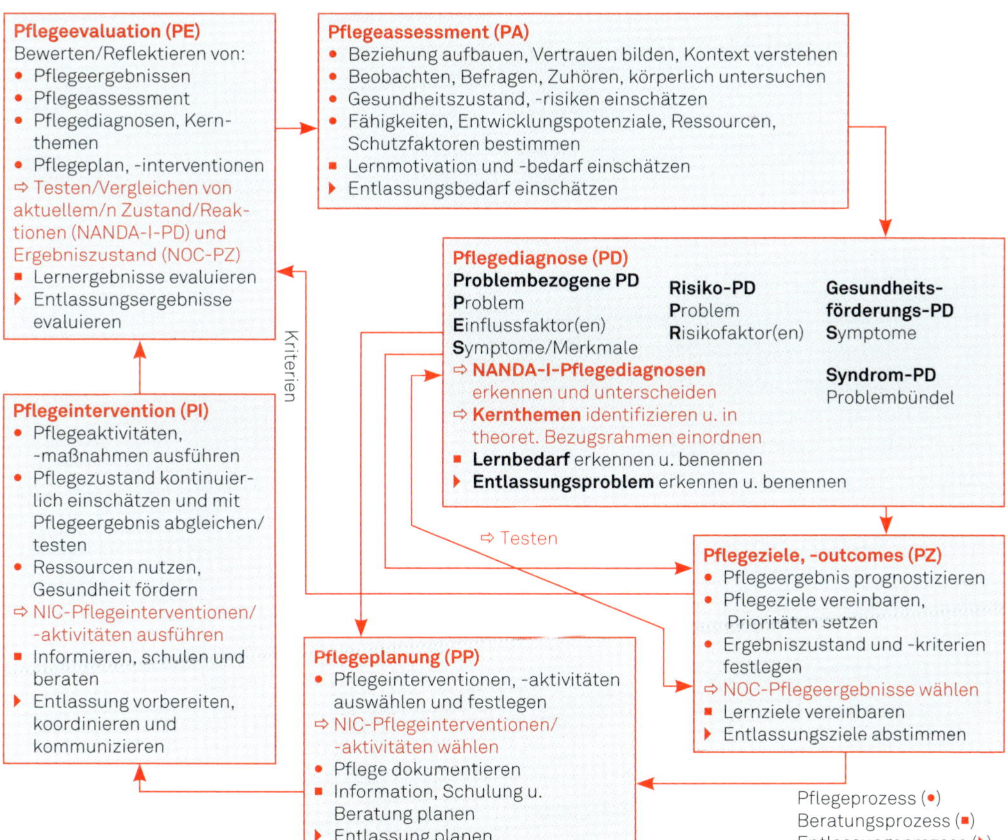

Abb. 9-3: Pflege-, Entlassungs- und Beratungsprozess und Advanced Care Planning. (Quelle: J. Georg, 2019, S. 116).

geassessment. Ziel des Pflegeassessments und der Einschätzung von Lernmotivation und -bedarf ist es – neben der Bestimmung von Ressourcen –, Pflegediagnosen sowie Lern- und Beratungsbedarfe zu erkennen und zu benennen. Pflegediagnosen und Beratungsbedarfe liegen im Zuständigkeits- und Verantwortungsbereich von Pflegepersonen. Sie bilden die Grundlage, um informierende, schulende und beratende Pflegeinterventionen auswählen, planen und durchführen zu können und um Pflege- und Lernziele sowie -ergebnisse erreichen und bewerten zu können (Georg, 2004a, 2017).

9.4 Beratungshindernisse

Ängstliche, furchtsame oder erschöpfte Patient:innen, kognitiv oder sensorisch beeinträchtige und fremdsprachige Menschen – oder Personen, die wahrnehmen, dass sie ihre gegenwärtige oder zukünftige Situation nicht verstehen, nicht darüber entscheiden und handelnd beeinflussen können, sollten vor der Beratung erkannt und behandelt werden. Angst, Furcht, Erschöpfung, Machtlosigkeit, Hoffnungslosigkeit, Sprachbarrieren, Analphabetismus, Wahrnehmungs-, Gedächtnisstörungen oder Verwirrtheit verunmöglichen oder behindern, dass Informationen oder praktische Fertigkeiten im Rahmen eines Informations-, Beratungs-, Anleitungs- oder Schulungsgesprächs aufgenommen, verarbeitet und behalten werden. Andererseits können unverständliche Beratungsinhalte oder -methoden ebenfalls Lernleistungen beeinträchtigen.

9.5 Beratungsbedarf einschätzen

Der Beratungs- und Lernbedarf, die Lernmotivation und die Bereitschaft zur Verhaltensänderung können bei Klient:innen individuell sehr unterschiedlich sein. Mal fehlt es an Wissen auf der Seite der Patient:innen oder es gelingt ihm oder ihr nicht, ein neues gesundheitsbezogenes Verhalten in seinen Alltag zu integrieren. Mitunter führen Patient:innen eine nach informierter Entscheidung vereinbarte Verordnung nicht aus. In anderen Fällen gilt es, mögliche Gesundheitsrisiken einzuschätzen oder die Patient:innen selbst äußern den Wunsch, durch eine pflegerische Beratung ihre Gesundheitssituation zu verbessern. All diese möglichen Beratungsbedarfe können im Rahmen eines Pflegebasisassessments eingeschätzt werden. Marjory Gordon (Gordon & Georg, 2020) bietet dazu mit ihrem Modell „funktioneller Gesundheitsverhaltensmuster" ein bewährtes Modell: Es kann auf Kinder, Erwachsene, Akutkranke und Familien angewendet werden und wird in **Abbildung 9-4** dargestellt. Neben den allgemeinen Fragen zum Basisassessment können folgenden Fragen zur Einschätzung des Beratungsbedarfs gestellt werden:

- Wie lernt der/die Klient:in am leichtesten?
- Macht es ihm/ihr Mühe, etwas Neues zu lernen?
- Äußern der/die Klient:in oder Angehörige spezifische Lernbedürfnisse?
- Hat der/die Klient:in ausreichend Wissen und kognitive Informationen über den gegenwärtigen Gesundheitszustand und kann er/sie diese Informationen auch in Form veränderten Verhaltens in den Alltag übertragen, integrieren und anwenden?
- Was weiß der/die Klient:in über ihre/seine Erkrankung, den Schweregrad, die Prognose, die Anfälligkeit für Komplikationen, die Möglichkeit, sie zu heilen oder ihre Folgen zu kontrollieren, sowie über diagnostische Untersuchungen und präventive Maßnahmen?
- Besteht bei der Klientin oder dem Klienten der Wunsch und die Bereitschaft neue Kenntnisse zu erwerben oder neue Fertigkeiten und Verhaltensweisen zu erlernen?
- Kennt der/die Klient:in mögliche Gesundheitsrisiken und präventive Maßnahmen, um diese Risiken zu minimieren oder auszuschließen?

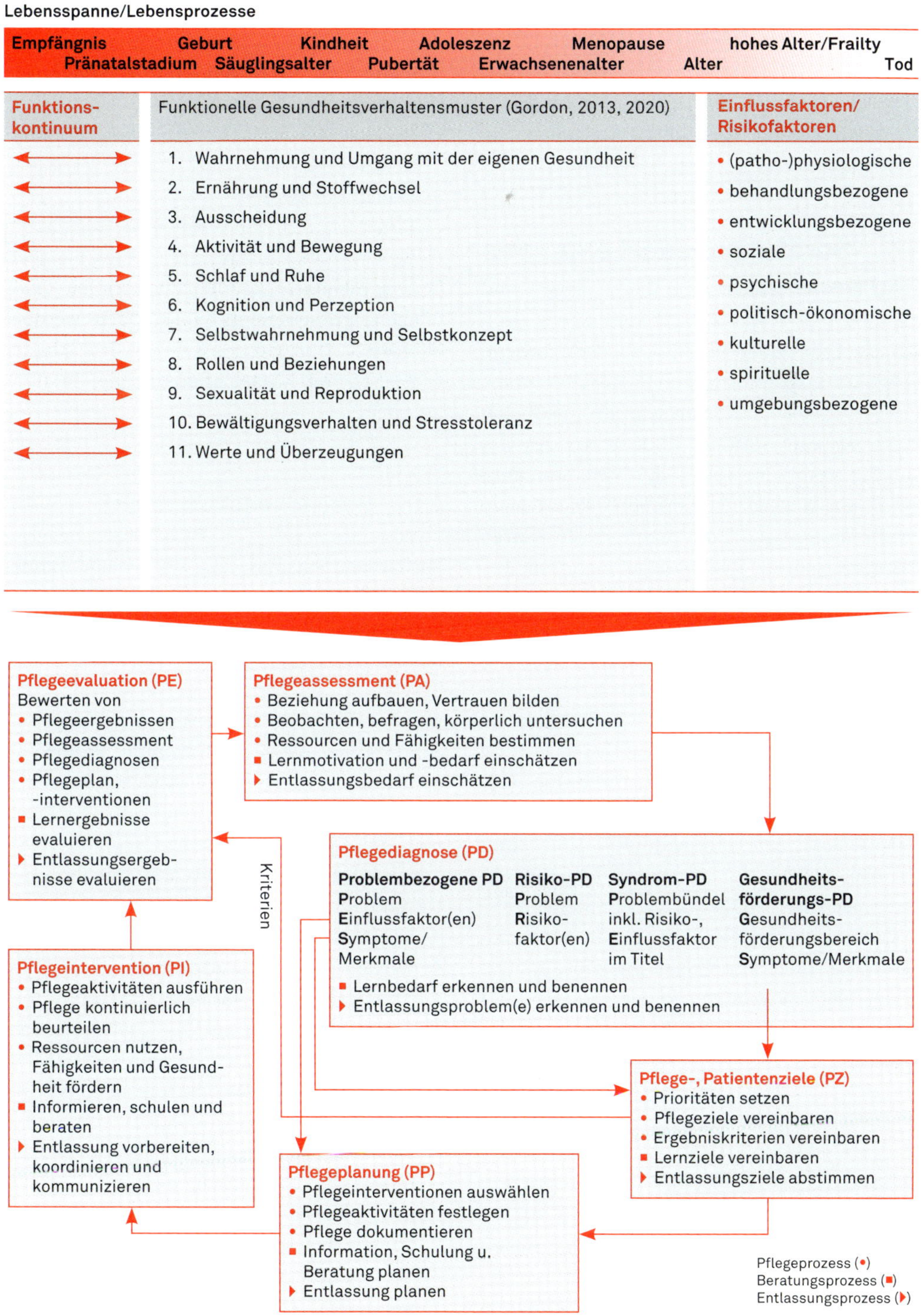

Abbildung 9-4: Basisassessment der funktionellen Gesundheitsverhaltensmuster von Gordon. (Quelle: Haas: Pflege von Menschen mit Querschnittlähmung, 2021, S. 47)

- Wie hält sich der/die Klient:in an verordnete gesundheitsbezogene Verhaltensanweisungen?
- Stört etwas den/die Klient:in, um gesundheitsbezogene Verhaltensanweisungen zu befolgen?

9.6 Beratungsbedarf erkennen und benennen

Ob ein Lern- oder Beratungsbedarf vorliegt, lässt sich im diagnostischen Prozess erkennen. Ein Beratungsbedarf kann in unterschiedlicher Form benannt werden. Je nach Art des Gesundheitsproblems oder der von den Patient:innen geäußerten Lernbereitschaft kann ein Beratungsbedarf mit problemfokussierten Pflegediagnosen, Risikopflegediagnosen, potenziellen Komplikationen oder Gesundheitsförderungspflegediagnosen benannt werden. Potenzielle Komplikationen im Lernprozess benennen den Beratungsbedarf bei physiologischen Komplikationen, die Individuen an sich selbst beobachten können (z.B. Hypo-/Hyperglykämie). Gesundheitsförderungspflegediagnosen beschreiben die Beurteilung des Lernbedarfs eines Individuums oder einer Familie, das/die sich in einem Übergangsstadium zu einem höheren Gesundheitsniveau befinden oder den Wunsch nach Beratung äußern. Beispiele für Gesundheitsförderungspflegediagnosen sind die Bereitschaft für einer verbesserte Ernährung oder ein verbessertes Coping.

9.7 Patientenedukation begründende Pflegediagnosen

Wenn Pflegende in der Pflege von Menschen und Familien deren Lern- und Beratungsbedarf einschätzen, erkennen und benennen möchten, dann stehen ihnen dazu die Pflegekonzepte Gesundheitskompetenz, Gesundheitsmanagement und Wissen zur Verfügung. Auf deren Basis können Pflegende die folgenden menschlichen Reaktionsmuster unterscheiden und mit folgenden Pflegediagnosen benennen:

- Bereitschaft für eine verbesserte Gesundheitskompetenz
- Defizitäres Wissen
- Bereitschaft für ein verbesserte Wissen
- Bereitschaft für ein verbessertes Gesundheitsmanagement
- Ineffektives familiäres Gesundheitsmanagement
- Ineffektives Gesundheitsmanagement.

9.7.1 Gesundheitskompetenz

Die Gesundheitsförderungspflegediagnose „Bereitschaft für eine verbesserte Gesundheitskompetenz" [Readiness for enhanced health literacy] (Herdman & Kamitsuru, 2019, S. 183) beschreibt „ein Muster der Verwendung und Entwicklung von Fertigkeiten und Kompetenzen (Bildung, Wissen, Motivation, Kultur und Sprache) zum Auffinden, Verstehen, Evaluieren und Anwenden von Gesundheitsinformationen und -konzepten, um tägliche Gesundheitsentscheidungen zum Fördern und Erhalten der Gesundheit, zum Reduzieren von Gesundheitsrisiken und zum Verbessern der allgemeinen Lebensqualität treffen zu können, welches gestärkt werden kann." Als Merkmale und Symptome einer „Bereitschaft für eine verbesserte Gesundheitskompetenz" führen Herdman und Kamitsuru (2019, S. 183) die folgenden bestimmende Merkmale an:

- „Drückt den Wunsch aus, ausreichend Informationen zur Navigation im Gesundheitswesen zu erhalten
- Drückt den Wunsch aus, das Bewusstsein für kommunale und/oder staatliche Prozesse, welche die öffentliche Gesundheit beeinflussen, zu steigern
- Drückt den Wunsch aus, das Verständnis für Bräuche/Sitten und Überzeugungen zu ver-

bessern, um Gesundheitsentscheidungen zu treffen
- Drückt den Wunsch aus, das Wissen über aktuelle Gesundheitsdeterminanten in Bezug auf die soziale und physische Umwelt zu erweitern
- Drückt den Wunsch aus, die Entscheidungsfindung im Bereich der persönlichen Gesundheitsversorgung zu verbessern
- Drückt den Wunsch aus, die Fähigkeit zu lesen, zu schreiben, zu sprechen und Zahlen zu interpretieren für alltägliche Gesundheitsbedürfnisse zu verbessern
- Drückt den Wunsch aus, die gesundheitsbezogene Kommunikation mit Gesundheitsdienstleistern zu verbessern
- Drückt den Wunsch aus, die soziale Unterstützung zum Wohle der Gesundheit zu verbessern
- Drückt den Wunsch aus, für die Auswahl von Gesundheitsleistungen das Verständnis von Gesundheitsinformationen zu verbessern."

9.7.2 Wissen

Die problemfokussierte Pflegediagnose „defizitäres Wissen" [Deficient knowledge] (Herdman & Kamitsuru, 2019, S. 310), oder „Wissensdefizit" in ihrer früheren Übersetzung, beschreibt ein „Fehlen der kognitiven Informationen über ein spezielles Thema oder ihrer Beschaffung". Es kann einen spezifischen Lernbedarf beschreiben oder es kann die Entstehung eines anderen Gesundheitsproblems begünstigen. In diesem Fall wird es als Einflussfaktor der jeweiligen Pflegediagnose aufgeführt (Georg, 2004b). Die Gesundheitsförderungspflegediagnose „Bereitschaft für ein verbessertes Wissen" [Readiness for enhanced knowledge] (Herdman & Kamitsuru, 2019, S. 309) beschreibt „ein Muster der kognitiven Information über ein spezielles Thema oder ihrer Aneignung, welches gestärkt werden kann."

9.7.3 Gesundheitsmanagement

Die Pflegediagnosen zum Gesundheitsmanagement kreisen um die Frage, ob es einem Klienten oder einer Klientin gelingt, neu erworbenes Wissen oder Fähigkeiten zur Behandlung einer Erkrankung in den Alltag oder in familiäre Prozesse zu integrieren. Die problemfokussierte Pflegediagnose „ineffektives Gesundheitsmanagement" [Ineffective health management] (Herdman & Kamitsuru, 2019, S. 193) beschreibt ein „Verhaltensmuster zur Steuerung und Integration eines Therapieregimes zur Behandlung einer Krankheit und deren Folgen in das tägliche Leben, welche unzureichend für das Erreichen von speziellen Gesundheitszielen ist." Die Gesundheitsförderungspflegediagnose „Bereitschaft für ein verbessertes Gesundheitsmanagement" [Readiness for enhanced health management] (Herdman & Kamitsuru, 2019, S. 191) beschreibt ein „Verhaltensmuster zur Steuerung und Integration eines Therapieregimes zur Behandlung einer Krankheit und deren Folgen in das tägliche Leben, welches gestärkt werden kann." In Bezug auf familiäres Gesundheitsmanagement beschreibt die problemfokussierte Pflegediagnose „ineffektives familiäres Gesundheitsmanagement [Ineffective family health management] (Herdman & Kamitsuru, 2019, S. 192) ein „Verhaltensmuster zur Steuerung und Integration eines Therapieregimes zur Behandlung einer Krankheit und deren Folgen in familiäre Prozesse, welches unzureichend für das Erreichen von speziellen Gesundheitszielen der Familieneinheit ist." – Verglichen mit der früheren, aus der NANDA-I-Klassifikation entfernten, Pflegediagnose „Noncompliance" erlauben die Pflegediagnosen zum Gesundheitsmanagement es besser, die Fähigkeiten einer Person anzusprechen, sich selbst zu regulieren und Wissen und Fähigkeiten in den Alltag zu integrieren sowie ihre persönlichen Werte und Ziele zu berücksichtigen, statt nur darauf zu bestehen, Anweisungen anderer zu befolgen, wie McFarland & McFarlane (1997) betonten. Die Pflegediagnose „ineffektives Gesundheitsmanagement“ kann nur übereinstimmend mit einem Klienten gestellt werden, da sie auf die Selbststeuerung der Person setzt. Sie kann nur eingeschränkt bei Personen gestellt werden, deren Entwicklungsstand, kognitive Beeinträchtigungen und körperliche Behinderungen ein selbständiges Management der eigenen Gesundheit verunmöglichen, nämlich um eine kontinuierliche pflegerische Übernahme des Gesundheits- und Therapiemanagements durch die Pflege zu rechtfertigen (Georg, 2004a). Ein ineffektives Gesundheitsmanagements kann als Reaktion oder im Zusammenhang mit medizinischen Diagnosen auftreten, die mit komplexen Veränderungen des Lebensstils durch häufige Medikamenteneinnahme, Ernährungsumstellung und Verhaltensänderungen einhergehen, wie einem Diabetes mellitus, einer Herzinsuffizienz, COPD oder Depressionen.

Die Pflegediagnosen „defizitäres Wissen“ und „ineffektives Gesundheitsmanagement“ werden in der folgenden **Tabelle 9-1** vergleichend bezüglich ihrer Pflegediagnosentitel (P), Definitionen, Einflussfaktoren (E) sowie Merkmalen und Symptomen (S) gegenübergestellt und können in diesem PES-Format dokumentiert werden.

9.7.4 Gesundheitsförderungspflegediagnosen

Gesundheitsförderungspflegediagnosen können in der Patientenedukation genutzt werden, um den Lernbedarf von Individuen oder Familien zu beurteilen, die sich in einem Übergangsstadium zu einem höheren Gesundheitsniveau befinden oder den Wunsch nach Beratung, Information und Schulung äußern. Dieser Diagnosetyp kommt in Betracht, wenn der Klient die Bereitschaft äußert, ein höheres Gesundheitsniveau zu erreichen. Mithilfe der einleitenden Bezeichnung „Bereitschaft für ...“ können unterschiedliche Gesundheitsverhaltensweisen beschrieben werden, die ein Klient zu verbessern wünscht. Die Palette der in Betracht kommenden Gesundheitsverhaltensweisen reicht offiziell von Beziehung über Comfort, Coping, Entscheidungsfindung, Gesundheitskompetenz, Gesundheitsmanagement, Ernährung, Familienprozesse, elterliche Fürsorge, Hoffnung, Kommunikation, Organisation des kindlichen Verhaltens, Religiosität, Resilienz, Schlaf, Schwangerschafts-, Geburts- und Wochenbettverlauf, Selbstbestimmung, Selbstkonzept, Selbstversorgung/Selbstfürsorge, spirituelles Wohlbefinden, Stillen bis hin zu Wissen. Gesundheitsförderungspflegediagnosen sind auch für andere diagnostische Konzepte denkbar, wie Aktivitätenplanung, Aktivitätstoleranz, Atmung, Ausscheidung, Bindung, emotionale Kontrolle, Defäkation, Entwicklung, Erholung, Flüssigkeitshaushalt, Gedächtnisleistung, Hautintegrität, Kognition, Mobilität, Immigrationstransition, Identität, Impulskontrolle, Impfstatus, soziale Interaktion, Orientierung, Stimmungsregulation und Trauern. Diese Palette findet sich als solche jedoch noch nicht in der aktuellen NANDA-I-Klassifikation. Beispiele für Gesundheitsförderungspflegediagnosen sind nach NANDA-International (Herdman & Kamitsuru, 2019):

- Bereitschaft für eine verbesserte Beziehung
- Bereitschaft für einen verbesserten Comfort
- Bereitschaft für ein verbessertes Coping (individuelles, familiäres, gemeinschaftliches)
- Bereitschaft für eine verbesserte Entscheidungsfindung
- Bereitschaft für eine verbesserte emanzipierte Entscheidungsfindung
- Bereitschaft für eine verbesserte Gesundheitskompetenz
- Bereitschaft für ein verbessertes Gesundheitsmanagement
- Bereitschaft für eine verbesserte Ernährung
- Bereitschaft für verbesserte Familienprozesse
- Bereitschaft für eine verbesserte elterliche Fürsorge

Tabelle 9-1: Gegenüberstellung der Patientenedukation begründenden, problemfokussierten Pflegediagnosen „ineffektives Gesundheitsmanagement“ und „defizitäres Wissen“ (Quelle: Herdman & Kamitsuru, 2019, S. 191, 310)

Ineffektives Gesundheitsmanagement [P]	Defizitäres Wissen [P]
Definition: Verhaltensmuster zur Steuerung und Integration eines Therapieregimes zur Behandlung einer Krankheit und deren Folgen in das tägliche Leben, welche unzureichend für das Erreichen von speziellen Gesundheitszielen ist.	**Definition:** Fehlen der kognitiven Informationen über ein spezielles Thema oder ihrer Beschaffung.
Beeinflussende Faktoren [E]	**Beeinflussende Faktoren [E]**
Entscheidungskonflikt	Fehlinformationen durch andere
Familienkonflikt	Unzureichende Informationen
Machtlosigkeit	Unzureichendes Interesse am Lernen
Schwierigkeit, das komplexe Gesundheitssystem zu navigieren	Unzureichendes Wissen über Ressourcen
Schwierigkeit, mit einem komplexen Therapieregimen zurechtzukommen	
Übermäßige Ansprüche	
Unzureichende Anzahl von Handlungsweisen	
Unzureichende soziale Unterstützung	
Unzureichendes Wissen über das Therapieregime	
Verhaltensmuster der Familie bzgl. Gesundheit und Pflege	
Wahrgenommene Anfälligkeit	
Wahrgenommene Hindernisse	
Wahrgenommene Vorteile	
Wahrgenommener Schweregrad	
Risikopopulationen	**Assoziierte Bedingungen**
Wirtschaftlich benachteiligt	Veränderung der Gedächtnisleistung
	Veränderung der kognitiven Funktion
Bestimmende Merkmale [S]	**Bestimmende Merkmale [S]**
Ineffektive Entscheidungen im täglichen Leben, um das Gesundheitsziel zu erreichen	Unangemessenes Verhalten
Misserfolg, das Therapieregime in das tägliche Leben zu integrieren	Ungenaue Testdurchführung
Misserfolg, Maßnahmen zu ergreifen, welche die Risikofaktoren reduzieren	Ungenaues Umsetzen von Anweisungen
Schwierigkeiten mit dem angeordneten Therapieregime	Unzureichendes Wissen

- Bereitschaft für eine verbesserte Hoffnung
- Bereitschaft für eine verbesserte Kommunikation
- Bereitschaft für eine verbesserte Organisation des kindlichen Verhaltens
- Bereitschaft für eine verbesserte Religiosität
- Bereitschaft für eine verbesserte Resilienz
- Bereitschaft für einen verbesserten Schlaf
- Bereitschaft für einen verbesserte Schwangerschafts-, Geburts- und Wochenbettverlauf
- Bereitschaft für eine verbesserte Selbstbestimmung
- Bereitschaft für ein verbessertes Selbstkonzept
- Bereitschaft für eine verbesserte Selbstversorgung [Selbstfürsorge]
- Bereitschaft für ein verbessertes spirituelles Wohlbefinden
- Bereitschaft für ein verbessertes Stillen
- Bereitschaft für ein verbessertes Wissen.

9.7.5 Risikopflegediagnosen

Für die Fälle, in denen es Klient:innen an Wissen über Risikofaktoren für bestimmte Gesundheitsgefahren mangelt, können diese Gesundheitsrisiken oder Vulnerabilitäten mithilfe von Risikopflegediagnosen bezeichnet werden, wie das Risiko eines instabilen Glukosespiegels oder für Übergewicht sowie die Risiken einer Blutung, Infektion, Kontamination oder Verletzung und das Risiko eines Dekubitus, Schocks oder Sturzes. Die NANDA-I beschreibt zurzeit 40 Risikopflegediagnosen in ihrer aktuellen von Herdman und Kamitsuru (2019) herausgegebenen Klassifikation. Falls eine Risikopflegediagnose im Rahmen einer Pflegeberatung gestellt wird, ist es Gegenstand des pflegerischen Beratungsgeprächs, über gesundheitliche Risiken und ihre Prävention aufzuklären und präventive Fertigkeiten zu vermitteln.

9.8 Beratungs- und Lernziele vereinbaren

Der dritte Schritt des Pflege- und Beratungsprozesses beinhaltet, ausgehend von den erkannten Pflegediagnosen und deren Symptomen (S), anzustrebende *Pflegeziele, Lernziele* und Ergebniskriterien mit den Patient:innen und/oder den Angehörigen gemeinsam zu vereinbaren und festzulegen. Prioritäten zu setzen und den Pflegebedarf bis zur Entlassung zu prognostizieren, gehören ebenfalls zu diesem Schritt des Pflegeprozesses (Wilkinson, 2012; Georg, 2011). Pflegeziele, Lernziele und -ergebnisse haben verschiedene Funktionen:

- Sie dienen als Kriterien, um zu bewerten, ob durch pflegerisches Handeln vereinbarte (Lern-)Ziele und Ergebnisse erreicht wurden.
- Sie sind der messbare Teil des Pflegeplans, mit dem Pflegende am Evaluationstag bewerten, ob die vereinbarten (Lern-)Ziele erreicht wurden.
- Sie lenken die Pflegeinterventionen, weil Pflegende, die wissen, was sie erreichen möchten, auch genauer wissen, was sie dazu tun müssen.
- Sie motivieren Pflegende, da Dinge, die gemessen werden, auch eher getan werden.

Pflegeziele liefern die Kriterien, um während der Pflegeevaluation die erreichten Pflege- und Lernergebnisse zu bewerten. Diese Kriterien lassen sich mit der *„RUMBA-Regel“* zusammenfassen. Nach dem aus dem Englischen stammenden Akronym sollten Pflegeziele ...

- **r**elevant für den Klienten und die erkannten Pflegediagnosen sein, ...
- g**u**t verständlich formuliert sowie ...
- **m**essbar, ...
- **b**eobachtbar und ...
- **a**ngemessen und erreichbar sein (Heering, 2006).

Ein anderes Akronym zum Beschreiben von Pflegezielen mit den Kürzeln „WOOP“ stammt von Oettingen (2017) und umfasst die Formulierung von Wünschen (**W**ish), Ergebnissen (**O**utcomes), Hindernissen (**O**bstacles) und Plänen (**P**lan). Die WOOP-Technik in vier Schritten fasst die folgende **Abbildung 9-5** zusammen.

Pflegeziele setzen idealtypischer Weise an dem Status der Symptome (S) einer Pflegediagnose an und beschreiben ein zukünftiges Ergebnis, bei dem der Status positiv verändert oder zumindest stabilisiert wurde. Pflegeinterventionen setzen an den Einflussfaktoren (E) an und versuchen diese so zu beeinflussen, dass das Pflegeziel und -ergebnis erreicht wird. Diese Zusammenhänge veranschaulichen **Abbildung 9-6** und **Tabelle 9-2**.

Die Pflegeergebnisklassifikation (NOC) von Moorhead et al. (2013) bietet eine standardisierte Terminologie und eine Klassifikation mit 385 pflegerisch beeinflussbaren Pflegeergeb-

Die WOOP-Technik in vier Schritten

Wish (Wünsche) ____________________

Outcomes (Ergebnisse) ____________________

Obstacles (Hindernisse) ____________________

Plan (Pläne) ____________________

Wenn ____________________, dann werde ich ____________________

Hindernis — Verhalten, um das Hindernis zu überwinden

Abbildung 9-5: Zielformulierung mit der WOOP-Technik von Oettingen (2017, S. 213)

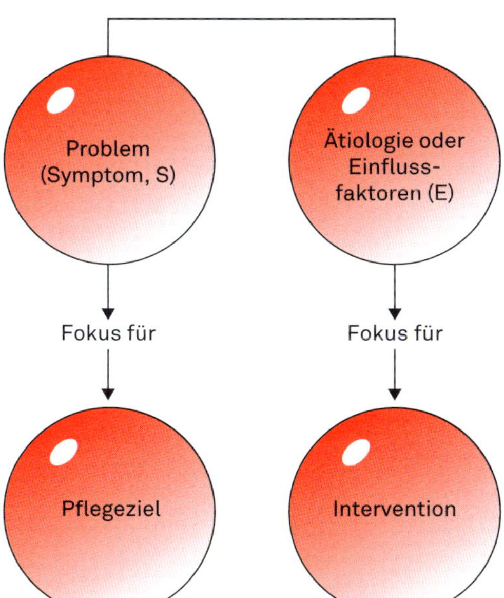

Abbildung 9-6: Zusammenhang zwischen Pflegediagnosen mit ihren Einflussfaktoren (E) und Symptomen (S) sowie den Pflegeinterventionen und Pflegezielen. Quelle: (Gottschalck, Mundgesundheit und Mundpflege, 2019, S. 219)

Tabelle 9-2: Zusammenhang zwischen Pflegediagnose (P), Einflussfaktoren (E) und Symptomen (S) mit Pflegezielen und Pflegeinterventionen (Quellen: modifiziert nach Wilkinson, J.M., 2012. *Das Pflegeprozess-Lehrbuch.* Bern: Huber, S. 248 und Alfaro-LeFevre, R., 2013. *Pflegeprozess und kritisches Denken.* Bern: Huber)

Problemfokussierte Pflegediagnose	Pflegemaßnahme Pflegeziel	Bsp.: Pflegediagnose	Bsp.: Pflegemaßnahme Pflegeziel
Problemtitel		Ineffektives Gesundheitsmanagement, b/d	
Einflussfaktor →	Pflegemaßnahme	Machtlosigkeit, s/b/d Adipositas, a/d	Beraten bzgl. eines Plans zur Gewichtsreduktion und Bewegungsförderung
Symptom, Merkmal →	Pflegeziel	Gewichtszunahme von 5 kg in 4 Wochen bei BMI 31	Gewichtsreduktion von 0.5 kg/Woche, BMI 30 in 6 Wochen, 30 min Spaziergang/Tag

nissen. Die Pflegeergebnisklassifikation (NOC) kann in elektronischen Pflegedokumentationssystemen genutzt werden. Jedes pflegerisch beeinflussbare Pflegeergebnis besteht aus einem Titel, einer Definition, Indikatoren/Kriterien und einer Messskala. Moorhead et al. (2013) definieren *Pflegeergebnisse* als „messbare Zustände, Verhaltensweisen oder Wahrnehmungen eines Klienten oder einer Familie, die [...] im größeren Umfang beeinflussbar und empfänglich für Pflegeinterventionen sind“. Ein *Indikator/Kriterium* ist „eine spezifische Variable, die sich auf ein Klientenergebnis bezieht, welches beeinflussbar durch Pflegeinterventionen ist“. Die folgende **Tabelle 9-3** beschreibt exemplarisch das NOC-Pflegeergebnis „Wissen: Behandlungsplan“, das definiert wird als „Das Ausmaß des zum Ausdruck gebrachten Wissens über Fakten und Zusammenhänge in Bezug auf einen bestimmten Behandlungsplan.“

Die Pflegeergebnisklassifikation (NOC) listet für die Pflegediagnose Wissensdefizit bzw. defizitäres Wissen 52 Pflegeergebnisse auf, die im Rahmen pflegerischer Patientenedukation und Beratungen genutzt werden können. Im folgenden **Kasten** werden empfohlene und zusätzliche Pflegeergebnisse angeführt. Aufgabe von Pflegenden ist es, aus den Pflegeergebnissen die Pflegekriterien auszuwählen, welche als Evaluationsmaßstab für die Erreichung der angestrebten Ziele gelten können. Der Zielerreichungsgrad kann mit den Ratingziffern (1–5) beschrieben und quantifiziert werden.

NOC-Pflegeergebnisse bezüglich Wissensdefiziten

Empfohlene Ergebnisse

- Wissen: Stillen
- Wissen: körperliche Sicherheit eines Kindes
- Wissen: Diät
- Wissen: Krankheitsprozess
- Wissen: Energieerhaltung
- Wissen: Gesundheitsverhalten
- Wissen: Gesundheitsressourcen
- Wissen: Medikation
- Wissen: persönliche Sicherheit
- Wissen: Schwangerschaft
- Wissen: vorgeschriebene Aktivität
- Wissen: Kontrolle des Konsums von Substanzen
- Wissen: Behandlungsplan
- Wissen: Behandlungsverfahren

Tabelle 9-3: NOC-Pflegeergebnis „Wissen: Behandlungsplan“ (Quelle: Moorhead, S., Johnson, M., Maas, M. & Swanson, E. (2013). Pflegeergebnisklassifikation (NOC) (2. Aufl.). Bern: Huber, S. 743)

Wissen: Handlungsplan						
Definition: Das Ausmaß des zum Ausdruck gebrachten Wissens über Fakten und Zusammenhänge in Bezug auf einen bestimmten Behandlungsplan.						
Rating →	Kein Wissen 1	Geringfügiges Wissen 2	Mäßiges Wissen 3	Weitgehendes Wissen 4	Umfangreiches Wissen 5	Nicht zutreffend n.z.
Indikatoren ↓	1	2	3	4	5	n.z.
Spezifischer Krankheitsprozess	1	2	3	4	5	n.z.
Begründung der Behandlung	1	2	3	4	5	n.z.
Verantwortlichkeit der Selbstversorgung bei fortlaufender Behandlung	1	2	3	4	5	n.z.
Verantwortlichkeit der Selbstversorgung in Notfallsituationen	1	2	3	4	5	n.z.
Techniken der Selbstüberwachung	1	2	3	4	5	n.z.
Erwartete Wirkung der Behandlung	1	2	3	4	5	n.z.
Verordnete Diät	1	2	3	4	5	n.z.
Verordneter Medikationsplan	1	2	3	4	5	n.z.
Verordnete Aktivität	1	2	3	4	5	n.z.
Verordnete körperliche Betätigung	1	2	3	4	5	n.z.
Verordnetes Verfahren	1	2	3	4	5	n.z.
Vorteile des Krankheitsmanagements	1	2	3	4	5	n.z.

- Wissen: Sexualverhalten
- Wissen: Förderung der Fertilität
- Wissen: Wehen und Entbindung
- Wissen: postpartale Gesundheit der Mutter
- Wissen: Säuglingspflege
- Wissen: Leben mit Diabetes
- Wissen: Empfängnisverhütung
- Wissen: Gesundheit der Mutter vor der Empfängnis
- Wissen: Gesundheitsförderung
- Wissen: Versorgung bei Erkrankung
- Wissen: Elternrolle
- Wissen: Körperbewegung und -haltung
- Wissen: Sturzprävention
- Wissen: Stomaversorgung
- Wissen: Leben mit einem Herzleiden
- Wissen: Leben mit Arthritis
- Wissen: Leben mit Asthma
- Wissen: Leben mit Krebs
- Wissen: Verringerung einer Krebsgefahr
- Wissen: Leben mit dekompensierter Herzinsuffizienz
- Wissen: Leben mit einer Depression
- Wissen: Leben mit einer Hypertonie
- Wissen: Leben mit einer Multiplen Sklerose
- Wissen: sexuelles Funktionieren in der Schwangerschaft und nach der Entbindung
- Wissen: Versorgung Frühgeborener
- Wissen: Gewichtsmanagement
- Wissen: Infektionsmanagement
- Wissen: Schmerzmanagement

Zusätzliche Ergebnisse

- Kognition
- Kommunikation: rezeptive
- Konzentration
- Informationsverarbeitung
- Gedächtnisleistung
- Motivation
- Ausmaß von Stress
- Vorbereitetsein auf einen Eingriff
- Klientenzufriedenheit: Edukation

9.9 Beratungsbedarf befriedigen

Die Pflegeinterventionsklassifikation (NIC) von Bulechek et al. (2016) listet für die Pflegediagnose Wissensdefizit bzw. defizitäres Wissen 90 und für die Pflegediagnose unwirksames Management der eigenen Gesundheit bzw. ineffektives Gesundheitsmanagement 49 Pflegeinterventionen auf, die im Rahmen pflegerischer Beratungen genutzt werden können. Im folgenden Kasten werden prioritäre, empfohlene und optionale Pflegeinterventionen angeführt. Die prioritären Pflegeinterventionen mit höchster Priorität und Präferenz werden **fett** markiert. Der folgende Kasten listet exemplarisch für die Pflegediagnose unwirksames Management der eigenen Gesundheit bzw. in ihrer Neuformulierung das ineffektive Gesundheitsmanagement die 49 prioritären, empfohlenen oder optionalen Pflegeinterventionen auf. Stellvertretend für mögliche Pflegeinterventionen zur Patientenedukation wird die Pflegeintervention „Lernerleichterung" mit ihrem Titel, ihrer Definitionen und ihren Pflegeaktivitäten ausgeführt. Aufgabe von Pflegenden ist es, aus den Pflegeaktivitäten die auszuwählen, welche dazu beitragen, den aktuellen, mit Pflegediagnosen beschriebenen Zustand in Richtung des vereinbarten Pflegeergebnisses zu verändern beziehungsweise die Einflussfaktoren einer Pflegediagnose so zu verändern, dass das Problem gelöst oder gelindert wird. Den Pflegenden bietet die Pflegeinterventionsklassifikation mit ihren 554 Pflegeinterventionen und über 10 000 Pflegeaktivitäten einen umfassenden Wissensfundus, aus dem sie für ihre pflegerischen Interventionsentscheidungen wählen können.

NIC-Pflegeinterventionen bei ineffektivem Gesundheitsmanagement

Ineffektives Gesundheitsmanagement [Unwirksames Management der eigenen Gesundheit]
„Verhaltensmuster zur Steuerung und Integration eines Therapieregimes zur Behandlung einer Krankheit und deren Folgen in das tägliche Leben, welche unzureichend für das Erreichen von speziellen Gesundheitszielen ist." (Herdman & Kamitsuru, 2019, S. 193)

Empfohlene Interventionen zur Lösung des Problems:

- Aktives Zuhören
- Beratung
- Copingverbesserung
- Edukation: Einzelperson
- Edukation: Krankheitsprozess
- Edukation: Operation/Eingriff bzw. Behandlung
- Edukation: psychomotorische Fertigkeiten
- Edukation: verordnete Bewegung
- Edukation: verordnete Diät
- Edukation: verordnete Medikation
- Eigenverantwortungsförderung
- Emotionale Unterstützung
- Entscheidungsfindungsunterstützung
- Ernährungsberatung
- Familienunterstützung
- Finanzressourcenunterstützung
- **Gemeinsame Zielsetzung**
- Gesundheitssystemorientierung
- Kognitive Restrukturierung
- Komplexer Beziehungsaufbau
- Krisenintervention
- Kulturelle Vermittlung
- **Lernerleichterung**
- Medikationsmanagement
- Risikoabschätzung
- Selbsteinschätzungsverbesserung
- Selbstversorgungsunterstützung
- Selbstwertgefühlsverbesserung
- **Selbstwirksamkeitsverbesserung**
- Suchtmittelmissbrauchsbehandlung
- Telefonberatung
- Telefonische Nachsorge
- Verhaltensmodifikation
- **Verhaltensmodifikation: Unterstützung**
- Vertragschließung mit Patient
- Wertvorstellungsklärung

Zusätzliche optionale Interventionen:

- Anwesenheit
- Asthmamanagement
- Bewegungsförderung
- Bibliotherapie
- Familienintegritätsförderung
- Familienmobilisierung
- Humor
- Lernbereitschaftsförderung
- Pflegeüberleitung
- Raucherentwöhnungsunterstützung
- Selbsthilfegruppennutzung
- Unterstützungssystemförderung
- Wahrheitsvermittlung

(Quelle: Bulechek, Butcher, Dochterman & Wagner, 2016, S. 950)

Lernerleichterung (Learning Facilitation)

Definition: Unterstützen der Fähigkeit, Informationen zu verarbeiten und zu verstehen.

Pflegeaktivitäten

- Beginnen mit den Anleitungen erst dann, wenn die Patient:innen Lernbereitschaft signalisiert hat
- Wechselseitiges Festlegen realistischer Lernziele mit den Patient:innen
- Ermitteln klarer Lernziele in messbaren Begrifflichkeiten
- Anpassen der Anleitungen an das Wissens- und Verständnisniveau der Patient:-innen
- Zuschneiden der Lerninhalte auf die kognitiven, psychomotorischen und affektiven Fähigkeiten der Patient:innen
- Sorgen für Informationen, die dem Entwicklungsstand angemessen sind
- Sorgen für eine lernfördernde Umgebung

- Anordnen der Informationen in logischer Reihenfolge
- Strukturieren der Informationen vom Einfachen zum Komplexen, vom Bekannten zum Unbekannten oder vom Konkreten zum Abstrakten, soweit angemessen
- Unterscheiden zwischen „unbedingt erforderlichem" und „erwünschtem" Inhalt
- Anpassen der Informationen an die Lebensweise und Routinen der Patient:innen
- Beziehen der Informationen auf die persönlichen Wünsche und Bedürfnisse der Patient:innen
- Sorgen für Informationen, die sich mit den Werten und Überzeugungen der Patient:innen decken
- Sorgen für Informationen, die mit der Kontrollüberzeugung der Patient:innen kompatibel sind
- Sicherstellen, dass der Lehrstoff gängig und aktuell ist
- Sorgen für Schulungsmaterialien, um wichtige und komplexe Informationen zu verdeutlichen
- Einsetzen multipler Unterrichtsmodalitäten, soweit angemessen
- Verwenden einer vertrauten Sprache
- Erklären unbekannter Begrifflichkeiten
- Beziehen neuer Inhalte auf vorhandenes Wissen, soweit angemessen
- Darstellen der Informationen auf stimulierende Weise
- Integrieren der Informationen in Multimediapräsentationen, wenn möglich und angemessen
- Sorgen für Merkblätter, Videos und Online-Ressourcen, falls angemessen
- Bekanntmachen der Patient:innen mit Personen, die bereits ähnliche Erfahrungen gemacht haben, soweit angemessen
- Ermutigen der Patient:innen zur aktiven Teilnahme
- Auffordern der Patient:innen, wertvolle Erfahrungen im Laufe des Lernprozesses mitzuteilen
- Einsetzen von selbstgesteuertem Lernen, falls möglich
- Vermeiden, Zeitgrenzen zu setzen
- Ermutigen zur freien Äußerung unterschiedlicher Meinungen und Vorstellungen
- Sorgen für angemessene Zeit zur Bewältigung der Inhalte, soweit angemessen
- Kurzhalten der Unterrichtseinheiten, soweit angemessen
- Vereinfachen der Instruktionen, soweit angemessen
- Wiederholen wichtiger Informationen
- Sorgen für verbale Hinweise/Erinnerungsstützen, soweit angemessen
- Sorgen für Gedächtnishilfen, soweit angemessen
- Vermeiden von Anforderungen an das abstrakte Denken, wenn der Patient nur in konkreten Begriffen denken kann
- Sicherstellen, dass von verschiedenen Mitarbeitern des Gesundheitsteams übereinstimmende Informationen weitergegeben werden
- Einsetzen von Demonstration und Vorführen-Lassen, soweit angemessen
- Sorgen für Gelegenheiten zum Üben, soweit angemessen
- Sorgen für häufiges Feedback zum Lernfortschritt
- Korrigieren von Fehlinterpretationen von Informationen, soweit angemessen
- Bestärken von Verhaltensweisen, soweit angemessen
- Einräumen von Zeit für die Patient:innen, um Fragen zu stellen und Probleme zu besprechen
- Beantworten von Fragen auf klare und präzise Weise
- Verweisen der Patient:innen an geeignete Online-Ressourcen, wie etwa Selbsthilfegruppen.

Quelle: (Bulechek et al., 2016, S. 549)

9.10 Zusammenfassung

Die Patientenedukation wird mit dem Beratungsprozess integraler Bestandteil des Pflegeprozesses. Mit diesen Prozessen können Pflege- und Beratungsbedarfe systematisch und gezielt eingeschätzt, erkannt, benannt und befriedigt werden können. Pflegefachsprachen für Pflegediagnosen, -interventionen und -ergebnisse und deren Klassifikationen können als Wissensfundus genutzt werden, um pflegerische Entscheidungsprozesse mit Inhalten zu unterfüttern und pflegerische Beratungsleistungen zu dokumentieren. Pflegende, die beide Prozesse beherrschen, erweitern ihre Rolle als Pflegepraktiker:in erfolgreich um die einer Pflegeberater:in.

9.11 Literatur

Bulechek, G.M., Butcher, H.K., Dochterman, J.M. & Wagner, C.M. (2016). *Pflegeinterventionsklassifikation (NIC)*. Bern: Hogrefe.

Fitzgerald Miller, J. (2003). *Coping fördern – Machtlosigkeit überwinden*. Bern: Huber.

Gordon, M. & Georg, J. (2020). *Handbuch Pflegediagnosen* (6. Aufl.). Bern: Hogrefe. https://doi.org/10.1024/85794-000

Gottschalck, Th. (2019). *Mundgesundheit und Mundpflege*. Bern: Hogrefe.

Haas, U. (2021). *Pflege von Menschen mit Querschnittlähmung*. Bern: Hogrefe.

Herdman, H.T. & Kamitsuru, S. (2019). *Pflegediagnosen – Definition und Klassifikation (2018–2020)*. Kassel: Recom.

Moorhead, S., Johnson, M., Maas, M. & Swanson, M. (2013). *Pflegeergebnisklassifikation (NOC)* (2. Aufl.). Bern: Hans Huber.

Weiterführende Literatur

Alfaro-LeFevre, R. (2013). *Pflegeprozess und kritisches Denken*. Bern: Hogrefe.

Georg, J. (2004a). Pflegeprozess und Patientenberatung. In F. London, *Informieren, Schulen und Beraten.*. Bern: Huber.

Georg, J. (2004b). Beratungsbedarf – Wissensdefizite erkennen und ausgleichen. *Pflege aktuell, 58*(12) 648–659.

Georg, J. (2004c). Therapiemanagement alter Menschen – Pflegeassessment, -diagnosen und -interventionen. *NOVA, 35*(7–8), 17–19.

Georg, J. (2011). Ganz gezielt. *NOVAcura, 42*(6), 14–17.

Georg, J. (2017). Advanced Care Planning. *NOVAcura, 47*(10), 10–14.

Georg, J. (2018). Pflegeprozessmanagement. In M. Haubrock (Hrsg.), *Betriebswirtschaft und Management in der Gesundheitswirtschaft*. Bern: Hogrefe.

Georg, J. (2019). Advanced Care Planning und OPT-Entscheidungsfindungsmodell. In M.E. Doenges, M.F. Moorhouse, & A.C. Geissler-Murr (Hrsg.). (2019), *Pflegediagnosen und Pflegemaßnahmen* (6. Aufl.). Bern: Hogrefe.

Georg, J. (2021). Pflegeprozess bei Menschen mit Querschnittlähmungen. In U. Haas (Hrsg.), *Pflege von Menschen mit Querschnittlähmungen*. Bern: Hogrefe.

Gordon, M. (2013). *Pflegeassessment Notes*. Bern: Huber.

Heering, C. (Hrsg.). (2006). *Das Pflegevisiten-Buch* (2. Aufl.). Bern: Hogrefe.

McFarland, G. & McFarlane, M. (1997). *Nursing Diagnosis & Intervention*. St. Louis: Mosby.

Oettingen, G. (2017). *Die Psychologie des Gelingens*. München: Droemer.

Wilkinson, J.M. (2012). *Das Pflegeprozess-Lehrbuch*. Bern: Hogrefe.

Anmerkung. Der Beitrag beruht auf aktualisierten, adaptieren und ergänzten Artikeln des Autors in Georg (2004abc, 2011, 2017, 2018, 2021) sowie Gordon und Georg (2020).

Anhang

Abgrenzung kommunikativer Unterstützungsleistungen

Martin Schieron

Kommunikative Interventionsformen wie Information, Schulung, Beratung und weitere lassen sich bezogen auf ihre jeweilige Ausrichtung voneinander abgrenzen. Allerdings gibt es immer auch Überschneidungen und ineinanderfließende Übergänge. Daher könnte gesagt werden, dass eine solche Abgrenzung künstlich und normierend ist. Dennoch erscheint sie sinnvoll, da alle diese Begriffe im deutschen Sprachraum verwendet werden. International sind sie jedoch zum Teil gar nicht gebräuchlich (z.B. Anleitung). Da diese Begriffe jedoch im deutschen Sprachraum Anwendung finden, sollten sie zumindest im gleichen Wortsinn genutzt werden. Die hier im Text und der Tabelle verwendeten Erläuterungen sind daher als Vorschlag zur Vereinheitlichung zu verstehen. Es werden zudem Interventionsformen aufgegriffen, die von unterschiedlichen Berufsgruppen angewendet werden. Insofern ist nicht jede dieser Interventionsformen als Aufgabe der Pflege zu betrachten. Sie wurden dennoch mitaufgenommen, da sie im gesundheits- oder pflegespezifischen Umfeld vorkommen. Die **Tabelle A-1** bietet in Kurzform eine Gegenüberstellung der verschiedenen Interventionsformen. Die aufgeführten Begriffe Information, Schulung, Beratung und Moderation werden in den **Kapiteln 3–6** ausführlich beschrieben.

Begriffserklärungen

Anleitung: Bei der Anleitung handelt es sich um eine pädagogisch ausgerichtete Intervention zum Erwerb individuell-gesundheitsspezifischer Handlungskompetenzen. Vermittelt und erworben werden sollen sowohl Wissen als auch erforderliche praktische Fähigkeiten und Fertigkeiten. Dies geschieht durch handlungsbegleitende sprachliche Erläuterungen in Kombination mit praktischen Übungsanteilen (Sunder & Segmüller, 2017). Anleitung ist ein zielgerichteter und strukturierter sowie in Schritten planbarer Prozess. Der Erwerb alltagspraktischer Handlungskompetenzen steht bei der Anleitung von Patient:innen und Angehörigen im Mittelpunkt. Dies benötigt ein gewisses Quantum an Zeit und auch einen angemessenen Rahmen (Hummel-Gatz & Doll, 2007).

Aufklärung: Ähnlich wie die Informationsvermittlung ist die Aufklärung eine kommunikative Intervention mit orientierendem Charakter. Thematisch steht die Behebung gesundheitsspezifischer Wissens- und Verhaltensdefizite im Mittelpunkt. Die Erweiterung von Wissen, die Schaffung von Problemverständnis sowie die Verbesserung von Handlungskompetenzen sind wesentliche Aufklärungsziele. Sie sollen u.a. durch die strategische Vermittlung nutzbaren und verständlichen Sachwissens sowie der Thematisierung notwendiger Verhaltens- oder Verhältnisänderungen erreicht werden. In der Regel handelt es sich bei Aufklärung um eine geplante und gut vorzubereitende, punktuelle und auch kurzwirksame Intervention

Tabelle A-1: Exkurs: Formen kommunikativer Unterstützungsleistungen

Form	„Anfrage“	Grund der „Anfrage“	Hilfestellung	Ziel	Dauer
Anleitung	Hilf' mir, meine Möglichkeiten zu erweitern!	Fehlen oder Mangel an Fertigkeiten	zur Verfügung stellen von Wissen und Fertigkeiten	Erwerb von primär praktischen Fertigkeiten	begrenzt, je nach Art der Anfrage
Aufklärung	Hilf'mir, mein Wissen zu erweitern!	Fehlen oder Mangel an Informationen und Verhaltensoptionen	zur Verfügung stellen von Wissen und Optionen	Erwerb von Wissen und Problemverständnis	begrenzt, kurzzeitig
Begleitung	Hilf' mir, meine Situation zu ertragen!	unabänderliche Problemlage	Stabilisierung durch fremde Strukturen	Erhöhung der Lebensqualität	offen, je nach Art der Anfrage
Beratung	Hilf' mir, meine Möglichkeiten zu nutzen!	innere Blockierung	Förderung vorhandener Strukturen	Erhalt und Erweiterung individueller Handlungskompetenz	begrenzt, je nach Art des ‚Auftrags'
Information	Hilf' mir, mein Wissen zu erweitern!	Fehlen oder Mangel an Informationen	zur Verfügung stellen von Wissen	Erwerb von oder Korrektur fehlerhaften Wissens	begrenzt, je nach Art der Anfrage
Moderation	Hilf' uns, unsere Situation zu verbessern	Schwierigkeiten in den vorhandenen Kommunikationsstrukturen	zur Verfügung stellen von Methoden	Erweiterung der Handlungskompetenz einer Gruppe	begrenzt, je nach Art der Anfrage
Selbstentdeckung	Hilf' mir, mich besser kennen zu lernen!	Mehr Selbsterkenntnis ohne akuten Problemdruck	Bereitstellung therapeutischer Kompetenzen	Erlangen größerer Selbstzufriedenheit	offen, frei vereinbar
Schulung	Hilf' mir, meine Möglichkeiten zu erweitern!	Fehlen oder Mangel an Wissen und Fertigkeiten	zur Verfügung stellen von Wissen und Fertigkeiten	Erwerb von Wissen und praktischen Fertigkeiten	begrenzt, je nach Art der Anfrage
Therapie	Hilf' mir, mein Leiden zu beenden!	veränderliche Problemlage	Bereitstellung therapeutischer Kompetenz zur (Auf-)Lösung eines Problems	Überwindung einer Problemlage/Erkrankung	begrenzt aufgrund von Vorgaben, dennoch oft langwierig

(Eigendarstellung und Ergänzung nach Schieron, 2003 und Sunder & Segmüller, 2017)

(Sunder & Segmüller, 2017). Im deutschen Sprachraum wird unter Aufklärung überwiegend die ärztliche Information verstanden.

Begleitung: Begleitung ist eine Interventionsform mit stützendem Charakter. Die Unterstützung einer Person, die sich einer unveränderlichen (Problem-)Lage gegenübersieht, dient ihrer Stabilisierung (Schieron, 2003). Begleitung ist auf viele Arten möglich – von der physischen Begleitung zu bestimmten Terminen bis hin zum Trostspenden. Begleitung ist daher ein dynamischer und bewegter Prozess, der gänzlich den Bedarfen und dem Tempo der zu begleitenden Person folgt (Rest, 2006). In der Regel ist Begleitung methodisch nicht festzulegen und zeitlich nicht einzugrenzen.

Beratung: siehe Kapitel 5.

Information: siehe Kapitel 3.

Moderation: siehe Kapitel 6.

Selbstentdeckung: Beistand bei der Selbstentdeckung ist ähnlich der Begleitung eine Interventionsform mit unterstützendem Charakter. Bei der zu unterstützenden Person liegt jedoch kein akuter Problemdruck vor. Stattdessen möchte sie etwas mehr über sich erfahren. Und sie möchte dies begleitet tun, um sich austauschen zu können. Die unterstützende Person stellt hierfür insbesondere kommunikative oder methodische Kompetenzen zur Verfügung (Schieron, 2003). Sowohl die Dauer als auch die Gestaltung der Unterstützung bei der Selbstentdeckung sind frei wählbar.

Schulung: siehe Kapitel 4.

Therapie: Wenn von Therapie als kommunikativer Interventionsform die Rede ist, ist in der Regel *Psychotherapie* gemeint (**Kap. 5.2**). Sie richtet sich an Personen mit manifesten psychischen Erkrankungen oder alltagseinschränkenden Störungen, die behandelt werden sollen oder müssen und ist rechtlich betrachtet eine Krankenbehandlung (Belardi et al., 2011). Psychotherapie ist in der Regel zeitlich begrenzt, kann mitunter jedoch ein jahrelanger Prozess sein.

Literatur

Belardi, N., Akgün, I., Gregor, B., Pütz, T., Neef, R. & Sonnen, F. R. (2011). *Beratung – Eine sozialpädagogische Einführung* (6. Aufl.). Weinheim/Basel: Beltz Juventa.

Hummel-Gatz, S. & Doll, A. (2007). *Unterstützung, Beratung und Anleitung in gesundheits- und pflegerelevanten Fragen fachkundig gewährleisten.* München: Elsevier.

Rest, F. (2006). *Sterbebeistand Sterbebegleitung Sterbegeleit* (5. Aufl.). Stuttgart: Kohlhammer.

Schieron, M. (2003). Beratung – ein besonderer Auftrag für die Pflege. *Der Pflegebrief, 08*(79), 2–4.

Sunder, N. & Segmüller, T. (2017). Pflegebezogene Patientenedukation in Deutschland – ein deskriptives Update. In T. Segmüller (Hrsg.), *Beraten, Informieren und Schulen* (S. 5–34). Duisburg: Eigenverlag Deutsche Gesellschaft für Pflegewissenschaft (DGP) e.V.

Padua

Die PADUA ist eine Fachzeitschrift für Pflegepädagogik, Patientenedukation und -bildung. Sie erscheint fünfmal im Jahr. Die PADUA

- fördert die professionelle Information, Schulung und Beratung von Patient:innen
- unterstützt die Unterrichtsgestaltung mit pädagogischem Wissen
- macht Erkenntnisse der Wissenschaft und Erfahrungen der Praxis für die konkrete Gestaltung des Unterrichts nutzbar
- bündelt alle relevanten Informationen, Neuigkeiten und Trends
- fördert die Rolle und Identität angehender und erfahrener Lehrpersonen
- beschreibt und visualisiert die Themen auf unterschiedlichen Ebenen: von abstrakt bis konkret
- stärkt die Rolle und Kompetenzen von Praxisanleiter:innen und Mentor:innen

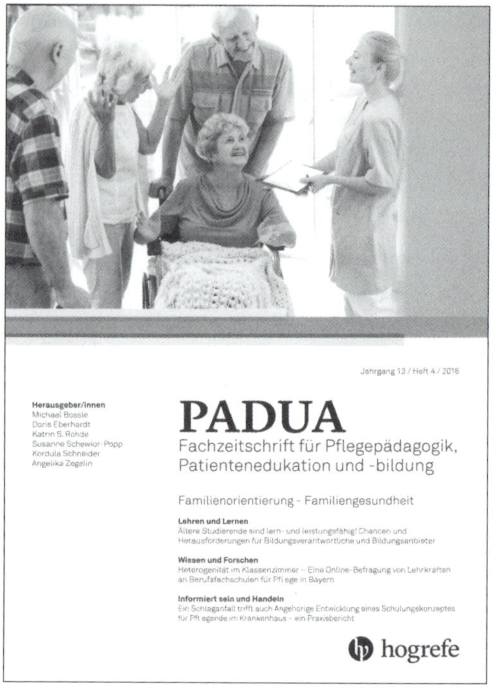

Herausgeber:innen der PADUA sind Prof. Dr. Michael Bossle, Prof. Dr. rer. medic. Doris Eberhardt, Dr. Petra Metzenthin, Katrin S. Rohde, Prof. Dr. phil. Kordula Schneider sowie Prof. Dr. rer. medic. Angelika Zegelin, letztere betreut den Schwerpunkt „Patientenedukation“.

Bestellinformationen: https://www.hogrefe.com/ch/zeitschrift/padua

Sektion BIS der DG Pflegewissenschaft

Sektion BIS – Beraten, Informieren, Schulen

www.dg-pflegewissenschaft.de → Sektionen

DEUTSCHE GESELLSCHAFT FÜR PFLEGEWISSENSCHAFT e.V.

Hintergrund der Sektionsbildung

- Wachsende Bedeutung pflegebezogener Information, Schulung und Beratung vor dem Hintergrund der demographischen Entwicklung und Veränderungen im Krankheitsspektrum
- Langjähriges „Schattendasein" edukativer Aktivitäten in der Pflege in Deutschland

Ziele der Sektionsarbeit

- Förderung und Entwicklung edukativer Aktivitäten in der Pflege
- Förderung des wissenschaftlichen Diskurses und der wissenschaftlichen Bearbeitung von edukativen Anteilen in der Pflege

Arbeitsschwerpunkte (Auszug)

- Analyse der Begrifflichkeiten Information, Schulung und Beratung
- Handlungsfelder der klienten- und familienbezogenen Information, Schulung, Beratung
- Beratungsfelder im SGB XI
- Konzepterarbeitung „Kollegiale Beratung in der Pflege"
- Analyse von Bildmaterial
- Analyse von Patientenedukationsfilmen
- Analyse von Onlineberatungsangeboten
- Kurzgespräche in der Pflege
- Patientenrechtegesetz
- ...

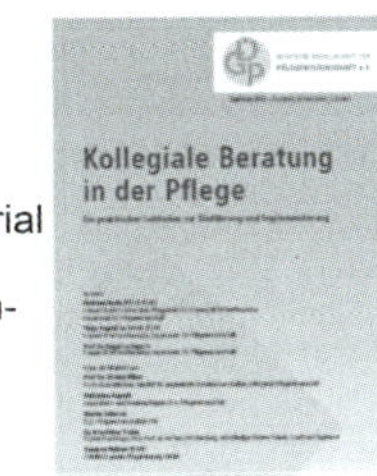

Rahmendaten zur Sektion

- Gründung im Januar 2007
- 3 ganztägige Treffen pro Jahr
- derzeit 17 Mitglieder

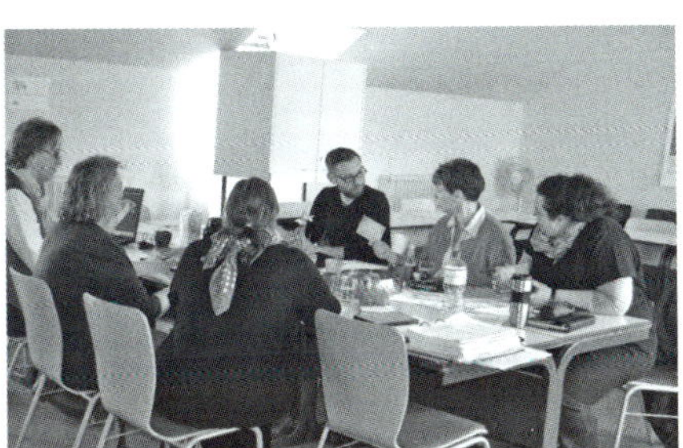

Arbeitsgruppe im Rahmen eines Sektionstreffes

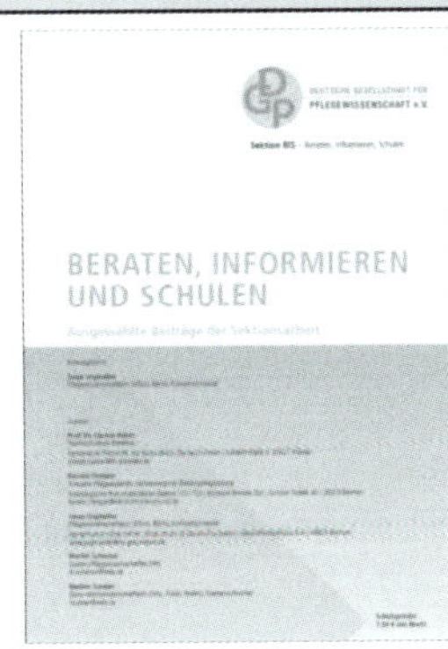

Sonderveröffentlichung der Sektion BIS mit Beiträgen zur pflegebezogenen Patienten- und Familienedukation in Deutschland.

Zu bestellen bei der DG Pflegewissenschaft
€ 7,50 (inkl. Porto und MwSt)

Kontakt:

Sprecherin der Sektion: Prof. Dr. Tanja Segmüller
Pflegewissenschaftlerin (MScN, BScN), Krankenschwester
(Tanja.Segmueller@hs-gesundheit.de)

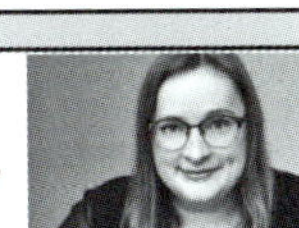

Netzwerk Patienten- und Familienedukation e.V.

Vorteile für Mitglieder

Neben regelmäßigen Arbeitstreffen und dem fachlichen Austausch mit verschiedenen Pflegeexperten aus Theorie und Praxis haben die Mitglieder des Vereins die Möglichkeit am vorhandenen Wissen zu partizipieren und sich in die Entwicklung neuer Positionen einzubringen.

Sowohl die Teilhabe an netzwerkinternen Publikationen (Schulungskonzepten, Informationen für Patienten, Dokumentationshilfen etc.), als auch der direkte Erfahrungsaustausch mit Praktiker*innen in verschiedenen Einsatzbereichen unterstützen Sie als Pflegende, aber auch Institutionen beim Aufbau einer innovativen pflegerischen Versorgungspraxis.

Zu den weiterführenden Angeboten des Netzwerkes gehören, falls gewünscht, die Beratung zur Planung und Umsetzung von Informationszentren, sowie die Vermittlung von Ansprechpartnern, Hospitationen und verschiedene Qualifizierungsmaßnahmen.

www.patientenedukation.de

Kontakt

Sie erreichen das Netzwerk Patienten- und Familienedukation in der Pflege e.V. unter kontakt@patientenedukation.de | Auf Wunsch melden wir uns telefonisch.
Postadresse: Netzwerk Patientenedukation, Pettenkoferstr. 16-18, 10247 Berlin

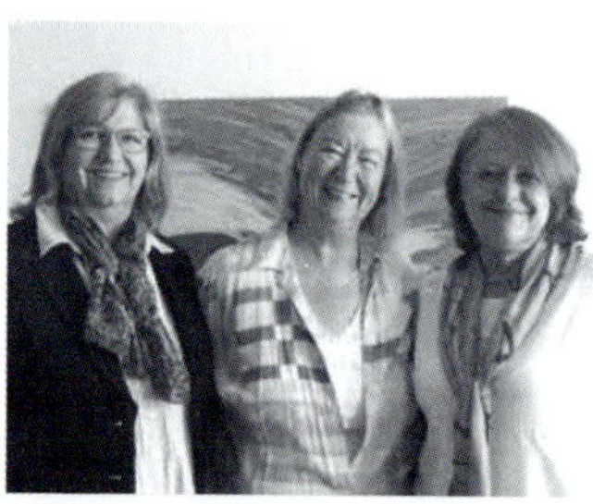

Vorstand Netzwerk Juni 18 (v.li.n.re.)

Christa Rustler, BSc, Schriftführerin
Krankenschwester, BSc, Geschäftsführerin des Deutschen Netzes Rauchfreier Krankenhäuser & Gesundheitseinrichtungen DNRfK e.V.

Prof. Dr. Angelika Zegelin, Vorsitzende
Krankenschwester, Pflegewissenschaftlerin
Vorm. Universität Witten/Herdecke

Johanna Gossens, Finanzen
Krankenschwester, MSc, med.Controlling,
Klinikum Lüdenscheid

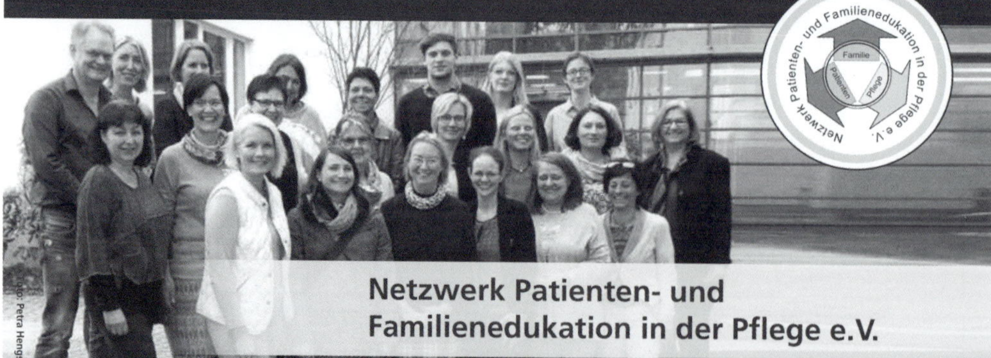

www.patientenedukation.de

Das Netzwerk

Zusammen mit den Träger*innen der ersten Patienten-Informations-Zentren (PIZ) in Lüdenscheid und Lippstadt und dem Institut für Pflegewissenschaft der Universität Witten/Herdecke, wurde im Jahr 2001 das „Netzwerk für Patienten- und Familienedukation in der Pflege e.V." gegründet. Inzwischen verzeichnet das Netzwerk Mitglieder aus weiteren Bereichen in deutschsprachigen Ländern: sowohl Einzelpersonen als auch Kliniken und ambulante Träger. Als weitere Einrichtungen haben sich auch sog. Pflegewerkstätten dem Netzwerk angeschlossen, diese legen ihren Schwerpunkt auf die Unterstützung der häuslichen Pflege.

Die Mitglieder des Netzwerkes befinden sich in einem kontinuierlichen fachlichen Austausch und beteiligen sich durch zahlreiche Aktivitäten am Aufbau einer pflegebezogener Patienten- und Familienedukation in Deutschland.

In Mitgliedertreffen, Fachtagungen und Workshops werden die fachlichen Grundlagen erweitert und Grundpositionen für ein sich entwickelndes Arbeitsfeld im Berufsbild der Pflege aufgebaut. Durch Fachartikel, Stellungnahmen, Vorträge und Beratungstätigkeiten werden diese Inhalte in die Öffentlichkeit getragen.

Nähere Angaben zum Netzwerk, unseren Arbeitsfeldern und aktuellen Mitgliedern, finden Sie auf unserer Homepage:
www.patientenedukation.de

Das Netzwerk ist gemeinnützig und freut sich über Spenden:
Sparkasse Lüdenscheid
IBAN: DE79 4585 0005 0022 0017 62
BIC: WELADED1LSD

Patienten- und Familienedukation

Der Umgang mit den Folgen einer akuten oder chronischen Erkrankung ist für Betroffene immer eine Herausforderung. Sie müssen Strategien entwickeln und Kompetenzen aufbauen, die sich erst im alltäglichen Lebenskontext bewähren werden. Bei einigen Menschen sind von diesen Veränderungen nur kleine Lebensbereiche betroffen, bei anderen werden ganze Lebensplanungen erschüttert.

Die pflegegestützte Patientenedukation unterstützt die Patient*innen und Angehörigen während dieser Veränderungsprozesse durch

- Informationsvermittlung,
- Schulungsaktivitäten;
- Beratungstätigkeit und
- Moderationsaufgaben.

Das Netzwerk befasst sich weiterhin mit der Förderung der Interaktionsarbeit in der Pflege zu Kurz-Gesprächen, in Resonanz gehen und Hoffungsuntersützung.

Ein umfassendes Wissen erhöht die Entscheidungskompetenz der Betroffenen zwischen möglichen Optionen. Das Erlernen von Handlungen wirkt sich positiv auf ihre Gestaltungsfähigkeit aus und durch Beratungsgespräche werden Bewältigungs- und Motivationsprozesse unterstützt.

Pflegegestützte Patientenedukation orientiert sich an den Grundprinzipien der Salutogenese und versteht sich als kohärenzstiftende Interaktion. Die wertschätzende Haltung gegenüber der Expertise der Patient*in und individuelle, gemeinsame Zieldefinitionen sind dabei unverzichtbare Grundlagen der Interaktion. Das Erreichen von Gesundheitskompetenz leitet unser Handeln.

Die Ziele des Netzwerkes

Das **„Netzwerk für Patienten- und Familienedukation in der Pflege e.V."** setzt sich für die Entwicklung und Unterstützung von Patienten- und Familienedukation in der Pflege ein, um:

- diese als Aufgabe der Pflege in Deutschland zu verankern
- die Bedeutung von Patienten- und Familienedukation in der Öffentlichkeit darzustellen und somit eine Lobby für das Thema Patientenedukation zu schaffen
- die Situation von kurz-/langfristig pflegebedürftigen Menschen durch Information, Schulung und Beratung zu verbessern
- den Informationsaustausch der am Netzwerk beteiligten Mitgliedern und Institutionen zu fördern
- die pädagogisch-psychologischen Anteile von Pflegearbeit in Bezug auf die Patientenedukation theoretisch zu fundieren, sie empirisch zu belegen und zu evaluieren
- gerne unterstützen wir mit Rat und Tat Doktorarbeiten bzw. studentische Abschlußarbeiten in unserem Feld.

Weiterführende Literatur

In diesem Teil des Anhangs finden Sie weitere Literatur zur Patienten- und Familienedukation und zur Beratung von Patient:innen. Hierbei handelt es sich um eine kleine **Auswahl** von Büchern und Texten, die wir für lesenswert halten, die aber im Text nicht zitiert wurden.

Selbstverständlich kann unsere Auswahl keinen Anspruch auf Vollständigkeit erheben. Daher ermutigen wir Sie, weiterhin auf die Suche nach guten Quellen zu gehen.

Bücher zur Patienten- und Familienedukation und zur Beratung

Buijssen, H. (1997). *Die Beratung von pflegenden Angehörigen*. Weinheim: Beltz.

Culley, S. (2015). *Beratung als Prozess. Lehrbuch kommunikativer Fertigkeiten* (6. Aufl.). Weinheim/Basel: Beltz.

Elzer, M. & Scoborski, C. (2007). *Kommunikative Kompetenzen in der Pflege*. Bern: Huber.

Engel, R. (2020). *Gesundheitsberatung in der professionellen Gesundheits- und Krankenpflege*. Wien: Facultas.

Hurrelmann, K. & Baumann, E. (Hrsg.). (2014). *Moderne Gesundheitskommunikation*. Bern: Hogrefe.

Gittler-Hebestreit, N. (2006). *Pflegeberatung im Entlassungsmanagement. Grundlagen – Inhalte – Entwicklungen*. Hannover: Schlütersche.

Gossens, J. (Hrsg.). (2009). *Wie Pflegekräfte Patienten du ihre Familien unterstützen können*. Hannover: Schlütersche.

Gröning, K., Sander, B. & von Kamen, R. (Hrsg.). (2015). *Familiensensibles Entlassmanagement*. Frankfurt am Main: Mabuse.

Mertin, M. & Müller, I. (2020). *Edukative Aktivitäten und Interventionen in der Pflege*. Stuttgart: Kohlhammer.

Petermann, F. (1997). *Patientenschulung und Patientenberatung* (2. Aufl.). Göttingen: Hogrefe.

Petermann, F. (1998). *Compliance und Selbstmanagement*. Göttingen: Hogrefe.

Poser, M. & Schneider, K. (Hrsg.). (2005). *Leiten, Lehren, Beraten*. Bern: Huber.

Sailer, M. (2004). *Praxishandbuch Patientenedukation. Schulung – Anleitung – Beratung*. Elchingen: WK-Fachbücher.

Schaeffer, D., Dierks, M. L., Hurrelmann, K., Krause, H., Keller, A., Schmidt-Kaehler, S. & Seidel, G. (2005). *Evaluation der Modellprojekte zur unabhängigen Patientenberatung und Nutzerinformation*. Bern: Huber.

Schaeffer, D., Schmidt-Kaehler, S. (Hrsg.). (2011). *Lehrbuch Patientenberatung*. Bern: Huber.

Schmidt-Kaehler, S. (2004). *Patienteninformation Online – Theoretische Grundlagen, Planung und Entwicklung eines Konzeptes für die Patientenschulung im Internet*. Bern: Huber.

Schmidt-Kaehler, S. (2007). *Praxisleitfaden Patientenberatung – Planung, Umsetzung und Evaluation*. Gütersloh: Bertelsmann Stiftung.

Schröck, R. & Drerup, E. (Hrsg.). (2002). *Der informierte Patient – Beraten, Bilden, Anleiten als pflegerisches Handlungsfeld*. Freiburg: Lambertus.

Segmüller, T. (Hrsg.). (2017). *Beraten, Informieren und Schulen. Ausgewählte Beiträge der Sektionsarbeit*. Duisburg: Deutsche Gesellschaft für Pflegewissenschaft (DGP) e. V.

Steimel, R. (2004). *Individuelle Angehörigenschulung. Eine effektive Alternative zu Pflegekursen* (2. Aufl.). Hannover: Schlütersche.

Tampl, M. (1996). *Pflegekurse planen und leiten*. Fürth: Hans Weinberger Akademie.

Von Reibnitz, C., Sonntag, K. & Strackbein, D. (Hrsg.). (2017). *Patientenorientierte Beratung in der Pflege*. Berlin/Heidelberg: Springer. https://doi.org/10.1007/978-3-662-53028-3

Waldmüller, B. (2008). *Gemeinsam entscheiden*. Köln: Deutscher Ärzteverlag.

Warmbrunn, A. (Hrsg.). (2007). *Unterstützung, Beratung und Anleitung in gesundheits- und pflegerelevanten Fragen fachkundig gewährleisten*. München: Elsevier.

Weakland, J.H. & Herr, J.J. (1992). *Beratung älterer Menschen und ihrer Familien: die Praxis der angewandten Gerontologie*. Bern: Huber, Bern. [vgr.]

Artikel in Fachzeitschriften und Buchbeiträge zur Patienten- und Familienedukation und der Beratung

Abt-Zegelin, A. (2004). Betroffenenedukation als Chance. In W. George (Hrsg.), *Evidenzbasierte Angehörigenintegration* (S. 131–142). Lengerich: Pabst Publishers.

Abt-Zegelin, A. (2004). Epilepsie-Beratung und Information durch die Pflege. *Die Schwester/Der Pfleger, 43*(2), 98–101.

Abt-Zegelin, A. (2005). Was Patienten über ihre Krankheit denken. *Die Schwester/Der Pfleger, 44*(1), 52–55.

Abt-Zegelin, A. (2005). Schulung von Patienten und pflegenden Angehörigen. *PflegeBulletin, 4*, 5–8.

Abt-Zegelin, A. (2006). Selbstpflegeförderung durch PatientInnenedukation. *Pflegenetz Österreich, 5*(1), 20–21.

Abt-Zegelin, A. (2006). Patienten- und Familienedukation in der Pflege. *Österreichische Pflegezeitschrift, 59*(1), 16–21.

Abt-Zegelin, A. (2006). Beratung und Schulung erfordern hohe Kompetenzen. *MagSI Magazin, 11*(4), 3-5.

Abt-Zegelin, A. (2007). Edukative Unterstützung im Krankenhaus. *Die Schwester/Der Pfleger, 46*(12), 1135-1138.

Abt-Zegelin, A. (2010). „Gehen Sie ein Stück mit mir ...?" (Beratungsgespräche). *Die Schwester/Der Pfleger, 49*(2), 128–132.

Abt- Zegelin, A. (2012). Informieren, Schulen und Beraten als Pflegeaufgabe. In M. Poser (Hrsg.), *Lehrbuch Stationsleitung* (S. 169–194). Bern: Huber.

Abt-Zegelin, A. & Scheuern, M., (2008). Bewohneredukation in der Altenpflege. *NOVA, 39*(3), 25–31.

Abt-Zegelin, A. & Steinbock, S. (2003). Angehörige informieren, schulen und beraten. *Forum Sozialstation, 27*(4), 36–38.

Adler, G. (2017). Jede Chance für Gespräche nutzen. *Die Schwester/Der Pfleger, 56*(1), 17–32.

Bäumner, M. (2007). Ratgeber, Moderator oder einfach nur Zuhörer? *Dr. med. Mabuse, 32*(5/6), 32–34.

Bobzien, M. (2002). Beratung und Unterstützung im Selbsthilfebereich unter veränderten Vorzeichen. Wie können Selbsthilfegruppen erfolgreich arbeiten? *NAKOS-EXTRA, 33*(2), 58–66.

Bösing, U., Lang, P. &Zegelin-Abt, A. (2001). Patienten- und Familienedukation erfordern neue Kompetenzen. *PrInterNet, 3*(6), 25–29.

Büker, C. (2004). Schulung und Beratung von pflegenden Angehörigen. *Pflegen Ambulant, 15*(1), 16–17.

Büker, C. (2013). Welche Kompetenzen sind für gute Beratung nötig? *JuKiP – Fachmagazin für Gesundheits- und Kinderkrankenpflege, 2*(3), 119–120. https://doi.org/10.1055/s-0033-1347946

Dengler, K. (2017). Angehörigenschulung in der neurologischen Frührehabilitation – Ein Versorgungskonzept als Beitrag zur Sicherung und Entwicklung von Qualität in der Pflege. In T. Segmüller (Hrsg.), *Beraten, Informieren und Schulen. Ausgewählte Beiträge der Sektionsarbeit* (S. 57–64). Duisburg: Deutsche Gesellschaft für Pflegewissenschaft e.V.

Dokken, H., Stukenkemper, J., Huber, B. & Thoke-Colberg, A. (2005). Wissens- und Beratungsbedarf von Tumorpatienten zu Nebenwirkungen der Chemotherapie. *PrInter- Net, 6*(5), 289–295.

Drossel, M., Leschowski, R. & Trummer, A. (2020). Information und Beratung als Ansatz zur Stärkung informeller Pflege. *Pflege Professionell, 28*, 59–62.

Eder, K. (2012). Ist Beratung in der Pflege theoriegestützt? *procare, 8*, 32–35. https://doi.org/10.1007/s00735-012-0681-7

Engel, F., & Sickendick, U. (2005). Beratung – ein eigenständiges Handlungsfeld mit neuen Herausforderungen. *Pflege & Gesellschaft, 10*(4), 163–171.

Englert, N., Oetting-Roß, C. & Büscher, A. (2018). Bedarf und Qualität von Beratung in der Langzeitpflege. *Gerontologische Geriatrie, 51*, 620–627. https://doi.org/10.1007/s00391-016-1172-4

Feldhaus-Plumin, E. (2005). Beratung in der Pflege: Grundlagen in der Ausbildung legen. *Pflegezeitschrift, 58*(10), 640–642.

Freier, C., Kugler, C. & Offner, G. (2006). Prospektive Interventionen zur Verbesserung krankheitsspezifischen Wissens bei Jugendlichen nach Nierentransplantation. *Nieren- und Hochdruckkrankheiten, 12*, 519–525.

Georg, J. (2004). Beratungsbedarf – Wissensdefizite erkennen und ausgleichen. *Pflege aktuell, 58*(12), 648–659.

Georg, J. (2004). Gesundheitsverhalten alternder Männer. *NOVA, 35*(5), 14–15.

Georg, J. (2005). Alte Menschen beraten – Wissensdefizite erkennen und ausgleichen. *NOVA, 36*(10), 34–36.

Georg, J. (2006). Ressourcen erkennen und fördern. *NOVA, 37*(11), 10–12.

Georg, J. (2011). Positive Pflege. *NOVA, 42*(2), 18–20.

Georg, J. (2012). Patientenedukation – Diagnosen und Interventionen. *NOVA, 43*(3), 13–16.

Georg, J. (2012). Positive Patientenedukation – Patientenedukation, Pflegediagnosen und positive Pflege. *PADUA, 7*(2), 87–93. https://doi.org/10.1024/1861-6186/a000051

Georg, J. (2014). Fähigkeitenorientierte Pflege und ein gutes Leben. *NOVAcura, 45*(9), 46–49.

Georg, J. (2015). Positive, fähigkeitenorientierte Pflege. *NOVAcura, 46*(3), 6–10.

Georg, J. (2019). Positive, fähigkeitenorientierte Pflege von Menschen mit Demenz. In C. Clarke & E. Wolverson, *Positive Demenzpflege* (S. 241–260). Bern: Hogrefe.

Gröning, K. (2007). Die Beratung von pflegenden Angehörigen. Dr. med. *Mabuse, 32*(5/6), 39–41.

Haupt, T. (2007). Ein modulares Angehörigentraining bei Morbus Parkinson. *PrInterNet, 8*(1), 33–40.

Huber, M. (2002). Patientenberatung und -edukation. Welche Anforderungsprofile werden an die Pflege in Zukunft gestellt? *PrInterNet, 3*(3), 65–70.

Kleve, H. (2005). Beratung im Pflegesystem – eine systemtheoretische Perspektive. *Pflege & Gesellschaft, 10*(4), 172–181.

Knelange, C. & Schieron, M. (2001). Beratung im Kontext der Pflegeüberleitung. In U. Koch-Straube (Hrsg.), *Beratung in der Pflege* (S. 154–162). Bern: Huber.

Koch-Straube, U. (2000). Beratung in der Pflege – eine Skizze. *Pflege & Gesellschaft, 5*(1), 1–3.

Kocks, A. (2016). Informationsfilme für Patienten und Angehörige. *PADUA, 11*(4), 287–287. https://doi.org/10.1024/1861-6186/a000330

Latteck, Ä-D., Büker, C., Ising, C. & Major, J. (2021). Pflegeberatungskonzept nach § 37 Abs. 3 SGB XI für Menschen mit geistiger Behinderung. *NDV, 101*(4), 210–215.

Menzel-Bergemann, A., Klünder, B. & Schaeffer, D. (2015). Edukative Unterstützung Pflegebedürftiger und ihrer Angehörigen zur Vorbereitung auf die häusliche (Selbst-)Versorgung während der stationären Rehabilitation – Herausforderungen und Erfordernisse. *Pflege & Gesellschaft, 20*(2), 101–115.

Mohr, P. (2002). Chronisch kranke Menschen benötigen Hilfe zur Selbsthilfe. *Pflegezeitschrift, 55*(11), 809–812.

Michaelis, U. & Jung, A. (2006). Ein Gläschen in Ehren soll niemand verwehren. Patientenedukation und der Umgang mit Wissen im Alltag. *Pflege aktuell, 60*(2), 68–71.

Müller, C. (2020). Im Alltag beraten. *PADUA, 15*(4), 255–257. https://doi.org/10.1024/1861-6186/a000575

Müller-Mundt, G. (2008). Bewältigungsherausforderungen des Lebens mit chronischem Schmerz – Anforderungen an die Patientenedukation. *Pflege & Gesellschaft, 13*(1), 32–47.

Müller-Mundt, G. (2017). Patientenedukation am Beispiel chronischer Schmerzen. In B. Steffen-Bürgi, E. Schärer-Santschi, D. Staudacher & S. Monteverde (Hrsg.): *Lehrbuch Palliative Care.* (3. Aufl., S. 219–231) Bern: Hogrefe.

Müller-Mundt, G., Schaeffer, D., Pleschberger, S. & Brinkhoff, P. (2000). Patientenedukation – (k)ein Thema in der deutschen Pflege? *Pflege & Gesellschaft, 5*(2), 42–53.

Naegele, M. (2006). Mit dem Krebs umgehen lernen. Patientenedukation in der onkologischen Pflege. *Die Schwester/Der Pfleger, 45*(6), 432–436.

Naegele, M. (2006). Konzeptentwurf zur Patientenedukation in der Onkologie: Krankheitsbewältigung gezielt unterstützen. *Pflegezeitschrift, 59*(6), 350–353.

Pinkert, C., Renneke, S. & Rutenkröger, A. (1999). Schulung und Beratung als pflegerischer Auftrag. *Pflege aktuell, 53*(3), 159–161.

Pusch, K. (2002). Anforderungen an Schulungsmaterial für pflegende Angehörige. *Die Schwester/Der Pfleger, 41*(8), 652–659.

Quasdorf, T. (2008). Patientenedukation im multikulturellen Umfeld. *Die Schwester/Der Pfleger, 47*(2), 132–136.

Rabe, S. (2000). Stationäre Asthmaschulung im Kindesalter. *Kinderkrankenschwester, 19*(7), 267–272.

Rommelspacher, B. (2005). Transkulturelle Beratung in der Pflege. *Pflege & Gesellschaft, 10*(4), 182–189.

Schaeffer, D. & Dierks, M.L. (2012). Patientenberatung. In K. Hurrelmann, U. Laaser & O. Razum (Hrsg.), *Handbuch Gesundheitswissenschaften* (S. 757–790). Weinheim/München: Juventa.

Schieron, M. (2021). Beratung im Kontext von Advanced Care Planning (ACP). *Pflege Professionell, 23*, 77–79.

Schieron, M. & Segmüller, T. (2020). Einsatz von Informationsfilmen und Internetportalen in der pflegebezogenen Patientenedukation. *Pflege Professionell, 30*, 21–22.

Schieron, M. & Zegelin, A. (2021). Pflegende Angehörige. *Psychotherapie im Dialog, 22*, 56–60. https://doi.org/10.1055/a-1229-2231

Schmitt, G. & Oulerich, K. (2001). Patienten- und Angehörigenanleitung: Fit für die Dialyse. *Die Schwester/Der Pfleger, 40*(7), 600–602.

Segmüller, T. (2016). Einsatz und Entwicklung von Broschüren im Rahmen der Patientenedukation. In R. E. Jurkowitsch & G. Schröder (Hrsg.), *Edukation und Kommunikation im Gesundheitswesen* (S. 65–74). Wien: Facultas.

Segmüller, T. & Kocks, A. (2013). Wie kann Beratung in der Pflege gelingen? *JuKiP – Fachmagazin für Gesundheits- und Kinderkrankenpflege, 2*(1), 25–29. https://doi.org/10.1055/s-0033-1333855

Stolz, R., Stopper, K., Schmedding, E. & Riedel, A. (2018). Beratung von Angehörigen geriatrischer Patientinnen und Patienten im Rahmen des Übergangs vom Krankenhaus ins häusliche Setting: erste Projekterfahrungen und Erkenntnisse. *Pflege & Gesellschaft, 23*(4), 340–355.

Thomas, B. & Wirnitzer, B. (2001). Pflegeberatung und Patientenschulung. *Heilberufe, 53*(6), 34–35.

Tiesmeyer, K. (2007). Edukation in der pädiatrischen Onkologie – anfällig für Ungleichheit? *Pflege & Gesellschaft, 12*(4), 330–342.

Tolsdorf, M. (2016). Zuhören, analysieren, aufzeigen. Familienmoderation ist auch eine Aufgabe der Pflege. *Pflegezeitschrift, 1*, 24–26.

Wiedemann, R. (2006). Nicht jeder Ratgeber geeignet. *Die Schwester/Der Pfleger, 45*(3), 214–217.

Zegelin, A. (2019). Pflegebezogene Patientenedukation. In J. Prölß, V. Lux & P. Bectel (Hrsg.). *Pflegemanagement* (S. 305–308). Berlin: Medizinisch Wissenschaftliche Verlagsgesellschaft.

Zegelin, A. (2018). Schriftliche Patienteninformationen besser machen. *Dialog Ethik, 138*, 34–37.

Zegelin, A. (2016). *Editorial, Interaktionsarbeit in der Pflege, Padua, 11*(3), 151.

Zegelin, A., Sunder, N. & Segmüller, T. (2019). Patientenedukation in der Pflege: Themensammlung und Unterrichtsvorschläge Teil 4. *Padua, 14*(3), 197–202. https://doi.org/10.1024/1861-6186/a000500

Zegelin, A., Sunder, N. & Segmüller, T. (2019). Patientenedukation in der Pflege: Themensammlung und Unterrichtsvorschläge Teil 3. *Padua, 14*(2), 130–134. https://doi.org/10.1024/1861-6186/a000500

Zegelin, A., Sunder, N. & Segmüller, T. (2019). Patientenedukation in der Pflege: Themensammlung und Unterrichtsvorschläge Teil 2. *Padua, 14*(1), 64–70. https://doi.org/10.1024/1861-6186/a000500

Zegelin-Abt, A. (1999). Patientenedukation als Pflegeaufgabe. *Forum Sozialstation, 23*(2), 66–68.

Zegelin-Abt, A. & Huneke, M. (1999). Grundzüge einer systematischen Pflegeberatung. *PrInterNet, 0*(1), 11–18.

Zusammenfassung im Text verwendeter Links

In diesem Teil des Anhangs finden Sie nochmals die im Text zitierten oder anderweitig erwähnten Internetadressen in einer Übersicht. Die in der Tabelle 8-1 im Kapitel 8 aufgeführten Links haben wir hier allerdings nicht mehr aufgeführt.

www.afgis.de
afgis e.V. ist ein gemeinnüztziger Verein, der ursprünglich vom Bundesministerium für Gesundheit ins Leben gerufen wurde. Er vergibt auch als Gütesiegel das afgis-Qualitätslogo für Gesundheits-Webseiten.

www.angehoerige-pflegen.de
Dies ist ein Internetauftritt der Bibliomed Medizinische Verlagsgesellschaft mbH mit Informationen für pflegende Angehörige.

www.bmas.de
Auf der Seite des deutschen Bundesministeriums für Arbeit und Soziales finden sich u.a. viele Informationen zu und in Leichter Sprache.

www.bzga.de
Die Bundeszentrale für gesundheitliche Aufklärung stellt viele Gesundheitsinformationen zur Verfügung.

www.compass-pflegeberatung.de
Die unabhängige Tochtergesellschaft des Verbandes der Privaten Krankenversicherung leistet die Pflegeberatung für alle Privatversicherten.

www.currendo.de
Hier handelt es sich um einen Internetauftritt der Töchter & Söhne Gesellschaft für digitale Helfer mbH. Die Gesellschaft betreibt digitale Services für ehrenamtlich und professionell Pflegende.

www.dbfk.de
Als berufliche Interessenvertretung ist der Deutsche Berufsverband für Pflegeberufe für die Gesundheits- und Krankenpflege, die Altenpflege und die Gesundheits- und Kinderkrankenpflege zuständig.

www.deutsche-alzheimer.de
Dies ist der Internetauftritt der Deutschen Alzheimer Gesellschaft (DAlzG).

www.dg-pflegewissenschaft.de
Die Deutsche Gesellschaft für Pflegewissenschaft e.V. (DGP) ist eine wissenschaftliche Fachgesellschaft und befasst sich mit der Förderung und Weiterentwicklung der Pflegewissenschaft.

www.dip.de
An der Katholischen Hochschule Nordrhein-Westfalen (KatHO) in Köln ist das gemeinnützige Deutsche Institut für angewandte Pflegeforschung e.V. (DIP) zu finden.

www.dnqp.de
Als bundesweiter Zusammenschluss von Fachkolleg:innen in der Pflege, setzt sich das Deutsche Netzwerk für Qualitätsentwicklung in der Pflege (DNQP) mit der Qualitätsentwicklung in der Pflege auseinander.

www.drk-gesundheitsfilme.de
Auf dieser Seite stellt das Deutsche Rote Kreuz in verschiedenen Sprachen Filme zu Gesundheitsthemen zur Verfügung.

www.gemeinsam-einfach-machen.de
Hier handelt es sich einen Internetauftritt des Bundesministeriums für Arbeit und Soziales zur UN-Behindertenrechtskonvention.

www.gesundheitsinformation.de
Das Institut für Qualität und Wirtschaftlichkeit im Gesundheitswesen (IQWiG) stellt hier viele Gesundheitsinformationen zur Verfügung.

www.herzstiftung.de
Die Deutsche Herzstiftung e.V. bietet auf ihrer Seite Informationen zu Herzerkrankungen und Herzgesundheit.

www.insea-aktiv.de
INSEA steht für Initiative für Selbstmanagement und aktives Leben und will chronische erkrankte Menschen sowie deren Angehörige/Freunde beim Umgang mit der Krankheit unterstützen.

www.kindergesundheit-info.de
Diese Seite der Bundeszentrale für gesundheitliche Aufklärung stellt Informationen zur Gesundheit von Kindern zur Verfügung.

www.krebsgesellschaft.de
Hier handelt es sich um den Internetauftritt der Deutschen Krebsgesellschaft.

www.leichtlesbar.ch
Mit der kostenfreien Anwendung kann man geschriebene Texte bezüglich einiger Parameter auf ihre leichte Lesbarkeit überprüfen.

www.medizin.uni-halle.de
Bei der Medizinischen Fakultät der Martin-Luther-Universität Halle-Wittenberg kann die Agenda Pflegeforschung heruntergeladen werden.

www.migesplus.ch
Hier stellt das Schweizerische Rote Kreuz Gesundheitsinformationen zur Verfügung.

www.moses-schulung.de
MOSES ist ein Schulungsprogramm für Menschen mit Epilepsie.

www.msges.at
Die Multiple Sklerose Gesellschaft Wien stellt hier viele Information zum Leben mit Multipler Sklerose zur Verfügung.

www.nakos.de
NAKOS ist die bundesweite Kontakt- und Informationsstelle zur Anregung und Unterstützung von Selbsthilfegruppen.

www.neurodermitisschulung.de
Hier findet sich Homepage von AGNES e.V. (Arbeitsgemeinschaft Neurodermitisschulung), dem Dachverband für Neurodermitisschulung in Deutschland.

www.patientenberatung.de
Die Unabhängige Patientenberatung Deutschland arbeitet freigemeinnützig im gesetzlichen Auftrag und bietet sowohl Informationen als auch verschiedene Beratungsangebote.

www.patientenedukation.de
Das Netzwerk Patienten- und Familienedukation in der Pflege e.V. setzt sich insbesondere für die breite Verankerung von Information, Schulung und Beratung von Klient:innen und Angehörigen als pflegerischer Aufgabe ein.

www.patienten-information.de
Das Ärztliche Zentrum für Qualität in der Medizin (ÄZQ) ist im Auftrag der Bundesärztekammer und der Kassenärztlichen Bundesvereinigung tätig und stellt vielfältige Gesundheitsinformationen – auch in leichter Sprache – zur Verfügung.

www.rki.de
Als dem Bundesministerium für Gesundheit unterstellte Bundesoberbehörde stellt das Robert Koch-Institut viele Informationen zu Infektionskrankheiten, aber auch zu nicht übertragbaren Erkrankungen zur Verfügung.

www.schlaganfall-hilfe.de
Die Stiftung Deutsche Schlaganfall Hilfe unterstützt erkrankte Personen und ihre Angehörigen u.a. durch Information und Beratung.

www.schwanger-null-promille.de
Dieses bayerische Projekt hat die Aufklärung über und Prävention des fetalen Alkoholsyndroms zum Ziel.

www.sicher-im-netz.de
Deutschland sicher im Netz e.V. (DsiN) ist ein gemeinnütziges Bündnis unter der Schirmherrschaft des Bundesministeriums des Innern, für Bau und Heimat und unterstützt Verbraucher:innen und kleinere Unternehmen beim sicheren Umgang „im Netz".

www.stiftung-pflege.de
Pflege e.V. ist ein gemeinnütziger Verein, der die Vermittlung und Erarbeitung neuer pflegewissenschaftlicher Erkenntnisse fördert und dafür sorgt, dass die gewonnenen Erkenntnisse bei den Pflegebedürftigen und ihren Angehörigen ankommen.

www.uk-koeln.de
Gibt man auf der Seite der Uniklinik Köln das Wort „Patienten- Informations-Zentrum" ein, wird man zum Internetauftritt des Zentrums geleitet.

www.washabich.de
Bei „Was hab ich?" engagieren sich über 200 Mediziner:innen ehrenamtlich, um Patient:innen beim Verstehen ihrer Befunde zu helfen.

www.wegweiser-gesundheitswesen-deutschland.de
Das Ethno-Medizinische Zentrum e.V. in Hannover hat einen Wegweiser durch das deutsche Gesundheitswesen in 14 Sprachen herausgegeben.

www.wittener-werkzeuge.de
Auf dieser Seite wird der Double-Care Beratungsansatz für die Pflege vorgestellt.

www.wortliga.de
Die kommerzielle Textagentur WORTLIGA bietet auf ihrer Internetseite eine kostenfreie, onlinebasierte Textanalyse in Anlehnung an das Hamburger Verständlichkeitsmodell.

www.zentrum-patientenschulung.de
Der Verein Zentrum Patientenschulung will Patientenschulungen – insbesondere im Bereich der Rehabilitation – verbessern.

www.zqp.de
Das Zentrum für Qualität in der Pflege (ZQP) ist eine gemeinnützige Stiftung und bietet viele Informationen insbesondere für ältere und pflegebedürftige Menschen.

Herausgeber- und Autorenverzeichnis

Herausgeber:innen

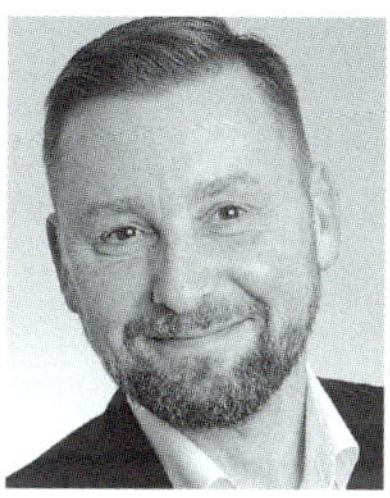

Martin Schieron, Krankenpfleger, Diplom-Pflegewissenschaftler (FH): Er war 17 Jahre in unterschiedlichen Funktionen in somatischen Krankenhäusern tätig und nach Abschluss des Studiums u.a. 15 Jahre als Präventionsmitarbeiter bei der Unfallkasse NRW. Als wissenschaftlicher Mitarbeiter war er zunächst an der Universität Bielefeld beschäftigt und ist dies aktuell an der Hochschule für Gesundheit in Bochum. Zudem ist er Mitglied der Sektion BIS in der DG Pflegwissenschaft.
Kontakt: martin.schieron@hs-gesundheit.de

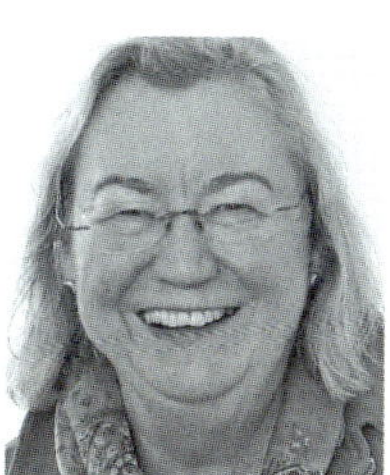

Angelika Zegelin, Prof. Dr., Krankenschwester, Pflegewissenschaftlerin, vorm. an der Universität Witten/Herdecke und der Mathias-Hochschule Rheine. Sie absolvierte auch ein Studium in Erziehungswissenschaften. Zudem ist sie Lehrerin für Pflegeberufe. Ihre Schwerpunktthemen: Patientenedukation, Sprache und Pflege, zahlreiche Praxisthemen. Promotion: Bettlägerigkeit, Professionalisierung der Pflegeberufe, Berufsstolz. Sie verfasste zahlreiche Publikationen, war in Gremien tätig und erhielt Auszeichnungen. Seit 2015 im Ruhestand arbeitet sie noch als Autorin.
Kontakt: www.angelika-zegelin.de; kontakt@angelika-zegelin.de

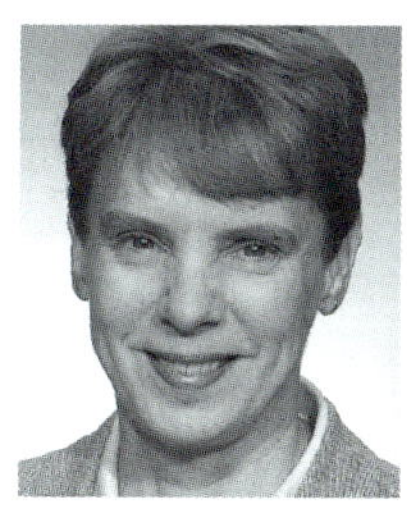

Christa Büker, Prof. Dr., Krankenschwester; mehrjährige Tätigkeit in der beruflichen Pflege; Diplomstudium, Pflegemanagement und Masterstudium Public Health. Sie promovierte an der Universität Bielefeld und war von 2010 bis 2015 Professorin für Pflegewissenschaft an der Hochschule München. Seit 2015 ist sie Professorin für Pflegewissenschaft an der Fachhochschule Bielefeld am dortigen Institut.
Kontakt: christa.bueker@fh-bielefeld.de

Autor:innen

Sonja Beckmann, PhD, Pflegefachfrau mit Weiterbildung Intensivpflege/Anästhesie und Pflegewissenschaftlerin. Sie ist über 14 Jahre

auf Intensivstationen in Deutschland und der Schweiz tätig mit dem Masterstudium Tätigkeit als Advanced Practice Nurse Lebertransplantation. Seit der Promotion 2018 (PhD, Universität Basel) hat sie eine Anstellung im Universitätsspital Zürich als klinische Pflegewissenschaftlerin und seit 2021 auch als Advanced Practice Nurse Hepatologie.
Kontakt: sonja.beckmann@usz.ch

Kerstin Dengler, Krankenschwester und Fachkrankenschwester Intensiv-/Anästhesiepflege, Diplom-Berufspädagogin Pflegewissenschaft; Weiterbildung systemische Beratung. Nach langjähriger Tätigkeit in der Intensivpflege arbeitet sie seit 2008 als Pflegespezialistin auf der neurologischen Frührehabilitation des Klinikums Bremen-Ost. Schwerpunkt der Tätigkeit: Schulung und Beratung von Pflegenden, Patient:innen und Angehörigen sowie die Angehörigenbetreuung.
Kontakt: kerstin.dengler@klinikum-bremen-ost.de

Stephanie Federhen, B.Sc; M.A., Fachkrankenschwester für Intensivpflege und Anästhesie, Pflegewissenschaftlerin und Pflegemanagerin; 20 Jahre Tätigkeit auf einer Intensivstation. Seit dem Abschluss des Studiums ist sie Lehrbeauftragte der Katholischen Hochschule NRW und der Universität zu Köln, wissenschaftliche Mitarbeiterin des Instituts für Gesundheitsökonomie und klinische Epidemiologie (IGkE) sowie Leiterin des Patienten-Informations-Zentrums der Uniklinik Köln.
Kontakt: stefanie.federhen@netcologne.de

Jürgen Georg, Pflegefachmann, -lehrer und -wissenschaftler (MScN). Er arbeitet als Programmleiter Pflege beim Hogrefe Verlag in Bern, ist Dozent u.a. zum Thema „Pflegeprozess und -diagnosen" und Autor vieler Publikationen.
Kontakt: juergen.georg@hogrefe.ch

Jörg große Schlarmann, Prof. Dr., Krankenpfleger, Praxisanleiter und Pflegewissenschaftler. Er ist seit 17 Jahren als Dozent in pflegespezifischen Ausbildungsberufen und Studiengängen tätig. Nach der Promotion 2012 folgte 2015 der erste Ruf zum Professor für Pflegewissenschaft; seit 2020 Professur am Fachbereich Gesundheitswesen der HS Niederrhein.
Kontakt: joerg.grosseschlarmann@hs-niederrhein.de

Alexandra Knisch-Wesemann, MSc., Gesundheits- und Krankenpflegerin, Pflegewissenschaftlerin (MSc.), mehrjährige Berufserfahrung in der pflegerischen Versorgung von kadiologischen und internistischen Patient:innen. Sie ist seit 2010 als Pflegeexpertin APN (Advanced Practice Nurse) im Florence-Nightingale-Krankenhaus in Düsseldorf tätig.
Kontakt: Alexandra.Knisch@uni-wh.de

Andreas Kocks, BScN, MScN, Krankenpfleger und Pflegewissenschaftler (BScN, MScN) in der Pflegedirektion am Universitätsklinikum Bonn. Nach über zehn Jahren praktischer, pflegerischer Tätigkeit in der Chirurgie wechselte er mit abgeschlossenem Studium der Pflegewissenschaft in die Stabstelle Pflegeforschung. Er ist Sprecher im Netzwerk Pflegwissenschaft und Praxisentwicklung der Universitätskliniken Deutschland sowie Mitglied im Netzwerk Patienten- und Familienedukation.
Kontakt: andreas.kocks@ukbonn.de

Patrizia Künzler-Heule, PhD, Diplomierte Schweizer Pflegefachfrau (AKP) und promovierte Pflegewissenschaftlerin PhD. Sie ist seit 25 Jahren am Kantonsspital St. Gallen in unterschiedlichen Funktionen der klinischen Pflegepraxis tätig, bis 2020 im PhD Programm der Universität Basel mit Forschung zu Prävention und Behandlung von Infektionskrankheiten. Sie arbeitet heute parallel als Advanced Practice Nurse Hepatologie und Postdoc/Dozentin.
Kontakt: patrizia.kuenzler-heule@kssg.ch

Margareta Leitner, BScN, MSc, Diplom Gesundheits- und Krankenpflegeperson, Pflegeberaterin Stufe I+II, Bachelor- und Masterstudium Pflegewissenschaft. Nach 18 Jahren Tätigkeit auf interdisziplinären Klassestationen arbeitet sie seit 14 Jahren in der Stabstelle Pflegeentwicklung und Leitung des Patienteninformations- und Beratungszentrum (PIZ) Rudolfinerhaus Wien.
Kontakt: m.leitner@rudolfinerhaus.at

Christina Lusebrink, freiberufliche Hebamme und Fachkraft für Frühe Hilfen am Universitätsklinikum Bonn. Nach mehreren Jahren als Hebamme in einer Klinik wechselte sie in die selbständige Tätigkeit; Aufbau einer Hebammenpraxis mit Vor- und Nachsorgen sowie Kursangeboten. Mit der Implementierung des Konzeptes der Frühen Hilfen am Universitätsklinikum Bonn ist sie zudem dort in der Beratung tätig.
Kontakt: info@hebamme-lusebrink.de

Rebecca Mensah, Altenpflegerin, Pflegedienstleitung und nebenberuflich Studentin eines Pflegemanagement-Bachelorstudiengangs. Sie ist seit über zehn Jahren bei der Familien- und Krankenpflege gGmbH Witten beschäftigt, leitet dort zwei Tagespflegeeinrichtungen und ist als Ausbildungskoordinatorin tätig. Zudem ist sie ehrenamtliche Beisitzerin der Alzheimer Gesellschaft Witten-Wetter-Herdecke e.V., aktuell für drei Jahre als zweite Vorsitzende.
Kontakt: miteinander@fuk-witten.de

Matthias Mertin, Prof. Dr., Krankenpfleger, Diplom-Pflegepädagoge und Professor für Pflegewissenschaft an der HS Niederrhein. Er ist als wissenschaftlicher Mitarbeiter an der Universität Osnabrück für die Entwicklung und Evaluation von Patientenschulungen verantwortlich. Er hat Erfahrungen in der Durchführung von Patientenschulungen und -beratungen seit 2005. Von 2010–2019 war er Professor für Pflegewissenschaft mit dem Anwendungsschwerpunkt Beratung an der FH Bielefeld.
Kontakt: matthias.mertin@hs-niederrhein.de

Gabriele Meyer, Krankenpflegerin seit 44 Jahren. Seit fünf Jahren ist sie freigestellte Pflegeexpertin für Patient:innen mit Herzinsuffizienz im Klinikum Nürnberg Süd/Kardiologie.
Kontakt: herzberatung@klinikum-nuernberg.de

Sarah Plum, M.A, Gesundheits- und Kinderkrankenpflegerin, Pflegewissenschaftlerin (B.Sc.), Pflegemanagerin (M.A.). Sie arbeitete acht Jahre auf einer interdisziplinären pädiatrischen Station in einem Krankenhaus im Kreis Aachen. Seit zwei Jahren ist sie als QM- und Hygieneberatung für Arztpraxen und Pflegeheime in Köln tätig.
Kontakt: sarah_plum@gmx.de

Kerstin Protz, Gesundheits- und Krankenpflegerin, Managerin im Sozial- und Gesundheitswesen (MSG). Sie ist Projektmanagerin Wundforschung im Institut für Versorgungsforschung in der Dermatologie und bei Pflegeberufen (IVDP) am Universitätsklinikum Hamburg-Eppendorf, selbständige Dozentin, Fachautorin und Sachverständige für Pflege (BDSF) sowie Vorstandsmitglied in der EWMA: Wundzentrum Hamburg, Deutscher Wundrat und European Wound Management Association (EWMA).
Kontakt: kerstin.protz@gmx.de

Sonja Schiff, Master oft Arts (Gerontologie), diplomierte psychiatrische Gesundheits- und Krankenpflegerin, seit 1988 im Berufsfeld Altenpflege, als Pflegefachfrau, Pflegedienstleitung und später als Pflegeberaterin und Projektleiterin tätig. Aktuell arbeitet sie als Trainerin und Coach zu Alternsfragen für Pflege- und Bildungseinrichtungen, Gemeinden und Landesregierungen sowie Firmen. Im Jahr 2019 erschien ihr zweites Buch mit dem Titel „Magische Momente in der Altenpflege".
Kontakte: sonja.schiff@careconsulting.at

Franz Sitzmann, als Krankenpfleger, Lehrer für Pflegeberufe tätig im Klinikum Offenbach und Krankenhaus Nordwest Frankfurt/Main.

Er war zehn Jahre als Pflegedienstleiter im Gemeinschaftskrankenhaus Herdecke und darauf als Fachkrankenpfleger für Krankenhaushygiene beratend tätig in diversen Kliniken (Herdecke und Havelhöhe Berlin, Filderklinik, Arztpraxen, heilpädagogischen und Seniorenheimen, ambulanten Pflegediensten). Seit dem Ruhestand ist er als Autor tätig.
Kontakt: sitzmannf@gmail.com

Nadine Sunder, Gesundheitswissenschaftlerin und Krankenschwester, zehn Jahre Berufspraxis in der stationären und ambulanten Pflege. Seit dem Studienabschluss MSc Public Health ist sie in Lehrfunktion einer primärqualifizierenden Gesundheitsfachschule tätig sowie freiberuflich als zertifizierte Sachverständige und Pflegefachgutachterin, Case Managerin, Pflegeberaterin und Lehrbeauftragte in unterschiedlichen Settings im Gesundheitswesen.
Kontakt: kontakt@unterstuetzpunkt-gesundheit.de

Mareike Ouatedem Tolsdorf, Altenpflegerin und Pflegewissenschaftlerin (MScN). Sie arbeitete zehn Jahre in verschiedenen Einrichtungen der Altenhilfe. Mit Abschluss des Studiums ist sie seit 15 Jahren als freiberufliche Pflegewissenschaftlerin tätig. Arbeitsschwerpunkte sind u.a. pflegende Angehörige, versteckte Migration, Flüchtlingshilfe, Patientenedukation; verschiedene wissenschaftliche Mitarbeiten und Leitungspositionen. Derzeit leitet sie das Seniorenreferat und die Projektentwicklung beim ASB RV Ruhr e.V.
Kontakt: tolsdorf@tolsdorf-nursingscience.de

Andrea Umschlag, M.A, Krankenschwester und Pflegewissenschaftlerin, M.A. Nach langjähriger pflegerischer Tätigkeit in unterschiedlichen Krankenhäusern sowie Sachbearbeitung bei der BARMER arbeitet sie als Dozentin in der generalistischen Pflegeausbildung an einem Bildungszentrum. Durchführung von Pflegeschulungen „Entspannung und Stressbewältigung im Pflegealltag" als selbstständige kassenanerkannte Kursleiterin für Stressmanagement und Entspannung.
Kontakt: andrea.umschlag@gmx.de

Gabriele Ungethüm, MSc, 29 Jahre Krankenschwester in Notaufnahme und chir. Station im Mathilden Hospital Herford. Weiterbildungen: Pflegeexpertin Stoma, Kontinenz und Wunde (FgSKW), Pflegeberaterin § 7a und Case Managerin; 2018 Masterabschluss in Advanced Nursing Practice mit dem Schwerpunkt Stoma- und Kontinenzberatung. Sie ist als ANP tätig in Pflegequalitätsentwicklung (Schwerpunkt Implementierung und Evaluation nat. Expertenstandards) im Josephs-Hospital in Warendorf.
Kontakte: gaby.ungethuem@webtogether.de

Susanne Vollmer, Kinderkrankenschwester, Lehrerin für Pflegeberufe, Pflegewissenschaftlerin (BScN, Uni Witten/Herdecke), fünf Jahre somatisches Krankenhaus und zehn Jahre sozial begleitender Dienst in einer WfB. Seit 20 Jahren ist sie u.a. tätig als Dozentin, Anleiterin, Referentin und wissenschaftliche Mitarbeiterin der Uni Witten/Herdecke, Gutachterin sowie Pflegeberaterin, zurzeit aufsuchende Pflegeberaterin nach § 7a SGB XI.
Kontakte: sv.matten@web.de

Beate Wessel, MSc, ist seit 1988 im Josephs-Hospital in Warendorf tätig, zunächst als Krankenschwester auf einer chirurgischen Station. Dann folgte eine Weiterbildung zur Pflegeexpertin Stoma, Kontinenz und Wunde (FgSKW) und 2010 der Aufbau der hauseigenen Stomatherapie. 2018 absolvierte sie den Masterabschluss in Advanced Nursing Practice mit dem Schwerpunkt Stoma- und Kontinenzberatung. Seitdem arbeitet sie als ANP im Rahmen des Case Managements im zertifizierten Darmkrebszentrum des Josephs-Hospitals.
Kontakt: b.wessel@jhwaf.de

Sachwortverzeichnis

Q

R

S